Practische
Heilmittellehre
für die
Krankheiten des kindlichen Alters.

Von

Dr. Ludwig Fränkel,

pract. Arzte, Fürstl. Reufsischem Badearzte und correspondirendem Mitgliede der Gesellschaft für Natur- und Heilkunde zu Dresden.

Zweite vermehrte und verbesserte Auflage.

Berlin, 1840:

Verlag von Veit & Comp.

Man macht es gewöhnlich und mit Recht den Eltern zum Vorwurf, wenn sie Kinder in der Diät eben so behandeln, wie sich, und ihnen eben das bieten und sie das geniefsen lassen, was ihnen selbst schmeckt und zusagt. Und dennoch glaube ich, dafs wir in der Medizin sehr oft in den nämlichen Fehler verfallen und Kinderkrankheiten nach dem nämlichen Maafsstabe beurtheilen, nach denselben Gesetzen und Methoden behandeln, wie die Erwachsener, ohne zu bedenken, dafs ihr Körper noch nicht ausgebildet, ihre Organisation von ganz verschiedener Consistenz und Verbindung, und ihre Krankheiten sowohl, als die Wirkung der Mittel, ganz eigen modificirt sind.

HUFELAND.

Vorrede.

Einstimmig ist von den Aerzten die Nothwendigkeit anerkannt worden, die Krankheiten des kindlichen Organismus von denen der Erwachsenen zu trennen und sie besonders abzuhandeln, weil einerseits manche Störungen sich nur bei Kindern antreffen, andererseits aber auch Krankheiten, die beiden Lebensaltern gemein sind, durch die Organisation und die sonstigen Verhältnisse des Kindes eine wesentliche Modification erleiden. Ist nun bezüglich der Pathologie diese Unterscheidung schon wichtig, so wird sie es noch bei weitem mehr in Hinsicht auf die Therapie, da hier das ganz eigenthümliche Verhältnifs des Kindes zur Aufsenwelt, und folglich auch zu den als Heilmitteln benutzten Agentien vorzüglich in Betracht kommt. Die zarte Organisation des Kindes, seine grofse Reizbarkeit und Receptivität, die mannigfachen Entwickelungen der Organe, die in diesem Alter vor sich gehen, und die damit verknüpfte erhöhte Lebensthätigkeit in einzelnen Gebilden, machen es daher dem Arzte zur unerläfslichen Pflicht, auf das genaueste die Wirkung eines jeden in der Kinderpraxis gebräuchlichen Heilmittels zu würdigen, und so sorgfältig als möglich Gabe und Darreichungsform desselben eben jener kindlichen Beschaffenheit anzupassen.

Wenn nun auch in den verschiedenen Handbüchern über Kinderkrankheiten bei den einzelnen Krankheitsformen die passenden Heilmittel angegeben sind, auch in den Schriften über *Materia medica* hin und wieder der Kinder gedacht ist, wenn auch mehrere geschätzte Aerzte ihre Erfahrungen über einzelne Heilmittel dem ärztlichen Publikum mitgetheilt haben; so fehlt es doch trotz aller Anregung für diesen Gegenstand Seitens mehrerer geachteter Aerzte (ich erinnere nur an Hufeland, Mückisch in Wien, Metzler, s. dessen Vorrede zu den Analecten etc.), noch immer an einem Buche, das in gedrängter Kürze die gebräuchlichsten Mittel blofs in Beziehung auf den kindlichen Organismus betrachtet, ihre Wirkung und ihren Werth nach den bis jetzt darüber bekannten Beobachtungen und Erfahrungen feststellt, ihre Gebrauchsart und Gabe angiebt, und so den jüngeren Arzt in den Stand setzt, sich bei vorkommenden Fällen rasch über ein Mittel Auskunft zu verschaffen, das er bisher vielleicht nur in seinem Verhältnifs zum erwachsenen Menschen gekannt hat. Dafs ein solches Buch fehle, wird man mir ohne Zweifel zugestehen; dafs es nöthig sei, wird der Arzt gewifs nicht in Abrede stellen, der, wenn auch heute in Behandlung von Kinderkrankheiten geübt und keiner weiteren Belehrung über die denselben entgegenzustellenden Mittel bedürftig, seiner jüngeren Collegen gedenkt und sich des Anfangs der eigenen practischen Laufbahn erinnert. Unstreitig ist die Diagnose und richtige Würdigung des pathologischen Zustandes immer das Hauptsächlichste, Entscheidende, und ihr gebührt überall die erste Rücksicht; allein es darf dieser Eifer auch nicht pedantisch übertrieben und alles Andere als unwichtig und nutzlos in den Hintergrund gedrängt werden. So lange der practische Arzt (und dafs dieses bei dem jetzigen Stande der Wissenschaft geschieht und vielleicht noch lange geschehen wird, wird man wohl ohne Zweifel zugestehen) noch Zustände behandeln mufs, deren innere Bedingungen er nicht zu erfassen und zu erkennen vermag, so lange wird ihm auch die Kenntnifs der anzuwendenden Mittel nach allen ihren Richtungen hin zur strengsten Pflicht, damit er so in der Dunkelheit wenigstens nicht mit gefährlichen Waffen kämpfe. Dafs sich diese Rücksicht bei Kindern viel dringender geltend macht, liegt wohl am Tage. Wer am Krankenbette der Kinder, wo so oft ungesäumtes Handeln nothwendig wird, wo aber eben so oft und häufiger ruhiges Temporisiren an seinem Platze ist, das nicht etwa im Nichtsthun, in dem *dolce far niente*, sondern in der klug berechneten Zusammenstellung passender, nicht stark eingreifender, der kindlichen Individualität angemessener Mittel besteht, wer da nicht mit Wirkung, Form, Mischung und Gabe des Mittels genau vertraut ist, der wird nicht besonders glücklich in seinen Erfolgen sein, und um so leichter in bedeutende Mifsgriffe verfallen, als der minder geübte Arzt nur zu sehr geneigt ist, stark wirkende, eingreifende Mittel zu verordnen, weil diese ihm gewöhnlich geläufiger sind. Man verzeihe mir, wenn ich vielleicht zu allgemein hier mich ausgedrückt; ich wenigstens habe im Beginn meiner Praxis jene Schwierigkeiten lebhaft gefühlt und mich deshalb nach Kräften bemüht, mir eine recht genaue Kenntnifs über die Wirkung und Verordnung der bei Kindern gebräuchlichen Heilmittel, wie sie die Erfahrung bewährter Aerzte festgestellt, anzueignen, damit nicht so zur Schwierigkeit im Erkennen noch die Schwierigkeit der Behandlung sich hinzugeselle. So entstand, zu meiner eigenen Belehrung zunächst, diese kleine Schrift; wenn ich sie dem ärztlichen Publikum zu übergeben mir erlaube, so geschieht dieses in keiner anderen Absicht, als Einzelnen, die vielleicht ein gleiches Bedürfnifs fühlen möchten, das als ein Fertiges zu geben, was ich mit einiger Mühe gesammelt und hin und wieder mit aus der Erfahrung abstrahirten Bemerkungen begleitet habe. Es soll dieses Buch eine kleine *Materia medica* sein, welche die Heilmittel lediglich in ihrer Beziehung zur Kinderwelt (bis zum 7-8ten Jahre etwa) betrachtet, und nur das an ihnen hervorhebt und behandelt, was sich speciell auf jene bezieht. Dafs hier von allen neuen und allgemeinen Erörterungen über Pharmacodynamik und chemisches Verhalten der einzelnen Mittel abstrahirt wird, versteht sich von selbst; es mufs dieses bei denjenigen, die sich mit dem Heilapparate für die Kinderkrankheiten, als einem einzelnen Zweige der gesammten *Materia medica*, beschäftigen, als bekannt vorausgesetzt werden.

Was nun die nähere Einrichtung des Buches betrifft, so schien mir folgende die zweckmäfsigste. Ich habe die Mittel, welche bisher von den Aerzten bei Kinderkrankheiten in Anwendung gezogen worden, aber nur diese, der Reihe nach alphabetisch (mit Bezugnahme auf die *Ph. Boruss.*) abgehandelt, habe bei jedem einzelnen zuerst kurz angemerkt, in welchem dynamischen Verhältnisse es zum kindlichen Organismus stehe, in welchen Krankheiten und von wem es bis jetzt gebraucht worden, wo es sich nützlich, oder schädlich oder unwirksam erwiesen, bin dann zur Bestimmung der Gabe und Darreichungsform übergegangen und habe endlich eine Auswahl der bewährtesten Formeln, in welche das betreffende Mittel als Bestandtheil eingeht, folgen lassen. Bei der Bestimmung der Dosen habe ich mich bemüht, so genau als möglich die Gaben den verschiedenen Stadien des kindlichen Alters anzupassen, und habe daher die Dosis für den Neugeborenen, den Säugling, für das Kind bis zu 2 und von da bis zu 5-7 Jahren angegeben; weiter hinauf läfst sich das Verhältnifs leicht selbst finden (etwa die Hälfte der bei Erwachsenen üblichen Gabe), da man hier nicht mehr so ängstlich in dieser Beziehung zu sein braucht. Auch habe ich es für zweckmäfsig erachtet, aufser den einzelnen in den Offizinen vorräthigen Mitteln, auch noch andere für die Kinderwelt höchst wichtige Agentien, wie z. B. Blutentziehung

(Aderlafs und Blutegel), Bäder, die Kälte, Clystire und Brechmittel, auf mehr allgemeine Weise abzuhandeln und ihnen alles zu subsumiren, was entweder als Bestandtheil in sie eingeht oder sich auf ihre Anwendungsart bezieht. Dafs ich Mittel ausgelassen, dafs ich zu wenige genannt, wird man mir nicht leicht zum Vorwurf machen; weit mehr zu fürchten und gerechter erscheint vielleicht der Tadel, dafs ich zu viele aufgeführt, Mittel, die sich theils als unwirksam, theils selbst als schädlich erwiesen haben, und über die die Erfahrung längst entschieden hat. Allein hier bitte ich Folgendes berücksichtigen zu wollen. Ich weifs es sehr wohl, dafs man mit weit wenigeren Mitteln, als in diesem Buche genannt sind, ein sehr glücklicher Arzt sein kann, und dafs es gar keines so zahlreichen und mannigfaltigen Heilapparates bedarf, um in Kinderkrankheiten günstige Erfolge zu erzielen. Da ich jedoch eine erschöpfende Darstellung aller der Mittel beabsichtigte, welche von einzelnen Aerzten bisher bei Krankheiten des kindlichen Alters angewendet und als wirksam gerühmt worden sind; so mufste ich sie auch alle nennen und es dem Urtheile des geneigten Lesers überlassen, in wie weit er jenen Empfehlungen Glauben schenken will; meine Aufgabe dabei konnte nur die sein, durch genaue Vergleichung der pro et contra sprechenden Stimmen und durch stete Berücksichtigung der dynamischen Eigenthümlichkeit des Mittels, in wiefern diese der kindlichen Individualität entspreche, das Urtheil über den Werth und die Brauchbarkeit desselben zu erleichtern. Noch bedarf der Umstand, das ich Recepte in dieses Buch aufgenommen, vor dem Richterstuhle der hier oft unerbittlich strengen Critik einer Rechtfertigung. Dafs es hier nicht auf gedankenloses Abschreiben gewisser Heilformeln in dieser und jener Krankheit abgesehen sein kann, geht wohl aus der ganzen Einrichtung des Buches hervor. Nicht wie Wenzel, der eine Sammlung von Recepten für jede einzelne Krankheitsform der Kinder gegeben, oder wie

Sundelin, der Beispiele von ausleerenden, stärkenden, schwächenden und dergleichen Mischungen bei Kinderkrankheiten aufgestellt (Einrichtungen, die meiner Meinung nach mehr dem Wunsche eines Laien, Krankheiten nach einem Buche zu behandeln, als dem Bedürfnisse des rationellen Arztes entsprechen), nicht auf diese Weise wollte ich diesen Theil der Arzneimittellehre behandeln; meine Absicht ging vielmehr dahin, die Heilmittel einzeln und nur in Beziehung zum kindlichen Organismus genau zu würdigen, und ihren Werth nach den darüber bestehenden Erfahrungen für diese oder jene Krankheitsform festzustellen. Kennt der Arzt nun so die Bedeutung und Eigenthümlichkeit eines jeden in irgend eine Mischung als Bestandtheil eingehenden Mittels, so kann von gedankenlosem Abschreiben nicht mehr die Rede sein; er wird dann nicht etwa Mischungen verordnen, wie die von Feiler (s. *Extr. Cicut.*) oder Schäffer (s. *Rad. Belladonn.*) u. A. m., sondern nur mit solchen Formeln operiren, deren Bestandtheile dem jedesmaligen concreten Falle angemessen sind, und deren Gaben und Darreichungsform auch wirklich für das kindliche Alter passen. Die Kunst, Mittel auf zweckentsprechende Weise zu einer Formel zu vereinigen, ist nicht leicht, und das Krankenbett der Kinder gerade nicht der Ort, wo man sich zu dergleichen Dingen besonders befähigt fühlt; es ist deshalb gar nicht abzusehen, warum man, wenn man nur die oben angegebenen Bedingungen dabei nicht aufser Acht läfst, dem practischen Arzte diese Erleichterung nicht gönnen sollte.

Vorrede
zur zweiten Auflage.

Indem ich dem medicinischen Publikum hiermit die zweite Auflage der vorliegenden Schrift, welche auch die Ehre einer englischen Uebersetzung erfahren, übergebe, habe ich zunächst meinen innigen Dank für die mir von vielen Seiten her gewordene aufmunternde Anerkennung meiner schwachen Leistungen auf diesem Gebiete der practischen Medicin auszusprechen. Am besten glaubte ich meine Dankbarkeit dadurch bethätigen zu können, dafs ich mich nach Kräften bestrebt, diese jetzt nöthig gewordene zweite Auflage theils durch Hinzufügung des früher Ausgelassenen oder erst später bekannt Gewordenen, theils durch Hinweglassung mancher minder wesentlichen, dem kindlichen Organismus nicht entsprechenden Arzneisubstanzen, brauchbarer und dem Zwecke entsprechender zu machen. Auch das Register wurde zur gröfseren Brauchbarkeit des Werkes aufs vollständigste und dem Inhalte der Schrift entsprechender abgefafst. — Die hinzugefügte kleine, auf eigene Beobachtung sich gründende Abhandlung über die Behandlung von Kinderkrankheiten mittelst der Priefsnitz'schen Methode dürfte bei der jetzt so prävalirenden Hinneigung zu diesem Verfahren und dem unbestreitbaren Nutzen desselben vielleicht keine ganz unwillkommene Zugabe sein.

Dr. **Fränkel.**

I. Blutentleerung.

Will man die Wichtigkeit und Bedeutung der Blutentziehung bei Kindern gehörig würdigen, so mufs man auch hier, wie bei allen übrigen Mitteln, zunächst untersuchen, in wie fern die Nothwendigkeit eines so wichtigen und eingreifenden Actes in dem eigenthümlichen Verhalten des kindlichen Organismus und seiner Krankheiten begründet sei.

In keinem Lebensalter gehen so häufige, umfassende und tief eingreifende organische Evolutionsprozesse vor sich, als in den ersten Jahren der Kindheit. Damit nun diese Entwicklungsvorgänge sich gehörig bilden können, mufs nothwendig das vegetative Leben, die Bildung organischer Substanz in bestimmten organischen Gebieten erhöht werden, es mufs das Leben in den bis dahin gleichsam ruhenden und unthätigen Organen unter vermehrter materieller und dynamischer Ausbildung und Entwicklung erwachen. Vermehrte plastische Wirksamkeit, verstärkte Gefäfsthätigkeit, reichlichere Zuführung von Säften, überwiegende Neigung derselben zum Gerinnen und zum organischen Gestalten sind deshalb nothwendige Bedingnisse bei jedem Entwicklungsgeschäft. Daher nun fieberhafte Bewegungen, entzündliche Congestionen, Röthe, Hitze, kurz alle jene Erscheinungen, welche Gefäfsreizung und Entzündung anzudeuten pflegen. Wenn es nun auch nicht zu leugnen ist, dafs jene Entwicklungsvorgänge an und für sich durchaus nicht als Krankheitserscheinungen zu betrachten sind und demnach auch keines ärztlichen Eingriffes bedürfen, dafs sie vielmehr als nothwendig zum Zwecke, den kindlichen Organismus zur möglichsten Vollkommenheit heranzubilden, angesehen werden müssen, so darf doch auf der anderen Seite nicht verhehlt werden, dafs jene an sich ganz normalen Vorgänge allerdings zu wichtigen Krankheitsmomenten werden können, welche die gröfste Beachtung des Kinderarztes verdienen. Jene nahe Verwandtschaft des Ausbildungsprozesses in den sich entwickelnden Organen mit der Entzündung nämlich ist nicht ohne Bedeutung; leicht werden die

Erscheinungen bei dem Evolutionsprozesse durch ihre Steigerung, verkehrte Richtung oder sonstige Abweichung wirklich und ernstlich krankhaft. Es steigert sich die erhöhte Gefäfsthätigkeit bis zur wahren Entzündung, es bilden sich Produkte dieses bis zur Entzündung erhöhten Bildungstriebes im Gehirn (*Hydrocephalus acutus*), in der Luftröhre (Croup) etc., die das Leben des Kindes ernstlich bedrohen und das bestimmteste ärztliche Eingreifen nöthig machen, um Gefahr und tödtlichen Ausgang abzuwenden. Es kommt ferner hinzu, dafs, bei der vorwaltenden gröfseren Erregbarkeit und Reizempfänglichkeit im Organismus des Kindes, äufsere krankmachende Einflüsse um so leichter stark einwirken und Entzündung hervorrufen können. Wo gäbe es nun für diese krankhaften Vorgänge ein sichereres, wohlthätigeres Mittel, als eine angemessene Entleerung des Blutes, dieser Quelle des thierischen Lebens, des nothwendigen Materials zu allen plastischen Prozessen, des natürlichen und Hauptreizes zur Anregung aller Funktionen? Wo man daher aus den Aeufserungen der gesteigerten Irritabilität und arteriellen Thätigkeit das Dasein einer Entzündung erkennt, da säume man nicht zu diesem ersten und wichtigsten Mittel des gesammten antiphlogistischen Heilapparats zu greifen; man instituire eine dem Alter und der Höhe der Krankheit angemessene Blutentziehung und gehe erst dann zu den übrigen, bei aller Wirksamkeit doch immer nur den zweiten Platz einnehmenden antiphlogistischen Mitteln über. Die Blutentziehung bei Kindern ist angezeigt:

1) Bei *Asphyxia neonatorum*, wenn die eigentlich bedingende Ursache ein durch Ueberfüllung der Gefäfse entstandener apoplectischer Zustand ist. Hier entleert man aus der durchschnittenen und nicht unterbundenen Nabelschnur nach Mafsgabe der Indication 1-2 Unzen Blut.

2) Bei allen Fiebern, in denen die entzündliche Diathesis hoch gesteigert ist, wo das Fieber heftig, anhaltend, der Kopf oder die Brust sehr eingenommen ist, oder wo sich fixe, anhaltende stechende Schmerzen in irgend einem edlen Theile hinzugesellen. Hier säume man nicht, entweder allgemein oder örtlich Blut zu entleeren, und richte seine Aufmerksamkeit besonders auf den Kopf, der bei solchen schnell eintretenden, mit bedeutender Aufregung des Gefäfssystems einhergehenden Krankheitsformen immer am meisten bedroht ist.

3) Bei allen durch die bekannten caracteristischen Erscheinungen sich kund gebenden Entzündungen innerer Organe, als Encephalitis, Bronchitis, Pneumonie, Peritonitis etc. Die Diagnose dieser schnell tödtenden Krankheitsformen ist bekannt; es sei daher hier nur darauf aufmerksam zu machen erlaubt, dafs man sich wohl zu hüten habe, gastrische Erscheinungen, mit denen sich viele dieser Uebel im Anfange compliciren, als das eigentliche Heilobject anzusehen und darin wohl gar eine Indi-

cation zu Brechmitteln zu finden. Diese gastrischen Erscheinungen sind die gewöhnlichen Begleiter vieler Entzündungskrankheiten; die entzündliche Diathesis hat den ganzen Organismus ergriffen, reflectirt daher auch in den Eingeweiden, welche der Reproduction angehören. Dazu kommt, dafs gastrische Zufälle auch auf konsensuellem Wege häufig sich bilden, wie z. B. das Erbrechen bei Kopf- und Leberentzündung, oder ihren Grund in dem entzündlichen Ergriffensein des Magens und Unterleibes selbst haben. Man sei daher vorsichtig, vermeide Brechmittel und stark wirkende Abführungen, und greife selbst in zweifelhaften Fällen lieber zur Blutentziehung, da nach dem Ausspruch des erfahrenen Heim es überhaupt weniger bedenklich ist, in hitzigen Krankheiten zur Unzeit Ader zu lassen, als zur Unzeit Abführmittel zu geben.

4) Bei Entwicklungsvorgängen, wenn der Orgasmus der Säfte zu heftig ist, das Gehirn gefährdet wird, oder sich andere Krankheitserscheinungen hinzugesellen, die eine übermäfsige Thätigkeit des arteriellen Systems andeuten. Vor allem gehört hierher die Dentition; leicht geschieht der sie fördernde Säftetrieb nach dem Gehirn zu heftig, es entstehen daraus Ueberfüllung, fieberhafte Bewegungen, Störungen der gewöhnlichen Functionen und krankhafte Richtungen aller Art. Vornehmlich verdient der Zustand des Kopfes die schärfste Aufmerksamkeit; bei nur einigermafsen ernsten Erscheinungen, heftigem Fieber, hartnäckiger Verstopfung oder wohl gar Betäubung, Schlafsucht und Zukkungen lege man ungesäumt die hinreichende Anzahl Blutegel an das bedrohte Organ und beuge so Extravasaten und schnell tödtenden Apoplexien vor.

5) Bei Krämpfen. In jeder bedeutenden Kinderkrankheit liegt eine Veranlassung zu Krämpfen; zu allen heftig verlaufenden Kinderkrankheiten können und pflegen sich Convulsionen hinzuzugesellen. Jedes Fieber, jede bedeutende Entzündlichkeit, jedes sich stürmisch entwickelnde Exanthem kann bei Kindern Krämpfe herbeiführen. Daher die Nothwendigkeit, bei allen Krämpfen die *causa efficiens* auszumitteln; man vertraue keinem specifischen antispasmodischen Heilmittel und vergesse nicht, dafs Krämpfe oft nur Symptom und zwar sehr häufig Symptom eines entzündlichen Leidens sind. Hier kann natürlich kein Mittel aus der Klasse der krampfstillenden und der eigentlichen Nervina Segen bringen, hier kann nur ein antiphlogistisches Verfahren und im Nothfalle eine angemessene Blutentziehung den Zweck erreichen. Wo daher Krämpfe sich zur Dentition gesellen, wo sie mit heftigem Fieber, Eingenommenheit des Kopfes etc. auftreten, da wird man in den meisten Fällen in der Blutentleerung das passendste Antispasmodicum finden. Allein auch im Verlaufe rein krampfhafter Formen sei man aufmerksam, ob sich nicht ein entzündliches Leiden herangebildet. So sichert z. B. im Verlaufe des Keuchhustens kein Stadium, keine Zeit vor

einer pneumonischen Verwicklung. Blutegel und bei älteren Kindern Aderlässe sind hier ganz unentbehrlich, von deren Anwendung der Eintritt einiger asthenischen Erscheinungen niemals abhalten darf (Heim).

6) Bei hitzigen Wassersuchten nach akuten Krankheiten mit dem entzündlichen Caracter. Es gehören hierher besonders die Fälle, wo sich das Extravasat in einem der 3 Höhlen des Organismus befindet, wo es sich in Folge der Vernachlässigung der primären, entzündlichen Krankheit rasch ausgebildet und noch unter Erscheinungen auftritt, die sich als entzündliche deutlich kund geben. Dahin gehören die harten, häufigen Pulse, das anhaltende Fieber, der heifse Athem, der rothe und sparsam abfliefsende Urin, die Stuhlverstopfung etc. Hier mufs vor Allem die Intensität der krankhaften Thätigkeit im Gefäfssystem kräftig herabgestimmt werden, d. h. man mufs vor Allem allgemein oder örtlich die hinreichende Menge Blutes entziehen und so noch jetzt nachholen, was früher versäumt worden.

7) Bei einigen Zufällen, die häufig nicht als Indication zur Blutentleerung gelten. Es gehören dahin:

a) Der Durchfall, besonders bei Säuglingen. Ein Durchfall kann durch Indigestion, durch einen gereizten Zustand und eine verstärkte Secretion der Darmschleimdrüschen, er kann aber auch durch Entzündung der dicken und dünnen Gedärme veranlafst werden. Man erkennt dies an dem heftigen Fieber, der Blässe und Eingefallenheit des Gesichts, den kühlen Extremitäten, den gelblichen, flüssigen und schaumigen Ausleerungen etc. Hier werden 1-2 Blutegel auf den Bauch, warme Umschläge, eine *Emulsio arabica* oder kleine Gaben Calomel sich hülfreich erweisen.

b) Nicht selten liegt dem scrophulösen Leiden der Kinder weder, Schwäche und Atonie, noch fehlerhafte Mischung der Lymphe etc., sondern eine entzündliche Affection zum Grunde; die Lymphdrüsen des Mesenteriums sind der Sitz einer chronischen Entzündung, *Atrophia mesenterica*, aus der sich tuberculöse Degeneration und endlich Vereiterung der Drüsen entwickelt. Man behandle also nicht jedes Kind mit dickem Bauche, gestörter Assimilation, Durchfall u. dgl. mit den gepriesenen antiscrophulösen, mischungsverändernden, stärkenden Mitteln, sondern nehme zuerst auf jenen schleichend entzündlichen Zustand im Unterleibe Rücksicht. Topische Anwendung der Blutegel, warme Cataplasmen, kleine Dosen Calomel und geregelte Diät werden hier oft Wirkungen leisten, welche durch die componirtesten Formeln nicht zu erzwingen sind.

Man entleert das Blut durch Aderlafs, durch Blutegel und durch Scarification.

1. Aderlafs.

Von jeher hat man im kindlichen Alter eine Gegenanzeige des Aderlasses gefunden; die Schwierigkeit der Operation selbst, die bei der grofsen Empfindlichkeit und Vulnerabilität des Kindes zu befürchtenden örtlichen Folgen des Operationseingriffes, vor Allem aber die bedeutende Wirkung, welche eine plötzliche Entleerung einer gröfseren Menge Blutes auf den noch unausgebildeten Gesammtorganismus haben könnte, Alles dieses hat die meisten Aerzte abgehalten, sich dieser wichtigen und eingreifenden, aber auch gefährlichen Waffe bei Bekämpfung von Krankheiten des kindlichen Alters zu bedienen. Wenn nun auch diese Besorgnisse nicht ohne Grund sind und Berücksichtigung verdienen, wenn es nicht zu läugnen ist, dafs sich selten Wundärzte finden, die einem Kinde Blut aus der Ader entziehen, so würden diese im Grunde untergeordneten Rücksichten doch immer noch nicht die so seltene Anwendung dieses oft über Leben und Tod entscheidenden Mittels rechtfertigen können. Dem neugebornen Kinde wird bei einem schlagflüssigen Zustande durch die durchschnittenen Nabelschnurgefäfse eine für dieses Alter wahrlich nicht unbedeutende Quantität des Blutes von $1\frac{1}{2}$-2 Unzen mit dem glänzendsten Erfolge entzogen; warum fürchtet man Blutentleerungen aus gröfseren Gefäfsen bei schon weiter gediehenen Kindern? Was ferner die Schwierigkeit der Operation selbst anbetrifft, so wird eine kunstgeübte Hand auch diese zu überwinden wissen; ist das Kind sehr unruhig, läfst sich der Arm nicht gehörig fixiren, so könnte man, um diesem Uebelstande zu begegnen, den Arm des Kindes an den eines Erwachsenen befestigen und ihn so in der geeigneten Lage erhalten (Gazette médicale). Naumann (Handbuch der medizinischen Klinik Bd. 1. Seite 150) räth die Blutegel an die *Vena mediana* zu setzen und sie hier saugen zu lassen. Allein auch in dem eigenthümlichen Verhalten des kindlichen Organismus und seiner Krankheiten finden sich Motive, welche in den meisten Fällen die Anwendung des Aderlasses entbehrlich machen und diese sind allerdings bei Würdigung des Mittels die wichtigeren. Die Entzündungen in den Kinderjahren sind im Allgemeinen mehr lymphatischer Art mit erhöhter Sensibilität und bedürfen daher auch keiner so grofsen Blutentleerungen; es gewinnt durch dieselben die Sensibilität leicht ein gefährliches Uebergewicht und überdem finden sich dazu auch keine reinen Indicationen im Pulse, in der Temperatur der Haut, in den schmerzhaften Gefühlen vor (Formey). Auch die Organe, die im kindlichen Alter von Entzündung ergriffen werden, erfordern in den meisten Fällen, ihrer Dignität und Structur nach, keine so grosse, eingreifende Blutentleerungen. Die Anlage zur Entzündung ist natürlich in den Organen am stärksten ausgebildet, die in der gröfsten Thätigkeit begriffen sind. Dahin gehören die Schleimhäute (der Nase, der Luftröhre, des Mundes, Darmkanals), die serösen Häute (Hirnwassersucht, Brustkrankheiten), die äufsere Haut (Rothlauf und andere Exantheme) und die Drüsen (in scrophulösen Zuständen). Weniger geneigt zur Entzündung im Allgemeinen sind gewifs im zarten Kindesalter die Lungen und die grofsen Gefäfsstämme, die erst im Jünglingsalter mit der gesteigerten Irritabilität die vorwaltende Neigung zur Entzündung bekommen.

Es wird also im Allgemeinen der Aderlässe bei Kindern um so weniger bedürfen, je jünger und zarter sie sind. Dennoch aber giebt es Fälle, wo eine Blutentleerung, wie sie durch Blutegel erzielt werden kann, der Höhe der entzündlichen Diathesis und der Wichtigkeit der Form nicht adäquat ist und wo man nur durch schnelle und reichliche Entziehung des Blutes aus grossen Oeffnungen seinen Zweck erreichen kann. Hat das Kind ein Alter von 3-4 Jahren erreicht, ist es kräftig und vollsäftig, ist der Fall von der Art, dafs jede auch nur kurze Verzögerung Gefahr bringen kann, so mufs man, gestützt auf die Erfahrungen bewährter Aerzte, ungesäumt zu Aderlässen seine Zuflucht nehmen. Es gehören dahin Lungenentzündungen (Sachs, Handbuch des natürlichen Systems Bd. 1. Abth. 2. S. 249, stellt in dringenden Fällen von Pneumonie schon bei Kindern zwischen dem 2ten bis 6ten Jahre Aderlässe an; er meint, es sei davon nichts zu fürchten, da die so lebhafte Vegetation im Kinde den Blutverlust leicht ersetze), Croup (Naumann l. c., Michaelis, Albers, Rush, Jurine), die Bronchio-Pneumonie (v. Seifert, die Bronchio-Pneumonie der Neugebornen und Säuglinge, Berlin, 1837 p. 253; er entleert niemals mehr als 2, höchstens 3 Unzen Blut), weit verbreitete Entzündungen des Hautorgans bei Scharlach oder auch Rücktritt solcher acuten Exanthemen auf innere edle Organe, mit sehr starkem Blutdrange nach dem Kopfe, hochrothem Gesicht, klopfenden Halsgefäfsen, drohender Erstickungsgefahr, sehr heftigem Fieber, vollem, starkem Pulse etc. Zu den gefährlichsten Formen der Art gehört ferner eine plötzliche Wasserergiefsung in die Brusthöhle, *Hydrothorax acutus*, ein nicht seltener Ausgang des Scharlachs, der unstreitig die höchste und schnellste Gefahr bringt und schon in 24 Stunden den Tod nach sich ziehen kann. Je kräftiger und irritabler hier die Konstitution des Kranken, je höher der Grad der vorherrschenden phlogistischen Diathesis, desto entschiedener wird die Nothwendigkeit einer hinlänglichen Blutentziehung; man säume daher bei den der frühesten Kindheit entrückten Kindern nicht mit dem Aderlafs (Abercrombie, Wendt).

Was die Quantität des in allen diesen Fällen abzulassenden Blutes anbetrifft, so läfst sich zwar hier keine allgemeine, für alle Zustände passende Norm abgeben; im Durchschnitte werden indessen bei Kindern von 3-6 Jahren in den genannten dringenden Fällen, 4-6 Unzen keine zu grofse Quantität sein.

2. Blutegel.

Die Blutegel gehören zu den unentbehrlichsten Mitteln in der Kinderpraxis. Ihre nächste Wirkung ist eine locale Blutentziehung, d. h. aus den sogenannten Capillargefäfsen der Haut. Der Blutverlust geht allmählig vor sich und kann beliebig über einen gröfseren oder kleineren Raum ausgedehnt werden. Er unterscheidet sich vom Aderlafs besonders durch seine Dauer, und führt daher nicht jenen Collapsus herbei, welcher bei Blutverlust aus einer grofsen Aderöffnung bei Kindern zu fürchten, zur Bekämpfung wichtiger Leiden, z. B. Entzündung der Eingeweide, aber oft eine unerläfsliche Bedingung ist. Aufserdem gewähren die Blutegel noch den Vortheil, dafs die Blutausleerung so nahe als möglich an dem leidenden Theile angestellt und die im entzündeten Organe krankhaft erhöhte Gefäfsthätigkeit fast unmittelbar dadurch herabgestimmt und geschwächt wird.

Die allgemeinen Indikationen für die Blutentziehung, die sich, wie schon erwähnt, in der Regel am zweckmäfsigsten bei Kindern durch Blutegel bewirken läfst, sind oben näher angegeben worden; es ist daher hier nur noch über die Zahl derselben, den Ort ihrer Application und über diese selbst das Nöthige zu bemerken.

Was 1) die **Zahl** der anzusetzenden Blutegel betrifft, so ist es schwer, etwas Allgemeines darüber festzustellen; das Alter, die Individualität des Kindes und vor Allem die Höhe der entzündlichen Diathesis müssen hier entscheiden. Im Allgemeinen erscheint es zweckmäfsiger da, wo man es für unnöthig hält, ohne Aderlafs schnell eine gröfsere Blutentleerung zu bewirken, die Zahl der Blutegel bei Kindern nicht zu bedeutend zu vermehren, sondern lieber durch das länger unterhaltene Nachbluten eine reichlichere Entleerung zu bewirken; es hat dieses aufserdem noch den Vortheil, dafs das Geschrei und die Unruhe der Kinder, wodurch die Zufälle der krankhaften Gefäfsthätigkeit verschlimmert werden, aufhört, sobald die Blutegel entfernt sind, da sich die fortdauernde Blutung ihnen leicht verbergen läfst. Auf diese Weise soll man nach **Heim** durch 2 Blutegel, wenn man die Nachblutung 2 Stunden unterhält, 8-12 Unzen (?) Blut entleeren können. Folgendes wäre vielleicht, bezüglich des Alters, ein nicht unpassendes Verhältnifs: Rechnet man auf einen Blutegel, wenn er stark ist und die Wunde ½ Stunde nachgeblutet hat, ungefähr 1 Unze Blut, so setzt man 2-3 Blutegel in den ersten 6 Monaten (**Horn**, Journal 1833, **Heim** und **Henke** würden bei Kindern im ersten Jahre nie mehr als 2 Blutegel setzen. **Richter** hingegen hält dieses für zu wenig und setzt in dringenden Fällen schon in den ersten Monaten 3-4 Stück),

3-4 in den zweiten 6 Monaten, 4-6 zwischen dem ersten und dritten Jahre, 6-8 nach dem vierten und 8-12 nach dem sechsten Jahre (Klofs, die Gehirnwassersucht der Kinder. Berlin, 1837); die Nachblutung wird dabei mittelst Bähen mit einem von Zeit zu Zeit aufgelegten, in warmes Wasser getauchte Schwamme 1-2 Stunden lang unterhalten. Recrudescirt die Krankheit und indiciren die Erscheinungen eine neue Blutentziehung, so wird die Application der Blutegel wiederholt. Aus dem Pulse sich über die Hinlänglichkeit der angestellten Blutentziehung vergewissern zu wollen, ist bei Kindern und überhaupt bei Blutegeln, die wenigstens während des Actes der Blutung nicht so direkt auf die Beschaffenheit der Pulse influiren, nicht gut thunlich. Ein besseres Criterium wird schon das Freiwerden des bedrohten Organes und die wieder hergestellte Funktion desselben abgeben; beim Croup räth Lentin, die Blutung so lange zu unterhalten, bis die Lippen bleich werden. Wenn schon nicht zu läugnen ist, dafs es einzelne, sehr weit gediehene entzündliche Formen giebt, in denen auch bei jüngeren Kindern das Ansetzen von 2-3 Blutegeln durchaus nicht hinreichend und genügend ist, so ist doch auch nicht zu übersehen, dafs durch eine zu reichliche Blutentziehung auf einmal, die zur Resolution nöthige Reaction gehemmt und das Uebel in den entgegengesetzten paralytischen oder konvulsivischen Zustand leicht übergeführt werden kann.

Was 2) den Ort der Application anbetrifft, so legt man die Blutegel dem leidenden Orte gern so nahe als möglich. Bei Gehirnentzündung an die Schläfen, die Stirn, in den Nacken, hinter die Ohren (Tourtual räth sie in dieser Krankheit an die Nase, die inneren Augenwinkel, den untern Rand der Unterkiefer zu legen), bei Angina an den Hals, bei Croup an den Kehlkopf, bei Pneumonie auf die Brust, bei Entzündung des Unterleibes auf den Bauch etc. Ganz besonders hat man aber bei der Wahl des Ortes darauf zu sehen, dafs er einer leichten Blutstillung nicht im Wege ist; man wähle daher solche Stellen, wo eine knöcherne Unterlage ist, welche die Compression möglich macht, und vermeide solche Organe, die vermöge ihrer Function in beständiger Bewegung sind und keinen Druck vertragen. Beim Croup ist daher der obere Rand des Schlüsselbeins die passendste Stelle für die Application der Blutegel, da ein unmittelbares Ansetzen derselben an den Kehlkopf aus den eben angeführten Gründen leicht bedeutende Nachtheile nach sich ziehen könnte. Cuming (Sammlung auserlesener Abhandl. z. Gebr. für prakt. Aerzte Bd. 36. Gerson und Julius Magaz. Bd. 17) räth die Blutegel auf den Rücken der Hand oder des Fufses zu setzen, weil dieses bei entzündlichen Affectionen überhaupt nicht blofs wirksamer sei, sondern sich auch die Blutung leichter stillen lasse. Auch meide man solche Stellen, wo Arterien- oder Venenstämme oberflächlich verlaufen; leicht könnten diese durch die Blutegel durchbohrt werden.

Was endlich 3) die Application der Blutegel betrifft, so ist über diesen kunstlosen Act nichts besonderes zu bemerken. Der mit den blofsen Fingern, oder mit einem Stückchen Leinwand gefafste, oder in ein Kartenblatt gewickelte Blutegel wird mit seinem vorderen spitzen Thile an den betreffenden Ort gehalten. Saugt er hier nicht bald an, was der Chirurg an den rythmisch zuckenden, wellenförmigen Bewegungen des Blutegels nahe am vorderen Ende und der Kranke an einem stechenden Schmerze wahrnimmt, so benetzt man die Stelle, um das Ansaugen zu erleichtern, mit kaltem Wasser, Zuckerwasser, Speichel, Milch oder etwas Blut. Hat man viele Blutegel an einem Orte anzusetzen und erlaubt es die Localität, d. h. wo die gewählte Körperstelle flach und eben ist, wie Rücken, Brust und Bauch, so setzt man das ganze Gefäfs, worin die Blutegel befindlich sind, umgekehrt auf. Dieses Verfahren pafst ganz besonders bei Kindern, die sich vor den Thieren scheuen; wenn sie dieselben nur nicht zu sehen bekommen, so beruhigen sie sich bald und das Stechen kann man leicht einer Fliege oder einem Flohe, den man wegjagen wolle, zuschreiben. So lange die Blutegel saugen, läfst man sie ungestört; sie fallen gewöhnlich von selbst ab. Saugen sie zu lang, so kann man das Abfallen beschleunigen durch Aufstreuen von Salz, Tabaksasche, Schnupftabak, das Betupfen mit Essig etc.; das Abreifsen ist schmerzhaft und macht häufig böse Geschwüre. Nach dem Abfallen unterhält man in der Regel die Nachblutung, und zwar durch feuchte Wärme; man legt daher ein Cataplasma oder warmes Foment auf die Blutegelstiche, oder betupft dieselben mit einem in warmes Wasser getauchten Schwamme.

Eine ganz besondere Berücksichtigung verdient die Nachblutung bei Kindern, namentlich kleineren. Beispiele tödtlicher Verblutungen aus Blutegelstichen sind nicht selten; nie darf daher der Wundarzt das Kind eher verlassen, als bis die Blutung vollkommen und dauernd gestillt ist. Die Mittel, um die Blutung zum Stehen zu bringen, sind:

1) Compression. Sie ist sicher, wo sie sich anbringen läfst, d. h. da, wo eine harte Unterlage ist. Sie geschieht durch Fingerdruck oder durch Instrumente, welche eine Falte haben, in deren Spitze die Wunde liegt. Hierher gehört die kleine Zange von Hennemann (Rust's Magazin Bd. 16), die v. Gräfe verbessert hat, indem er sie auf dem Schlufs federn liefs. Auch kann man einen Schröpfkopf aufsetzen, der durch baldige Verschwellung der Wundränder den Blutflufs hemmt.

2) Absorbirende Substancen, welche schnell den flüssigen Bestandtheil des Blutes absorbiren, dessen Gerinnung befördern und damit einen kompakten, der Haut anklebenden Körper bilden. Hierher gehören der Brennschwamm, die Charpie, der

Zunder. Man wischt die Wunde rein ab, legt sogleich ein Stückchen Schwamm darauf und hält es einige Minuten fest, bis es haftet. Folgendes Verfahren pflegt mit Erfolg angewendet zu werden. Man trocknet die Bifsstellen der Reihe nach mit Charpie ab, so dafs man die kleine Oeffnung deutlich erkennt, aus der das Blut vordringt, und dreht in dieses Löchelchen die Spitze der feinen Fasern eines erbsengrofsen Stückchen weichen und zottigen Feuerschwammes, so dafs die Oeffnung durch die in selbige gedrungene Schwammfaserspitze verstopft wird, drückt dann die trockene Fingerspitze eine Minute lang fest darauf und beobachtet bei deren Wegnahme, ob die Blutung steht, in welchem Falle man ein Streifchen Heftpflaster fest darüber legt. Fruchtet auch diese Procedur nichts, so tauche man das Stückchen Schwamm vorher in eins der folgenden blutstillenden Pulver:

1.

℞ *Alumin. crud.*
Gumm. Tragacanth. āā ℥j.
M. f. pulv.
S. Aeufserlich.

2.

℞ *Colophon. pulv.*
Gumm arabic.
Carb lign. āā ℥β.
M. exactiss.
S. Auf Feuerschwamm zu streuen.

3) Cauterisation, welche die Wunde durch Bildung des Aetzschorfes verschliefst. Es gehört dahin das Betupfen mit zugespitztem *Lapis infernalis*, das aber oft nichts nützt, wenn der Blutstrom stark ist und den sich bildenden Schorf sogleich wegspült; ferner das Glühen mit einer Stricknadel oder einer Sonde, das zu den ganz sicheren Mitteln gehört, zuweilen jedoch eine nicht unbedeutende Entzündung hinterläfst. Folgendes Verfahren scheint besonders zweckmäfsig: Man legt auf die Bifsstelle ein 4fach zusammengelegtes Stückchen Leinwand und auf diese die Fläche eines Spatels, der erhitzt worden ist, ohne dafs er Verbrennung verursacht. Das Blut dringt in die Leinwand, gerinnt aber bald durch die einwirkende Wärme und durch die Verdunstung seines flüssigsten Theiles und der Blutpfropf, der sich bildet, verhindert jede fernere Blutung.

4) Tamponiren. Dazu gehört schon das oben mit dem Feuerschwamm angegebene Verfahren; dahin gehört ferner das von Autenrieth empfohlene Hineinbringen von einigen zusammengedrehten Charpiefäden in die blutende Wunde selbst. Dasselbe leistet eine Borste, die man aus einer Bürste zieht und in den Blutegelstich hineinsenkt.

Heftiger Schmerz, Entzündung und Eiterung erfordern Umschläge von *Aqua Goulardi*; über die Schädlichkeit der Salbeneinreibung auf Blutegelstiche s. *Ungt. mercuriale.*

3. Scarification.

Mit Uebergehung des namentlich von englischen Aerzten dringend empfohlenen Einschneidens des Zahnfleisches bei übelen Zufällen während der Dentition, wollen wir hier nur eines Verfahrens erwähnen, das im Findelhause mit vielem Erfolge gegen die Rose der Neugeborenen in Anwendung gekommen ist. Dr. Doepp, dessen Empfehler, spricht sich darüber folgendermafsen aus: „Die Rose der Neugeborenen ist bei uns sehr häufig; gegen 300 Fälle bieten sich davon jährlich unserer Beobachtung dar. Der Ausgang dieser Krankheit überzeugt uns, dafs bei ihrer Behandlung Alles darauf ankomme, ihrer Weiterverbreitung so schnell wie möglich Grenzen zu setzen, oder, wenn dieses nicht glückt, die Suppuration zu befördern, dieselbe aber auf möglichst kleine Stellen zu beschränken. Ein der ersten Indication vorzugsweise entsprechendes Mittel glaube ich in der Scarification gefunden zu haben. Es werden nämlich in die Haut viele lange, nur so tief auf die Epidermis gehende Schnitte gemacht, dafs das Blut tropfenweise, einer Korallenschnur ähnlich, aus ihnen hervorquelle, und dann mit trockenen, etwas erwärmten und weichen Läppchen bedeckt, um das Blut in sie aufsaugen zu lassen und die Theile möglichst trokken zu erhalten. Die Röthe verschwindet gewöhnlich bald darauf, wiederholt sich aber auch zuweilen an derselben Stelle oder geht weiter; in diesen beiden Fällen wird auch die Scarification wiederholt und so die Rose überall verfolgt, wo sie sich nur zeigt, selbst auf dem Gesichte. Dieser Methode, die wir schon seit anderthalb Jahren ausüben, verdanken wir den glücklichen Erfolg, dafs jetzt wenigstens $\frac{4}{5}$ aller an dieser mörderischen Krankheit leidenden Kinder gerettet werden, während früher ungefähr eben so viele starben." (Vergl. 5te Samml. vermischter Abhandl. a. d. Geb. der Heilk. von einer Gesellschaft prakt. Aerzte zu St. Petersburg. Hamburg, 1835).

II. Brechmittel.

Die Brechmittel spielen in dem Heilapparate für Kinder eine grofse und wichtige Rolle. Schon die Conformation des Magens in den ersten Jahren erleichtert den Act des Erbrechens ungemein; denn es steht physiologisch fest, dafs je länger der Magen ist und je mehr er den Gedärmen gleicht, desto leichter das Erbrechen von Statten geht (Schultz). Die meisten Krankheiten im kindlichen Alter entwickeln sich aus vorherrschenden Reproductionsorganen und ziehen dann erst die anderen Systeme in Mitthätigkeit; der ursprüngliche Heerd ist in den Organen der Vegetation, und tritt eine Krankheit auch nicht gerade primär in diesem Systeme auf, so macht sie doch insgemein einen Reflex in die Sphare desselben. Dazu kommt, dafs bei der hohen Zartheit des Magens und der Verdauungsorgane dieses Alters, welche bei der plötzlich veränderten Nahrungsweise und der Ungewohnheit der Function im neugeborenen Kinde leicht auf eine nachtheilige Weise ergriffen werden können, bei der Gröfse und verhältnifsmafsigen Vollsaftigkeit der Leber und anderer Drüsen leicht eine Anhäufung unnützer, schleimiger, galliger Stoffe in den Präcordien, so wie Stockung des Schleimes in den Respirationsorganen statt haben kann. Was also auf den Centralpunkt des Reproductionssystems einwirkt, und durch den gewaltigen Eindruck darauf eine gänzliche Umstimmung bewirken kann, überdies auch oft die materiellen Ursachen der Krankheit ausleert, wird hier Hauptsache sein. Doch nicht blofs als Antigastrica sind die Brechmittel zu betrachten, das mächtige Einwirken auf die Nervenplexus, die mit dem Magen in so genauer organischer Verbindung stehen, das Herbeiführen einer vicariirenden Affection, die eine so wichtige Wirkung des Brechmittels ausmacht, giebt diesem Mittel eine ganz besondere Bedeutung. Es vereinigt demnach das Brechmittel zwei Eigenschaften in sich, die für die Kinderkrankheiten von unendlichem Werth sind:

1) Ausführung örtlich schädlicher Stoffe, Umstimmung und Verstärkung der Thätigkeit im Darmkanal und Lebersystem und, vermöge des Ergriffenseins der Lungenschlundnerven, kräftige und tief eingreifende Beschleunigung der Absonderung in den Lungen und der inneren Auskleidung der Bronchien.

2) Ableitung und Verminderung krankhafter Thätigkeit in anderen Organen.

Diese letztere Eigenschaft wird man in ihrer ganzen Wichtigkeit begreifen, wenn man den äufserst starken und allgemeinen Consensus des Magens mit dem ganzen Nervensysteme bei Kindern, wenn man die Wichtigkeit eines angemessenen Gegenreizes in diesem Mittelpunkte der ganzen thierischen Oeconomie, die ganz eigenthümliche und auf nichts zu vergleichende Abspannung, Umstimmung und Gefühlsveränderung, die durch diesen Gegenreiz in dem ganzen Nervensystem und den entferntesten Organen bewirkt wird, erwägt. Ist die sympathische und antagonistische Wechselwirkung zwischen den verschiedenen Systemen des kindlichen Organismus überhaupt schon bedeutend, so giebt sie sich besonders zwischen dem reproductiven System und dem Gehirn, zwischen Haut- und Harnsystem kund,

und man begreift demnach leicht, wie einerseits pathologische Affection irgend eines in der Entwicklung begriffenen Organes Störungen in der Function des Digestionsapparates, als andererseits ein Krankheitsreiz im negativen Systeme consensuell Krankheit in irgend einem anderen Gebilde setzen kann. Es erhellte also aus dem Gesagten der Werth und die Nothwendigkeit der Brechmittel in vielen Krankheiten des kindlichen Alters zur Genüge.

Dennoch aber darf nicht übersehen werden, dafs sich in dem eigenthümlichen Verhalten des kindlichen Organismus auch Momente finden, die sehr gewichtige Contraindicationen gegen den Gebrauch der Brechmittel abgeben, und die grofse Beachtung verdienen. Bei der grofsen Reizbarkeit der Gefäfse im kindlichen Alter oscilliren diese leicht, die Säfte werden schnell herumgetrieben und der Andrang nach dem Gehirn leicht vermehrt, wodurch der gröfste Theil der unglücklichen Ausgänge in acuten Krankheiten herbeigeführt wird. Immer ist daher der Grundsatz, in hitzigen Fiebern den Kopf vor vermehrtem Andrange zu wahren, in der Kinderpraxis doppelt wichtig und nothwendig.

Betrachtet man nun die Wirkung des Brechactes auf die gesammte Blutbewegung überhaupt und den kleinen Kreislauf insbesondere, so wird man sich überzeugen, dafs leicht hohe Gefahr aus der unpassenden Anwendung der Brechmittel erwachsen kann. Während des Erbrechens ist das Athmen immer mehr oder weniger gehemmt, die Untreibung des Blutes in den Lungen stockt; die rechte Herzhälfte überfüllt sich mit Blut, die Hohladern können nicht mehr frei ihr Blut in dieselbe ergiefsen. Besonders stark tritt diese Hinderung des freien Blutabflusses in der absteigenden Hohlader hervor, so dafs man beim Erbrechen immer den Kopf sich röthen, das Gesicht bläulich werden und die Drosselader stark anschwellen sieht; allein auch bei der aufsteigenden Hohlader mufs dasselbe statt finden, obwohl man es nicht so deutlich sieht. Bei allen hitzigen und stürmisch verlaufenden Krankheiten ist daher die Vorsicht mit Brechmitteln gerechtfertigt; dem unzeitigen und unvorsichtigen Gebrauche derselben sind die häufigen Gehirnleiden, die so oft den Tod herbeiführen, zuzuschreiben. Wo starkes Fieber vorhanden, der Säftetrieb sich zügellos nach dem Kopfe drängt, der Kranke brennend heifs ist, da ist, selbst wenn gastrische Zeichen vorhanden, wenn materielle Ursachen im Magen die Krankheit hervorgerufen und vielleicht noch unterhalten, doch die Indication nicht mehr, antigastrisch zu verfahren, sondern lediglich den Säftetrieb von edlen Organen abzuleiten und die Säfte selbst lieber nach unten auszuführen.

Allein auch auf noch andere Weise hat man mit den Brechmitteln einen sehr zu rügenden Mifsbrauch getrieben. Die Häufigkeit jener Krankheitsformen von gestörter Thätigkeit des Magens und Darmkanals bei Säuglingen und in den ersten Lebensjahren, gehört nicht nothwendig zur Idee des kindlichen Organismus; sie ist lediglich Folge der hohen Zartheit des Magens und der Verdauungswerkzeuge dieses Alters, die eine Indigestion so leicht gestatten, so wie der vorherrschenden Thätigkeit im productiven Prozefs, der leicht über die Gränzen der Gesundheit hinaustritt. Wo daher jene Leiden sich häufig wiederholen und auch nach ganz geringfügigen Veranlassungen eintreten, da darf man mit Gewifsheit eine gesunkene assimilative Thätigkeit des Darmkanals voraussetzen und in allen jenen Erscheinungen nur Wirkungen und Resultate eben dieser Grundkrankheit erblicken. Es kann sich daher hier nicht um den fortgesetzten Gebrauch von Ausleerungsmitteln handeln, die nur den einzelnen Zufall, nicht die Krankheit selbst heben, sondern man mufs, nach Entfernung etwaniger Kruditäten, sich aller dieser die Assimilation und gesammte Reproduction noch mehr herabsetzender Mittel durchaus enthalten, vielmehr dahin streben, durch die geeigneten tonisirenden Arzneien den Digestionsorganen diejenige Kraft wieder zu verschaffen, die zur Aufnahme und zweckgemäfsen Verarbeitung der aufgenommenen Substanzen erforderlich ist.

Man bedient sich der Brechmittel bei Kindern:

1) Zur Entleerung des Magens. Es bleiben die Brechmittel unentbehrlich, wenn Nahrungsmittel durch Menge, oder unverdauliche Stoffe den Magen belästigen, oder wenn krankhafte Abscheidungen im Magen wirklich schon vorhanden sind oder erst sich bilden wollen. Sind die Zeichen des aufwärts turgescirenden Magenunraths zugegen, so müssen die fremden Stoffe auf dem kürzesten Wege herausgeschafft, d. h. durch Brechmittel entleert werden, um so eine Krankheitsanlage in der ersten Entstehung aufzuheben und zu vernichten. Dafs man, wenn diese Erscheinungen sich häufig wiederholen, dieselben nicht etwa symptomatisch mit Brechmitteln behandeln dürfe, sondern dafs man sie vielmehr als Resultat der gesunkenen assimilativen Thätigkeit des Darmkanals betrachten und ihnen die passenden Stärkungsmittel entgegensetzen müsse, ist schon oben bemerkt worden. Noch gehören hierher alle verschluckten Gifte, deren schnelle Entfernung durch Brechmittel immer zuerst zu versuchen ist.

2) Bei dem Anfange eines jeden Fiebers, wenn sich, wie fast allemal, verlorene Efslust, oder öfteres Aufstofsen, Heben, auch wohl wirkliches Erbrechen dabei äufsert. Unzähligemal ist das ganze Fieber, was oft sehr heftig mit Zuckungen und anderen Zufällen eintrat, durch ein einziges Brechmittel gehoben worden (Hufeland). So häufig man auch Ursache haben wird, die Anwendung des Brechmittels in solchen Fällen nicht zu bereuen, so werden doch auch die oben angedeuteten Nebenwirkungen des Brechactes auf den Kreislauf und die daraus

le·ˀhr erwachsenden Nachtheile immer sehr zu berücksichtigen sein. Fieber und sogenannte gastrische Erscheinungen sind auch oft Symtome einer beginnenden entzündlichen Affection des Kopfes oder der Digestionsorgane; dafs hier Brechmittel die günzliche Ausbildung der Krankheit und so die höchste Gefahr herbeiführen können, leuchtet ein. Eben so gewagt scheint es, bei jedem acuten Exanthem im Anfange ein Brechmittel zu reichen. Dafs der Ausbruch darnach rascher erfolgt, dafs Brechmittel überhaupt etwas den Typus bei acuten exanthematischen Krankheiten Ordnendes haben, kann nicht geleugnet werden; es stehen diese Vortheile aber durchaus in gar keinem Verhältnifs zu den Nachtheilen, welche der unvorsichtige und voreilige Gebrauch von Brechmitteln bei hitzig verlaufenden Krankheiten, für das Leben des Kindes herbeiführen kann.

3) Bei jedem Fieber, wobei sich schwerer, ungleicher, enger oder kurzer Athem einfindet. Eine jede Hinderung der Respiration ist bei Kindern eine der wichtigsten Indicationen zum Brechmittel, weil fast allemal die reizende Ursache unter dem Diaphragma sitzt, und auch hier die bei Erwachsenen so wichtige Regel eintritt: Alle über dem Zwerchfell sich äufsernde Symptome deuten auf Turgescenz nach oben. Bei kleinen Kindern kann man aus dem engen, kurzen Athem, dem öfteren Reizhusten, aus dem Weinen bei jedem Husten und gewaltsamer Unterdrückung desselben auf die Gegenwart eines solchen Reizes schliefsen und man kann sich da mit Gewifsheit versprechen, durch ein Brechmittel die reizende materielle Ursache fortzuschaffen und den Krampf zu lösen (Hufeland). Auch diese Indication erfordert wohl gewisse Einschränkungen; die hier angegebenen Zeichen können auch einem entzündlichen Ergriffensein ihr Entstehen verdanken und werden dann natürlich ein ganz anderes Heilverfahren erfordern. Die Diagnose der Pneumonie bei Kindern (die nach Heim so oft vorkommt, dafs von 4 eins daran stirbt) hat ihre grofsen Schwierigkeiten; man ist daher bei Brustaffectionen nie vor einer solchen pneumonischen Complication sicher, und es wird daher Pflicht, auch in zweifelhaften Fällen, um jeder Gefahr vorzubeugen, das hier allein entscheidende Mittel, nämlich Blutentziehung, in Anwendung zu bringen. Erst nach dieser wird man sich mit gröfserer Sicherheit der Emetica bedienen können.

4) Um die Secretionsfunction der Lungen schnell hervorzurufen und abgesonderte oder ingerirte Massen aus denselben auszuwerfen, also bei Husten, Röcheln, Verschleimung der Brust, Vorboten des Steckflusses. Alle diese Zufälle, mit oder ohne Fieber haben mehr oder weniger Anhäufungen in den Präcordien zum Grunde und selbst zur Reinigung der Lungen von Schleim bei Kindern, wo kein Auswurf möglich ist, existirt gar kein anderer Weg als das Erbrechen. Selbst alle catarrhalische Husten werden durch's Brechen am geschwindesten gehoben.

Beim Steckflufs ist es oft das einzige Mittel, was noch helfen kann; es wird die Erstickungsgefahr bei übergrofsem Schleimergufs am besten durch Erbrechen abgewendet. Hierher gehört auch die Anwendung der Brechmittel bei *Asphyxia neonatorum;* es wird dadurch der mechanisch hindernde Schleim ausgeleert und durch die Erschütterung konsensuell auf den Brustkorb und die Lungen gewirkt.

5) Bei Entzündungen der Respirationsorgane, *fracta phlogosi*, wenn ein zäher Schleimüberzug in den Bronchien die Wechselwirkungen der Luft mit den Lungen hindert, und dadurch der Athmungsprozefs Noth leidet. Vor Allem gehört hierher der Croup: Die Aerzte sind über die Unentbehrlichkeit der Brechmittel beim Croup einig, nur bezüglich des Zeitpunctes ihrer Anwendung finden noch einige Differenzen statt. Einige (Albers etc.) wollen sie als erstes Mittel anwenden, andere aber (Sachse, Jurine, Formey) erst dann, wenn der Entzündnngsreiz durch Blutausleerung gemindert worden. Sieht man in bedeutenden Catarrhen schon den Anfang des Croups, so können sie allerdings das Uebel oft allein heben; wo sich aber der Croup wirklich schon ausgebildet hat, da schaffen sie ohne vorhergehende Blutentleerung, wenn sich nicht gar Verschlimmerung zeigt, nur kurze Zeit durch Abspannung Nutzen. Der Grundsatz mufs fest stehen: Wo sich die Krankheit sehr leicht zeigt, wo man über die wirkliche Existenz des Croups noch unentschieden ist, das Kind schwach, skorphulös ist, vorher viel gegessen hat, da mag man zuerst den Körper durch ein Brechmittel reinigen, vielleicht kann man noch dadurch die Krankheit coupiren. Wo sich aber der Croup als wirklich ausgebildet zeigt, mufs allemal die Blutentziehung voran gehen. Die Anwendung der Brechmittel, ohne vorher geminderte Entzündung, bei Starken durch Blutlassen, bei Schwächlichen durch Salmiak oder Quecksilber, schadet jedesmal, indem das Würgen die entzündeten Theile noch mehr reizt und das Blut noch mehr zum Kopfe treibt (Sachse). Nach der Blutentziehung aber sind die Brechmittel von hohem, entschiedenem Werth. Sie befördern hier nicht nur mechanisch den Auswurf und bewirken die Lofstrennung und das Auswerfen der Aftermembranen und des zähen Schleimes, sondern sie sind auch durch Umstimmung der Thätigkeit in den Ganglienнerven, durch Rückwirkung auf Darmkanal und Haut, Schweifserregung etc. die sichersten und schnellsten Hülfsmittel, um die Ausschwitzung und Gerinnung der Lymphe zu verhüten und ihre Gestaltung gleichsam im Werden zu vernichten. Auch im Verlaufe der Krankheit sind sie von grofsem Nutzen und man thut wohl, die Kranken stets unter ihrem Einflusse zu halten. Man kann sie zu diesem Zwecke in kleineren Gaben als Würge- und Lösungsmittel der Pseudomembran, des Schleims, des Hautkrampfes, man kann sie aber auch dann wieder in recht grofsen Dosen geben, um das, was

selbst noch nach geminderter Entzündung zur Erstickung beitragen könnte, wegzuschaffen. Ueber die Form und Gabe der Brechmittel beim Croup s. unten. — Auch bei anderen Halsaffectionen, die mehr seröser, lymphatischer Natur sind, bei Anginen, Parotitis etc. sind Brechmittel theils als schleimausleerende, theis als zertheilende und concutirende Mittel von entschiedenem Nutzen.

6) Bei Zuckungen und Krämpfen. Wie häufig die Ursachen der Zuckungen bei Kindern im Magen und in den ersten Wegen liegen, wie oft Nervenzufälle bei ihnen durch Affectionen des Unterleibes, durch Indigestion, durch Verstopfung oder durch Würmer hervorgerufen werden, ist bekannt. Hat man das ursächliche Verhältnifs einer Krampfform in diesen Schädlichkeiten gefunden, so wird, wenn kein heftiges Fieber oder kein bedeutender Antrieb des Blutes nach dem Gehirn als die Contraindicationen vorhanden sind, ein Brechmittel am sichersten den Sturm beschwören. Läfst sich aber aus den Erscheinungen der aufgeregten Gefäfsthätigkeit ein Orgasmus des Blutes und ein Andrang nach edlen Theilen, besonders nach dem Gehirn, als unterhaltende Ursache des Krampfes muthmafsen, so bleibt es immer gewagt, durch die consensuelle Wirkung des Brechmittels auf das Nervensystem, jene unregelmäfsigen und gewaltsamen Bewegungen desselben beruhigen und verbessern zu wollen. Hier mufs zunächst ein entschieden antiphlogistisches Verfahren als das allein passende eingeschlagen werden. Von den krampfhaften Krankheitsformen gehört ferner hierher der Keuchhusten. Man giebt hier gern im Anfange, im catarrhalischen Stadium, Brechmittel, interponirt sie auch später im weiteren Verlaufe des Keuchhustens anderen Mitteln, um dadurch umstimmend auf den Lungenschlundnerven einzuwirken. Dafs jede pneumonische Complication den Gebrauch der Brechmittel verbietet, bedarf wohl keiner weiteren Bemerkung.

7) Bei Diarrhoe. Fast allemal sind verlorene Efslust und Anzeigen vom verdorbenen Magen dabei und gelinde Brechmittel (besonders in den Fällen, wo der Abgang weifsgrau, schleimicht und die Gallensecretion gestört ist) von sehr grofsem Nutzen. Am passendsten ist hier die Ipecacuanha, wegen ihrer zugleich anhaltenden Kraft (Hufeland), Es scheint, dafs das Brechmittel nicht allein durch Entleerung nütze, sondern dafs durch die Hervorrufung einer stärkeren antiperistaltischen Bewegung das aufgehobene Gleichgewicht der Function wieder hergestellt werden könne. Bei weit gediehener Krankheit warnt Wendt vor einem solchen Verfahren; es kann das Brechmittel bei grofser Erschöpfung des Kindes tödliche Folgen haben.

8) Beim Anfange der Schwämmchen (Aphthen). Hier ist immer auf scharfe Materien im Magen zu schliefsen und gewifs ist ein gelindes Erbrechen im Anfange das Mittel, um dieselben auszuleeren, ehe sie durch Resorption und Reiz jenen Depot

in den Häuten des Mundes und Schlundes bewirkt haben, den man Schwämmchen nennt. Ist aber das Uebel schon eingewurzelt und älter, dann gebe man keine Brechmittel, theils weil nun schon die Localverletzung entstanden, theils weil dann immer ein entzündungsartiger roher Zustand gegenwärtig ist, den das Brechmittel verschlimmern und gefährlich machen kann (Hufeland). Hierher ist auch die Stomacace zu rechnen, gegen die von Heim die wiederholte Anwendung von Brechmitteln dringend empfohlen wird.

9) Um auf die Thätigkeit des lymphatischen Systems zu wirken, die Resorption zu verstärken und den freien Umtrieb der Lymphe in Lymphgefäfsen und Drüsen wiederherzustellen. Durch diese Wirkungen vermögen sie, mittelst Aufregung und kräftiger Umstimmung der Metamorphose in den befallenen Theilen, in der Scrophulosis etwas zu leisten. Allein auch noch in anderer Beziehung sind sie hier von Nutzen; von Zeit zu Zeit im Verlaufe der Krankheit gegeben, leeren sie nicht blofs die sich immer von neuem ansammelnden Stoffe aus, sondern sie vermögen auch die normale Empfänglichkeit des Magens wiederherzustellen und verleihen so den noch weiter anzuwendenden Mitteln eine gröfsere und immer neue Wirksamkeit. Dafs bei schwächlichen Kindern kein Mifsbrauch mit dieser Anwendung von Brechmitteln gemacht werden dürfe, ist schon oben bemerkt worden.

Wenn nun Brechmittel gereicht werden, so kommt es hauptsächlich darauf an, dafs sie auch wirklich Erbrechen erregen. Man mufs deshalb eine passende Gabe reichen, welche sich nach der Empfänglichkeit des Magens richtet, und da man diese nicht immer vorher beurtheilen kann, so wird es besonders bei Kindern nothwendig, die Brechmittel nicht auf einmal, sondern in getheilten Gaben, alle 20-10 Minuten zu geben, bis 3 mal Erbrechen erfolgt ist. Dafs die Gabe der Brechmittel bei Kindern kleiner als bei Erwachsenen sein müsse, versteht sich wohl von selbst; es brechen die Kinder meistens leicht und es gehört dieser Mechanismus offenbar zu den leichtesten und angemessensten Selbsthülfen der kindlichen Natur. Nur im Croup verschwende man die Zeit ja nicht mit schwachen Brechmitteln. Es findet nämlich im Verlaufe des Croups eine solche Gefühllosigkeit des Magens gegen Brechmittel statt, dafs man Kindern von 1½- 2 Jahren Brechmittel wie bei Erwachsenen geben mufs. Es rührt diese Unempfänglichkeit theils vom Druck des Blutes auf's Gehirn, theils vom abgeleiteten Wirkungsvermögen durch den Entzündungsreiz her, weshalb auch die Blutansleerung oft das beste Mittel ist, die Receptivität des Magens wieder herzustellen. Auch gebe man die Brechmittel hier ja nicht in Pulverform, weil dadurch leicht Erstickung herbeigeführt werden kann (Sachs), s. unten die Formeln. — Glaubt man von dem zu starken Antrieb des Blutes nach dem Kopfe beim Brechen etwas fürchten zu müssen, so lege man vorher, wenn man nicht zu Blutegeln greifen will, Senfteige an die Waden oder setze ein Klystir; nur hat das letztere freilich oft das Unangenehme, dafs es die Wirkung des Brechmittels nach unten determinirt. Ist starke Torpidität der Magennerven zu besorgen, so mache man geistige und aromatische Bähungen oder lege Sinapismen auf den Magen. Hat das Kind einmal gebrochen, so läfst man etwas Thee, am einfachsten lauwarmes Zuckerwasser, nachtrinken, um das fernere Erbrechen zu unterstützen. Hat das Kind sich einmal erbrochen, so warte man das weitere Erbrechen ab und setze das Mittel etwa ½ Stunde aus; erst dann, wenn sich kein Brechen mehr eingestellt, fahre man damit fort. Tritt Hyperemesis ein, so gebe man dem Kinde etwas warme Milch und setze ein Klystir; bleibt dieses unwirksam, so greife man zur Kohlensäure, und gebe, da Kindern Brausepulver nicht gut beizubringen sind, etwa folgendes:

3.

℞ *Natr. carbonic. acidul.*
Elaeos Citr. āā gr. v.-x.
M. f. pulv. dent. tal. dos. Nr. 4.
S. ½ stündlich ein Pulver und darauf ½ Efslöffel voll Citronensaft nachzunehmen.

Als Brechmittel benutzt man:

1) Das *Oxymel squillae.* Man giebt das Mittel für sich allein nur Neugeborenen oder 3-4 Wochen alten Kindern; Neugeborenen alle 15 Minuten, älteren alle 5-10 Minuten einen Theelöffel. Bei älteren Kindern setzt man noch *Vin. stibiatum* hinzu; als Zusatz dient es überhaupt zu Brechmitteln, etwa ʒij.-℥β.

2) Die Antimonialia, *Tartarus stibiatus*, *Vinum stibiatum* und *Sulphur auratum Antimonii.* Den *Tart. stibiatus* löst man zu 1-2 Gr. in ℥j.-ij. Wasser auf, setzt dazu gern noch 5-10 Gr. *Ipecacuanh.*, etwas *Oxymel squillae* und giebt davon ¼ stündlich einen Thee- bis Kinderlöffel. Das *Vinum stibiatum* giebt man Neugeborenen zu 4-5 Tropfen alle Viertelstunde, Kindern von einigen Monaten zu 10 Tropfen und älteren zu einem Theelöffel voll alle Viertelstunde. Den Goldschwefel benutzt man selten als Brechmittel; nur im Croup interponirt man ihn wohl zu ¼-½ Gr. anderen Mitteln, um ein wohlthätiges Würgen zu unterhalten.

3) Die *Radix Ipecacuanhae.* Man giebt sie Kindern nach Verschiedenheit des Alters zu 2-4-6 Gr. alle 10 Minuten, nicht leicht für sich allein (aufser wo man Durchfall fürchtet), sondern mit *Tart. stibiatus* oder *Vinum stibiatum*, *Oxymel squillae* verbunden. Auch benutzt man das alkohol. Ipecacuanhaextract in Form der Magendie'schen Brechtäfelchen, deren eins, aus Zucker, Traganthgummischleim und ¼ Gran Emetin bestehend, zu dem beabsichtigten Zwecke gewöhnlich hinreicht.

4) *Cuprum sulphuricum.* Siehe diesen Articel.

4.

℞ *Vin. stibiat.* ℥β.
Syr. Althaeae ℥j.
MDS. ¼ stündlich einen Theelöffel voll. (Für ein Kind von 3-4 Monaten.)

Wendt.

5.

℞ *Vin. stibiat.* ℥β.
Oxymell. squill. ʒij.
MDS. Alle 10 Minuten einen Theelöffel. (Für einen Säugling.)

6.

℞ *Pulv. rad. Ipecac.* ℈j.
Oxymell. sqill.
Syr. rub. Idaei
Aq. font. āā ℥β.
MDS. Alle 10-15 Minuten umgeschüttelt einen Theelöffel. (Für Kinder im ersten Lebensjahre, besonders wenn man keinen *Tart. stibiat.* geben will.)

7.

℞ *Tart. stibiat.* gr. j.
solve in
Aq. rub. Idaei ℥j.
Oxymell. squill. ʒij.
Syr. rub. Idaei ʒvj.
MDS. Alle 10 Minuten 1-2 Theelöffel. (Für ein Kind von 1 Jahre.)

Vogt.

8.

℞ *Pulv. rad. Ipecac.* ℈β.-j.
Vin stibiat, ʒj.-iβ.
Aq. destillat. ʒij.
Oxymell squill.
Syr. rub. Idaei āā ℥β.
MDS. Umgeschüttelt alle 10 Minuten einen Theelöffel. (Für Kinder von 2-3 Jahren.)

Hufeland.

9.

℞ *Pulv. rad. Ipecac.* ℈j.
Tart. stibiat gr. j.
Oxymell. squill.
Syr. rub. Idaei āā ℥β.
Aq. font. ℥j.
MDS. Umgeschüttelt ¼ stündlich einen Thee- bis Kinderlöffel. (*Linctus emeticus Ph. Pauperum.* Für Kinder von 1-6 Jahren.)

10.

℞ *Tart. stibiat.* gr. j.
Aq. Chamomill.
Oxymell. squill āā ʒiij.
MDS. Alle Viertelstunde einen Theelöffel. (Für Kinder von 3-4 Jahren).

11.

℞ *Tart stibiat.* gr. iij.
Oxymell. squill. ℥j.
Aq. font. ℥ij.
MDS. Alle Viertelstunde einen Efslöffel. (Für ein Kind von 3 Jahren bei Croup.)

Sachse.

12.

℞ *Pulv. rad. Ipeac.* gr. viij.
Oxymell. squill.
Syr. Chamomill. āā. āā ℥β.
Vin stibiat. ʒiij.
MDS. ¼ stündlich einen Theelöffel. (Für ein Kind von 7 Wochen bei Croup.)

Osann (Hufel. Journ.).

13.

℞ *Sulphur. aur. Antim.* ʒj.
Tart. stibiat. gr. iij.
Syr. Senegae
Aq. font. āā ℥β.
MDS. Umgeschüttelt ½ stündlich 2 Theelöffel. (Für ein Kind von 1½ Jahren bei Croup. Es wurde die halbe Portion ausgebraucht, ehe Erbrechen eintrat.)

Sachse.

III. Klystire.

Das Klystir ist eine Einspritzung in den Mastdarm, durch welche Heil- und Arzneistoffe mit der inneren Fläche des unteren Theiles des Darmkanals bis zur *Valvula Coli*, also mit dem ganzen Colon und Rectum, in Berührung kommen. Dieser Theil des Darmkanals besitzt einen hohen Grad von Irritabilität, eine nicht geringe Sensibilität, zeichnet sich aber ganz besonders durch die in ihm vorherrschende Venenresorption aus. Wegen dieser gesteigerten Venenresorption und der geringen resorbirenden Thätigkeit der Chylus- und lymphatischen Gefäfse im unteren Theile des Darmkanals ist nun auch die Assimilation geringer als im oberen, und es gehen die demselben einverleibten und resorbirten Stoffe unmittelbar in's Blut, ein Umstand, der bezüglich der Dosis heftig einwirkender, narcotischer Mittel in dieser Anwendungsform wohl zu beachten ist.

Die Anwendung der Heilmittel in Klystirform ist in der Kinderpraxis eine sehr ausgebreitete, und gewährt auch in der That vor der durch den Mund viele und wichtige Vorzüge. Diese sind:

1) Man kann mittelst derselben unmittelbar auf den Mastdarm, den unteren Theil des Darmkanals und auf die benachbarten Theile, (Partieen, die bei Kindern so oft den Sitz von Krankheiten ausmachen,) einwirken.

2) Man vermeidet dabei manche unangenehme Wirkung der Arzneien, die ihren Grund nur in der specifischen Empfindlichkeit des kindlichen Magens hat.

3) Es enthält der Magen nicht selten fremde, schadhafte Materien, namentlich Cruditäten aller Art, an den Wänden fest anklebenden zähen Schleim, saure, ranzige Stoffe, wodurch die Wirkung der eingeführten Mittel geschwächt, selbst gänzlich aufgehoben werden kann.

4) Darf man sich in vielen Fällen eine raschere Wirkung von den auf diesem Applicationswege beigebrachten Mitteln versprechen.

5) Bleibt es endlich bei Kindern, die aus Ekel oder Eigensinn gar nichts einnehmen wollen, neben der Einwirkung auf die Haut der einzige Weg, um Arzneimittel dem Organismus einzuverleiben.

Aufserdem werden die Klystire noch unentbehrlich, wenn durch den Mund und die Schlingwerkzeuge keine Heil- und Arzneistoffe beigebracht werden können, oder wo sie von dem oberen Theile des Darmkanals nicht ertragen werden, z. B. bei Entzündungen, mechanischen Verschliefsungen der ersten Wegen, bei Aphagie und Dysphagie, bei Ohnmachten, bewufstlosen Zuständen, oder wenn man die Summe der Wirkung eines Mittels zu verstärken wünscht und daher beide Applicationswege wählt.

Man bedient sich der Klystire:

1) Wenn es nur darauf ankommt, Oeffnung zu machen, wenn diese schnell und ohne Reiz erfolgen soll, bei vorhandener Schwäche, im Typhus, in der Reconvalescenz, wenn Laxirmittel nicht angezeigt sind.

2) Wenn vorzüglich aus den dicken Därmen und ihren Taschen allerhand Cruditäten, verhärtete Excremente, Schleim und Würmer ausgeleert werden müssen, die ein Klystir besser als ein Laxirmittel erweicht und ausleert.

3) Bei allerhand Krankheiten des Darmkanals und der übrigen Eingeweide des Unterleibes, z. B. bei Krämpfen, Coliken, Entzündungen derselben, um sie anzufeuchten und zu beruhigen. Die Klystire wirken als innere Fomentationen.

4) Als Ableitungsmittel bei Krankheiten entfernter Organe, um durch sie die Thätigkeit der Lebenskraft mehr nach dem Darmkanal zu leiten. In dieser Rücksicht wendet man sie bei Kopfschmerzen, Irrereden, Entzündungen des Gehirns, bei Congestionen und Entzündungen in den Eingeweiden der Brust an. Vermöge dieser Kraft mäfsigen sie auch die zu grofse Thätigkeit des arteriellen Systems, dämpfen das Gefäfsfieber und werden so zu kühlenden Mitteln.

5) Endlich um Nahrungsmittel, Getränke und Arzneien in den Körper zu schaffen, wenn es durch den Mund nicht angeht, z. B. bei der Bräune, dem Erbrechen, der Magenentzündung, bei grofsem Abscheu vor Arzneien etc. (Reil Fieberlehre Bd. 1. S. 337.)

Die Klystire werden bei Kindern mittelst einer kleinen Spritze, die halb so grofs als die für Erwachsene ist, auf die bekannte Art lauwarm applicirt. Bezüglich der Gabe des in die Klystirform eingehenden wirksamen Heilmittels ist zu bemerken, dafs man gewöhnlich das Verhältnifs zu der durch den Mund administrirten Gabe wie 5 : 1 angiebt; allein es steht diese Bestimmung nicht unbedingt fest und nicht für alle Mittel ist die relative Empfänglichkeit des Mastdarms dieselbe. Dieses Verhältnifs nämlich ist nur da richtig, wo Mittel angewendet werden, welche nur durch Berührung mit der organischen Substanz wirksam sind, die aber nicht in die Blutmasse eingehen, oder deren Wirksamkeit wenigstens nicht von diesem Eingehen in die Blutmasse hauptsächlich abhängt, wie z. B. Nervenmittel, tonisirende Mittel. Man darf daher z. B. bei narcotischen Mitteln, welche zugleich resorbirt werden, keinesweges das Fünffache der innerlichen Gabe anwenden, wenn man nicht förmliche Vergiftung bewirken will (s. Vogt's Pharmacodynamik Th. 1. S. 37).

Was ferner die Menge der Flüssigkeit, die man zum Klystir nimmt, anbetrifft, so ist sie verschieden:

1) Ob man den Zweck hat, den Darm zugleich durch Ausdehnung zu Contractionen und Entleerungen zu reizen, wo dann die Menge bei kleinen Kindern etwa ℥ij. (eine mäfsige Tasse voll), bei denen von 3-8 Jahren ℥iv.-vj. ($1\frac{1}{2}$-2 mäfsige Tassen voll) und bei Kindern von 8-16 Jahren etwa ℥vi.-℥viij. (2 grössere Tassen voll) betragen mufs, oder:

2) Ob man wünscht, dafs die Klystire zurückbleiben und resorbirt werden sollen, wo die Quantität bei kleinen Kindern $\frac{1}{2}$ Tasse, bei gröfseren 1 Tasse voll Flüssigkeit betragen mufs.

Man unterscheidet folgende Arten der Klystire:

1) Ausleerende Klystire. Diese Art der Klystire ist die am häufigsten angewendete, denn sie passen bei den meisten Krankheitsformen und erfordern nur je nach dem verschiedenen Caracter des Allgemeinleidens und dem Zustand des Darmkanals eine kleine Modification. Sie werden zu krampfstillenden Mitteln, wenn örtlich wirkende Schädlichkeiten, Würmer, angehäufter Darmkoth, Meconium etc., die Krämpfe erzeugt haben und noch unterhalten, sie sind kühlend und entzündungswidrig, indem sie den Säftetrieb von den oberen Theilen ableiten und die zu grofse Thätigkeit des arteriellen Systems mäfsigen, sie werden wurmwidrig, indem sie Würmer ausleeren etc. Gilt es die blofse Entleerung des Darmes, so dienen dazu lauwarmes Wasser, Zuckerwasser (bei ganz kleinen Kindern), Abkochungen von Kamillen, Hafergrütze oder Waizenkleie, mit Zusätzen von $\frac{1}{2}$-2 Efslöffel Honig, einem Loth Zucker, $\frac{1}{2}$ Loth Seife $\frac{1}{2}$-1 Theelöffel Salz, 1-2 Efslöffeln Oel u. dergl. Soll das Klystir stärker ableiten, mehr reizend werden, z. B. bei entzündlichen Leiden des Gehirns, Croup etc., so mischt man zu dem Klystir etwas Weinessig, bei kleinen Kindern etwa $\frac{1}{2}$ Efslöffel, bei Kindern von $1\frac{1}{2}$-3 Jahren 1 Efslöffel, von 3-5 Jahren 2 Efslöffel etc. Als Vehicel des Klystirs nimmt man dann gern etwas Schleimiges, z. B. Hafergrützschleim, setzt auch wohl noch 1-2 Efslöffel Honig hinzu, oder bedient sich des officiellen *Oxymel simplex*, das man zu 1-2 Efslöffel dem Klystir beimischt. Göllis verwirft die Essigklystire, weil sie aufser der Diarrhoe auch noch Leibschmerzen, ja selbst, nach einer Beobachtung Treber's, Convulsionen machen sollen. Ist der Weinessig sehr scharf, so sind diese Zufälle bei sehr sensibelen Kindern allerdings zu besorgen und es kann daher die Bestimmung Autenrieth's, der so viel Efslöffel Essig zum Klystir mischen läfst, als das Kind Jahre zählt (also für ein Kind von 8 Jahren 8 Efslöffel Essig!) nicht gut geheifsen werden. Noch ist zu bemerken, dafs man diese ableitenden Klystire vielleicht mit gröfserem Erfolge kalt appliciren könnte,

2) Einhüllende und anhaltende Klystire. Man bedient sich ihrer bei örtlicher Reizung, Trockenheit, Mangel an

Schleimsecretion, z. B. bei Durchfällen, Ruhren, Tenesmus, und bereitet sie aus Abkochungen von Leinsamen, Altheewurzel, Hafergrütze, aus Milch mit etwas Oel etc. Soll das Klystir mehr anhaltend wirken, so bereitet man es aus Amylum; man rührt ʒß.-j. (etwa ½-1 Theelöffel voll) mit wenigem kaltem Wasser an, und giefst dann erst das heifse Wasser hinzu, läfst es einmal aufwallen und durchseihen. Auch kann man noch ½ oder ein ganzes Eigelb hinzusetzen. Das Klystir mufs immer im Hause bereitet sein, und darf für kleine Kinder ½, für gröfsere 1 Tasse betragen.

3) Krampfstillende Klystire. Man bedient sich ihrer in leichteren Fällen von Darmkrämpfen, Koliken und flatulenten Affectionen, oder auch bei allgemeinen krampfhaften Zuständen und bereitet sie aus Milch (besonders bei durch Würmer erzeugten Krämpfen), aus den saturirten Aufgüssen der Kamillen, des Baldrians (ij.-ʒß. auf ein Klystir), in bedeutenderen Fällen mit Zusätzen von *Asa foetida* (϶ß.-j., s. *Asa foetida*) und selbst vom Opium (1-4 Tropfen *Laudanum liquid. Sydenh.*, s. Opium).

4) Adstringirende und tonisirende Klystire. Man bedient sich ihrer, wo es darauf ankommt, schädliche Darmexcretionen bald zu hemmen, oder in Fällen hoher Gefahr, wenn der beginnenden Fäulnifs Grenzen gesetzt und die irritable Thätigkeit kräftig gesteigert werden soll, z. B. bei brandiger Entartung der Pocken, nervösem fauligem Scharlach etc. Hier benutzt man auch diesen Applicationsweg, um in einer gegebenen Zeit eine gröfsere Quantität tonischer und antiseptischer Substanzen dem Organismus einzuverleiben. Zu adstringirenden Klystiren wählt man die Aufgüsse und Abkochungen der Salbei, Schafgarben, der Tormentilla; zu den tonischen und antiseptischen die China und den Kampher, s. diese Articel.

5) Anthelminthische Klystire. Dahin gehören Klystire aus Milch mit Honig, Milch mit Oel (6 Efslöffel Milch, 4 Efslöffel Honig und etwas Kochsalz: Rosenstein für kleine Kinder), aus Salzwasser, aus Milch mit Knoblauch gekocht (ʒj.-ij. auf das Klystir), Klystire aus Kalkwasser in einem schleimigen Vehikel (Nicolai in Casper's Wochenschrift); ferner die Klystire aus den Aufgüssen der *Rad. Valerianae*, der *Sem. Santonici* (ʒij. auf ein Klystir) mit Zusätzen von *Asa foetida* u. dergl. (s. *Rad. Valerianae* und *Sem. Santonici*). Sind Krämpfe durch Würmer erregt, so passen die Klystire aus Milch, Kamillen- und Baldrianaufgufs.

6) Ernährende Klystire. Man bedient sich ihrer, wenn die Ernährung auf dem gewöhnlichen Wege nicht mehr stattfinden kann, und bereitet sie aus Milch, Fleischbrühe mit oder ohne Zusatz von Eidotter, oder Gummischleim. Man spritzt dem Kinde ½ Kaffeetasse Fleischbrühe ein, die man auch zur Hälfte noch mit Milch oder dünnem Haferschleim vermischen kann.

IV. Bäder.

Die Bäder bieten dem Arzte ein eben so schätzbares diätetisches, als therapeutisches Mittel bei Behandlung von Kinderkrankheiten dar. Die Haut, auf welche die Bäder zunächst einwirken, ist ein höchst wichtiges Organ, welches den mannigfaltigsten und erheblichsten Verrichtungen vorsteht, und das mit einem hohen Grade von Empfindlichkeit und Reizbarkeit begabt ist. Sie ist der Sitz einer wichtigen Abscheidung, sie steht mit fast allen inneren Theilen in genauer Wechselwirkung und zwar sympathisch mit den serösen und Schleimhäuten, antagonistisch mit dem Darmkanale, sie ist sehr reich an einsaugenden Gefässen und vermag wegen ihrer grofsen Ausdehnung vielleicht die stärkste Einsaugung hervorzubringen, wobei das Eingesogene mehr unverändert in das Leben übertritt, als bei der Resorption durch den Darmkanal. Wegen des in ihr so thätigen lymphatischen Systems ist sie ferner ein vorzüglicher Ort der Aufnahme für alle Arzneistoffe, welche Abnormitäten dieses Systems, des vegetativen Lebens, zu beseitigen vermögen, die dann auf diesem Wege weit unveränderter, mehr in ihrer ursprünglichen Kraft, in die Säfte gelangen, als auf irgend einem anderen.

Was nun speciell die Haut im kindlichen Alter betrifft, so ist sie lockerer, weicher, weniger derb, poröser, dehnbarer als bei Erwachsenen; sie hat einen gröfseren Reichthum an Gefäfsen und Nerven, eine lebhaftere Vegetation und begründet dadurch im Kindesalter die Neigung zu krankhaften Ausscheidungen und Ablagerungen durch die mannigfaltigen Arten der Hautausschläge. Es leuchtet also aus dem Gesagten ein, dafs die Haut, so wie bei Erwachsenen, so ganz besonders bei Kindern zu einem wichtigen *Locus medicamentosus* wird. Man mag das lymphatische System, das im kindlichen Organismus prävalirende, bethätigen, man mag resolviren, nähren, stärken, oder mehr specifisch einwirken wollen, immer bleibt dieser Weg der Heilung anwendbar und von hoher Wirksamkeit.

Temperaturbestimmung der Wasserbäder.

Die Temperatur determinirt vorzugsweise die Wirkungsart der Wasserbäder, und es ist deshalb nöthig dieselbe so genau als möglich festzustellen. Tissot gab folgende Bestimmung an:

Bäder von 0° - 12° R. nannte er kalte
" " 12° - 25° " kühle
" " 25° - 35° " laue

Die höher temperirten Bäder rechnete er zu den warmen und heifsen.

Nach Diel und Wetzler sind:

kalte Bäder unter 16° R,
kühle - von 16°-20° R.
laue - - 20°-26° -
warme - - 26°-33° -
heifse die höher temperirten.

Was nun den Einflufs der Temperatur auf die Heilwirkung des Bades anbetrifft, so werden es die lauwarmen Bäder, die von 25°-28°, sein, welche bei Kindern in therapeutischer Beziehung vorzugsweise zur Anwendung kommen. Diese Bäder bethätigen und regeln gelinde die Absonderungsprocesse, mindern die gröfsere Saturation derselben mit festeren thierischen Stoffen durch Vermehrung der Serosität, mäfsigen abnorme Bewegungen und krampfhafte Spannungen, lindern Krämpfe und Schmerzen, befördern die Crisen durch die Haut und den Urin, und sind um so mehr anwendbar, als sie nicht erhitzen und den Blutumlauf nicht besonders beschleunigen, was von wärmeren Bädern immer zu fürchten sein wird. In diätetischer Beziehung ist zu bemerken, das je jünger das Kind ist, um so gefährlicher eine jede plötzliche und bedeutende Abweichung von der gewohnten Temperatur sein mufs. Erwägt man nämlich, dafs das Kind im Mutterleibe beständig in einer der Blutwärme gleichen Temperatur lebte, welche unstreitig für das Leben und die Ausbildung des Körpers die zweckmäfsigste war; so kann man sich schon *a priori* überzeugen, dafs die Wärme in den ersten Zeiten der Geburt eine der nothwendigsten Bedingnisse zum Gedeihen und Fortkommen des Kindes ist, und dafs daher die Idee, das zarte neugeborene Kind durch Anwendung der Kälte, mittelst des kalten Waschens und Badens, stärken und abhärten zu wollen, durchaus verwerflich ist. Man wasche und bade das neugeborene Kind daher nur in Wasser, das jenem Wärmemaafse nahe kommt, und also bis zu 24°-26° R. erwärmt ist. Mit dem zunehmenden Alter kann man die Wärme des Wassers allmählig vermindern, so dafs das Kind im 2ten Jahre im Winter mit verschlagenem, im Sommer mit kühlem Wasser gewaschen und gebadet wird (Henke Kinderkrankheiten Bd. 1. S. 75).

Man unterscheidet einfache lauwarme Wasserbäder und solche, denen durch die Kunst mannigfache Heil- und Arzneistoffe beigemischt sind.

1. Einfache Wasserbäder.

Diese Bäder sind mehr oder weniger erregende und belebende Mittel, und wirken daher nach Umständen (ob lau oder warm) bald besänftigend, abspannend, schmerzlindernd, krampfstillend, bald erwärmend, die Hautfunction erweckend, anfeuchtend. Sie vermehren den vitalen Turgor, die Expansion des Blutes, die Thätigkeit des Gefäfs- und Nervensystems, bewirken eine gleichmäfsige Vertheilung der Sensibilität und Blutmasse, eine Ableitung des Blutandranges von inneren Theilen nach der Peripherie.

Man bedient sich ihrer:

a) Als Reinigungsmittel. Die lauwarmen Bäder reinigen und erweichen die Haut, machen sie geschmeidiger und somit also zu ihren natürlichen Functionen geschickt, und sind daher unentbehrlich zum Wohlsein des Kindes. Wie kräftig durch eine sorgfältige Hautkultur, der Atrophie, der Rhachitis und dem ganzen Heere der impetiginösen Hautausschläge vorgebeugt werden kann, ist zu bekannt, als dafs es einer weiteren Bemerkung bedürfte. Das neugeborene Kind bringt man nach unterbundener Nabelschnur, um es von dem käseartigen zähen Ueberzuge (*Vernix caseosa*) zu reinigen, in eine Mulde oder Badewanne von hinlänglicher Tiefe, welche mit mäfsig warmem Wasser (26°-27° R.) angefüllt ist und reinigt es, nicht mit Fett, Butter oder Schmalz (bei grofser Anhäufung von Kindsschleim ist Seifenwasser zulässig), sondern mit dem Schwamme am ganzen Leibe, am Kopfe und an den Gliedmafsen, besonders unter den Gelenken, wobei eine etwanige Blutung aus der Nabelschnur wohl zu beachten ist.

b) Bei Scheintodt der Neugeborenen. Das warme Bad (28° R.) ist eigentlich nur bei der *Asphyxia pallida* zulässig; will man es bei der *Asphyxia apoplectica* anwenden, so bringe man das Kind nur bis an den Hals in das Wasser, und streiche zu gleicher Zeit kaltes Wasser über Stirn und Gesicht. Liegt das Kind aber leblos in dem Zustande der Ohnmacht, so lege man, nachdem etwa mechanische Impedimente, Schleimanhäufung im Munde u. dergl. beseitigt worden, das Kind mit der Nachgeburt, wenn dieselbe schon losgetrennt, zugleich in's Bad, ohne vorher die Nabelschnur zu unterbinden, weil hier die längere Verbindung des Kindes mit dem Mutterkuchen zur Wiederbelebung beitragen kann; den Kopf mufs man unter dem Nacken hoch halten, damit nicht das Wasser in Mund und Nase laufe, und dafür sorgen, dafs das Wasser den ganzen Körper berühre. Das Bad hat aufser seiner belebenden Wirkung im Allgemeinen noch den grofsen Vortheil, dafs es den Aufenthalt der Frucht im Fruchtwasser nachahmt und den zu starken Einflufs der atmosphärischen Luft und einer zu niedrigen Temperatur auf die ganze Oberfläche des Körpers abhält. Um das Bad noch belebender zu machen, kann man Wein oder Branntwein (etwa den 8ten bis 10ten Theil), oder auch einige, etwa 6 Tropfen *Oleum Rorismarini* hinzusetzen (Mende). In dem Bade reibt man Kopf, Brust und Rücken, hebt das Kind ab und zu heraus, bewegt es in der Luft hin und her und legt es wieder hinein, indem man Brust und Oberbauchgegend so weit daraus hervorhält, dafs man Weingeist oder Hoffmannstropfen von einer etwanigen Höhe darauf herabfallen lassen kann.

c) Bei Entzündung des Gehirns und seiner Häute, in Verbindung mit kalten Kopfumschlägen und Uebergiefsungen. Das lauwarme Bad pafst ganz besonders da, wo bei Exanthemen und Hautentzündungen (am häufigsten bei Scharlach) durch eine unglückliche Richtung das Sensorium mitergriffen, die Entzündung auf die Gehirnhäute übertragen und auf der Oberfläche vermindert oder ganz verschwunden ist. In solchen Fällen mildert das Bad die höchst widrige Empfindung des kalten Begiefsens, von welcher der Kranke auch bei gestörtem Bewufstsein auf eine höchst unangenehme Weise afficirt wird, und hat aufserdem noch den Vortheil, dafs es die Röthe auf der Haut fixirt und dadurch die gröfsere Gefahr von den edlen Eingeweiden abwendet Eben so treffliche Dienste leistet das lauwarme Bad bei Unterleibsentzündungen.

d) Bei exanthematischen Fiebern und acuten Exanthemen zur Beförderung der Hautcrisen und Eruptionen, besonders aber auch, wenn solche Hautcrisen gestört und unterdrückt worden sind. Es leuchtet jedoch aus der Wirkungsart der lauen Bäder ein, dafs im Anfange der Krankheit, wo die entzündliche Diathesis noch sehr bedeutend ist, von ihrer Anwendung nicht die Rede sein kann; die Röthe, die Wärme und die krankhafte Dichtigkeit der im Entzündungszustande begriffenen Organen würde zunehmen, käme hier eine bedeutende Wärme zur äufseren Anwendung. Nur bei unglücklichen Richtungen, wie sie oben erwähnt wurden, oder wo, beim tiefen Ergriffensein des Nervensystems, Krämpfe und Zuckungen entstehen, oder wo endlich die zurückgetretene Form wieder hervorgerufen werden soll, ist ein mildes Bad ein ganz vorzügliches Mittel, die krankhaften Oscillationen des Nervensystems zu beruhigen, und die primäre Form auf der Haut zu fixiren. In der Reconvalescenz nach acuten Exanthemen, wenn die Haut trocken, spröde, der Zustand fieberlos und keine andere Function auffallend gestört ist, kann ein laues Bad zwischen 26°-28° R. mit Nutzen in Anwendung kommen.

e) Bei Hautkrankheiten, chronischen Exanthemen werden laue und warme Bäder mit um so gröfseren Nutzen angewendet, je mehr diese Leiden auf Lebensschwäche und Mangel an Erregung der Haut beruhen, je mehr die Haut eine krankhafte Spannung und Trockenheit zeigt, je mehr man Ursache hat, die Eruption und den Verlauf der chronischen Exanthemen, wenn sie von allgemeinen Cachexien und Dyscrasieen ausgehen, zu befördern.

f) Bei atrophischen Zuständen, Scropheln, Rhachitis etc. Das lauwarme Bad vermag krampfhafte Schnürungen und Einsperrungen der lymphatischen Gefäfsen und Drüsen, also Verstopfungen, Knoten und Geschwülste, die Anlagen zu den traurigsten Krankheiten dieses Systems, zu heben und eingesperrte Säfte frei zu machen. Es giebt ferner der Lymphe selbst eine reinigende und belebende Beimischung. Durch die ziemlich bedeutende Menge Wasser nämlich, die dabei resorbirt wird, wird die Auflösung festerer Stoffe im Innern unterstützt, die inneren Absonderungen, besonders des Urins, so wie die Absonderungen der Haut beschleunigt unb überhaupt eine bessere Vegetation herbeigeführt.

g) Bei Krämpfen. Warme Bäder sind äufserst wirksam und wohlthätig bei Krampfkrankheiten. Schon die Wärme allein wirkt krampfstillend durch Hervorrufung der Expansion. Kräftiger werden die Bäder noch durch Zusätze von aromatischen Kräutern, Wein oder Branntwein. Immer jedoch verliere man auch bei Krämpfen den Zustand des Gehirnes nicht aus den Augen, weil bei starkem Antrieb des Blutes nach dem Kopfe jedenfalls eine Blutentleerung dem Bade vorausgehen mufs.

h) Bei Erbrechen, Durchfall, Cholera der Kinder. Hier sind die lauwarmen Bäder durch ihre beruhigende Wirkung auf das Nervensystem und durch die kräftige Bethätigung der Hautfunction von grofsem Nutzen. Besonders gilt dieses von sehr hartnäckigen Diarrhöen, wie sie häufig in der Dentitionsperiode vorkommen. Hier, wo oft alle Mittel 3, 4 und mehr Wochen vergeblich angewendet wurden, und bei einem sehr hohen Grade allgemeiner Abmagerung und der höchsten Schwäche keine Hoffnung zur Rettung mehr übrig zu bleiben schien, genasen die Kinder doch endlich unter der alleinigen Anwendung von warmen Bädern (Henke Kinderkrankheiten Th. 1. S. 249).

2. Von den mit Heil- und Arzneistoffen geschwängerten Wasserbädern.

Die Wasserbäder sind zweckmäfsige Vehikel für sehr wirksame Heilstoffe und Arzneisubstanzen und erhalten dadurch bald eine erschlaffende, bald eine erregende und reizende, bald eine stärkende und tonische Wirkung. Wie sehr diese Einverleibung von Arzneikräften durch die so starke Resorption der Haut, durch das wichtige Nervengefühl, und den allgemeinen Consensus derselben begünstigt wird, leuchtet von selbst ein. Die Vorzüge dieser Anwendungsart sind folgende:

1) Man schont den Magen und die Verdauung, wenn man die Mittel auf diesem Wege nehmen läfst.

2) Man vermeidet die Collision mit Unreinigkeiten der ersten Wege. wie auch die Idiosyncrasie, die der Magen gegen manche Mittel hat.

3) Man vermeidet die Veränderungen, die diese Mittel sehr oft durch den Magen und die Digestionskraft erleiden; sie kommen in weit gröfserer Integrität in das lymphatische System.

4) Man wirkt hier weit unmittelbarer in das allgemeine lymphatische System, den gewöhnlichsten Krankheitsheerde bei Kindern.

5) Die Nervenwirkung ist hier weit sanfter und gleichförmiger auf alle Systeme verbreitet, als bei dem innerlichen Gebrauch, und weniger reizend, weil das Bad an und für sich schon ein reizminderndes Mittel ist (Hufeland Scropheln S. 293).

Die relative Menge der Heilstoffe zu einem Bade richtet sich bei allgemeinen Bädern nach der Gröfse des Körpers, überhaupt nach der Menge der Flüssigkeit, welche man nöthig hat, und nach der Stärke der beabsichtigten Wirkung. Zu einem Bad für ein Kind von 10 Jahren nimmt man gewöhnlich 6-8 Eimer Wasser, für ein Kind von 2-5 Jahren 3-5 Eimer und für ein kleineres etwa 3 Eimer.

Man benutzt folgende arzneiliche Bäder in den Krankheiten des kindlichen Alters.

1) Salzbäder. Die Salzbäder sind höchst kräftige, auflösende, die Mischung verbessernde, die Excretion innormal gebildeter Stoffe beschleunigende, den Ab- und Aussonderungsprocefs durchgängig befördernde Mittel. Aufser ihrer reizenden Wirkung auf das Hautorgan, greift ihre zweite, durch die Resorption bedingte, auch weiter in das Lymphgefäfssystem, die Lymphdrüsen, die serösen Häute und alle vegetativen Gebilde. Durchgängig beleben sie hier den Verflüssigungsprocefs, befördern die innere Resorption, und verbessern die specifische, dyscrasische Beschaffenheit in den ergriffenen Gebilden. Man wendet die Salzbäder an:

a) Bei Scropheln. Obschon die Salzbäder überhaupt bei wirklicher Atrophie und Scrophelkrankheit, von schlechter Ernährung bedingt, die besten Dienste leisten, so sind es doch besonders von erblicher Anlage und fehlerhafter Hautcultur herrührende Scropheln, bei denen sie besonders heilsam sind.

b) Bei chronischen Exanthemen, besonders solchen, die durch lange Dauer sehr harnäckig geworden, oder von allgemeiner Dyscrasie bedingt und unterhalten werden.

c) Stockungen, Ablagerungen, überhaupt Störungen des normalen Vegetationsprocesses der Drüsen, sowohl der äufseren der Haut nahe gelegenen, als der inneren (Vogt Pharmacodynamic Th. 1. S, 347),

Man bereitet die Salzbäder aus See- oder Kochsalz und nimmt für das Bad eines Kindes von 3 Jahren etwa ½, für das eines Kindes von 5 Jahren 1 und für ältere 2 Pfund. Beabsichtigt man bei der Anwendung der Salzbäder eine reichliche Resorption des Salzes, so lasse man die Kranken länger im Bade verweilen, gebe diesem aber höchstens einen Wärmegrad von 25° R., weil wärmere Salzbäder bei einem längeren Verweilen in denselben allzuheftig die Haut reizen.

2) Alkalische Bäder. Die Kalibäder wirken reizend und errregend auf die Haut, krampfstillend, expandirend und wegen der erfolgenden Einsaugung auch bethätigend auf das resorbirende und Drüsensystem. Sie vermögen eine tiefe und gründliche Umstimmung des vegetativen Lebens zu bewirken und leisten daher entschiedenen Nutzen bei chronischen Hautausschlägen und psorischen Metastasen, bei contagiösen Metastasen, bei habituellen Schleimflüssen, bei Hautscropheln und Verhärtungen der Lymphdrüsen und des Zellgewebes etc. Eben so wirken sie kräftig krampfstillend bei krampfhaften Krankheitsformen, bei tonischen Krämpfen und Convulsionen der Kinder etc.

Künstlich bereitet man die alkalischen Bäder aus Seife, aus halbkohlenstoffsaurem und aus ätzendem Kali.

Die Seifenbäder wirken milde, aber doch kräftig und sind in den meisten angegebenen Krankheitsformen bei Kindern den anderen alkalischen Bädern vorzuziehen, da sie nicht so stark reizend auf das noch zarte Hautorgan einwirken. Man rechnet auf ein Bad für ein Kind von 2-3 Jahren ¼, für ein älteres ½ Pfund Seife und wählt gern eine schlechtere Sorte, weil diese einen gröfseren Kaligehalt besitzt.

Die Bäder aus Pottasche und Aetzkali passen da, wo man eines stärkeren Eingriffes bedarf, namentlich wo man eine schnelle und durchdringende Einwirkung auf das Nervensystem beabsichtigt, wie z. B. bei Starrkrampf und heftigen Konvulsionen, oder wo eine metastatische Affection wichtiger innerer Organe von Unterdrückung einer normalen oder innormalen Hautabsonderung, oder eines sonstigen Leidens der Haut und ihrer zunächst liegenden Theile, eine schnelle Gefahr droht. Man nimmt vom Aetzkali ʒiβ.-ij. und von der Pottasche ℥β.-j. auf ein Bad; man achte darauf, dafs nichts davon in die Augen des Kindes komme, weil diese sich stark entzünden.

3) Erregende aromatische Wasserbäder. Dergleichen erregende und aromatische Bäder dienen bei asthenischen, besonders Nervenfiebern, bei asthenischen Nerven- und Krampfkrankheiten, bei ähnlichen Vegetationskrankheiten, Scropheln, Rhachitis, bei Lähmungen, bei dem Zurücktritt acuter Exantheme, bei dem Schwächezustande, der nach erschöpfenden Crisen und schweren Krankheiten zurückbleibt

Man bereitet diese Bäder aus Aufgüssen erregender gewürzhafter Vegetabilien, der *Species aromaticae*, der *Flores Chamomillae*, der *Radix Calami aromatici* etc. Man rechnet auf das Bad eines Kindes ℥iij.-iv. *Spec. aromaticae* oder ℔.β. Chamillen, läfst diese aufgiefsen, und mischt die Brühe dem Badewasser bei. Ein Uebelstand dieser Bäder ist, dafs sie sehr riechen und leicht betäubend auf das Kind einwirken können. Wohlfeiler und eben so kräftig sind Bäder aus Heusamen; man nimmt auf ein Bad einen Manipulus (ungefähr was man mit beiden Händen davon aufnehmen kann).

14.

℞ *Spec. aromatic.* ℔j.
Herb. Rutae
Rad. Calam. arom. āā ℔β.
M. f. spec. divid. in vj. part. aequal.
S. Ein Paket zum Bade. (Bei Krämpfen, *Asthma Millari* etc.) Wendt.

15.

℞ *Spec. aromatic.* ℥iij.-iv.
Rad. rub. tinctor. ℥j.
M. f. spec. dent. tal. dos. No. vj.
S. Ein Paket zum Bade. (Bei Rhachitis.) Wendt.

4) Malzbäder. Die Malzbäder erweisen sich sehr nützlich bei Kindern, die an einer schlechten und schwachen Vegetation, an Atrophie leiden, besonders aber bei der scrophulösen und rhachitischen Abmagerung und Cachexie, und bei der Schwäche, die nach grofsem Säfteverlust zurückbleibt.

Man rechnet auf ein Bad eine Metze Malz. Da aber die Wirkung bei Malzbädern von der Resorption abhängig ist, so mufs man ihnen etwas beimischen, was erregend auf die Haut wirkt und dieselbe zu einer gröfseren Resorptionsthätigkeit anreizt. Zu diesem Zwecke setzt man der oben bezeichneten Quantität noch ¼ Metze Hopfen oder einige Unzen *Rad. Calami aromatici* hinzu. Sehr zweckmäfsig bedient man sich auch der zweiten Bierwürze zur Bereitung dieser Bäder, da sich in dieser jene Vereinigung von Malz und Hopfen schon vorfindet; man giefst davon 1 Quart dem Bade zu.

5) Eisenbäder. Das Eisen wirkt in Form von Bädern angewendet, in ähnlicher Art, wie beim innerlichen Gebrauch, d. h. als tonisch stärkendes, die Blutcrasis verbesserndes, den Ton und die Cohärenz der Faser und organischen Substanz steigerndes Mittel. Sie gehören zu den Hauptmitteln der Radicalcur scrophulöser und rhachitischer Kinder; am wirksamsten sind sie zur Vollendung der Cur, nach bereits hergestelltem normalen Mischungsverhältnifs der Säftemasse, und in Verbindung mit gewürzhaften, aromatischen Kräutern. Auch gegen nächtliche Incontinenz des Urins, ein nicht selten sehr hartnäckiges Uebel, wurden sie oft und in Fällen, wo die kräftigsten Mittel scheiterten, mit dem besten Erfolge angewendet (Tourtual).

Man bereitet die Eisenbäder aus einer Auflösung der Eisen- oder Stahlkugeln (*Globuli tartari martiati*), oder kräftiger noch aus dem schwefelsauren Eisen (*Ferrum sulphuricum*). Man läfst, für das Bad eines Kindes, etwa ℥β. gepülverter Stahlkugeln in einer hinreichenden Quantität Wasser durch Kochen auflösen und diese Auflösung dem Badewasser beimischen; vom Eisenvitriol rechnet man etwa ʒij. auf ein Bad.

Einige allgemeine Regeln beim Gebrauche der Bäder bei Kindern.

1) Bei Bädern, die in Krankheiten als Heilmittel zur Anwendung kommen, wird die Temperatur zwischen 26° und 28° R.

immer die passendste sein. Als diätetische Mittel angewendet, verlangen die Bäder bei Kindern, die über das erste Jahr hinaus sind, keine so ängstliche Rücksicht mehr. Man bade sie im Winter lauwarm, wie es dem Kinde am behaglichsten ist und im Sommer kühl, wie die Wärme des Flufswassers in den heifsesten Sommertagen zu sein pflegt.

2) Das Baden darf niemals bei vollem Magen unternommen werden, sondern immer erst einige Stunden nach der Mahlzeit, noch besser vor derselben.

3) Es darf auch nicht unmittelbar nach dem Schlafe des Kindes geschehen, weil die Haut hier in vermehrter Ausdünstung sich befindet.

4) Bezüglich der Dauer ist zu bemerken, dafs bei Reinigungsbädern ein Aufenthalt von 15-20 Minuten im Bade bei Kindern hinreicht. Wo das Bad als Heilmittel wirken soll, da müssen nach Beschaffenheit der Ingredientien die Kinder ½, wohl auch eine ganze Stunde im Bade verweilen.

5) Bei allen Bädern wird schnelles und sorgsames Abtrocknen unerläfslich, um jede Erkältung zu verhüten. — Es dürfte hier wohl der passendste Ort sein, der localen Anwendung des warmen und heifsen Wassers zu gedenken, das von verschiedenen Seiten her gegen den Croup empfohlen worden.

Das heifse Wasser empfiehlt Dr. Lehmann in der med. Zeitung v. Vereine f. Heilkunde in Preufsen 1834. No. 40., und spricht sich darüber folgendermafsen aus: „Meiner Erfahrung zufolge, verdient in der häutigen Bräune, namentlich zu Anfange der Krankheit, wo also noch keine lymphatischen Exsudationen erfolgt sind, die äufsere Application des heifsen Wassers auf die Gegend des Kehlkopfs vor vielen anderen gerühmten Mitteln den Vorzug. Das Verfahren ist schnell, einfach und sicher hilfreich, auch von keinen üblen Nachwirkungen, wie sie z. B. den Blutentziehungen, dem Calomel u. s. w. folgen, begleitet. Die Anwendung des Mittels ist nun folgende: Man nimmt einen weichen Wischschwamm von der Gröfse einer starken Mannsfaust, taucht ihn in ein Gefäfs voll sehr heifsen, fast noch siedenden Wassers, drückt ihn mit Vorsicht mäfsig aus und legt ihn nun so schnell als möglich dicht unter das Kinn über den Kehlkopf des kleinen Patienten. Nachdem der Schwamm hier etwa eine Minute gelegen hat, ist das darin enthaltene Wasser schon so abgekühlt, dafs er von neuem mit heifsem Wasser getränkt und wieder aufgelegt werden mufs. — Zweckmäfsig ist es, zwei solcher Schwämme in Bereitschaft zu halten, um nach Entfernung des kalten sogleich den anderen auflegen zu können. Nachdem nun damit etwa 10-20 Minuten lang fortgefahren worden, bildet sich im ganzen Umkreise des vorderen Halses eine hohe Röthe, gleich der, welche man nach Anwendung von Senfteigen wahrnimmt (so heifs, dafs Blasen entstehen, darf das Wasser nicht sein), und es bricht ein allgemeiner Schweifs aus, den man durch Darreichung einer Tasse Flieder- oder Chamillenthee zu befördern sucht. Dabei vermindert sich der Husten, die Heiserkeit verliert sich fast ganz, der rauhe, bellende Ton der Stimme schwindet, die Unruhe, die Athmungsbeschwerde etc. cessiren, kurz alle Gefahr ist vorüber, die Kinder schlafen von Neuem ein und erwachen am Morgen oft, ohne dafs man an ihnen wahrnimmt, dafs sie noch wenige Stunden vorher so krank gewesen. — Sollte dagegen die geschilderte Besserung nach Verlauf von höchstens 25 Minuten nicht eintreten, vielmehr die Athmungsbeschwerde, Unruhe und Angst des Kindes zunehmen, so müssen dann allerdings noch andere Mittel, namentlich Blutentziehungen, zur Anwendung kommen. Seit mehreren Jahren, in welchen ich den Croup gleich bei seinem Entstehen zu behandeln hatte, bin ich indessen nie in dem Falle gewesen, die letzteren Mittel noch zu Hülfe ziehen zu müssen, sondern reichte stets mit dem genannten Mittel allein aus."

Grahl (Hufeland Journ. Bd. 77. St. 5. S. 126) empfiehlt aus zweijähriger Erfahrung beim Croup folgendes Verfahren, das sich in allen ihm vorgekommenen Fällen heilbringend bewährt hat. Es ist dieses daseinfache, derivatorisch wirkende Armbad von gewöhnlichem warmen Wasser, je nach der Gefahr stündlich oder halbstündlich, von 10-15 Minuten Dauer. Die Kinder fangen nach dem ersten oder zweiten Bade an, zu niesen; die Nase, die wie die Luftwege beim Croup trocken ist, wird feucht, fängt an zu laufen, die Respiration wird freier, der eigenthümlich bellende Ton des Hustens verliert sich, und nach höchstens einer Stunde darf man den kleinen Kranken als gerettet ansehen.

V. Anwendung der Kälte.

(Vergl. Vogt's Pharmacodynamic Bd. 1. S. 356.)

Unter Kälte verstehen wir hier die mehr oder minder niedrige Temperatur äufserer Medien, durch welche dem Körper ein Theil seiner eigenen Wärme entzogen wird. Diese erste, sich immer gleich bleibende Einwirkung und die sie begleitenden Erscheinungen müssen aber, will man den Einflufs der Kälte auf den thierischen Körper richtig würdigen, sorgfältig von der secundären oder Nachwirkung unterschieden werden. Diese steht unter dem Einflusse des individuellen Lebens, und ist Folge der

Rückwirkung des Organismus auf den äufseren Reiz, während jene zunächst und hauptsächlich von physicalischen Gesetzen abhängig ist. Die primäre Wirkung der Kälte wird sich nun zwar, bezüglich der Intensität und Extensität, je nach dem äusseren relativen Kältegrad des einwirkenden Mediums, so wie nach der allmähligen oder plötzlichen, kurz oder länger andauernden Einwirkung desselben, verschieden gestalten, immer aber wird sie zunächst in einer Vermehrung der Cohäsion der festen und flüssigen Theile und in einer Herabsetzung des für das normale Bestehen des Stoffwechsels nothwendigen Temperaturgrades, so wie in einer theilweisen Entziehung der Wärme, welche zugleich als Bedingung und Product der organischen Metamorphose erscheint, sich aussprechen. Da nun aber alles organische Leben nur unter Einwirkung eines bestimmten äufseren Wärmegrades sich entfalten kann, so ergiebt sich aus dem eben Gesagten klar, dafs die Kälte die Entwickelung des organischen Lebens in jeder Richtung hemmt, und also feindlich und beschränkend demselben gegenüber steht. Am schnellsten und verhältnifsmäfsig am stärksten wirkt die äufsere Kälte auf die Nerventhätigkeit, und ihre feindliche Tendenz trifft in dieser primären Wirkung zunächst die Nerven der Applicationsstelle, indem sie hier die Sensibilität herabstimmt und abstumpft. Allein auch das gesammte Bildungsleben ergreift die Kälte noch stark genug; sie setzt es in allen seinen Beziehungen herab, weshalb auch bei ihrer Einwirkung auf einen Theil, Ernährung, Absonderung und Ausscheidung in gleichem Grade gehemmt werden. Diese primäre Wirkung könnte nun, den eben geschilderten Erscheinungen nach, zu dem Schlufs verleiten, es sei die Kälte eine unter allen Umständen schwächende Potenz. Dem aber ist nicht so und wir müssen, wollen wir zu einer vollständigen Einsicht und Würdigung ihrer Wirkungen gelangen, auch den Antheil erwägen, der dem lebenden organischen Körper in seiner Gegenwirkung auf den feindlichen Reiz zukommt und diese Reaction ist nun die secundäre Wirkung der Kälte. Diese secundäre Wirkung besteht in einer Reihe von Erscheinungen, welche den durch die primäre Wirkung der Kälte erzeugten direkt entgegen gesetzt sind. Alle organische Thätigkeiten nämlich, welche von der Kälte unterdrückt waren, kommen nicht nur auf's Neue wieder zum Vorschein, sondern sie steigern sich, ist die Nachwirkung nur von einiger Bedeutung, selbst höher als sie vor der Einwirkung der Kälte waren; es zeigen sich erhöhte Empfindlichkeit und lebendigerer Einflufs auf die anderen Functionen im Nervensystem, regere arterielle Thätigkeit im Gefäfssystem, so wie allgemein regere Blutbewegung, stärkere vegetative Thätigkeit, raschere Metamorphose etc. Dafs die intensive Stärke dieser Reaction verschieden ausfallen mufs, leuchtet ein; sie richtet sich nach der Gröfse und Dauer der primären Kälteeinwirkung, nach dem schnellen Wechsel der Temperatur, nach dem

Grade der Empfänglichkeit und Energie des betroffenen Theiles, und des ganzen Organismus.

Allgemeine Indicationen für die Anwendung der Kälte.

Bei der Benutzung der Kälte als Heilmittel kommt es nun hauptsächlich einerseits auf die angegebene Verschiedenheit der Primär- und Nachwirkung, andererseits aber auch auf die verschiedene Beschaffenheit des Krankheitszustandes an, gegen welche sie in Anwendung gebracht wird.

1) Die primäre Wirkung der Kälte paſst im Allgemeinen bei krankhaft gesteigerter Sensibilität mit gleichzeitiger geringer Energie der irritablen Gebilde, mangelnder Spannung und Contractilität der organischen Faser, erhöhter Wärmeentwickelung und vermehrter Gefäſsaction mit übereilter Metamorphose. Wie sehr diese Indication den acuten Krankheiten der mit der reizbarsten Faser, mit der höchsten Empfindlichkeit und mit einer stets regen und thätigen Metamorphose ausgestatteten kindlichen Individualität entspricht, leuchtet von selbst ein; es wird deshalb diese Benützung der Primärwirkung der Kälte in einem, der Gröſse des vorhandenen Leidens geradezu entsprechenden Grade der intensiven und extensiven Stärke, am häufigsten in der Kinderwelt zur Anwendung kommen. Zur Erzeugung dieser Wirkung dienen kalte Luft, kaltes Waschen und Umschläge von Eis und kaltem Wasser.

2) Die Nachwirkung der Kälte kann mit Nutzen zur Hervorbringung einer kräftigeren Lebensentwickelung nach allen Richtungen gebraucht werden. Sie paſst bei schlummernder Nerventhätigkeit, gesunkener Vegetation und geringer Vitalität der irritablen Theile, und wird vorzüglich bei Lähmungen, chronischen Exsudationen, Stockungen und Ablagerungen in Anwendung gebracht. Zur Erzeugung dieser Wirkung dient eine nur momentan und im bedeutenden Grade angebrachte Kälte, wie dieses bei den kalten Uebergieſsungen der Fall ist.

4) Die Kälte muſs vermieden werden, wenn die genannten Zustände mit wahrer Vollblütigkeit, hoher Plasticität des Blutes (z. B. im Croup, wo sie durch Beförderung der Gerinnung der Lymphe unbedingt schadet), oder zu bedeutender Schwäche verbunden sind; wenn der örtliche Krankheitsproceſs sich durch critische Absonderungen an der ergriffenen Stelle entscheidet, oder nur örtlicher Reflex eines allgemeinen Leidens ist und innere edle Organe durch die Folgen der örtlichen Einwirkung leicht betheiligt werden können.

A. Kalte Luft.

Wir betrachten die kalte Luft hier nicht als diätetisches, sondern als Beihülfsmittel zur Cur derjenigen Krankheiten, gegen welche die Kälte überhaupt sich heilsam erweist. Sie paſst besonders in den Fällen, wo die Kälte gelind und anhaltend wirken soll, besser als irgend ein anderes kaltes Medium. Es gehören hierher, auſser den übrigen entzündlichen und leicht nervösen Krankheitsformen, ganz besonders die dem kindlichen Alter eigenthümlichen exanthematischen Fieber. Welch groſser Miſsbrauch früher mit der Anwendung der Wärme bei acuten Exanthemen getrieben worden, ist bekannt; die unglückliche Idee, die von heftigem hitzigen Fieber ergriffenen Kinder in heiſse Stuben zu legen, mit dicken Betten zu bedecken und ihnen noch hitzige, schweiſsbefördernde Arzneien und Getränke aufzudringen, hat vielen tausenden solcher Kranken das Leben gekostet. Es ist eine durchaus irrige Ansicht, diese Exanthemen als Crisen zu betrachten und das Kind erst dann glücklich zu preisen, wenn tüchtig nach der Haut getrieben worden war; daſs hierdurch die unglücklichsten Richtungen gewaltsam herbeigeführt werden muſsten, bedarf wohl keiner weiteren Bemerkung. Im Allgemeinen ist anzunehmen, daſs die Exanthemen als Entzündungskrankheiten kühl behandelt werden müssen; nur dadurch läſst sich die Intensität der Erregung im irritablen Leben mäſsigen und die dadurch bedrohte sensible Sphäre von der Gefahr metastatischer Uebertragungen befreien. Ganz besonders aber sind es die Pocken, welche aller Erfahrung zufolge ein kühles Verhalten dringend erfordern; mehr als alle andere Mittel leistet oft hier eine kühle und freie Luft. Der Kranke muſs in einem luftigen und geräumigen, im Winter nur schwach geheizten Zimmer, auf Matratzen liegen und darf bloſs mit einer leichten Decke bedeckt sein. Ist der Kopfschmerz sehr heftig, das Fieber stark und die Zahl der Pocken sehr groſs, so muſs das Einströmen von kalter Luft durch das Oeffnen der Fenster begünstigt, ja der Kranke selbst, wenn es nur irgend die Jahreszeit zuläſst, an die freie Luft gebracht werden. Daſs jeder Zug dabei vermieden werden muſs, versteht sich von selbst; eben so ist es räthlich, im Stadium der Abtrocknung den Genuſs der freien Luft etwas einzuschränken. Bei den Masern darf die den Kranken umgebende Temperatur gleichfalls nicht zu warm sein, doch ist hier eine empfindliche Kühle schon mehr zu vermeiden, weil die Kälte bei Entzündungen der schleimabsondernden Häute nicht bekommt, und ganz besonders nur in den Fällen angezeigt ist, wo die sensible Thätigkeit gefährdet wird. Am passendsten wird eine Temperatur von 15°-16° R. sein und der Rath, den schon Sydenham giebt, die Kranken leicht bedeckt im Bette zu erhalten, wird am sichersten jede Erkältung verhüten. Der Scharlach erfordert, als Entzündung der Oberfläche, gleichfalls eine kühle Temperatur, doch ist auch hier, wie überhaupt bei scarlatinösen und erysipelatösen Formen, schon gröſsere Vorsicht nöthig. Die Ursache liegt in der hohen Empfindlichkeit des Hautorgans, die namentlich bei der Abschälung und Abschuppung des Oberhäutchens gesteigert wird; daher kann es auch als Grundsatz gelten, dafs, so nützlich auch die Kälte beim Scharlach während der höheren Intensität seiner Entzündung wirke, sie dech während der Desquammation, wo bekanntlich eine Erkältung so leicht die nachtheiligsten Folgen haben kann, mehr zu vermeiden ist.

B. Kaltes Wasser.

Als dichteres, die thierische Wärme ungleich schneller als Luft entziehendes Medium dient das Wasser vorzugsweise, um stärkere Grade der Kälte auf den ganzen Organismus einwirken zu lassen Seine Wirkung ist verschieden und wird eben sowohl von der verschiedenen Art der Anwendung, als von dem mehr oder weniger kalten Temperaturgrad bedingt.

1. Eis und eiskaltes Wasser.

a) Innerliche Anwendung.

In therapeutischer Beziehung hat man in der Kinderwelt innerlich vom Eise und eiskalten Wasser nur bei Wurmbeschwerden Gebrauch gemacht. Wo die Würmer starkes Erbrechen, heftigen Magenkrampf, Colik und dergleichen andere Erscheinungen einer abnormen Nerventhätigkeit im Magen und Darmcanal hervorrufen, da ist oft kaltes Wasser oder das Verschlukken von kleinen Stückchen Eis das beste Beruhigungsmittel. Löffler räth zu diesem Behufe kleinen Eisstückchen eine runde Form zu geben, und eine solche Eispille mit etwas kaltem Wasser alle 5 Minuten verschlucken zu lassen, bis jene Erscheinungen gemildert sind.

b) Aeufsere Anwendung.

Eis oder eiskaltes Wasser äufserlich angewendet, erregt den stärksten Grad der primären Kältewirkung, den man anzuwenden pflegt. Die gebräuchlichste Form für die Anwendung dieses Kältegrades sind die kalten Fomente, entweder von Eis oder von durch Eis oder andere Mischungen abgekühltem Wasser. Die ausgebreitetste und fast ausschliefsliche Anwendung in der Kinderwelt finden diese eiskalten Fomente bei der Hirnentzündung des kindlichen Alters, der *Febris hydrocephalica infantum*. Diese Entzündung, die sich bald als Meningitis, bald als Encephalitis, Entzündung der Hirnsubstanz, ausspricht, erfordert eine kräftige, dauernde, stark in die Tiefe auf das Gehirn eingreifende Wirkung der Kälte, um dadurch den ausschweifenden, dem übrigen antiphlogistischen Verfahren nicht vollständig weichenden Zustand der Hypersthenie und Entzündung zu mäfsigen und zu beseitigen, die übermäfsige Wärmeentwickelung zu hemmen und den lymphatischen Exsudationen kräftig vorzubeugen. Hat sich daher aus irgend einer Ursache ein solches entzündliches Leiden im Gehirn primär entwickelt, oder ist durch eine unglückliche Richtung die entzündliche Form anderer Organe (namentlich der Haut, wie z. B. beim Scharlach) auf die sensible Sphäre (die Krankheit hat sich auf das Gehirn geworfen) übertragen, treten Schlafsucht, Betäubung, Irrereden und Gefahr des Schlagflusses ein, so mufs sofort die nöthige Blutentziehung gemacht werden und gleichzeitig die Kälte auf das bedrohte Organ in Anwendung kommen. Diese örtliche, die primäre Wirkung der Kälte bedingende Anwendungsart pafst jedoch nur so lange, als es sich darum handelt, die Heftigkeit der Entzündung zu brechen und den lymphatischen Ausschwitzungen vorzubeugen; sind diese aber einmal zu Stande gekommen, wird das Gehirn dadurch gedrückt und die sensiblen Gebilde gelähmt, so müssen die Umschläge ausgesetzt und zu den kalten Uebergiefsungen (s. unten), als dem kräftigsten und angreifendsten Mittel, das jedoch im primären Krankheitszustande weniger pafst und selbst grofse Vorsicht erfordert, geschritten werden. **Romberg** (**Casper**'s Wochenschrift 1834. No. 30 und 31) empfiehlt bei schon zu Stande gekommener Exsudation das Vertauschen der kalten mit feuchtwarmen, aromatischen Umschlägen, die man oft 3-4 Wochen fortsetzen mufs. Der Zeitpunkt ihrer Anwendung sei schwer zu bestimmen; meist könne man erst dann damit beginnen, wenn sich auf die kalten Umschläge keine fernere Besserung zeigt. Zugleich passen Abführmittel und Einreibungen von *Unguentum Tartari stibiati* auf den geschorenen Scheitel; 4 beigebrachte Fälle bekräftigen die Ansicht des Verfassers. — Bei anderen inneren Entzündungen im kindlichen Alter wird die Kälte nicht leicht angewendet, weil sie hier schaden würde und zu brandiger Entartung, unglücklichen Metaschematismen, zur Verhärtung der entzündet gewesenen Theile, Veranlassung geben könnte. Es pafst überhaupt die Kälte, wie schon oben angegeben wurde, eigentlich nur da, wo entweder durch den Sitz, oder durch die Höhe der Entzündung die sensible Sphäre unmittelbar oder mittelbar bedroht ist. Dafs gefahrbringende Blutungen und heftige Entzündungen von äufserer Insultation auch im kindlichen Alter, wie bei Erwachsenen, dergleichen eiskalte Fomente nöthig machen können, bedarf wohl keiner weiteren Bemerkung.

Was nun die Gebrauchsart dieser kalten Fomente betrifft, so ist darüber Folgendes zu bemerken. Bedient man sich des Eises, so zerkleinert man dasselbe, und hüllt es in ein Tuch oder besser in eine Thierblase. Um das Eis zu zerkleinern, darf man es nicht in einem Mörser zerstofsen, denn es fliegt unter den Stöfsen zur Seite heraus, sondern man wickele ein gröfseres Stück in ein Tuch und schlage es mit einem Stücke Holz klein. Eine Blase eignet sich vorzüglich zur Einschliefsung kalter Fomente; sie wird zur Hälfte mit dem Eise angefüllt, verhütet dann die rasche Erwärmung und Verdunstung und schmiegt sich leicht und glatt dem kranken Theile an. Am zweckmäfsigsten ist eine reinlich bearbeitete Schweineblase. Die Umschläge von in kaltes Wasser getauchten Tüchern müssen von gehörigem Umfange sein, also lang und breit genug über den kranken Theil (bei Kopfaffectionen über den geschornen Schädel) hinragen, und dick genug zusammengelegt sein, damit sie nicht zu rasch warm werden. Sie müssen auch häufig genug erneuert werden, d. h. nach Umständen alle 5 Minuten bis zu einer Viertelstunde. Die kalte Flüssigkeit werde deshalb in grofser Menge in die Nähe des Kranken gebracht, z. B. ein Eimer voll Wasser werde an das Bett gesetzt und während das eine Tuch den leidenden Theil abkühlt, liege ein zweites in dem Wasser, um jenes abzulösen, sobald es warm geworden. Der Eimer selbst werde alle Stunde mit frischem kaltem Wasser angefüllt. Zur Erhöhung und Festhaltung der Kälte bedient man sich gewöhnlich des Eises, das man in das Wasser wirft. Ist weder Eis noch gehörig kaltes Wasser zu haben, so bewerkstelligt man die Abkühlung des letzteren künstlich durch chemische Mischungen. Von grofsem Rufe sind die hierher gehörigen Schmuckerschen Fomentationen. Sie bestehen in einer Auflösung des Salmiacs und Salpeters in Essig und Wasser (*Aq. commun.* ℔.xL, *Acet. Vin.* ℔.iv., *Nitr. pur.* ℥xvj., *Sal. ammoniac. crud.* ℥viij.). Die Salze absorbiren bei ihrer Lösung einen ansehnlichen Theil Wärme und bewirken deshalb in der Flüssigkelt eine merkliche Abkühlung. Einfacher und wohlfeiler ist eine Lösung des Kochsalzes in Essig und Wasser zu beschaffen; sie wird jedoch nicht so kalt, wie die Schmucker'sche. Jörg verwirft diese künstlichen Mischungen, weil sie zu anhaltend auf die Geruchnerven der Kinder einwirken. — Noch eine Art, die Kälte in Anwendung zu bringen, besteht in dem oft zu wiederholenden Auftröpfeln des Schwefeläthers auf die Stirn, den Scheitel etc.; die schnelle Absorption des Wärmestoffes, welche dadurch bewirkt wird, erzeugt ein Gefühl von Kälte, welches die Kranken selbst aus ihrem soporösen Zustande schnell zur Besinnung bringt.

2. Kaltes Wasser von 5°-11° R.

a) Kalte Waschungen.

Sie sind das gewöhnlichste und beste Abkühlungsmittel bei Fiebern, wenn kein bedeutender Kältegrad einwirken und vorzüglich nur die äufsere Haut von der Kälte ergriffen werden soll. Es sind namentlich die ansteckenden exanthematischen Fieber, Masern, Scharlach, Pocken, Petechialfieber, mit rother, aufgedunsener, trockener Haut, erhöhter Hitze und gesteigerten arteriellen Actionen, Reizungen des Nervensystems, ferner die nervösen Fieber mit hoch gesteigerten Actionen des Nervensystems, welche diese Anwendungsart der Kälte vorzugsweise verlangen. Unter den exanthematischen Fiebern ist es besonders die rein entzündliche Form des Scharlachs, bei welcher jene Waschungen die vortrefflichsten Dienste leisten. Wo demnach bei einem mit lebhafter Hautentzündung und starkem Fieber einherschreitenden Scharlach das kühle Verhalten, die örtliche oder allgemeine Blutentziehung, die ableitenden Klystire etc. den erhitzten Zustand nicht dämpfen, wo die äufsere Oberfläche des Körpers einen hohen Wärmegrad verräth, die Röthe dunkel und die Haut heifs und brennend ist, und das Kind hierdurch in stete Unruhe und Schlaflosigkeit versetzt wird, da gehe man ungesäumt, anfangs zur kühlen, später zur kalten Waschung über, indem man einen gewöhnlichen Badeschwamm in eine Mischung von gleichen Theilen kaltem Wasser und Essig eintaucht, mäfsig ausdrückt und dann die ganze Oberfläche des Körpers betupft und sanft abwäscht. Man fürchte dabei keine üble Folgen, weil der Scharlach kein critischer Ausschlag, sondern eine contagiöse Hautentzündung ist, deren Heftigkeit nur durch ein entzündungswidriges Verhalten, und daher vorzugsweise durch die kalten Waschungen in Schranken gehalten werden kann. Je trockener, heftiger und störender die Hitze der Haut ist, um so dringender sind die kalten Waschungen angezeigt, und um so öfter, stündlich und halbstündlich, und um so kälter müssen sie verrichtet werden. Fällt das Kind in Schlaf, duftet es gelind, so hält man inne, bis jene rohe, trockene und beunruhigende Hitze von neuem eintritt und die Abkühlung nöthig macht (s. Fischer Behandlung des Scharlachfiebers und Henke's Kinderkrankheiten, wo die hierher gehörigen Schriften aufgeführt sind). Römhild will sogar in den öfter wiederholten kalten Waschungen ein Prophylacticum gegen den Scharlach gefunden haben. — Bei den Pocken empfehlen Hoffmann und Hufeland noch aufserdem das wiederholte Waschen des Gesichts mit kaltem Wasser, um den Ausbruch der Pocken dadurch zu beschränken. — Noch bedient man sich des kalten Wassers zur Besprengung der Magen- und Bauchgegend bei asphyctischen Kindern. Bei entzündetem Zahnfleische während der Dentition empfiehlt Wiegand das Bestreichen desselben mit kaltem Wasser.

b) Kalte Uebergiefsungen.

Bei den kalten Uebergiefsungen ist besonders die plötzliche, mit einer gelinden mechanischen Erschütterung verbundene Einwirkung der Kälte, welche bei ihnen statt findet, in Anschlag zu bringen. Sie verändern, erschüttern und erregen stark, schnell und durchdringend das besondere Leben des ganzen äufseren Hautorgans, und diese Erschütterung und Erregung pflanzt sich auf den ganzen Organismus fort, nicht blofs in allen nervösen Gebilden und im Gehirn sich kund gebend, sondern auch im Säfteumtrieb und in allen Secretionen sich offenbarend. Wo man daher eine gewaltige Umstimmung des Nervenlebens und gleichzeitige Erregung mit nachfolgenden geregelten Thätigkeitsäufserungen desselben, so wie die wichtigen Folgen dieser Hauptwirkung auf den Blutumtrieb und die Vegetation beabsichtigt, da sind die kalten Uebergiefsungen durch keine andere Anwendung der Kälte zu ersetzen. Man bedient sich ihrer:

1) In der *Febris hydrocephalica infantum*. Die kalten Uebergiefsungen gewähren in diesem, dem kindlichen Alter so gefährlichen Leiden, ein herrliches Hilfsmittel, das oft noch da hilft, wo schon Alles verloren schien. Heim, Formey und viele andere Aerzte haben dieses Mittel mit dem auffallendsten Erfolge in Anwendung gebracht. Wie diese kalten Uebergiessungen eine solche Heilkraft in einem der gefahrvollsten Hirnleiden zu entwickeln vermögen, läfst sich wohl erklären. In der *Encephalitis infantum* ist das Gehirn in einer krankhaften Erregung befindlich; so lange diese andauert, wird Wärmestoff im Uebermafse abgesondert. Dieser, einer der kräftigsten Lebensreize, wird durch die Kälte absorbirt. Zugleich sind aber auch Congestionen und Stockungen in den Gefäfsen vorhanden. Die schnelle Erschütterung, welche die Begiefsungen von kaltem Wasser bewirken, hebt diese auf eine kräftige, vielleicht auf die einzig mögliche Weise. Wo die Ausschwitzungen von Lymphe bereits erfolgt sind, wo das Gehirn dadurch gedrückt, die sensiblen Gebilde gelähmt werden, leistet dasselbe Mittel deshalb die erwähnte vortreffliche Hülfe, weil eine dadurch bewirkte Erschütterung in demselben die Nerventhätigkeit hervorruft, die Absorption befördert, und die Vitalität auf's Neue in Gang bringt (s. Formey's vermischte Schriften Bd. 1. S. 167-208). Aus dem Gesagten leuchtet ein, dafs, obschon die kalten Uebergiessungen sowohl in der frühesten Periode der Encephalitis, als auch im hydrocephalischen Stadium benutzt werden, sie doch eigentlich nützlicher und unentbehrlicher in diesem, als in dem primären Krankheitszustande sind, und ihre Anwendung hier Vorsicht und genaue Schätzung des Erregungszustandes erfordert. Auch ist ihr primärer Kälteeindruck zu kurz dauernd, als dafs man ihn als antiphlogistisch in seiner Wirkung ansehen könnte, und andere Abkühlungsmittel sind ihnen daher durchgreifend vorzuziehen, wo man eine mehr dauernde Herabsetzung der Lebensthätigkeit durch die Kälte beabsichtigt. Sollen die kalten Uebergiefsungen aber etwas leisten, so darf man nicht zu früh von ihnen abstehen, selbst in Fällen nicht, wo jede Hoffnung zur Genesung aufgegeben wird; nur dieses allein kann zuweilen das Leben retten. Kein Alter, auch selbst das zarteste nicht, darf von der Anwendung dieses hier Alles entscheidenden Mittels abhalten. Heim (vermischte Schriften, herausgegeben von Pätsch, 1836) liefs selbst bei einem einmonatlichen Kinde mit dem glücklichsten Erfolge den Kopf kalt begiefsen. Die kalten Uebergiefsungen müssen ferner 2-3-5 Tage lang unausgesetzt fortgesetzt werden; erst nach Verlauf dieser

Zeit tritt oft der wohlthätige Erfolg ein. So liefs Heim (l. c.) bei einem 4jährigen Kinde, das am 5ten Tage der Masern von *Hydrocephalus acutissimus* befallen wurde, in wenigen Tagen 310 Eimer Wasser über den Kopf giefsen; das Kind wurde gerettet. — Auch beim chronischen Wasserkopf leisten die kalten Uebergiefsungen durch ihren erschütternden, die Resorptionsthätigkeit mächtig anregenden Eindruck, die besten Dienste. Was dies Mittel auch in dieser Krankheit vermag, wenn es nur kräftig, dreist und lang genug angewendet wird, bestätigt recht auffallend ein von Heim (l. c.) erzählter Fall. Ein an *Hydrocephalus chronicus* leidendes Kind ward dem genannten Arzte vorgestellt; er empfahl kalte Uebergiefsungen, und antwortete auf die Frage der Mutter, wie lang sie denn dieselben fortzusetzen habe, halb im Scherze: „3 Jahre lang". Die Mutter, voll Vertrauen auf den Ausspruch Heim's, that wie er befohlen, und nach der genannten Zeit wurde der Knabe dem Arzte vollkommen geheilt vorgestellt; er hatte nichts anderes gebraucht.

2) Beim Croup. Ausgezeichnet sind die Erfolge, welche Harder zuerst beim Croup mit diesen kalten Uebergiefsungen erzielte, und nach ihm auch von anderen erhalten wurden. Im *Stadio adynamico* desselben, wo nach fruchtloser Anwendung aller anderen Hilfe die heftigsten Erstickungszufälle mit Röcheln, gänzliche Bewufstlosigkeit, kaum fühlbarer Puls etc. vorhanden waren, brachten die kalten Begiefsungen neues Leben, Erwekkung des Hustens mit Lösung des Schleimes hervor, so dafs nach mehrfacher Anwendung des Mittels nach neuer Verschlimmerung der Zufälle, die Kinder binnen wenigen Stunden gerettet waren. Selbst in den früheren Stadien des Croups wandte Harder diese Uebergiefsungen mit gleich günstigem Erfolge an. Dr. Rast (Siebold's Journal Bd. XIII. Heft 2) rettete einen $5\frac{1}{2}$jährigen, vom Croup befallenen Knaben, bei dem Brechmittel, Blutegel und Vesicatorien nicht halfen, durch kalte Uebergiefsungen, nach welchen ein warmer Schweifs eintrat. Aehnliche günstige Erfahrungen machten noch Benedix (Hufeland Journ. 1824. St. 8), Hergt (Heidelberger klinische Annalen 1835), Wolfers (v. Siebold Journ. f. Geburtsh. Bd. 5. St. 3), Ulrich (Casper's Wochenschrift f. die ges. Heilk. 1837. No. 24). Das Verfahren besteht darin, dafs man das Kind mit dem Bauche auf ein Heukissen in eine geräumige Wanne legt und dann aus der Höhe einer halben Elle 2 Eimer kalten Wassers, vom Kopf längs dem Nacken und Rücken bis zum Kreuzbein hinab, dann über die Brust, nnd insbesondere auf die Herzgrube, langsam über den Körper ausgiefst. Alle 2 Stunden ist nöthigen Falles bis zum Eintritt der erwünschten Reaction dieses Verfahren zu wiederholen.

3) Bei exanthematischen Fiebern, besonders Scharlach, wo sie nicht in der einfachen, gutartigen Form erscheinen, sondern wo Nervenleiden sich hinzugesellen, wo die entzündlich-nervöse

Form in äufserst heftigem Fieber, bedeutendem Leiden des Gehirns, Delirien, soporösen Zufällen, trockner brennender Hitze sich zu erkennen giebt, wo die Ausbildung des Exanthems auf der äufseren Haut nicht gehörig vor sich gehen will. In diesen Fällen haben Currie, Harder und Andere die kalten Uebergiefsungen mit dem ausgezeichnetsten Erfolge angewendet, jedoch darauf aufmerksam gemacht, dafs sie nur in der Acme dieser Fieber und vor der Crise wohlthätig wirken, dagegen aber zur Unzeit angewendet, z. B. bei feuchter Haut, öfterem Frösteln etc. leicht schaden können.

4) Beim Veitstanz. Dupuytren wendet seit Jahren mit sehr günstigem Erfolge kalte Bäder, oder nach Umständen auch kalte Uebergiefsngen bei dieser Krankheit an. Der Kranke wird von 2 Menschen festgehalten (einer hält beide Arme, der andere beide Beine), und von ihnen mit gröfster Schnelligkeit durch kaltes Wasser durchgezogen; es besteht dieses Durchziehen darin, dafs der Kranke in kaltes, in einer grofsen Badewanne befindliches Wasser eingetaucht, und dann unter dem Wasser schnell durchgeschoben wird. Nicht länger als eine Sekunde dauert diese Operation und mufs 5-6 Mal in einer guten Viertelstunde wiederholt werden. Dieses plötzliche Eintauchen in kaltes Wasser bewirkt einen äufserst heftigen Krampf der Muskeln, besonders der Brustmuskeln. Das Gefühl, das der Kranke dabei hat, ist höchst unangenehm; es scheint ihm, als werde er jeden Augenblick dabei ersticken, was sich aber nach und nach verliert. Nach der Eintauchung trocknet man den Kranken sorgfältig ab, läfst ihn herumgehen, und sich stark und thätig während einer halben bis ganzen Stunde bewegen. Nach einigen Tagen läfst sich fast immer schon eine merkliche Besserung wahrnehmen, und nach 14 Tagen bis einem Monat tritt gewöhnlich völlige Genesung ein, mag auch der Veitstanz seit Jahren bestanden haben. Die kalten Uebergiefsungen geschehen, indem man den Kranken sitzend auf einem Lehnstuhl erhält, 7-8 Mal hinter einander begiefst, und haben denselben glücklichen Erfolg (Journ. hebdom. 1830. Bd. 7. S. 421).

Was nun die Anwendung der kalten Uebergiefsungen im Allgemeinen betrifft, so ist Folgendes darüber zu bemerken. Hat man die Absicht, vorzüglich auf das Gehirn zu wirken, so verfährt man folgendermafsen: Das Kind, dessen Kopfhaare abgeschoren sein müssen und dessen Schultern und Nacken mit Wachstuch bedeckt werden, mufs aus dem Bette gehoben, mit unterstütztem Kopfe von einem Gehilfen gehalten werden, während ein anderer von einer mäfsigen Höhe herab kaltes Wasser in einem dünnen Strahle auf die Stirn und den Kopf desselben fallen läfst. Jede Begiefsung mufs aus einem halben bis ganzen Eimer bestehen, und Tag und Nacht alle 1-2 Stunden wiederholt werden. So lange die Zufälle es nöthig machen, mufs damit fortgefahren werden; mehrentheils sind mehrere Tage hindurch diese Begiefsungen erforderlich. Will man mehr auf den ganzen Körper wirken, so setzt man den Kranken in ein mildes mehr als laues Bad von 26°-28° R., und giefst ihm nun einen Eimer Wasser über den ganzen Körper vom Kopfe angefangen. Nach der Begiefsung reibt man die Haut mit Leinen ab, hüllt den Körper 10 Minuten lang in eine wollene Decke, und bringt ihn so in's Bette. Diese letztere Anwendungsweise pafst besonders bei den sub. 3. angeführten Fieberformen; hier ist das laue Bad, abgesehen davon, dafs es die höchst widrige Empfindung des kalten Begiefsens sehr erträglich macht, auch noch ein ganz vorzügliches Mittel, um die krankhaften Oscillationen des Nervensystems zu beruhigen, und das Exanthem auf der Haut zu fixiren.

Ehe wir die Darstellung der Heilkräfte des kalten Wassers beendigen, müssen wir noch eines Verfahrens erwähnen, das in neuester Zeit durch die dabei gewonnenen Resultate ein ungewönliches Aufsehn erregt hat, und das namentlich in Bezug auf die pathischen Zustände der Kinderwelt von grofser Wichtigkeit sein dürfte. Wir sprechen hier von der nach ihrem Erfinder so genannten Priefsnitzschen Wassermethode, und wollen nur eine kurze Darstellung derselben, wie sie dem vorliegenden Zwecke angemessen ist, folgen lassen.

Das souveränste Mittel gegen alle Krankheitsformen, die der Erfahrung gemäfs noch nicht ganz aufser den Gränzen der Kunsthülfe liegen, ist nach Priefsnitz das einfache kalte Wasser; jede andere Arzneisubstanz ist entbehrlich, ja schädlich. Mit der äufseren, wie inneren Anwendung dieser den Händen der Natur unmittelbar entnommenen Waffe, verbindet er, aufser der kräftigen Ernährung des Magens durch einfache Speisen, der Lunge durch reine Luft, ein ihm eigenthümliches Verfahren, mittels dessen die Haut zu einer ungewöhnlichen Thätigkeit angeregt, und so ein profuser Excretionsprocefs in derselben hervorgerufen wird. Es wird nämlich der Kranke, je nach dem Vitalitätszustande im Allgemeinen, und des Hautorgans im Besondern, täglich 1-2 Mal entweder in eine wollene Decke oder in ein nasses Leintuch so fest eingepackt, dafs in Folge der dadurch verhinderten Entweichung der animalischen Wärme sich ein starker Schweifs einstellt. Hat nun der Kranke längere oder kürzere Zeit (die Dauer des Schweifses richtet sich vorzüglich nach der Grundursache des Uebels, ob dasselbe mehr materieller oder dynamischer Natur ist) in diesem Schweifse verharrt, so wird derselbe mit noch nasser Haut in eine Badewanne gesetzt, und dort mit ganz kaltem (+ 6-8° R.) oder auch, besonders im Anfange, mit abgeschrecktem Wasser (wie sie es in Gräfenberg nennen, + 14-16°) übergossen, und unter beständigem Frottiren tüchtig abgewaschen. In eigens dazu eingerichteten Anstalten finden sich auch sogenannte Vollbäder, Wannen, welche die gewöhnlichen um das 3fache an Gröfse übertreffen, eine Tiefe von 4 Fufs haben, und mit ganz kaltem Wasser gefüllt sind, in welches die Kranken sich rasch hineinbegeben, untertauchen, und 1-5 Minuten verweilen. Dafs diese plötzliche Anwendung des kalten Wassers auf die noch schwizzende Haut nichts Gefahrbringendes hat, läfst sich aus der Erfahrung genügend nachweisen, da bei einer ungeheueren Zahl von Kranken, die sich bereits diesem Verfahren unterworfen, sich niemals gefährliche Folgen manifestirt haben; theorethisch dürfte die Unschädlichkeit der Procedur sich dadurch erklären lassen, dafs die Schweifserregung hier nicht, wie in gewöhnlichen Fällen, durch rein vermehrte Thätigkeit des gesammten Blut- und Nervensystems, sondern mehr auf physicalische Weise, durch das verhinderte Entweichen der animalischen Wärme, erzielt wird. — Mächtiger noch, und in weit höherem Grade als durch die eben erwähnte Behandlung, wird die Energie der Haut angeregt durch den in der Douche stark auffallenden, gespannten Wasserstrahl; dafs aber eine solche Steigerung der Lebensthätigkeit des gesammten Hautorgans dasselbe zur Erfüllung seiner normalen Function besonders tauglich machen und bestimmen müsse, liegt wohl aufser allem Zweifel. Zugleich werden aber auch durch eben diese Behandlung des Hautorgans mittelst der Douchen alle im Körper befindlichen Krankheitsstoffe auf's kräftigste aufgerüttelt, und der Zug des zu Emovirenden nach dem eben vorherrschend functionirenden Organe, der Haut, determinirt. Wie vorsichtig deshalb dieses heroische Mittel anzuwenden sei, ergiebt sich von selbst; leicht wird durch unbesonnenen Gebrauch desselben ein solcher Tumult im Körper erregt, dafs die Natur unterliegt, und die Krankheit einen unglücklichen Ausgang nimmt. — Ohne hier in nähere Details über die eigentlich systematisch durchgeführte Wassercur einzugehen, bemerken wir nur noch, dafs das häufige Trinken von Wasser, die Application desselben in Form von Umschlägen, Sitzbädern, Fufsbädern etc., je nach dem vorherrschend ergriffenen Organe, aufser den bereits genannten Operationen noch nothwendige Requisite für das Gelingen einer solchen Behandlung sind.

Wir kehren jetzt zu dem eigentlichen Gegenstande dieser Zeilen zurück, und wollen nur in der Kürze den Nutzen der neuen Methode, und ihre Anwendung in Bezug auf die krankhaften Störungen der Kinderwelt etwas näher entwickeln. Bei der Würdigung des in Rede stehenden Heilverfahrens kommen namentlich folgende Puncte in Betracht:

1) Die gesammte Cur bei der Anwendung des kalten Wassers in Verbindung mit der eigenthümlichen Schweifserregung liegt vorzugsweise der Hautthätigkeit ob; die gereizte Haut soll den ganzen Körper heilen. Zu diesem Zwecke übt sie zweierlei Funktionen; erstens die Anziehung der Säftezirkulation aus den inneren Gefäfsen nach den möglich äufsersten; zweitens in den vielen Fällen, wo wirklich verdorbene Säfte oder schon todte

Niederschläge zu ihr gebracht werden, die Auswerfung derselben; unter allen Umständen aber mufs sie sehr stark arbeiten. Ist die Continuität der Haut noch unversehrt, nicht durch offene Schäden zerrissen, so bewerkstelligt sie die Elimination im Allgemeinen durch Ausschwitzung. Reicht diese aber für die verdorbenen Säfte nicht hin, oder sind todte Niederschläge in grösseren oder kleineren Massen zur Haut geführt worden, so entzündet sie sich, und schafft durch Ausschläge oder Geschwüre das chemische Agens fort. Berücksichtigt man nun, welche wichtige Rolle das Hautorgan in der physischen Constitution des gesunden wie kranken Kindes spielt, wie leicht dasselbe in seiner Function erlahmt, und eben wegen der nun mangelnden Egestivität, deren sich die Natur selbst so häufig bedient, um Produkte einer zu starken Vegetation aus dem Körper zu schaffen, die wichtigsten Krankheitserscheinungen sich entwickeln, so wird man zugeben müssen, dafs sich nicht leicht eine der kindlichen Eigenthümlichkeit angemessenere Curmethode finden dürfte, als gerade die hier in Rede stehende. Zugleich ist wohl der Umstand sehr zu beachten, dafs dabei das so reizbare Stomachalsystem, Magen und Darmkanal der Kinder, ganz unberührt bleibt, und ein Organ zum Träger der Cur gemacht wird, das vermöge seiner so sehr regen consensuellen und antagonistischen Wechselwirkung mit anderen Systemen wohl geeignet ist, die in jenen entstandenen Störungen ohne Gefahr für sich selbst auszugleichen.

2) Als secundäre Wirkung des getrunkenen kalten Wassers ist auch die Verdünnung dick gewordener Säfte nicht zu übersehen, namentlich aber seine unmittelbare Einwirkung auf die Kohlenstoff absondernden Organe, und die Erhöhung und Kräftigung ihrer Vitalität sehr hoch anzuschlagen. Wie alle niedrigen Organismen haftet auch jeder Krankheitsorganismus zunächst im Schleime (bei Kindern eine so gewöhnliche Erscheinung), steht mit dem Kohlenstoff als Nährstoff in enger Beziehung, und pflegt sich daher vorzugsweise auf die Kohlenstoff sondernde Gebilde, die Haut, den Darmkanal etc., zu lagern. Da nun diese zunächst von dem Wasser berührt und gekräftigt werden, so resultirt daraus der therapeutische Werth desselben.

3) Die Wassercur regt alle körperlichen Organe in ihrer Gesammtheit zu gleichen Procefs und gleicher Wirksamkeit an, und wirkt nicht nach Art der Specifica auf einzelne physiologische Funktionen gesondert; sie räumt vielmehr nur die Hindernisse weg, die der Entfaltung der inwohnenden, für den Augenblick nur latenten Kraft (bei wirklicher *Prostratio virium* pafst sie daher auch nicht) entgegenstanden, und vertraut so die Heilung der Spontaneität und der selbsteigenen Kraft des Organismus an. Wie wichtig aber diese eigenthümliche Wirkungsweise der Wassercur gerade in pathischen Zuständen der Kinderwelt sein mufs, leuchtet wohl von selbst ein. Können irgendwo eine

Heilkraft der Natur und critische Naturbemühungen angenommen werden, so ist es gewifs im kindlichen Alter; es handelt sich also hier nur darum, Alles zu entfernen, was diesen Heilbestrebungen hindernd im Wege steht, und dieselben den Kräften des Patienten gemäfs zu leiten. Dafs hierzu sehr differente, stark eingreifende Mittel nicht passen, ist bekannt; leicht äufsern sie bei der hohen Beweglichkeit und Receptivität des kindlichen Organismus, statt der beabsichtigten heilenden, eine zerstörende Wirkung. Ganz angemessen erscheint dagegen unter diesen Umständen, die äufsere wie innere Anwendung einer an sich so indifferenten Flüssigkeit, wie es das Wasser ist; es greift dieses nicht eigentlich heilend ein, erregt nicht primär ein besonderes Organ oder System zu einer vermehrten Thätigkeit (welche specifische Wirkung gerade bei Kindern so schwer dem Heilzwecke angepafst werden kann), sondern appellirt an den Gefammtorganismus, die Hindernisse hinwegzuräumen, und die ihm inwohnende Kraft der *Restitutio in integrum* geltend zu machen, es ihm überlassend, ob er auch durch Schweifs, Ausschlag oder Darmexcretion die Heilung bewerkstelligen will. Dazu kommt noch der nicht unbedeutende Vortheil, dafs bei einer Methode, die alle Organe in eine regere Thätigkeit versetzt, sich auch die etwaige Infirmität Einzelner besser herausstellt — ein aufserordentliches Hülfsmittel für die bei Kinderkrankheiten so äufserst schwierige Diagnose und Bestimmung des eigentlichen Krankheitsheerdes.

4) Eine grofse Klasse von Krankheitsursachen resultirt bei Kindern aus den Evolutionen des Organismus selbst. In keinem Lebensalter gehen so häufige, umfassende und tief eingreifende organische Evolutionsprocesse vor sich, als in den ersten Jahren der Kindheit. Damit nun aber diese Entwickelungsvorgänge sich bilden können, mufs nothwendig das vegetative Leben in den bis dahin gleichsam ruhenden und unthätigen Organen unter vermehrter materieller und dynamischer Ausbildung und Entwickelung erwachen. Vermehrte plastische Wirksamkeit, verstärkte Gefäfsaction, reichlichere Zuführung von Säften etc., sind daher nothwendige Bedingungen bei jedem Entwickelungsgeschäfte. Daher aber auch fieberhafte Bewegungen, entzündliche Congestionen, Röthe, Hitze u. s. w. Bei allen diesen Vorgängen nun, die, obschon sie leicht einen pathologischen Caracter annehmen, doch immer nur als physiologische aufgefafst werden müssen (woher auch die Schwierigkeit der Behandlung, da sie nur zu mäfsigen, nicht zu unterbrechen sind), ist es weniger die zu grofse Menge des Blutes, als das ungestüme Andrängen desselben nach einzelnen Theilen, welches zu den pathologischen Phaenomenen, die als Gefäfsreizung oder Krampf in die Erscheinung treten, Veranlassung giebt. Nicht also Minderung der Blutmasse (wodurch leicht der Organismus zur Durchführung des Entwickelungsvorganges unfähig gemacht werden

könnte), sondern Ableitung von einzelnen Theilen und Wiederherstellung der centrifugalen Richtung in der Circulation ist hier Heilobject, und gerade die Beseitigung solcher entzündlich aufgeregten Störungen, in denen nicht die Masse, sondern nur das gestörte Gleichgewicht zu bekämpfen, ist ein Glanzpunkt der Wasserheilmethode.

Was nun die näheren Indicationen für die Anwendung der Wasserheilmethode betrifft, so dürften es namentlich folgende Krankheitszustände sein, welche den bisherigen Erfahrungen zufolge, in dem neuen Verfahren ein wirksames Mittel finden.

1) Alle acute Krankheitsformen, in denen sich ein heftiger Orgasmus der Säfte und eine überwiegende Thätigkeit des arteriellen Systems durch die bekannten characteristischen Erscheinungen kund giebt, wo das Fieber heftig, anhaltend, und durch das Andrängen der Blutmasse nach inneren Theilen, Kopf und Brust, gefährdet sind. Es gehören also hierher alle Irritationsfieber, Catarrhalfieber, alle Evolutionsvorgänge, vornehmlich die Dentition, bei denen der physiologische Procefs in einen pathologischen auszuarten droht. Ob bei wirklich bereits ausgebildeten Entzündungen das neue Verfahren, mit Umgehung der bisher üblichen Blutentziehungen, zur Zurückbildung des inflammatorischen Processes ausreicht, wie von mehreren Seiten her versichert und durch Beispiele nachgewiesen wird, mufs dahingestellt und weiteren, von vorurtheilsfreien Aerzten angestellten Versuchen überlassen bleiben. Eben so scheint es räthlich, da, wo fremde Stoffe, Cruditäten etc., im Magen und Darmcanal als Ursache der vorhandenen Störung erkannt werden, der Wassercur nicht zu vertrauen, sondern dieselben lieber auf dem kürzesten Wege und die geeignete Weise auszuführen.

2) Bei allen acuten Exanthemen, Masern, Scharlach etc., in denen das Fieber sehr heftig, die Haut heifs und trocken ist, die Eruption sich verzögert oder von Krämpfen begleitet ist. Hier ist die Anwendung des kalten Wassers auf das leidende Hautorgan, so wie sein innerer Gebrauch, ein entschieden treffliches Mittel, und unzählige Erfahrungen lehren es, dafs man ohne alle Furcht vor Metastasen ihm mehr vertrauen kann, als allen übrigen zu diesem Zwecke empfohlenen Arzneien. Verfasser sah in Gräfenberg bei einer dort herrschenden Masernepidemie sämmtlich davon ergriffene Kinder, und manche mit sehr gefahrvoller Erscheinung, auf diese Weise von Priegnitz behandelt; Alle genasen eben so rasch als sicher.

3) Bei unordentlichen, convellirenden Bewegungen der Muskeln, Krämpfen und Zuckungen, die so häufig Folgen der gestörten Hautfunction sind, und bei denen die Reizbarkeit der Faser sich zunächst im Gefäfssysteme ausspricht. Der Grund der Häufigkeit solcher Erscheinungen im kindlichen Alter liegt eben in der Organisation des Kindes, die sich durch excessive Erregbarkeit mit Mangel an wirksamer Reaction characterisirt,

und dieses Mifsverhältnifs der beiden Factoren der Erregung und der organischen Gegenwirkung ist es, welches so oft stürmische Erscheinungen nach unbedeutenden Reizen hervorruft. Für solche Fälle nun, wo Alles darauf ankommt, eine allgemeine Reaction, so wie eine kräftige Ableitung nach der Haut zu bewirken, die grofse Unruhe und Reizbarkeit des Kranken zu beschwichtigen, und innere bedrohte Organe frei zu machen, dürfte sich wohl nicht leicht ein zweckmäfsiges Heilverfahren finden, als die zweckmäfsige Anwendung des kalten Wassers; in der gewöhnlich bald erfolgenden profusen Schweifserregung gehen gemeinhin alle tumultuarischen Erscheinungen unter.

Unter den chronischen Krankheiten dürften namentlich alle Cachexien und Dyscrasieen, besonders aber die im kindlichen Alter leider so überaus häufige Scrophulosis, die Anwendung der Wassercur indiciren. Der wohlthätige Einflufs eines angemessenen Regimens, einer einfachen kräftigen Nahrung, des Genusses der freien Luft, der Körperbewegung uud Reinlichkeit (Alles Momente der von der Wassercur unzertrennlichen Diät) bei dem erwähnten Leiden ist längst bekannt und aufser Zweifel gestellt; tritt hierzu nun noch ein Verfahren, das, ohne die Energie der schon ohnedies darniederliegenden Digestionsorgane durch allerlei schwächende, alterirende Mittel noch mehr herunterzusezzen, die dick gewordenen Säfte zu verdünnen, die wirklich materiellen Niederschläge, Ablagerungen schlechter Säfte etc., Behufs ihrer Elimination an die Haut zu schaffen, und in die Organe, welche entweder durch solche Ablagerungen oder aus anderweitigen Ursachen unthätig geworden, eine frische Circulation neuer, täglich etwas verbesserter Säfte zu führen vermag; so wird sich gewifs sehr bald eine höchst wohlthätige Veränderung in dem Befinden der Kranken manifestiren. Starkes Schwitzen und kräftiger Gebrauch der Douche sind namentlich bei inveterirten Leiden unerläfsliche Bedingung für das Gelingen der Cur.

Bezüglich der Applicationsweise des kalten Wassers in den hier genannten Krankheitsformen des kindlichen Alters ist nun noch Folgendes zu bemerken.

Bei allen fieberhaften Krankheiten, acuten Exanthemen, Krämpfen etc., in denen die Haut heifs und trocken ist und die centrifugale Richtung in der Circulation aufgehoben scheint, sind nafskalte Einwickelungen des ganzen Körpers zur Herabstimmung des aufgeregten Gefäfssystems und Beförderung der zögernden Eruption das souveräne Mittel. Es wird nämlich ein in kaltes Wasser eingetauchtes und wieder ausgerungenes Tuch über die im Bett liegende wollene Decke gebreitet, der Kranke hineingelegt, und nun das Tuch so um die Beine und den übrigen Körper geschlagen, dafs dieser letztere ganz davon eingehüllt ist, und nur Augen, Nase und Mund frei bleiben; dann wird die wollene Decke, und endlich noch ein Stück Bett darüber gepackt. Je nachdem die Stärke des Fiebers es erheischt, wird dieses Einschlagen in kurzen Zwischenräumen von etwa ½ Stunde, oder noch öfter, erneuert, wobei die Heftigkeit der Erscheinungen und das schnelle Trockenwerden des Leintuches die Richtschnur abgeben. Sind die stärksten febrilischen Symptome vorbei, so läfst man den Kranken bis zum Ausbruch eines profusen Schweifses in der Einwickelung liegen, und wäscht ihm dann mit abgeschrecktem Wasser, von 15 - 16°, in einer Badewanne den ganzen Körper tüchtig ab. Während der Einwickelung wird dem Kinde frisches, kaltes Wasser innerlich gereicht, und ausserdem noch auf die vorzugsweise bedrohten und ergriffenen Theile, Kopf, Brust etc., ein kaltes, häufig zu wechselndes Epithem gelegt. — Dieses Verfahren pafst mit einigen Modificationen (ob man z. B. auch beim jedesmaligen Wechsel der Einwickelung den Kranken kalt abwäscht) bei allen acuten Krankheitsformen, und kann den gemachten Erfahrungen gemäfs selbst bei den zartesten Kindern mit Sicherheit angewendet werden.

In chronischen Krankheiten, bei Dyscrasieen, Cachexieen etc. bedarf es einer systematisch durchgeführten Wassercur. Hier sind das consequent durchgeführte Schwitzen in den wollenen Decken (Kotzen), die kräftige Anwendung der Douche, das häufige Trinken von kaltem Wasser, die Application von erwärmenden Umschlägen (d. h. solchen, die, eng an die Haut anschliefsend, so lange liegen bleiben, bis sie ganz trocken sind) auf das hervorstechend leidende Organ etc. etc. unerläfsliche Requisite für das Gelingen der Cur; die nähere Angabe ihres Gebrauchs würde hier zu weit führen, und müssen wir deshalb auf die darüber erschienenen ausführlichen Schriften verweisen.

Ehe wir zur näheren Angabe der einzelnen Heilmittel übergehen, dürfte es nicht unangemessen sein, einige auf die Gabe und Form der für Kinder bestimmten Arzneien bezügliche Bemerkungen vorauszuschicken.

Um die Gabe der bei Kinderkrankheiten darzureichenden Heilmittel festzustellen, hat man von jeher das Alter des Kindes als Norm angenommen, und nach dieser Anordnung, wenn die Gabe für einen Erwachsenen = 1 ist, die für ein Kind von 14 = $\frac{1}{2}$, von 4 Jahren = $\frac{1}{4}$, von 2 Jahren = $\frac{1}{8}$ angegeben. Allein schon die flüchtigste Betrachtung mufs ergeben, dafs ein derartiges Verhältnifs niemals einen practischen Werth haben könne. Weniger nach dem Alter als nach der eigenthümlichen dynamischen Wirkung der Arzneimittel selbst, mufs sich die Bestimmung der passenden Gabe richten. Im Kinde, wo die Reproduction so üppig vorherrscht, ist die Wirkung jener Heilmittel, welche unmittelbar auf das reproductive System einwirken, ungleich geringer. Die entleerenden Mittel und die, welche vorzüglich das Drüsen- und Lymphsystem afficiren, werden deshalb im kindlichen Alter in relativ sehr grofsen Gaben vertragen, und einige derselben, wie die Antimonial- und besonders die Mercurialpräparate verträgt der kindliche Organismus beinahe in gleichem Quantum, wie der erwachsene Mensch. Dagegen dürfen diejenigen Arzneistoffe, welche vorzugsweise die Irritabilität und Sensibilität, besonders das höhere Nervenleben und Gehirn ergreifen, bei Kindern nur mit der gröfsten Vorsicht gereicht werden, weil dieselben starken Eindrücken dieser Art nicht gewachsen sind, und sich nicht dagegen zu behaupten vermögen. Namentlich gilt dieses von den narcotischen Mitteln, deren Wirkung unmittelbar auf das Gehirn sich äufsert, und so leicht Congestionen in diesem Organe erzeugt.

Bezüglich der Wahl der Arzneimittel, so müssen dieselben, wo es unbeschadet ihrer Wirksamkeit geschehen kann, immer so wohlschmeckend als möglich eingerichtet werden. Abgesehen davon, dafs die Kinder sonst schwer dahin zu bringen sind, sie überhaupt einzunehmen, sind sie, könnte man dies auch durch Gewalt erzwingen, schon deshalb zu vermeiden, weil sehr viel daran liegt, dafs das Kind willig, ohne Angst und Geschrei, wodurch die Erregung noch vermehrt wird, seine Arznei verschlucke, und diese nicht Erbrechen veranlasse, was in manchen Fällen, z. B. bei entzündlichen Kopf- und Brustleiden, u. s. w. sehr unerwünscht wäre. — Was endlich die Form betrifft, in der man die Arzneimittel giebt, so kann man sie auch, aufser den gewönlichen Formen, noch als Zuckerplätzchen, Trochisci etc. darreichen. Mit Unrecht schliefst man die Pillen- und Bolusform in Krankheiten des kindlichen Alters aus, da die Arzneien in dieser Gestalt, mit Hülfe eines Bissens Apfel- oder Pflaumenmufses sich sehr bequem nehmen lassen.

Acetum Vini. **Essig, Weinessig.** Die Benutzung des Essigs in den Krankheiten des kindlichen Alters ist vorzüglich eine äufsere. Man gebraucht ihn:

1) Als Zusatz zu Klystiren. Die Essigklystire sind besonders von Autenrieth beim Croup empfohlen, doch werden sie auch bei allen anderen Krankheiten, mit heftigem Antriebe des Blutes nach dem Kopfe, wo man einen kräftig ableitenden Reiz haben will, mit grofsem Vortheil benutzt werden können. Die ableitende Wirkung wird in solchen Fällen, z. B. im Hydrocephalus, vermehrt, wenn man das Klystir kalt applicirt. — Das gewöhnliche Vehikel für dergleichen Klystire ist Wasser, Hafergrütze, Chamillenthee etc. Den Zusatz des Essigs bestimmt Autenrieth so, dafs er so viele Efslöffel Essig hinzumischte, als das Kind Jahre zählt. Allein dies Verhältnifs, abgesehen davon, dafs nach dieser Bestimmung eine viel zu grofse Quantität Essig dem Klystire beigemischt würde (ein Kind von 10 Jahren würde auf diese Weise 10 Efslöffel Essig erhalten), kann deshalb keine allgemeine Gültigkeit haben und ist aus dem Grunde verwerflich, weil die Verschiedenheit der Receptivität, durch Constitution und gegenwärtiges Uebelbefinden mannichfaltig modificirt, über die Gabe eines so wirksamen Mittels ungleich mehr, als das Alter des Individuums entscheiden mufs. Im Allgemeinen liefse sich der Zusatz von Essig wohl folgendermafsen bestimmen: Sehr kleinen Kindern etwa $\frac{1}{2}$ Efslöffel auf eine $\frac{3}{4}$ Tasse Wasser (über das Volumen des Klystirs je nach dem Alter und dem verschiedenen Heilzweck s. den Artikel Klystir), $1\frac{1}{2}$-3jährigen 1 Efslöffel, 3-6jährigen $1\frac{1}{2}$-2 Efslöffel etc. Auch dürfte es zweckmäfsig sein, noch einen oder einige Efslöffel Honig oder Oel hinzuzusetzen. Man wähle keinen zu scharfen Essig, da dieser leicht heftigen Leibschmerz verursachen kann. Ein solches Klystir applicirt man 1-2 Mal täglich, in dringenden Fällen auch wohl alle 3 Stunden.

2) Zu Fufsbädern. Wendt empfiehlt die sauren Fufsbäder bei allen Krankheiten mit heftigem, ungezügeltem Antriebe des Blutes nach dem Kopfe als ein sehr wirksames Mittel. Er bereitet sie aus 5 Theilen Wasser und einem Theile scharfen Essigs.

3) Zu Waschungen. Wolff empfahl als Prophylacticum gegen Scharlach Waschungen der gesammten Hautoberfläche mit Essig. Bei schon ausgebrochenem Scharlach thun Waschungen aus gleichen Theilen Essigs und frischen Wassers herrliche Dienste (s. den Artikel Kälte).

4) Zu Bädern. Jörg empfiehlt bei *Asphyxia neonatorum* Essig zu 2-3 Pfund dem Bade beizumischen. Gölis liefs einen Säugling, der durch Opium vergiftet war, eine Viertelstunde in einem Essigbade.

5) Zu Fomenten. Flanell- oder Friestücher werden mit warmem Weinessig getränkt, dann wieder ausgerungen und so warm, als es der Kranke nur vertragen kann, auf den Thorax oder Unterleib gelegt. Es sind diese Bähungen bei Entzündungen der genannten Parthieen, nach vorausgegangener Blutentleerung, ein treffliches schmerzlinderndes Mittel (Heim).

Kalte Essigfomentationen vor der Stirn, Umwickelung des Halses mit einem erwärmten, mit Essig befeuchteten Tuche, erwärmte Essigumschläge auf die Brust, Umhüllung der Füfse mit in Essig getauchten Servietten, und überdies eine Bedeckung des ganzen Körpers mit Flanell bei gleichzeitiger Verdünstung von Essig im Krankenzimmer und Darreichung eines aus Wasser und Essig oder Sauerhonig bestehenden Getränkes sollen sich nach Gruithuisen als treffliche Mittel beim Croup bewähren. Herberger erhielt günstige Resultate aus allgemeinen Essigwaschungen.

6) Endlich benutzt man noch den Essig zur Entwickelung von Dämpfen. Diese Dämpfe sind besonders im Croup von Home, Crawford, Cheyne, Latour empfohlen; sie sahen die Lungen darnach feuchter werden und Auswurf erfolgen. Man hält zu dem Ende Schwämme, die mit Essig und warmem Wasser getränkt sind, vor dem Munde, man setzt ein Gefäfs mit kochendem Essig in die Nähe des Bettes, man giefst den Essig auf glühende Steine, läfst durch einen Trichter die Dämpfe in den Mund gehen etc. Es mufs jedoch bemerkt werden, dafs in der ersten Periode der Krankheit, wo noch starke Entzündung obwaltet, die Anwendung dieser Essigdämpfe, als zu reizend, zu vermeiden ist.

Acetum Saturninum. Extractum Saturni. Bleiessig.

Aeufserlich: 1) Zu Fomentationen und Umschlägen, hier wohl am häufigsten in Form der *Aq. Saturnina* (*Acetum Saturnin.* ℥β. auf *Aq. destillat.* ℔.ij.). Die Anwendung des Bleiwassers bei traumatischen Entzündungen, oberflächlichen Hautentzündungen, anomalen Secretionen, feuchten, stark absondernden, chronischen Hautausschlägen etc. ist bekannt; er wirkt in allen diesen Fällen als zusammenziehendes, die Cohäsion der Faser vermehrendes Mittel, depotenzirt in hohem Grade die Vegetation der Theile, mit denen er in Berührung tritt, stimmt die Sensibilität herab. ist daher vor anderen Externis direct schmerzstillend, und beschränkt auf mächtige Weise die Absonderung in der afficirten Parthie. Es ergiebt sich aus dieser Wirkung, dafs sein Gebrauch blos da zu gestatten ist, wo man es nur mit rein örtlichen Uebeln, in denen eine Unterdrückung der anomalen Secretion ohne weiteren Nachtheil geschehen kann, zu thun hat, dafs man sich aber wohl hüten mufs, bei noch fortdauernder innerer Ursache (und eine solche fehlt wohl selten bei weit verbreiteten Hautleiden der Kinder) die äufsere Erscheinung schnell zu supprimiren, und so die krankhafte Richtung der Ernährung (in welcher gewönlich jene Uebel wurzeln) zurückzutreiben. *Hydrocephalus acutus*, heftige Krämpfe, bösartige Augenentzündungen sind Folgen einer solchen unbesonnenen Anwendung von Bleipräparaten bei Milchschorf, Intertrigo und dergl. Allein auch in Fällen, wo eine solche innere Ursache fehlt, wo der Beseitigung des örtlichen Uebels nichts im Wege steht, sei man mit der Anwendung von bleihaltigen Umschlägen vorsichtig; man wende sie nie anhaltend und, besonders wenn die Oberhaut fehlt, auf zu grofsen Flächen an, da neuere Erfahrungen lehren, dafs grade der äufserliche Gebrauch des essigsauren Bleies es ist, der leicht eine Intoxication herbeiführt. Man macht die Bleiwasserfomentationen warm oder kalt, je nach dem Stadium oder dem Character der Entzündung; auch kann man Cataplasmen von Semmelkrume mit Bleiwasser anfeuchten und so auflegen.

2) Zu Augenwaschwassern und Augentropfwassern. Im zweiten Stadium der *Ophthalmia neonatorum* hat man Collyrien mit Zusatz von Bleiessig empfohlen; auch hier räth Wendt zur Vorsicht und mäfsigen Gaben.

16.

℞ *Aq. rosar.* ℥ij.
Mucil. sem. Cydon. ʒβ.
Acet. Saturn. gutt. viij.-x.
Spirit. camphor. gutt. xv.-xx.
MS. 6-8 Mal täglich einige Tropfen in's Auge fallen zu lassen.

v. Siebold.

17.

℞ *Extr. Saturnin.* ℈j.
solve in
Aq. destill. ℥vj.
DS. Gewärmt mit einem Schwamme öfter an die Augen zu bringen.

Acetum Squillae. Meerzwiebelessig. Dieses Präparat der Squilla wird vorzugsweise in Wassersuchten benutzt, die so häufig den exanthematischen Krankheiten, besonders dem Scharlach, zu folgen pflegen. Für sich allein gegeben erfordert es aber grofse Vorsicht, da es leicht starke Beängstigungen macht. Milder und doch kräftig wirkt die Saturation mit einem Laugensalze, allein auch diese wird nach Wendt selten gut vertragen und wirkt gewöhnlich mehr als Emeticum, weshalb er sie auch in Verbindung mit einem gewürzhaften Mittel zu geben räth. Richter (s. dessen Arzneimittellehre) will von ihr bei Wassersuchten nach kalten Fiebern der Kinder gute Dienste gesehen haben.

Dosis und Darreichungsform. Innerlich: Zu 5-10-20 Gr. einigemal täglich in Mixturen, gern in Verbindung mit anderen Diureticis, *Tart. depuratus*, *Liq. Kali acetic.*, s. ℞ 18. und 19., in Saturationen (℥iiß. sättigen ungefähr ʒj. *Kal. carbonic.*). Man gebe hier die Quantität des Meerzwiebelessigs als die wichtigere an und bestimmen die des *Kali carbonic.* mit einem q. s. ℞ 20.

Aeufserlich: Zu Fomentationen. Becker, v. Gräfe gegen Kopfblutgeschwulst der Neugebornen. ℞ 21. 22.

18.

℞ *Tart. depur.* ℈ij.
Vin. stibiat.
Acet. Squill. āā ʒß.
Aq. Petroselin. ℥iß.
Syr. Seneg. ʒvj.
MDS. Zweistündlich einen Theelöffel. (Bei Wassersucht nach Scharlach für ein Kind von 1 Jahr auf ungefähr 15 Gaben).
Vogt.

19.

℞ *Kal. acetic.* ʒij.
solve in
Aq. rub. Idaei ℥iij.
adde
Acet. Squill. ʒij.
Syr. rub. Idaei ℥j.
MDS. Alle 2 Stunden ½ Löffel voll. (Für ein Kind von 2-3 Jahren bei Hydrops nach Scharlach.) Vogt.

20.

℞ *Acet. Squill.* ℥j.
Kal. carb. e tart. q. s.
ad perf. satur. adde
Aq. Petroselin. ℥v.
Elaeos. Juniper. ʒij.
SDS. Alle 2 Stunden 1 Efslöffel.

21.

℞ *Acet. Squill.* ℥ß.
Spirit. camphor.
— *Juniper.* āā ℥j.
MDS. Alle 2 Stunden lauwarm überzuschlagen.
Becker.
(Hoere tadelt hier den Kampfer wegen des nachtheiligen Einflusses, den derselbe auf die Brust der Mutter oder Amme ausübt,)

22.

℞ *Acet. Squill.* ℥j.
Sal. Ammoniac. ʒij.
Aq. destill. ℥vj.
MDs. Zum Umschlag,
v. Gräfe.

Acidum hydrocyanicum s. borussicum. Blausäure. Die Blausäure ist in der neueren Zeit auch in den Krankheiten des kindlichen Alters in Gebrauch gezogen worden.

1) Sie ist von Puchelt in der *Carditis infantum* empfohlen, wenn nach geschehener Blutentleernng Nervina nöthig werden.

2) Einen ganz besonderen Ruf hat sie sich im Keuchhusten erworben. Magendie, Granville, Meyer, Roch, Cerutti wollen ganz vorzügliche Wirkungen von ihr gesehen haben; die zahlreichsten Erfahrungen aber zu ihren Gunsten sind von Dr. Edwin Atlée in Philadelphia gemacht worden. Derselbe will 200 Kinder mit ihr behandelt, und bei allen ohne irgend einen Nachtheil die Heilung in 4, 10, 14 Tagen bewirkt haben. Er gebrauchte das Mittel folgendermafsen: Für ein Kind von ½ Jahr mischte er einen Tropfen Blausäure auf ℥j. Syrup und gab hiervon täglich 2 Mal einen Theelöffel. Entstanden innerhalb 48 Stunden kein Uebelbefinden und kein Schwindel, so gab er 3 Theelöffel täglich. Für Kinder von 1-2 Jahren mischte er 2 Tropfen auf die Unze Syrup und so immer einen Tropfen mehr für ältere. Bei Kindern von 12-15 Jahren gab er 6 Tropfen auf ℥j. Syrup (Gazette médicale. 1833). Allein die Erfahrungen anderer Aerzte haben keinesweges diese glänzende Erfolge in der genannten Krankheit bestätigt. Guersent fand sie in vielen Fällen ganz unwirksam; Klose (medicinische Zeitung vom Verein für Heilkunde in Preufsen. Nv. 37) sah nur in wenigen Fällen Milderung und Abkürzung des Verlaufes, in den meisten Fällen aber keine Wirkung. Mehr leisteten ihm Ipecacuanha, Belladonna, *Flor. Zinci.* Auch Kopp bestreitet ihren Nutzen gänzlich. Es möchte daher gerathen sein, das in Rede stehende Mittel, das sich überdies so sehr leicht zersetzt und das selbst bei der gröfsten Vorsicht üble Zufälle erregen kann, ganz aus dem Arzneischatze für das kindliche Alter zu verbannen und an seine Stelle die *Aq. lauro-ceras.* oder *Aq. amygd. amar.* zu substituiren. Will man die Blausäure indessen doch verordnen, so vergesse man nicht, sie in einem gut verschlossenen Glase, *in vitro, epistomio vitreo clauso et charta nigra involuto* zu geben.

Acidum muriaticum. Salzsäure. Die verdünnte Salzsäure hat in ihrer Wirkung viel Aehnlichkeit mit den anderen Säuren, nur ist sie flüchtiger und nähert sich mehr den geistigen Mitteln. Sie hat stärkere Beziehungen zum Nervensystem, erhebt die Thätigkeit der irritabelen Actionen, und pafst daher besonders bei acuten Krankheiten mit Languor und geringer Reizbarkeit im Blute und Gefäfssystem, bei Faulfiebern, exanthematischen Fiebern mit Neigung zur Colliquation etc. Einen besonderen Werth für die Kinderpraxis erhält sie aber noch durch ihre Heilkraft gegen den Keuchhusten, gegen den sie vom Dr. Thiel im Saar-Departement empfohlen worden. Derselbe nennt sie ein sicheres, fast specifisches Mittel, und giebt sie im

Anfange zu ʒij.-iij., steigt aber bald bis zu ℥ß., auch wohl ʒvj., die mit Wasser verdünnt und mit Zucker versüfst, sehr gern von den meisten Kindern, von jedem Alter (?), in einem Tage genommen werden. *Aq.* und *Syr. rub. Idaei* waren die besten Zusätze. ℥vj. Säure in 10-12 Tagen verbraucht, hoben immer die Krankheit. Henke fand in einer sehr heftigen Epidemie den Nutzen der Salzsäure bestätigt; die gewöhnlichen Mittel: Goldschwefel, Belladonna, Opium halfen nichts, die Salzsäure aber wirkte sehr heilsam. Das Mittel verdient also Beachtung um so mehr, als sein Gebrauch (nur bezüglich der Gabe und des Alters etwas modificirt) wohl gefahrloser als der der meisten beim Keuchhusten empfohlenen, so oft gar nichts leistenden Heilmittel sein dürfte. — In neuerer Zeit hat Reich (das Streckfieber und dessen Behandlung. Berlin, 1835) die Salzsäure als das vorzüglichste Heilmittel für alle krankhaften Erscheinungen in beiden Dentitionsperioden empfohlen. Er giebt sie selbst Säuglingen bei sauren und grünspanartigen Durchfällen in der unten näher angegebenen Form (s. ℞ 24). Sie ist ferner fast specifisch zuverlässig gegen Aphthen der Kinder; bei Neugebornen stark mit *Syr.* (*moror.*, *rub. Idaei etc.*) verdünnt, ℈ß. auf ℥iß.-℥ij. als Pinselsaft; bei älteren Kindern besonders nach erforderlicher Reinigung der ersten Wege (am besten durch ein Emeticum) zum inneren Gebrauch. cf. No. 24.

Dosis und Darreichungsform. Innerlich: Man giebt die Salzsäure Kindern von 2-4-6 Jahren (Säuglingen wird man, wegen der hier nöthigen Milchdiät, keine Säure geben) zu ℈j.-ʒß.-j. auf ℥iv.-vj. Wasser, reichlich mit Syrup versüfst, kinder- und efslöffelweise. ℞ 23.

Aeufserlich bedient man sich der verdünnten Salzsäure:

1) Bei Scorbut, scorbutischem Zahnfleische, Aphthen, brandiger Bräune.

2) Beim Wasserkrebs; schon van Swieten fand sie hier sehr wohlthätig, und in neuerer Zeit wird sie auch von Siebert, Seifert, Aegidi u. A. empfohlen.

3) Beim Kopfgrind von Plenck mit *Ungt. Althaeae* und *Juniperi* empfohlen: s. die Formel.

In allen diesen Fällen gebraucht man sie als Mund- oder Gurgelwasser, etwa ʒj. auf ℥vj., mit aromatischen Aufgüssen, *Syr. moror.*, *Mell. rosat.* Als Pinselsaft, ʒß.-j. auf ℥j. Saft. Salben, etwa 1 Theil auf 2 Theile Fett.

23.

℞ *Acid. muriat.* ʒß.-j.
Aq. rub. Idaei ℥iv.
Syr. rub. Idaei ℥iß.
MDS. Zweistündlich einen kleinen Efslöffel.

24.

℞ *Acid. muriat. dilat.*
Spir. mur. aether. āā gutt. x.-ʒß.
Aq. destillat. ℥iij.-vj.
Syr. Althaeae ℥ij.-iij.
MD. Kinderlöffelweise.

25.
℞ *Herb. Salviae*
— *Scord.* āā ℥β.
Inf. *Aq. comm. fervid.* q. s. colatur ℥viij., adde
Acid. muriat. ʒiβ.
Syr. moror. ℥ij.
MDS. Gurgelwasser bei brandiger Bräune.
Wendt.

26.
℞ *Acid. muriat.* ʒij.
Syr. moror. ℥ij.
MDS. Pinselsaft bei Stomacace.
Wendt.

27.
℞ *Acid. muriat.*
Mell. rosat. āā ℥β.
MDS. Pinselsaft. (Bei Noma.)
Klaatsch.

28.
℞ *Mell. rosat.* ℥β.
Tinct. Chin.
— *Myrrhae* āā ℥j.
Acid. muriat. ℈ij.
MDS. Auf das Geschwür zu appliciren. (Bei Noma.)
Stellwagen.

29.
℞ *Ungt. Juniper.* ʒij.
— *Althaeae*
Spirit. Sal. acid. āā ℥β.
M. f. l. a. Ungt.
MDS. Den Erbgrind täglich 2 Mal damit zu bestreichen.
Plenck.

***Acidum pyro-lignosum rectificatum.* Rectificirte Holzsäure.** Gestützt auf die Versuche von Berres über die Versuche der brenzlichen Holzsäure schlug Klaatsch zuerst die Anwendung derselben gegen die gallertartige Erweichung des Magens bei Kindern vor, und Pittschaft hat sie dagegen mit herrlichem Erfolge angewendet. Er gab die Holzsäure einem Kinde von 6 Monaten, bei dem die Krankheit einen hohen Grad erreicht hatte, 4 Wochen lang in der unten näher angegebenen Form, reichte zu gleicher Zeit dabei als Getränk Zuckerwasser und Fenchelthee, als Nahrungsmittel aber mit reinem Wasser und Zucker bereiteten Gerstenschleim. Teufel (Annalen für die gesammte Heilkunde. 2. Jahrgang. 1825) wendete die Holzsäure ebenfalls gegen dieses Uebel an, und zwar mit sehr günstigem Erfolge; doch, glaubt er, sei wenig Nutzen bei der bereits bestehenden Magenerweichung von diesem Mittel zu erwarten, sondern nur in Fällen, wo nicht Säurebildung, sondern Alcalescenz vorherrscht. Uebrigens empfiehlt er und Schubarth die gröfste Vorsicht bei dem Gebrauche eines Mittels, das nach den bestehenden Erfahrungen leicht durch plötzliche Nervenlähmung nach heftigen Krampfzufällen zu tödten vermag, was gerade bei dieser Krankheit, ihrer eigenthümlichen Natur nach, vorzüglich zu befürchten sei. Erfolgen nach zu grofsen Gaben Uebelkeit, Erbrechen, Zuckungen, so sollen starke Hautreize und kühle, reine Luft die besten Gegenmittel sein.

Dosis und Darreichungsform. Innerlich: Man giebt die Holzsäure Kindern von 6 Monaten bis 2 Jahren (die Krankheit kommt fast ausschliefslich in diesem Alter vor) zu ʒj.-ij. auf ℥ij.-iij. Wasser mit Syrup theelöffelweise.

Aeufserlich: Klaatsch empfiehlt bei Noma die angegriffenen Stellen des Mundes ganz einfach mit der unverdünnten Holzsäure zu betupfen. Fangen die Geschwüre an zu granuliren und sich zu reinigen, so setze man die Säure aus, da sie die Heilung stört; je mehr das Geschwür sich reinigt, desto mehr Wasser setze man zu. Auch Richter (s. dessen Arzneimittellehre) bediente sich ihrer mit Erfolg; er benutzte die rohe Holzsäure, *Acid. pyro-lignosum crudum*, räth jedoch, damit nicht zu dreist, besonders auf gröfseren Flächen, zu sein.

30.

℞ *Acid. pyro-lignos rectif.* ʒj.-ij.
Aq. flor. Naphae ℥ij.
Syr. emulsiv. ℥j.
MDS. Stündlich 1-2 Theelöffel.
Pittschaft.

31.

℞ *Acid. pyro-lignos.* ʒiβ.
Mell. rosat. ℥j.
MDS. Pinselsaft.
Sundelin.

32.

℞ *Acid. pyro-lignos.* ℥j.
Inf. *Fol. Salv.* ℥vj.
MDS. Zum Gurgeln bei brandiger Bräune.

Acidum sulphuricum dilutum. Verdünnte Schwefelsäure. Die Schwefelsäure wird in allen den Fällen mit Nutzen gegeben werden, wo man Verdichtung der Cohäsion und Beschränkung der krankhaften, in der Peripherie des Gefäfssystems und besonders in den Mündungen derselben hervortretenden Thätigkeit beabsichtigt. Heftige Blutungen, brennende Hitze der Haut, starker Orgasmus des Blutes, ohne Symptome der noch andauernden wahren Entzündung indiciren im Allgemeinen ihren Gebrauch (Wendt). Es gehören dahin mit Colliquationen verbundene Fieber, Faulfieber, bösartige exanthematische Formen, Blutungen etc.

Gabe und Darreichungsform. Innerlich: Man giebt die Schwefelsäure ʒβ.-j. auf ℥iv. Wasser, reichlich mit Syrup versüfst, gröfseren Kindern 2stündlich einen Efslöffel, kleineren einen Kinderlöffel. Auch kann man sie mit Syrup unter das Getränk mischen lassen.

Aeufserlich: Henke empfiehlt sie als Pinselsaft bei Schwämmchen der Kinder; Wendt findet das Mittel wegen der bei Säuglingen unentbehrlichen Milchdiät nicht recht passend.

33.

℞ *Acid. sulphur. dilut.* ʒβ.-j.
Aq. rub. Idaei ℥iv.
Syr. rub. Idaei ℥j.-iβ.
MDS. Alle 2 Stunden einen Efslöffel voll.

34.

℞ *Acid. sulphur. dilut.* ʒj.
Syr. Cerasor. ℥ij.

MDS. Bis zur angenehmen Säure unter das Getränk zu mischen.

35.

℞ *Acid. sulphur. dilut.* gutt. xxx.

Syr. moror. ℥j.

MDS. Zum Pinseln. (Bei Schwämmchen.)

Henke.

Aerugo. Viride aeris. Grünspan. Der Grünspan wird blofs äufserlich benutzt. Desault und Bicker haben ihn in den unten näher angegebenen Mischungen gegen *Tinea capitis* empfohlen; der letztere reicht zugleich innerlich *Baryta muriatica*, oder Plummer'sches Pulver und läfst lauwarme Bäder gebrauchen. Die Borke fällt nach Application der Salbe sehr schnell ab, oder wird mit einer stumpfen weichen Bürste abgebürstet; ist aller Grind entfernt, so wird der Kopf eine Zeit lang mit einer Kaliauflösung gewaschen.

36.

℞ *Aerugin.*
Merc. sublim. corr. āā gr. vj.
Aq. destill. ℥ij.

MDS. Zum Losweichen der Borken bei Tinea.

Desault.

37.

℞ *Aerugin.*
Merc. dulc. āā ℈j
Ungt pomad. ʒx.

MDS. Morgens und Abends den Rand des Grindes damit zu bestreichen.

Bicker.

Aetheres. Die Aetherarten sind in der Reihe der geistigen Mittel die flüchtigsten; sie vermögen nicht wie die ätherishöligen Mittel einen gesunkenen Kräftezustand zu erheben und in dieser Erhebung zu erhalten, sondern sie wirken mehr als flüchtige Nervenmittel und passen besonders in den Fällen, wo es um Schnelligkeit der Wirkung zu thun ist, wo man einer schnellen Erhebung bedarf, um dadurch erst anderen Mitteln zugänglich zu werden, wie z. B. bei nervösen Schlagflüssen, Ohnmachten etc, oder wo die sensitive Function des Nervensystems vorherrschend ergriffen ist, wie z. B. bei Nervenkrämpfen, Colicen, Flatulenz etc. Neben ihrer die Thätigkeit des Nervensystems steigernden Wirkung erzeugen diese Mittel aber auch, besonders bei leicht beweglichem Gefäfssystem, in etwas stärkeren Gaben sehr leicht Erhitzung und Wallung. Dieser Umstand und die Erfahrung, dafs diejenigen Arzneistoffe, welche vorzugsweise die Irritabilität und Sensibilität, besonders das höhere Nervenleben und Gehirn ergreifen, bei kleinen Kindern nur mit der höchsten Vorsicht gereicht werden müssen, weil dieselben starken Eindrücken dieser Art durchaus nicht gewachsen sind und sich nicht dagegen zu behaupten vermögen, mufs auch bei Darreichung der Aetherarten zu grofser Behutsamkeit auffordern, und ihren Gebrauch nur auf die dringendsten Fälle beschränken lassen. Man individualisire daher genau mit der einzelnen Gabe, fange mit kleinen an, gebe das Mittel aber in rascheren Intervallen, und gehe bald zu fixeren Mitteln über, da eine fortgesetzte Erregung ohne gleichzeitige Steigerung der Energie leicht in die höchsten Grade der Schwäche übergehen kann. Noch gröfsere Vorsicht wird nöthig, wenn das kranke Individuum sich gerade in einem der periodisch eintretenden Entwickelungsvorgänge, in denen die Receptivität noch über das gewöhnliche Mafs gesteigert ist, befindet.

Die Krankheitsformen, für die sich im Allgemeinen die Aetherarten eignen, sind schon oben erwähnt worden, und es mag hier nur noch bemerkt werden, dafs zu Arzneien, besonders resorbirenden, die einen gröfseren Aufwand von Digestionskraft erheischen, wie dieses z. B. bei der China der Fall ist, meistens ein mäfsiger Zusatz der Aetherarten zweckmäfsig sein dürfte.

Aether phosphoratus. Gephosphorter Schwefeläther. (Auflösung des Phosphors in Schwefeläther.) Er wird von Wendt bei nervösem Scharlach, in den höchsten Graden der Lebensschwäche, bei kleinem, kaum fühlbarem Pulse, röchelndem Athem, kalten Extremitäten etc. empfohlen. Kleinen Kindern, fügt Wendt hinzu, darf dieses Mittel eben so wenig als Opium gegeben werden.

Dosis und Darreichungsform. Kindern von 3-5-8 Jahren giebt man 1-2.5 gutt. alle 2 Stunden, jede Einzelgabe in einem schleimigen Vehikel, *Syrup Althaeae*, Haferschleim etc.

38.

℞ *Aether. phosphor.* ℥ij.
Detur ad vitrum epist. vitreo munitum.
S. 1-2-5 Tropfen alle 2 Stunden mit etwas Haferschleim. (Alternatim damit ein *Infus. Serpent.*) Wendt.

Aether sulphuricus. Naphtha Vitrioli. Schwefeläther. Der Schwefeläther ist unter den verschiedenen Aetherarten unstreitig der stärkste und deshalb auch in allen für die Anwendung des Aethers sich eignenden Fällen am meisten im Gebrauch. Nervöse Schlagflüsse, Scheintod der Neugeborenen, Steckflüsse, höhere Grade der Krämpfe, Colicen, Flatulenz etc. indiciren im Allgemeinen seinen inneren und äufserlichen Gebrauch; auch wird er am häufigsten als Zusatz zu anderen Arzneien benutzt.

Dosis und Darreichungsform. Innerlich: Zu 2-4-6 Tropfen alle Stunde bis ½ Stunde, nur in sehr dringenden Fällen mehr, am besten pur, doch die Einzelgaben in einem schicklichen Vehikel, z. B. Chamillenthee, um den penetranten Geschmack zu mildern. Als Zusatz zu anderen Arzneien etwa (ʒj. = 200 Tropfen) ℈j.-ʒβ. auf ℥vj.-viij.

Aeufserlizh: Besonders beim Scheintod der Neugeborenen als Riechmittel, Einreibung in den Kehlkopf und die Brust, wobei die durch sein Verdunsten erregte starke Kälte noch in Anschlag kommt. Man thut in solchen Fällen gut, den Aether von einer gewissen Höhe auf die Brust zu tröpfeln, oder ihn mit einiger Gewalt dagegen anzuspritzen. Auch als Kälte bewirkendes Mittel auf den geschornen Kopf bei *Hydrocephalus acutus*.

Agaricus. Man giebt den gepulverten Lerchenschwamm in den letzten Stadien der *Tabes meseraica*, um den Colliquationserscheinungen, namentlich den schmelzenden Schweifsen, Einhalt zu thun, in der Gabe von etwa 1 Gran vor Schlafengehen.

39.

℞ *Agaric. pulv.* gr. iv.
Sacchar. alb. ℈j.
M. divid. in part. iv. aequal.
S. Abends ein Pulver.
Verson.

Alumen. Alaun. Der Alaun wird vorzüglich äufserlich in der Kinderpraxis benutzt. Er wirkt bei seiner örtlichen Anwendung gelind zusammenziehend und einer localen Zersetzung entgegen, und dient daher in allen Fällen, wo man einer localen Atonie entgegenwirken will. Man bedient sich seiner:

1) Bei Mundaffectionen der Kinder, die so oft den Character der Atonie an sich tragen. Schon Aretäus rühmt die örtliche Anwendung dieses Mittels bei chronischen Entzündungen des Mundes und Rachens, und auch in der neueren Zeit hat man ihn vielfach bei dergleichen Affectionen benutzt. Bei Bräune (als Gurgelwasser, Einspritzung zu ʒj.-ij. auf ℥vj.-viij. Salbeidecoct mit Essig oder Sauerhonig), bei Stomacace (Hufeland, Neuhoff), bei Aphthen (als Pinselsaft); Maxim. Stoll (*Praelect. in diversos morbos chronicos.* Wien, 1788) nennt ihn hier das wirksamste Mittel; man soll in einigen Unzen Salbeiwasser, wozu man etwas *Roob Sambuci* setzt, einige Grane rothen Alaun auflösen, und mit einem darin getauchten Pinsel Mund, Zunge u. s. w. bestreichen. Man wende den Alaun jedoch vorsichtig an, und wechsele mit gelinden Mitteln, um nicht zu stark zu reizen. Auch in Substanz hat man ihn angewendet. So räth Löffler bei Bräune der Kinder das Einblasen von fein gepulvertem Alaun;

und Bretonneau läfst ihn beim Croup als Localmittel mittelst einer einfachen cylindrischen Röhre einblasen. Bei einigen war 2-3malige, bei anderen 5-6malige Anwendung hinreichend. Billard räth bei Aphthen die alienirte Oberfläche mit einem Stückchen Alaun zu betupfen, um einen anderen Reiz anzubringen, und die Vernarbung der entzündeten Fläche zu begünstigen.

2) Im 2ten und 3ten Stadium der *Ophthalmia neonatorum;* englische Aerzte empfehlen hier ein Collyrium aus einer Auflösung des Alauns.

3) Als Stypticum bei Blutungen, z. B. aus Blutegelstichen, in Pulver mit Colophonium, arabischem Gummi etc., oder eine gesättigte Auflösung zum Ueberschlagen (the Lanzet No. 123).

4) Wurde von Mursinna eine starke Auflösung mit Zusatz von *Spiritus Vitrioli* gegen Hydrocele der Kinder empfohlen.

40.

℞ *Mell. rosat.* ℥ij.
Alumin. ʒj.
Tinct. Myrrhae ʒß.
MDS. Pinselsaft. (Bei Stomacace.) Neuhoff.

41.

℞ *Alumin.* ℈j.-ʒj.
Aq. rosar. ℥ij.
MDS. Zum Auspinseln. (Bei Aphthen.)
Lüttmann. Ficinus.

42.

℞ *Alumin. depur.* ʒj.
solve in
Inf. *Herb. Salviae* (ex ʒiv. parat.) ℥vj.
adde
Mell. rosat. ℥j.
MDS. Gurgelwasser. (Bei atonischer Bräune.)
Vogt.

43.

℞ *Alumin.* gr. ij.
Solve in
Aq. rosar. ℥j.
DS. Zum Waschen der Augen. (Bei *Ophthalmia neonatorum.*)

44.

℞ *Alumin crud.*
Gumm. Tragac. āā ʒj.
MDS. Blustillendes Pulver.

Ammoniacum depuratum. Gereinigtes Ammoniacgummi (Pulver).

Das Ammoniacgummi ist ein kräftig auflösendes, die Absonderung und den Resorptionsprocefs in den serösen und Schleimhäuten bethätigendes Mittel. Zu gleicher Zeit aber regt es auch bedeutend die Gefäfsthätigkeit auf, wirkt, längere Zeit fortgebraucht, leicht nachtheilig auf die Verdauung, und macht in gröfseren Gaben Purgiren. Vorzugsweise hat man es als Expectorans in den späteren Stadien der Brustaffectionen, Pneumonie, Keuchhusten benutzt, wenn ein wirklich atonischer Zustand eingetreten, und die Spur einer phlogistischen Diathesis längst verschwunden ist. Sind die Lungen hier noch mit einem zähen, klebrigen Schleime überfüllt, wird dieser schwer ausgeworfen, so wirkt das Ammoniacgummi, besonders in Verbindung mit anderen auflösenden, incidirenden, auch wohl krampfstillenden Mitteln als kräftiges Expectorans. Es mufs jedoch noch einmal bemerkt werden, dafs jede Aufregung des Gefäfssystems seinen Gebrauch ausschliefst; auch vertragen es nur gröfsere Kinder (Wendt).

Dosis und Darreichungsform. Innerlich: Man giebt das *Gummi ammoniacum* Kindern von 3-5-8 Jahren etwa zu 2-4-6 Gr, einige Mal täglich in Auflösung (*Oxymel simplex* oder *Squillae*), am häufigsten in Emulsion (*Lac ammoniacale*) 2-3stündlich einen Theelöffel oder ein Paar Mal täglich einen Efslöffel voll.

Aeufserlich dient es in Form von Pflastern zur Zertheilung oberflächlicher kalter Geschwülste, bei Gelenkanschwellung, Gelenkwassersucht etc. Man kann das Ammoniacgummi zu diesem Zwecke ganz einfach mit gewöhnlichem oder Meerzwiebelessig zu einem dicken Brei kochen, und dick auf Leder gestrichen auflegen. Evers rühmt ein solches Pflaster besonders bei hartnäckigen alten Grindköpfen. Nach abgeschnittenen Haaren und Erweichung der Grindborken durch Schweinefett werden auf die Kopfbedeckungen mehrere Stücke Leder, welche mit einem aus Ammoniacgummi und Essig gekochten Pflaster 2 Messerrücken dick bestrichen sind, gelegt. Erst nach 6-8 Wochen wird diese Bedeckung abgenommen, wo sich die Haut darunter rein und gesund finden soll. Dieses Verfahren, welches selten seinen Zweck verfehlen wird, scheint durch Zerstörung des krankhaft ergriffenen Bulbus der Haare zu wirken und verdient vor der Pechhaube den Vorzug (Richter, Arzneimittellehre).

45.

℞ *Ammoniac. depur.* ℈j.
Solve in
Oxymell. Squill. ℥ß.
adde
Vin. stibiat. ʒj.
Syr. Liquirit. ℥iß.
MDS. Zweistündl. einen Theelöffel. (Für ein Kind von 5 Jahren.)
Aus Phöbus Receptirkunst.

46.

℞ *Ammon. depur.* gr. xxiv.
terre cum
Mucil. Gumm. Mimos. ℥ß.
addo
Aq. Foenicul. ℥ivß.
Syr. Althaeae ℥j.
MDS. Dreimal täglich einen Efslöffel voll. Wendt.

47.

℞ *Gumm. ammoniac.* ℥j.
Solve lent. ign. in
Acet. Squill. ℥iß.
et evapora balneo maris liquorem usque ad spissitudinem emplastri solidioris. Extende supra alutam quadratam.

Ammonium carbonicum depuratum. Gereinigtes kohlensaures Ammonium oder flüchtiges Laugensalz. Das kohlensaure Ammonium steht in seiner Wirkung dem Moschus sehr nahe, erhitzt aber mehr und eignet sich daher bei vorwaltendem Ergriffensein der Sensibilität, kleinem, kaum zählbarem Pulse etc. Es ist ein höchst wirksames Antispasmodicum, das bei Krämpfen der Kinder mit hoher Lebensgefahr nicht zu vernachlässigen ist; trockene Haut, kleine, kaum zählbare Pulse und Beklommenheit der Brust bilden in krampfhaften Krankheiten die näheren Anzeigen für den Gebrauch dieses Mittels (Wendt). Durch gastrische Complication wird es jedoch contraindicirt.

In neuerer Zeit hat Dr. Strahl (in einem Sendschreiben an Rust) das kohlensaure Ammonium als specifisches Mittel gegen das Scharlachfieber empfohlen; bei der Anwendung der unten näher angegebenen Mischung will er von 140 Kranken keinen einzigen verloren haben. War das Resultat wirklich so glücklich, als es hier angegeben worden, so möchte, unserer Meinung nach, der Erfolg mehr der großen Milde oder dem vorwaltenden nervösen Character der herrschenden Epidemie, als einer specifischen Wirkung des Mittels selbst auf das Scharlachfieber, zuzuschreiben sein, und es wäre daher gerathen, dem empfohlenen Mittel nicht zu viel zu vertrauen, sondern den Scharlach lieber den jedesmaligen Heilanzeigen gemäß (die gewiß nicht immer für den Gebrauch eines so aufregenden Mittels sprechen werden) zu behandeln.

Dosis und Darreichungsform. Innerlich: Man giebt das kohlensaure Ammonium Säuglingen zu ½, größeren Kindern zu 1-2-4 Gr. 2stündlich in Pulvern (nicht gern, da es sich in dieser Form wegen seiner Flüchtigkeit nicht lange hält, *d. in chart. cerat.*), in Auflösungen (wozu man sich auch des *Liq. Ammon. carb.* (1 auf 5) bedienen kann), Emulsion in Verbindung mit anderen Antispasmodicis, Moschus etc.

Aeußerlich von Rechon beim Croup empfohlen. Er mischt ʒj. kohlensaures Ammonium mit ℥ij. Cerat, und läßt davon alle Viertelstunden ʒij. auf den Vorder- und Seitentheil des Halses legen und dann das Ganze mit einem Beutel bedecken, worin warme Asche befindlich ist. Hiernach entstehen bald Hautbläschen, Jucken, Brennen und schnelle Abschuppung der Haut (Sachse, das Wissenswürdigste über die häutige Bräune).

48.

℞ *Ammon. carb. depur.* gr. viij.
Mucil. Gumm. arabic.
Syr. Althaeae āā ʒß.
Aq. flor. Sambuc. ℥iij.
M. f. l. a. Emulsio.
DS. Stündlich einen Theelöffel. Richter.

49.

℞ *Ammon. carb. depur.* gr. iv.
Mosch. genuin. gr. vj.
Sacchar. alb. ʒiij.
Misce terend. et adde
Aq. Chamomill. ℥iß.
MDS. Stündlich einen vollen Theelöffel. (Bei Krämpfen eines Säuglings.) Wendt.

50.

℞ *Ammon. carb. depur.* gr. vj.
Mosch. genuin. gr. viij.
Sacchar. alb. ℥ß.

Misce terend. cum
Aq. flor. Tiliae ℥iv.
DS. Zweistündlich einen Efslöffel. (Bei nervösen Pocken für ein Kind von 2-5 Jahren.) Wendt.

51.
℞ *Ammon. carb.* ʒij.
Aq. destill. ℥v.
Syr. Althaeae ℥j.
MS. ½-2stündlich einen Efslöffel. Strahl.

Ammonium carbonicum pyro-oleosum. Sal volatile Cornu Cervi. Hirschhornsalz. Durch die Beimischung des thierischen Oeles wird das kohlensaure Ammonium in seiner Wirksamkeit eine Stufe höher gestellt; es gewinnt durch die Beschaffenheit dieses Oeles nicht allein an Dauer der Wirkung, sondern auch an inniger und tiefer greifenden Beziehung zum ganzen Nervensystem, vorzüglich zum Gehirn und den von ihm direkt ausgehenden Nerven. Es wird daher bei Krämpfen, wenn sie tiefer wurzeln und mehr chronischer Art sind, mit Nutzen in Anwendung kommen, und pafst überhaupt in Fällen, wo Thätigkeit und Energie des Nervensystems gleichmäfsig leiden und gesunken sind (Vogt). Auch hier, wie bei dem früheren Mittel, ist die Rücksicht zu nehmen, dafs dem krampfhaften Leiden durchaus nichts Entzündliches zum Grunde liege, und auch keine gastrische Complication vorwalte. Das Hirschhornsalz ist ferner empfohlen beim Croup, wo es der Neigung zum Coaguliren der ausgeschwitzten Feuchtigkeit entgegenwirken soll. Gutfeld (Horn's Archiv für medicinische Erfahrung, 2. Bd.) sagt: Das *Sal volatile Cornu Cervi* und der Campher empfehlen sich vorzüglich, weil sie durch grofse Flüchtigkeit etc. die unmittelbar angegriffenen Theile, bei naher Berührung auf ihrem Durchgange auf den Schlund, mehr als alle ähnliche Mittel der Art afficiren. Er giebt sie am liebsten in Substanz, weil sie so am besten den hier so nützlichen Husten und Auswurf erregen, der bei anderen Bräunen zu mildern, hier aber zu befördern ist. Rechou (Recueil des observations relatifs au Croup à Paris. 1808. Uebersetzt von Friedländer. 1809) läfst innerlich von Zeit zu Zeit einen Theelöffel voll Althäa-Syrup nehmen, indem er 24 Theilen einen Theil dieses Salzes beimischt; zugleich verbindet er damit die äufsere Anwendung, (s. *Ammon. carb.*) Er will dadurch die schlimmsten Fälle geheilt haben. Wolff (Hufeland's Journal, Bd. 30) rühmt als besonders hülfreich die Verbindung mit Campher, und gab das Mittel in der unten näher angegebenen Form. Allein neuere Beobachtungen von Valentin, Albers und Sachse geben kein günstiges über das in Rede stehende Mittel.

Dosis und Darreichungsform. Man giebt das Hirschhornsalz in derselben Gabe, wie das *Ammon. carb.*, in Pulver (wohl nur beim Croup), in Auflösung (wozu man sich des

5*

Liq. Ammon. carb. pyro-oleos. bedienen kann), in Emulsionen.

52.

℞ *Aq. Foenicul.* ℥j.
Camphor. c. Gumm. Mimos. trit. gr. iij.
Ammon. carb. pyro-oleos. gr. iv.
Syr. Althaeae ℥β.
MDS. Zweistündlich einen Theelöffel. (Für ein Kind von $1\frac{1}{2}$ Jahren beim Croup.)
Wolff.

53.

℞ *Camphor.* gr. vj.
Ammon. carb. pyro-oleos. ϿΒ.
Mucil. Gumm. Mimos.
Syr. Althaeae āā ʒvj.
Aq. Foenicul. ℥iv.
MDS. Zweistündlich $\frac{1}{2}$ Efslöffel voll. (Für ein Kind von 6-8 Jahren beim Croup.)
Wolff.

Ammonium muriaticum depuratum. Sal. ammoniacum depuratum. **Salmiac.** Der Salmiac ist für die Krankheiten des kindlichen Alters ein höchst schätzbares Mittel. da seine Wirkung eine kräftige, aber doch sanfte ist, und gerade diejenige Sphäre des Organismus, die Vegetation, trifft, die am häufigsten in den Krankheitsformen der Kinder betheiligt ist. In seiner Beziehung zur Irritabilität verhält er sich als schwaches Neutralsalz; er mindert die Plasticität des Blutes, und pafst daher bei fieberhaften Krankheiten mit geringen Graden der Sthenie, bei Krankheiten vegetativer Gebilde, die neu entstanden und mit entzündlicher Reizung verbunden sind. Es gehören hierher die leichteren Entzündungsfieber, Catarrhalfieber, catarrhalische Durchfälle, entzündliche Affectionen der Schleimhäute, namentlich *Angina catarrhalis, Catarrhus inflammatorius*, Bronchitis, selbst Croup (nach der Blutentziehung, oder wenn diese nicht pafst, gleich mit Senega in Verbindung, Ficker, Sachse); ferner *Status pituitosus intestinorum*, besonders als Resultat der aus früheren Entzündungszuständen hervorgegangenen Metamorphose, Wechselfieber, wo gestörter Vegetationsprocefs im Unterleibe die Grundursache des Fiebers ist (ein gewifs nicht seltener Fall bei Kindern) etc. In allen diesen Fällen wird der Salmiac die Secretion unterstützen und regeln, am besten die Crisen vorbereiten, und so sehr zweckmäfsig die Stelle des Salpeters vertreten können, der sich für die kindliche Individualität gar nicht eignet, und viel zu feindlich auf den assimilativen Procefs im Darmcanale wirkt. Noch empfiehlt Fischer den Salmiac als ein mächtig rückbildendes Mittel bei Desorganisationen, besonders der Lungen, und räth da, wo man bei Scrophulosis der verdächtigen Lungen, oder der Schwäche halber, kein Quecksilber anwenden kann, zum Gebrauch des Salmiacs.

Dosis und Darreichungsform. Innerlich: Zu 4-6-10 Gr. mehrmals täglich in Pulver (nur bei gröfseren

Kindern, schmeckt sehr schlecht, s. die Verbindung mit *Carbo Spongiae*), in Auflösung (bei Säuglingen etwa ℈β.-j. auf ein Paar Unzen Wasser, 2stündlich 1 Theelöffel, gröfseren Kindern ʒj. auf ℥iv., 2stündlich 1 Kinder- oder Efslöffel). Das beste Corrigens ist *Succ. Liquirit.*, nur hat er das Unangenehme, dafs er Zunge und Stuhlgang färbt und diese zu diagnostischen Zeichen untauglich macht; man kann daher statt dessen auch den *Syr. Violarum* oder *Syr. emulsivus* wählen. Noch ist einer Darreichungsform zu ewähnen, auf die Tourtual (Pract. Beiträge zur Therapie der Kinderkrankh. 2. Bd. Münster, 1837) aufmerksam macht. Er sagt l. c. S. 6: „Ammen oder säugende Mütter, die vom Catarrh ergriffen sind, theilen häufig durch die Transspiration oder durch die Mutttermilch diese Krankheit den Säuglingen mit. Auf diese Art erkrankte Kinder habe ich allein dadurch geheilt, dafs ich die Mutter den Salmiac nehmen liefs. Es scheint, dafs der Durchgang durch die Muttermilch der mildeste Weg ist, auf welchem der Salmiac in die Körper der Säuglinge gelangen kann." Noch bemerkt er, dafs der Salmiac in kleinen Dosen sich viel heilsamer erweist, als in grofsen.

Aeufserlich: Zu Mund- und Gurgelwassern (etwa ʒj. auf ℥vj. Wasser), zu Pinselsäften (ʒj. auf ℥j. Saft), zu Fomentationen (man kann sich hierzu des *Ammon. muriat. crud.* bedienen), als resorptionsbeförderndes Mittel bei Hydrocele der Kinder eine Auflösung von Salmiac in Meerzwiebelessig (Wendt), oder in Wasser, *Sal. ammoniac.* ℥β., in *Aq. destill.* ℥x. (v. Gräfe). Mittelst Lampen überzuschlagen. Mohrenheim empfiehlt bei Brüchen kleiner Kinder Salmiac in Wein aufgelöfst überzuschlagen, wonach sie sich bald verlieren sollen. Zur Erzeugung von Kälte kann man statt des Eises gleiche Theile Salmiac und Salpeter in 6-8 Theilen Wasser auflösen und damit den leidenden Theil fomentiren.

54.

℞ *Aq. Foenicul.* ℥ij.
Sal. ammoniac. ℈j.
Tinct. Rhei aquos. ℈ij.
Laud. liquid. Sydenh. gutt. j.
Syr. Chamomill. ℈iv.
MDS. Theelöffelweise. (Für ein Kind von einem Jahre bei Ueberfütterung.) Gölis.

55.

℞ *Sal. ammoniac. depur.* ℈β.-j.
Aq. Foenicul. ℥ij.
Syr. emulsiv. ʒvj.
MDS. Zweistündlich einen Theelöffel. (Für Säuglinge bei Husten, Durchfall, Röcheln.) Hufeland.

56.

℞ *Sal. ammoniac. dep.* ʒj.
Decoct. Althaeae ℥iij.
Syr. Violar. ℥j.
Vin. stibiat. ʒβ.
MDS. Zweistündl. einen kleinen Efslöffel voll. (Für Kinder von 2-5 Jahren.) Wendt.

57.

℞ *Sal. ammoniac. dep.* ʒj.
Aq. Cerasor. ℥vj.
Oxymell. Squill. ℥β.-j.

Syr. papav. rhoead. ℥j.
MDS. Stündlich einen Efslöffel voll. (Beim Croup.)
Hopf.

58.

℞ *Rad. Senegae* ʒj.
Coc. c. *Aq. commun.* s. q. in Colatur. ℥iv. Solve
Sal. ammoniac. dep. ℈j.
Extr. Liquirit. ℈ij.
MDS. Stündlich ½ Efslöffel. (Bei Croup für ein 16 Wochen altes Kind.)
Sachse.

59.

℞ *Sal. ammoniac. dep.* ℈iv.
Mell. rosat. ℥j.
MDS. Pinselsaft. (Bei angeschwollenen indurirten Tonsillen.) Fischer.

Ammonium muriaticum martiatum. Flores Salis ammoniaci martiales. Eisensalmiac. In diesem Mittel vereinigen sich die auflösenden Eigenschaften des Salmiacs mit den tonischen Kräften des Eisens; die stark contrahirende, reizene Wirkung des letzteren wird durch die Beimischung des Salmiacs gemildert, und es wird so das Präparat eins der zweckmäfsigsten für die sich überhaupt für den Gebrauch des Eisens eignenden Krankheitsformen des kindlichen Alters. — Weniger als die anderen Eisenbereitungen hindert es die freie Absonderung der Gebilde und kann deshalb selbst da gegeben werden, wo in den drüsigten Organen des Unterleibes noch Retentionen abnormer Stoffe, Anhäufungen, Anschwellungen etc. sich finden. Hat man hier schon lange resolvirende Mittel, Calomel und dergleichen angewendet, und dauert die Verstopfung der Drüsen und Eingeweiden dennoch fort, so hat man es gewifs mit Atonie und Laxität zu thun, und es wird in diesem Falle der Eisensalmiac zu einem herrlichen Deobstruens, mit dem man um so weniger ängstlich zu sein braucht, als er selbst bei leicht beweglichem Gefäfssystem, wo andere Eisenpräparate leicht Wallungen erregen, vertragen wird. Zweckmäfsig verbindet man ihn in solchen Fällen noch mit gelind auflösenden Mitteln, *Extr. Graminis, Taraxac., Chelidonii, Tinct. Rhei aquos.* u. dergl.

Man bedient sich des Eisensalmiacs bei Leiden der Schleimhäute, wenn sie auf Atonie beruhen, bei Krankheiten der lymphatischen Gefäfse und Drüsen, Scropheln, Rhachitis etc., kurz in allen Krankheitsformen, wo überhaupt stärkende Mittel angezeigt sind, wo man aber zugleich auflösen will, und vor materiellen Stoffen nicht sicher genug ist.

Dosis und Darreichungsform. Man giebt den Eisensalmiac kleineren Kindern zu 1 Gr., gröfseren zu 2-3 Gr. mehrere Male täglich in Pulver (zieht in dieser Form Feuchtigkeit an), Auflösungen, Mixturen, thee- und efslöffelweise, mit aromatischen, auflösenden, gelind eröffnenden Mittel in Verbindung.

60.
℞ *Rad. Galang.*
— *Rhei optim.* ãã ʒj.
Inf. *Aq. fervid.* q. s. per ¼ hor. in Colatur. ℥vj. Solve
Flor. Sal. ammoniac. martial. gr. vij.
Elaeos. Menth. piper. ʒß.
MDS. Dreistündlich einen Efslöffel voll.
Wendt.

61.
℞ *Flor. Sal. ammoniac. martial.* gr. xxiv.
Pulv. rad. rub. tinct. ʒiij.
Elaeos. Foenicul. ʒj.
M. f. Pulv. Divid. in part. aequal. No. xij.
S. Dreimal täglich ein Pulver. (Bei scrophulösen Knochenaffectionen. Für ein Kind von 6-8 Jahren.)
Wendt.

62.
℞ *Flor. Sal. ammoniac. martial.* ʒj.
Extr. Chelidonii
— *Taraxac.* ãã ʒij.
Solve in
Aq. Menth. piper. ℥iv.
et adde
Tinct Rhei vinos. ʒvj.
Syr. cort. aurant. ℥iß.
MDS. Ganz kleinen Kindern täglich 3 Mal einen Theelöffel, Kindern von 2-5 Jahren 3 Mal einen Kinderlöffel und älteren 4 Mal ½ Efslöffel voll.

Amylum. Faecula. Stärke. Innerlich wohl nur als Zusatz, wo man die Wirkung auf den Stuhl verhüten will, z. B. zum Calomel als Antisyphiliticum bei Kindern (s. dort), auch bei Durchfällen derselben, welche auf Reizung der Darmschleimhaut beruhen, von herrlicher Wirkung; zu diesem Zwecke reichen 2-3 Gr. hin.

Aeusferlich: 1) Als Streupulver bei dem Wundsein der Kinder; es ist indessen hier nicht zu empfehlen, weil es mit der Feuchtigkeit eine Kruste bildet, unter welcher die scharfen Stoffe leicht stocken, noch schärfer werden, und dadurch Entzündung und Schmerz vermehren. 2) Zu Clystiren bei Ruhren, schmerzhaften Durchfällen, Cholera etc. Man nehme, da das Clystir bei dem Kinde bleiben soll, keine zu grofse Quantität Wasser, für kleinere Kinder etwa ½ kleine Tasse, für gröfsere eine kleine Tasse voll; man rührt ʒß.-j. (etwa ½-1 Theelöffel voll) Amylum mit wenigem kalten Wasser an, und giefst dann erst das heifse Wasser hinzu, läfst es einmal aufwallen und durchseihen. Auch kann man noch ½ oder ganzes Eigelb hinzusetzen. Das Clystir mufs immer im Hause bereitet werden.

Amylum Marantae. Arrow-root. Pfeilwurzelmehl. Das Pfeilwurzelmehl ist ein sehr angenehmes, leichtes Nahrungsmittel, das nicht im Mindesten die Gefäfsthätigkeit aufregt, und auch keinen Aufwand von Verdauungskräften erfordert.

Es leistet entschiedenen Nutzen bei schwächlichen, atrophischen Kindern, bei solchen, die ohne Mutterbrust aufgezogen, oder die durch die Brust nicht hinreichend genährt werden.

Dosis und Darreichungsform. Wendt giebt folgende Gebrauchsart an. Man schüttet einen Theelöffel voll in ein porcellanenes Gefäfs, und setzt so viel kaltes Wasser dazu, dafs dasselbe einen Teig bildet; dann giefst man eine Tasse kochenden Wassers hinzu, rührt gut um, und läfst es am Feuer so lange aufkochen, bis es die Consistenz einer leichten Gallerte bekommt. Mit Zucker versüfst kann man dem Kinde Morgens und Abends eine solche Portion reichen.

Aqua amygdalarum amararum. Bittermandelwasser.

Das Bittermandelwasser, wie die *Aq. lauro-cerasi*, wirken der Blausaure analog, jedoch mit geringerer Intensität, und verdienen deshalb, abgesehen davon, dafs die Blausäure sich so sehr leicht zersetzt, so leicht verdunstet, und überhaupt nicht ohne Gefahr dispensirt und dem Kranken in die Hände gegeben werden kann, unstreitig in den Krankheiten des kindlichen Alters den Vorzug vor derselben. Hufeland zieht die *Aq. amygd. amar.* der *Aq. lauro-ceras.* vor, weil erstere ein gleichförmigeres Präparat darstellt, immer frisch bereitet werden kann, und auch, gut verwahrt, sich lange hält.

Das bittere Mandelwasser ist ein beruhigendes, schmerzlinderndes, krampfstillendes Mittel, das sich selbst mit entzündlichen Zuständen verträgt, und besonders da mit grofsem Nutzen angewendet wird, wo tief liegende Reize, die nicht gleich zu entfernen sind, üble Zufälle erregen, wie z. B. das Contagium des Keuchhustens, die Dentition etc. Mit gleichem Erfolge dient es als Anthelminthicum bei Würmern und daraus entstehenden consensuellen Affectionen, bei Blausucht in Verbindung mit Blutegeln als bestes Palliativmittel (Wendt), bei Carditis (Puchelt). Einen besonderen Ruf hat es sich (wie die ähnlich wirkende *Aq. lauro-cerasi*) bei Stockungen in den Unterleibsorganen erworben, bei Scropheln in sanguinisch-nervösen Individuen, bei tuberculöser Lungenschwindsucht und *Tabes meseraica* aus Scropheldyscrasie, wenn sich damit, wie so häufig geschieht, entzündliche Zustände verbinden. In diesen Fällen pafst besonders die Verbindung mit *Vinum stibiatum* (Tourtual). Beachtenswerth sind noch die von Dorfmüller gerühmten Lavements gegen Ascariden, bestehend aus 2 Efslöffeln mäfsig starken Kaffee's, 1 Efslöffel guten Thranes und 10-20 Tropfen *Aq. amygd. amar.*, die jeden 2ten Tag Abends um 6 Uhr beigebracht werden, während dem Kinde 2 Mal im Monate, und zwar um den 3ten Tag bei abnehmendem Monde, Morgens nüchtern eine der Anzahl seiner Jahre entsprechende Zahl folgender Pillen — ℞ *Pulv. rad. Rhei* ʒiß., *Calomelan.* ʒß., *Extr. absinth.* q. s.

et f. pilul. 60. consp. *Pulv. cass.* — und an den Tagen, an welchen keine Pillen genommen werden, Morgens und Abends 30 und mehr Tropfen folgenden Elixirs — *Elix. bals. Hoffm. Tinct. Calom. comp. Vin. mart.* ää ℥β. — in einem ½ Efslöffel guten Weins gereicht werden.

Dosis und Darreichungsform. Man giebt die *Aq. amyd. amarar.* Neugeborenen zu 1, einige Monate alten Kindern zu 2 Tropfen mit etwas Chamillenthee (Pittschaft, Hufel. Journ. B. 62), Kindern von 3-4 Jahren 3-4, gröfseren 6-8 Tropfen 2-3 stündlich mit etwas Wasser, oder als Zusatz zu Mixturen (ʒj. = 70 Tropfen).

63.

℞ *Aq. flor. Tiliae* ℥iv.
— *amygd. amar.* ℈ij.
Syr. Althaeae ℥j.
MDS. Stündlich einen Efslöffel. (Bei Keichhusten für ein Kind von 3-4 Jahren.)

Wendt.

64.

℞ *Sem. Papav.* ℥β.
Aq. destill. ℥vj.
F. l. a. Emulsio. cui adde
Aq. amygd. amar. ℈ij.-iv.
Sacchar. alb. ʒiij.
MDS. Zweistündlich einen Efslöffel. (Bei gereiztem Darmcanal, häufigen und schmerzhaften Stühlen.)

Wendt.

65.

℞ *Aq. amygd. amar.* ʒij.
Vin stibiat. ʒj.
MDS. Dreistündlich 12-15 Tropfen mit etwas Wasser. (Bei *Phthisis tuberculosa* scrophulöser Individuen. Für ein Kind von 5-6 Jahren.)

Tourtual.

66.

℞ *Succ. Citr. rec. express.* ℥j.
Satura
Kal. carbonic. q. s.
adde
Aq. destill. ℥iv.
— *amygd. amar.* ʒβ.-j.
Syr. flor. aur. ℥β.
MDS. Stündlich einen Efslöffel voll. (Für ein Kind von 3-6 Jahren bei fieberhaften Bewegungen durch Wurm- oder Zahnreiz.)

Wendt.

Aqua Calcariae s. calcis. Kalkwasser.

Das Kalkwasser wirkt im Darmcanale einer überwiegenden Acidität entgegen, löst ziemlich kräftig einen zähen Schleim in den ersten Wegen auf, und vermag in ihnen eine anomale Secretionsthätigkeit umzustimmen. Hufeland hält das Kalkwasser für ein grosses Heilmittel:

1) Bei scrophulösen Knochenkrankheiten, Caries, *Spina ventosa*, hier in Verbindung mit *Rad. Calam. aromat.* und *Asa foetida.*

2) Bei sehr hartnäckigen Drüsenverhärtungen, um ihre Auflösung zu bewirken.

3) Bei verhärteten Gekrösdrüsen und daraus entstehenden-

Verdauungsfehlern. Es ist hier ein Hauptmittel zur Verbesserung der Säure in den ersten Wegen, der Chylification, der daher rührenden Durchfälle und Schleimflüsse.

4) Bei Lungenknoten und anfangender Scrophelschwindsucht.

Wichmann empfahl es als specifisch gegen Milchborke; Lentin und Jahn bestätigen seinen Nutzen. Das Mittel macht leicht Verstopfung, pafst daher besser bei Neigung zum Durchfall, als bei Obstruction. Auch verdirbt es leicht die Verdauung, und es wird daher nöthig, um diese nachtheilige Wirkung auf die Digestionsorgane zu corrigiren, nebenher leicht bittere, magenstärkende Mittel zu geben.

Dosis und Darreichungsform. Innerlich: Anfangs zu ℥j.-ij. einigemal täglich, später mehr, mit Milch oder Molken. Bekommt der Zusatz von Milch nicht, so kann man auch Fleischbrühe damit vermischen. Auch gebraucht man es als Menstruum für Aufgüsse von China, Quassia etc.

Aeufserlich: Zu Waschungen (bei *Tinea capitis*, Dreyfsig), Einspritzungen (Devees bei Schleimflüssen der Kinder aus den Ohren; 2 Theelöffel Milch und Kalkwasser mit 20 gutt. *Tinct. Myrrhae*), Pinselsäften (bei Schwämmchen, brandiger Bräune etc.), Klystiren (eine Tasse mit Zusatz von Haferschleim; Hufeland gegen Ascariden). Neuerlich lobt Nicolai (Casper's Wochenschrift, 1833) diese Klystire als sehr wirksam; Salben (Barlow gegen *Tinea capitis*, s. *Kal. sulphurat.*); Linimenten (Horn erweichte in einem Falle, wo alle Mittel vergeblich angewendet waren, die Grindborke durch ein Liniment aus *Aq. Calc.* und *Ol. Lini.*, löste sie nach und nach ab, und rifs dann mittelst Pechpflaster die kranken Haare aus).

67.

℞ *Aq. Calc.*
Syr simpl. āā ℥ß.
MDS Pinselsaft. (Bei Schwämmchen.) Wendt.

68.

℞ *Aq. Calc.* ℥iij.
Mucil. Gumm. Mimos. ℥ß.
Syr. bals. indic. ℥j.
MDS. Pinselsaft. (Bei Schwämmchen.) Berends.

69.

℞ *Aq. Calc.*
Mucil. sem. Cydo. āā ℥iß.
MDS. Pinselsaft. (Bei brandiger Bräune im Scharlach.) Wendt.

***Aqua Cinnamomi*. Zimmtwasser.** Als Constituens von bitteren, stärkenden Arzneien, auch blofs mit Syrup vermischt beim Erbrechen der Säuglinge, dem nichts Endzündliches zum Grunde liegt.

70.

℞ *Aq. Cinnamom.* ℥ij.
Syr. flor. aurant. ℥j.
MDS. Stündlich einen Theelöffel voll. Wendt.

Aqua Foeniculi. Fenchelwasser Ein gelinde reizendes, carminatives Mittel, das bei Säure, Flatulenz, Magenkrampf der Neugeborenen mit Nutzen gereicht werden kann. Jörg giebt in solchen Fällen alle 2-4 Stunden einen grofsen Kaffeelöffel *Aq. Foeniculi.* Auch ist es wohl in den meisten Fällen das zweckmäfsigste Constituens für flüssige Arzneiformen bei Kindern.

Aeufserlich bedient man sich des Fenchelwassers wohl zum Reinigen der Augen in den ersten Stadien der *Ophthalmia neonatorum*; Meifsner empfiehlt zu diesem Zwecke eine Mischung aus ℥iij. *Aq. Foenicul.* und ℥j. *Mucil. sem. Cydonior.*, die er lauwarm überschlagen läfst.

Aqua lauro-cerasi. Kirschlorbeerwasser. Die innere Anwendung des Kirschlorbeerwassers ist ganz wie bei *Aq. amygdal. amarar.*, s. deshalb diesen Artikel.

Aeufserlich. Krimer und Brosserio loben beim Keuchhusten das Einathmen vom Dampfe dieses Wassers. Man tröpfelt ʒj. *Aq. lauro-cerasi* auf schwach glühenden Sand, und läfst den Dampf 5-10-15 Minuten lang einathmen. Das Verfahren wird 5-6 Mal täglich wiederholt; nach 8 Tagen schon war vollständige Genesung eingetreten.

Aqua oxymuriatica. Acidum muriaticum oxygenatum. Chlorwasser. Das Chlorwasser wirkt der Salzsäure ziemlich analog, ist jedoch milder, und spricht weniger die Sensibilität an, wirkt hingegen mehr auf das Lymph- und Drüsensystem, die äufsere Haut, stimmt die Thätigkeit der Blutgefäfse herab, mindert die Fieberhitze und den Orgasmus des Blutes, und scheint fast antiphlogistische Kräfte zu besitzen. Indessen wird diese Wirkungsweise doch auch von gewichtigen Autoritäten bestritten. So sagt Bartels (die gesammten nervösen Fieber 2. Bd. 1838. S. 28): „Die Wirkung der Chlorine ist alterirend und verstopfend, aber sie ist in mehr universeller, und selbst in örtlicher Beziehung, auch bedeutend excitirend! Ueber dieses letztere sind zwar die bei weitem meisten Stimmen einig; darüber habe ich mit sehr ehrenwerthen Collegen streiten müssen, die im Gegentheile der Chlorine eine beruhigende Wirkung zuschrieben. Die erwekkende, und einigermafsen analeptische Wirkung des Mittels, tritt ziemlich rasch ein. Man hüte sich aber vor seiner manchmal zu reizenden, so wie auch vor der zu sehr den Stuhlgang hemmenden." — Es wird deshalb bei Anwendung dieses Mittels in der Kinderwelt auch immer die genannte dynamische Wirkung zu berücksichtigen sein. Man hat sich der *Aq. oxym.* in folgenden Krankheitsformen des kindlichen Alters bedient:

1) Bei heftigem Reizfieber zahnender Kinder, bei catarrhalischen und erysipelatösen Kinderkrankheiten. Kopp fand es hier von grofsem Nutzen, wenn der heftige Andrang des Blutes nach dem Kopfe Convulsionen oder Betäubung drohte; es bändigt hier auf bewunderungswürdige Weise das Fieber, befördert die Crisen, und führt die Krankheit rasch zur günstigen Entscheidung. Er berücksichtigt dabei noch die örtliche Einwirkung auf das Zahnfleisch, die Lippen und die Rachenhöhle, weshalb er es auch bei der Mandel- und Schlundbräune der Kinder, so wie bei Stomacace empfiehlt. Mühlhausen (Rust's Magazin, Bd. 26) und Soscher (Hufeland's Journal, Bd. 66) stimmen in dieses Lob ein, und Ruppins (allgemeine medicinische Annalen, 1822), wie auch Richter (Arzneimittellehre), sind der Ansicht, dafs Kinder vorzugsweise gut das Chlorwasser vertrügen, weil bei ihnen die Lymphgefäfse und Drüsen eine so grofse Rolle spielen.

2) Bei acuten Exanthemen. Ganz besonders wird sie hier im Scharlach von Braithwaite, Kopp, Pfeufer u. A., namentlich in den entzündlichen Formen desselben, empfohlen, wo der Ausschlag brennend roth, das Fieber sehr lebhaft, der Kopf heftig angegriffen ist, so wie in den Fällen, wo die entzündliche Form in die putride überzugehen droht. Braun in Cöthen will die oxygenirte Salzsäure erst dann im Scharlach angewendet wissen, wenn die erste heftige Reactionskraft gebrochen ist, und sich Hinneigung zum Destructionsprocefs zeigt; er nennt sie hier specifisch. Dagegen sahen Sundelin (Pathologie und Therapie der Krankheiten mit materieller Grundlage, 1827) und Ph. Seifert gar keine Wirkung von dem Chlorwasser im Scharlachfieber, und Rayer erklärt sie für ein sehr gefährliches Mittel.

3) Bei Ruhren, Durchfällen, überhaupt Leiden der gastrointestinalen Schleimhaut. In diesen Fällen hält Blasius die *Aq. oxymuriatica* für ein Mittel von unschätzbarem Werthe.

4) Capuron empfahl die oxygenirte Salzsäure gegen Syphilis der Neugeborenen, und Heyfelder (Beobachtungen über die Krankheiten der Neugeborenen, 1825) erwartet in der Zellgewebsverhärtung etwas von dieser Säure, die bei so manchen Kinderkrankheiten, und bei der in ihren Erscheinungen der *Induratio telae cellulosae* so verwandten Cyanosis, mit Vortheil gereicht wird (l. c. S. 54). Rhades und Blasius empfehlen noch die *Aq. oxymuriatica* gegen die gallertartige Erweichung

des Magens in folgender Form: ℞ *Aq. oxymur.* ℥β. *Decoct. Althaeae* ℥iii. *Syr Alth.* ℥β. MS. Stündlich 1-2 Theelöffel voll.

Gabe u. Darreichungsform. Innerlich: Pfeufer giebt Kindern von 3-6 Jahren ℥β.-j. in 24 Stunden, Kopp giebt ʒij., und bei dringenden Zufällen, heftiger Angina, beginnender Betäubung etc. auch wohl ℥β.-ʒvj. in derselben Zeit. Braun räth sie ganz rein, 2-3stündlich zu einem Theelöffel bei Kindern von 3-5 Jahren zu geben, da sie sich so sehr leicht zersetzt, und man deshalb nie weifs, ob man sie wirklich angewendet, auch die Partialgabe leicht zu heftig wirken könne. Giebt man sie aber pur, so mufs man sie rasch verschlucken lassen, um den Reiz zum Husten, den der aufsteigende Dunst bewirkt, zu vermeiden. Als das passendste Vehikel für *Aq. oxymuriatica* da, wo man sie nicht rein geben will, ist die *Aq. destillata* zu empfehlen, da bei allen übrigen schon nach ¼-½ Stunde eine Zersetzung statt findet. In jedem Falle ist vorsichtiges Verschliessen der Flasche, und schwarze Umhüllung unerläfslich. Wittke (medicinisches Conversationsblattt, 1831) giebt ½jährigen Kindern täglich ʒj. in ℥β. *Syr. Althaeae* (besser wohl mit *Syr. simplex*, da in dieser Mischung die Zersetzung am langsamsten erfolgt) (s. Casper's Wochenschrift, 1836. No. 5), 2stündlich einen Theelöffel, 1jährigen ʒiβ., 1½-2jährigen ʒij. etc. Zum Getränk siehe unten ℞ 72.

Aeufserlich: Zu Pinselsäften (mit gleichen Theilen Honig oder Maulbeersaft bei Stomacace, asthenischen Halsentzündungen, Aphthen), Linimenten (bei *Tinea capitis*, Deimann. Breickmann), Mund- und Gurgelwassern (etwa ℥β. auf ℥vj.)

71.

℞ *Aq. oxymuriat.* ʒij.-iv.-vj.
— *rub. Idaei* ℥iβ.
Mucil. Gumm. Mimos.
Syr. Althaeae āā ʒvj.
M. d. in vitro, charta nigra involuto.
S. Alle 1-1½ Stunden einen Theelöffel. (Für Kinder von 3-5 Jahren.) Kopp.

72.

℞ *Aq. oxymuriat.*
Syr. rub. Idaei āā ℥iv.
MDS. Auf ein Glas Gerstenschleim einen starken Efslöffel voll zu nehmen. (Als durstlöschendes Getränk bei Scharlach.) Fischer.

73.

℞ *Aq. oxymuriat.* ʒij.
Syr. Moror. ʒx.
Aq. rosar. ʒij.
MDS. Die kranken Theile damit zu bepinseln und nachher den Saft theelöffelweise verschlucken zu lassen.
Kopp.

74.

℞ *Aq. oxymuriat* ℥β.
Mell. rosat. ℥j.
Infus. *Herb. Salviae* (ex ℥β.) ℥vj.
MDS. Zum Ausspülen und Ausspritzen des Mundes.
Berends.

75.
℞ *Ol. Olivar.* ℥j.
Aq. oxymuriat. gutt. LX.
MDS. Gegen Tinea.
Deimann.

76.
℞ *Ol. Olivar.* ℥j.
Aq. oxymuriat. ʒiβ.-ij.
MDS. Gegen Tinea.
Breickmann.
(Von Henke sehr wirksam gefunden.

Aqua Petroselini. **Petersilienwasser.** Wirkt diuretisch, daher als Constituens von so wirkenden Mixturen.

77.
℞ *Aq. Petroselin.* ℥iv.
Elaeos. Juniper. ʒij.
Syr. Althaeae ℥β.
MDS. Zweistündlich einen Efslöffel. (Bei Hydrops nach Scharlach.)
Wendt.

78.
℞ *Aq. Petroselin.*
Syr. de Rheo āā ℥j.
Spir. mur. aether. ʒβ.
MDS. Stündlich einen Theelöffel. (Als Diureticum bei *Hydrocephalus congenitus.*)
Wendt.

Aqua rosarum. **Rosenwasser.** Zum Reinigen der Augen und als Constituens von Augenwassern.

79.
℞ *Aq. rosar.* ℥iv.
Mucil. sem Cydonior. ℥j.
MDS. Lauwarm zum Reinigen der Augen.

Argentum nitricum crystallisatum. **Silbersalpeter.** Aeufserlich: 1) Gegen *Blennorrhoea oculi neonatorum* als Augenwasser. J. Ryall (Transactions of the Association of Fellows and Licentiates. Dublin, 1824) glaubt, die Krankheit erfolge durch Inoculation einer krankhaften Absonderung in der Vagina der Mutter bei der Geburt, und räth zeitig zusammenziehende und reizende Mittel anzuwenden, da die Beschränkung des Ausflusses ein Haupterfordernifs zur Heilung sei. Unter allen Augenwässern, welche er zur Minderung der abnormen Secretion anwendete, empfahl er besonders die unten (℞ 80.) näher angegebene Solution, die er mit einer Spritze zwischen die Augenlider bringen liefs.

2) Gegen Croup. Mackenzie (Edinb. medic. and surgic. Journ. Apr. 1825) empfiehlt in denjenigen Fällen, wo die Ausschwitzung der plastischen Lymphe an den Mandeln beginnt, sich von da weiter über den Gaumen, das Zäpfchen, bis zu der Epiglottis und Glottis verbreitet, eine Auflösung von salpetersaurem Silber (℞ 81.), die man 1-2 Mal vermittelst eines fei-

nen, kameelhaarenen Pinsels an die ganze Schleimhaut des Halses, überall, wo man Ausschwitzungen bemerkt, appliciren soll. Der dadurch bewirkte Reiz soll unbedeutend, rein mechanisch und vorübergehend sein, dadurch aber nicht nur die ausgeschwitzte Lymphe entfernt, die Pseudomembran abgestofsen, eine neue Ausschwitzung verhütet werden, sondern auch die anderen Symptomen sollen sich rasch mindern. Mehrere Erfahrungen sprechen zu Gunsten dieser Verfahrungsweise. Gendron, Stephen Brown, Guimier fanden im Croup diese Cauterisation mit Silbersalpeter, theils als styptisches, theils als perturbirendes Agens nützlich (s. Richters's specielle Therapie, 2. Supplementband).

3) Gegen Pocken. Demiron (Magazin der ausländischen Literatur von Gerson und Julius, 11. Bd. 1826) öffnet bei den Pocken die Pusteln, und befeuchtet die kleine Wunde mit einem Pinsel, der in die unten angegebene Mischung (℞ 82.) getaucht ist. Aetzte er am 1sten Tage, wo die Pocken erst durchschienen, so kamen sie fast nie zur Vollkommenheit; das Gesicht schwoll dann gegen den 7ten Tag, bekam kleine Spalten, aber es flofs nichts aus denselben, und bei der Desquammation ging die geätzte Oberhaut in Schuppen weg, ohne auf der Haut sichtbare Narben, oder auch nur rothe Flecke zurückzulassen. Aetzte er am 2tenTage, so wurde die Pustelbildung nicht ganz gehindert, aber die Pusteln entwickelten sich schwächer, und die Narben wurden nur oberflächlich. Später war die Aetzung ohne Erfolg.

80.

℞ *Argent. nitr. crystall.* gr. ij.-iij.
Aq. destill. ℥j.
MDS. Unter die Augenlider zu spritzen. Ryall.

81.

℞ *Argent. nitr. crystall.* ℈j.
Aq. destill. ℥j.
SS. Mit einem kameelhaarenen Pinsel die ganze, den Schlund bekleidende Membran 1-2 Mal zu bestreichen.
Mackenzie.

82.

℞ *Argent. nitr. crystall.* gr. xv.
Aq. destill. ℥j.
SS. Zum Betupfen der Pusteln.
Demiron.

Argentum nitricum fusum. Höllenstein. Nur als Aetzmittel. Gölis betupft die Kopfblutgeschwulst der Neugeborenen, so wie den *Naevus maternus* mit *Lapis infernalis;* er sah den letzteren danach durch Eiterung schwinden. Velpeau (revue médicale française. Paris, 1828) bediente sich nicht, wie Serres und Demiron, einer wässrigen Auflösung des salpetersauren Silbers, sondern er öffnete die schon gebildeten Pusteln mit einem schneidenden Werkzeuge, und ätzte, oft ziemlich stark, mit dem festen Höllensteine die Pocken und die umgebende Haut. Diese Behandlung soll die Entwickelung der Pokken, ihre Entstehung auf den Augen hemmen, und die Affection innerer Organe, besonders die des Gehirns, mäfsigen. Andere Aerzte hingegen loben das Verfahren nicht. Husson sah zweimal nach dem Aetzen den Tod erfolgen; auch Heller verlor einen kauterisirten Kranken. Gerardin sah im Kinderhospitale die übelsten Zufälle, besonders Hirnentzündung darauf folgen (Meifsner Forschungen des 19. Jahrhunderts. Bd. 6. 1833). Sehr wichtig und beachtenswerth ist nach Kopp's (Denkwürdigkeiten a. d. ärztl. Praxis Bd. 3. S. 407 ff. und Bd. 4. S. 71 ff.) von anderweitigen, und unseren eigenen Beobachtungen bestätigter Erfahrung, die Anwendung des geschmolzenen, salpetersauren Silbers gegen den Keichhusten, „diese gewöhnlich für den Kranken peinlich stereotype, und für den Arzt durch ihre Hartnäckigkeit, Dauer und Einerleiheit lästig langweilige Krankheit. Die Heilwirkung übertraf überraschend alle Erwartung. Die Kinder mufsten warm nach Umständen im Zimmer, und alles Reizende und Saure aus ihrer Diät entfernt gehalten werden. Nie erfolgten störende Neben- oder üble Nachwirkungen.“ Fünfjährige Kinder bekommen zuerst täglich 3, dann 4, später, bei abnehmender Frequenz der Anfälle, nur Morgens und Abends, mit Wasser eingerührt folgendes Pulver:

83.

℞ *Argent. nitric. fus.* gr. $\frac{1}{10}$
Succolat. gr. vii.
Sacch. lact. gr. iii.
M. f. Pulv. disp. tal. dos. xv. d.
Kinder von 2-3 Jahren nehmen
2-3 Mal täglich $\frac{1}{10}$ Gr.

Asa foetida depurata. **Stinkender Asand. Teufelsdreck.** Der Asand ist ein kräftig incitirendes, krampfstillendes Mittel, das auflösend, eröffnend, carminativ und wurmtreibend wirkt. Am besten wird er von reizlosen Individuen, bei trägem Blutumlauf, Verschleimung vertragen, wogegen er bei gereiztem Zustande der Zirculationswege, Vollblütigkeit, bedeutenden Fieberbewegungen vermieden werden mufs. Man hat sich der *Asa foetida* in folgenden Krankheiten des kindlichen Alters bedient:

1) Beim *Asthma Millari.* Millar empfahl ihn in dieser nach ihm benannten Krankheit zuerst; er gab einem $1\frac{1}{2}$ jährigen Kinde ℥j. binnen 2 Tagen. Mit Recht warnt Schmidt vor so enormen Gaben, weil er auch in geringeren Dosen asthenischen Individuen in den früheren Lebensjahren immer schlecht bekommt, was auch Wendt bestätigt. Für ganz kleine Kinder pafst er innerlich gar nicht; hier ist die Clystirform vorzuziehen und sehr

hilfreich. Der Asand steht in der genannten Krankheitsform zwar dem Moschus nach, kann aber zweckmäfsig gleichzeitig oder abwechselnd mit diesem, ist er den Kindern innerlich nicht beizubringen (was indessen nicht so schwer hält, als einige glauben), wenigstens in Clystiren benutzt werden. Neuerdings theilt C. Vogel (Rust's Magazin, Bd. 26) 2 Fälle von *Asthma Millari* mit, wo die Heilung durch den Asand bewirkt wurde. Er gab das Mittel innerlich (℞ 85.), und auch in Clystiren.

2) Beim Keichhusten. Hier fand ihn Kopp (Beobachtungen, S. 220) von grofser Wirksamkeit; von 6 Pillen täglich der unten (℞ 86.) näher angegebenen Mischung, sah er schon bedeutende Wirkung gegen den Keichhusten 4jähriger Kinder. Besonders wirksam fand er das Mittel, wenn die Krankheit nicht ganz neu, und bereits andere Mittel mit geringem Erfolge gegeben waren. Auch späterhin (Denkwürdigkeiten, S. 129) bestätigte sich ihm auf's Neue die ausgezeichnete Wirksamkeit des Asands gegen den Keichhusten, weniger im Steigen, in der Entwickelung desselben, mehr wenn er seine Höhe erreicht hatte. In der 1sten Periode gab er daher Goldschwefel $\frac{1}{4}$-$\frac{1}{2}$ Gr. öfter täglich, Ipecacuanha $\frac{1}{10}$-$\frac{1}{8}$ Gr. 2stündlich, Schwefelblumen $\frac{1}{2}$-1 Gr. öfter täglich; hatte sich aber das Uebel etwa nach 14 Tagen völlig entwickelt, so reichte er die unten (℞ 87.) folgende Mischung, welche sehr gut zu nehmen sein soll, und fuhr damit so lange fort, als der Husten von Bedeutung war, gab aber in den späteren Zeiträumen den Saft seltener. Das Mittel soll besonders das Gute haben, dafs es nie nachtheilig, sondern vortheilhaft auf den übrigen Gesundheitszustand wirkt, namentlich die Efslust vermehrt, und etwanige Unterleibsbeschwerden beseitigt. Neuerlich empfiehlt Dr. Samel (Hufeland's Journal, 1832) Morgens und Abends ein Clystir aus ℈β.-j. *Asa foetida* als sehr wirksam gegen den Keichhusten.

3) Bei Krämpfen. Hier pafst der Asand besonders in den Fällen, wo die Sensibilität der Organe des Unterleibes krankhaft gesteigert erscheint, wo die Krämpfe durch Stockungen in den Unterleibsorganen, durch Würmer etc. erregt werden. Vorzugsweise nützlich beweist sich hier die Clystirform, und wenig andere Mittel vermögen vom Mastdarm aus ihre Wirkung so allgemein auf den Organismus zu verbreiten. Bei ganz kleinen Kindern ist diese Application jeder anderen vorzuziehen. Beachtenswerth ist das Verfahren Verson's (der Arzt am Krankenbette der Kinder. Wien, 1838. 2. Theil. S. 284) beim Trismus, wodurch es ihm gelang, drei von dieser meistens todtbringenden Krankheit ergriffene Kinder zu retten. Bei einem Kinde währte der Trismus schon 10, bei dem zweiten 24, und bei dem letzten 36 Stunden. Er liefs sie ganz bis zur Nase in einen warmen Umschlag von Leinsamenmehl einwickeln, und denselben alle 3 Stunden, bei sorgfältiger Vermeidung jeder Erkältung, wechseln; gleichzeitig krampfstillende Clystire mit *Asa foetida* ab-

abwechselnd mit Clystiren aus Fleischbrühe und Eidotter, um der Ernährung zu Hülfe zu kommen, appliciren, und über die Kinnladen und Kaumuskeln eine Mischung aus *Tinct. Cantharid.*, *Spir.* c. c. āā ʒij. und *Ol Hyosciam* ʒi. einreiben, und diese Operation alle ¼ Stunde wiederholen.

4) Bei Würmern. Auch hier paſst vorzüglich die Clystirform; man verbindet die *Asa foetida* zu diesem Zwecke mit anderen anthelminthischen Arzneien; s. *Rad. Allii*, *Rad. Valerianae.*

Dosis und Darreichungsform. Innerlich: Man giebt den Asand zu 2-5 Gr. 2 stündlich in Pillen, Auflösung, Emulsion.

Aeuſserlich: Zu Clystiren. Für ganz kleine Kinder etwa gr. vj.-viij. auf ℥j Flüssigkeit; für 2-3 jährige ℈β.-j.; für gröſsere ʒβ. ein-oder mehremal täglich.

84.

℞ *As. foetid.* ℈β.-i.
Acet. Amm. ℥β.
Aq. Tiliae. ℥iβ.
Sp. aeth. Sulphur. gutt. vi.
Tinct. opii. gutt. ij.
Syr. Cinnam. ʒij.
DS. Stündlich einen Theelöffel.

85.

℞ *As. foetid. dep.* ʒij.
Aq. Valerian. ℥ij.
Gumm. Mimos. q. s.
Syr. Croc. ℥β.
MDS. Anfangs ½ stündlich, späterhin alle 2 Stunden einen Kinderlöffel voll.

Vogel.

86.

℞ *As. foetid. dep.* ʒiβ.
Mucil. Gumm. arabic. q. s. ut f. pilul. No. 30. Consp.
Pulv. Irid. florent.
S. Dreimal täglich 2 Stück in einem Bissen Obstmus zu nehmen. (Für Kinder von 4 Jahren beim Keichhusten.)

Kopp.

87.

℞ *As. foetid. dep.* ʒij.
Mucil. Gumm. arabic.
Syr. Althaeae āā ℥j.
MDS. Zweistündlich einen Theelöffel. (Für ein 3-4jähriges Kind.)

Kopp.

88.

℞ *As. foetid.* ʒβ.
Moschi genuin. gr. viij.
Mucil. Gumm. Mimos. ℥β.
misce terend. invic. et adde
Aq. flor. Tiliae ℥iβ.
Sacchar. alb. ʒij.
MDS. Stündlich einen Theelöffel voll. (Bei *Asthma Millari.*)

Wendt.

89.

℞ *As. foetid.* ʒβ.
subige
Mucil. Gumm. Mimos.
adde
Aq. destill. ℥iβ.
MDS. Mit warmem Chamillenthee vermischt (etwa eine kleine ½ Tasse zu jedem Clystir) zu 3 Clystiren. (Für Säuglinge.)

Wendt.

90.

℞ *As. foetid.* ʒβ.
Infus. *Rad. Valerian.* (ex ʒij.-iij.) ℥iv.

Gumm. arabic. q. s. ad subactionem.
MDS. Zu 2 Clystiren. (Für ein 2-3jähriges Kind.

91.

℞ *As. foetid.* ʒij.
Vitell. Ov. No. ij.
Ol. Chamomill. aether. gutt. vj.-viij
terre cum
Aq. Chamomill. ℥iß.
MDS. Zu 4 Clystiren, alle 3 Stunden eins mit einer Tasse warmen Chamillenthee. (Für gröfserr Kinder.)
Casper.

Aurum muriaticum. Aurum muriaticum natronatum. **Salzsaures Goldoxyd Natron.** Plensicz empfahl zuerst den Goldkalk bei der nach Scharlach entstehenden Wassersucht. Es ist unläugbar, dafs dieses metallische Mittel ungemein wirksam ist, und tief in die Ernährung eingreift; allein seine Einwirkungen sind noch nicht genau erkannt und gegründet. Die Dosis dieses zwar kräftigen, aber bisher noch problematischen Mittels, kann bei Erwachsenen nicht klein genug sein, bei Kindern ist das Mittel kaum zu wagen. In jedem Falle ist das *Aurum oxymuriaticum* dem Goldkalke schon deswegen vorzuziehen, weil das erstere in der Auflösung, und folglich in's Unendliche, und sehr gleichmäfsig zertheilt, in der möglichst kleinen Gabe gereicht werden kann, wo es dann bei sehr hartnäckigen, jeder anderen Hilfe widerstehenden Fällen versucht werden mag (Wendt's Kinderkrankheiten, S. 254). Ferner haben die Erfahrungen Chrestiens gelehrt, dafs das salzsaure Gold bei den bedeutendsten Erscheinungen der Scrophelkrankheit eine sichere Hilfe zu leisten vermag. Bei allen Anschwellungen der Drüsen, bei beginnender *Phthisis tuberculosa* vermag es oft allein, und ganz besonders in Verbindung mit der *Aq. amygdalarum amararum*, die Knoten zu schmelzen, und die fernere Ausbildung der Scwindsucht zu verhüten. Ein Gleiches gilt von der *Tabes meseraica*, wenn die Krankheit nicht zu weit gediehen, und wenn keine colliquativen Durchfälle damit verbunden sind. Wo die schnell fortschreitende Abmagerung des Kranken besondere Beachtung erheischt, da müssen tonische Mittel mit dem auflösenden verbunden werden (s. unten ℞ 94). Auch bei der Bildung scrophulöser Geschwülste aller Art kann man, wenn die Kräfte nicht zu sehr zerrüttet sind, günstige Wirkungen von dem hier in Rede stehenden Goldpräparate erwarten (Wendt l. c.).

Dosis und Darreichungsform. Innerlich: Am besten in Auflösung aus den oben angefürten Gründen (etwa gr. $\frac{1}{2}$ in ℥ß. Wasser 3-4 Mal täglich 10-20 gutt. zu nehmen). Grösseren Kindern auch wohl in Pillen (mit *Extr. Dulcamar.*, *Conii*), oder Pulver (mit *Pulv. Liquiritiae*) zu $\frac{1}{12}$-$\frac{1}{10}$-$\frac{1}{8}$ Gr.; immer beginne man mit der kleinsten Gabe.

6*

Aeufserlich: Als Zusatz zu Salben (etwa ℈j. auf ℥j.), als Einreibung zum Schmelzen scrophulöser Drüsengeschwülste, Gliedschwamm etc.

92.

℞ *Aur. oxymuriat.* gr. i.-ij.
Solve in
Aq. flor. Aurant. ℥j.
DS. Zweistündlich 10 Tropfen mit etwas Wasser und bis auf 20 zu steigen.
Wendt.

93.

℞ *Aur. oxymuriat.* gr. iv.
Solve in
Aq. amygd. amar. ℥β.
adde
Aq. flor. Tiliae ℥iβ.
MDS. Täglich 4 Mal 20 Tropfen mit destillirtem Wasser zu nehmen. Wendt.

94.

℞ *Aur. oxymuriat.* gr. iv.
Extr. Chin. ʒij.
Aq. Menth. pip. ℥iβ.
Aq. amygd. amar. ℥β.
MS. Täglich 2-4 Mal 8-12 Tropfen in einem schleimigen Decocte zu geben.
Verson.

95.

℞ *Ungt. Digital.* ℥j.
Aur. oxymuriat. ℈j.
M. d. in Vasculo.
S. Zweimal täglich eine Haselnufs grofs in die Geschwulst einzureiben.
Wendt.

Baccae Lauri. Lorbeeren.

Dieses Gewürz, das in seiner Wirkung der *Nux moschata* nahe kommt, wie diese erwärmend und nervenstärkend wirkt, wird besonders von Gölis in der Scrophulosis gerühmt und macht einen Bestandtheil seines *Pulvis antihectico-scrophulosus* aus. Um den Lorbeeren die Schärfe zu benehmen, läfst er sie mit Brodteig umgeben und im Backofen der Wärme aussetzen. Er mischt dann gleiche Theile *C. C. raspat.*, *Nux moschat.* und *Bacc. Laur.* zusammen, setzt doppelt so viel *Pulv. Liquirit.* hinzu, und giebt hiervon Kindern unter 1 Jahr ½, 2-3jährigen 1 Theelöffel 2 Mal täglich. Nach Umständen verbindet er auch *Aethiops*, *Limatura martis* und dergl. damit. Ueber die Wirksamkeit dieser Mischung sind die Stimmen getheilt. Meifsner (Forschungen des 19ten Jahrhunderts, Bd. 3) sagt, er habe das in Rede stehende Mittel bei vielen Kranken angewendet, müsse aber gestehen, niemals viel davon gesehen zu haben; denn einmal gab schon Gölis die Vorscrift, dieses Mittel lange Zeit anhaltend fort zu geben, sodann war es nöthig, die Kinder zugleich auf eine gute und passende Diät zu setzen, baden zu lassen u. dergl. mehr, so dafs man, wenn auch wirklich die Kinder sich besserten, nicht wissen konnte, was eigentlich die Besserung bewirkt hatte. Allein diese Bemerkungen Meifsner's über das *Pulvis antiscrophulosus* lassen sich ja auf alle, als noch so kräftig anerkannten antiscrophulösen Mittel anwenden, da kein Arzt von dem nur flüchtigen Gebrauche irgend einer Arznei, sei sie auch noch so kräftig, und ohne die strengste Regelmäfsigkeit in der Diät, je eine Heilung der bekanntlich so sehr die Geduld des Arztes und des Patienten in Anspruch nehmenden Krankheit erwarten wird. Dagegen sah Barthel (Diss. sistens conspect. morbor. a 1828-1829 in schola policl. Lipsiensi curat. Lips. 1830) sehr heilsame Wirkungen von dem *Pulvis antihectico-scrophulosus.*

96.
℞ *C. C. rasp.*
Nuc. moschat.
Bacc. Laur. āā ʒj.
Pulv. Liquirit. ʒvj.
M. f. Pulvis.
DS. Nach Verordnung.
Gölis.

Balsamum Copaivae. Copaivbalsam. Aeufserlich bei hydropischen Affectionen der Kinder als Einreibung.

97.
℞ *Ungt. nervin.* ℥j.
Balsam Copaiv. ʒij.
M. d. in Vasculo.
S. In den Damm und die *Regio pubis* einzureiben. (Bei Wassersucht nach Scharlach.)
Wendt.

Balsamum Nucistae. Muscatbalsam. Aeufserlich zu stärkenden Einreibungen in den Unterleib bei Coliken, Durchfällen etc. sehr beliebt.

98.
℞ *Balsam. Nucist.* ℥j.
Mixt. oleoso-balsam. ʒj.
Tinct. Opii simpl. ℈j.
MDS. In den Unterleib einzureiben. (Bei Leibschmerzen der Säuglinge.)
Wendt.

Balsamum peruvianum s. Indicum nigrum. Schwarzer peruvianischer Balsam. Aeufserlich als stärkende, krampfstillende Einreibung auf Magen und Unterleib.

99.
℞ *Alcohol. Vin.* ℥j.
Balsam. Peruvian.
Naphth. sulphur.
Tinct. Opii simpl. āā ʒj.
MDS. Zum Einreiben.
Henke.

Baryta muriatica. Terra ponderosa salita. Salzsaure Schwererde. Der salzsaure Baryt ward zuerst von Hufeland gegen die Scrophelkrankheit empfohlen. Seinen damit angestellten Versuchen nach wirkt das Mittel mit einem eigenen durchdringenden Reiz auf das Verdauungs-, Lymph- und Drüsensystem und die Nerven dieser Theile, vermag ungemein kräftig die zähesten Infarcten und Verschleimungen im Darmcanale und Gekröse aufzulösen und mobil zu machen, das Drüsensystem zu öffnen, die Resorption zu befördern, und wird so zu einem höchst wirksamen Mittel bei Heilung der wichtigsten Scrophelzufälle, Verstopfungen, Drüsenknoten, Geschwülsten, Augenentzündungen, Ausschlägen etc. Vorzüglich nützlich ist das Mittel nach Hufeland, wenn noch ein inflammatorischer und heftig gereizter Zustand im Lymphsysteme verbreitet ist, wo China, Eisen, Quecksilber u. dergl. die Zufälle vermehren, oder auch wenn die Krankheit vorzüglich reizbare Theile, z. B. Augen, Lungen etc. ergreift. Zu vermeiden ist es dagegen bei scorbutischer Complication, scrophulösen Knochenkrankheiten, bei grofser Laxität, oder im 2ten fauligten Stadium. Unter den späteren Aerzten, die das Mittel in Gebrauch gezogen, herrscht nun eine grofse Verschiedenheit der Ansicht über die Wirksamkeit desselben. Wendt sieht die Ursache dieses Widerspruches darin, dafs die Fälle, in denen die salzsaure Schwererde mit Nutzen gereicht wurde, nicht genau genug berücksichtigt worden sind. Auch er hält den Baryt in der *Scrophula florida* für ein höchst schätzbares Mittel, das ihm bei chronischen Entzündungen aller Art, bei Verstopfungen der Drüsen, besonders bei Anschwellungen der meseraischen, bei Lungenknoten, bei Geschwülsten, Hautausschlägen und Geschwüren, wo eine *Diathesis phlogistica* unverkennbar mit der scrophulösen Dyskrasie gepaart und die Ernährung nicht zu tief gesunken ist, die herrlichsten Dienste leistete. Auch andere Aerzte stimmen in dieses Lob ein. Wallich, Drechsler (allgemeine medicinische Annalen. Altenburg, 1814), Armstrong, v. Vering (Heilart der Scrophelkrankheit. Wien, 1829) gebrauchten den Baryt mit Erfolg; der letztere giebt an, dafs ein Fieberzustand eintrete, wenn der Organismus von dem Mittel gleichsam gesättigt ist. Baudelocque (Etudes sur les causes, la nature et le traitement de la maladie scrofuleuse. Paris, 1834) behandelte 22 Kranke, die alle Symptomen der Scrophelkrankheit vereinigten, und bei denen schon Jodine, Schwefelquecksilber oder *Liquor Köchlini* ohne Erfolg angewendet waren, mit dem Baryt. Drei Kranke wurden vollkommen geheilt; bei drei anderen zeigte sich eine grofse Verbesserung; der Zustand von 6 anderen hatte sich um etwas gebessert, und bei 10 war keine deutliche Wirkung eingetreten. Vier Ophthalmien, 2 Hautgeschwüre, 2 unter der Haut befindliche Abscesse mit Anschwellung des benachbarten Zellgewebes, und eine Drüsenanschwellung waren vollkommen geheilt worden. In den meisten Fällen konnte die heilsame Wirkung des salzsauren Baryts gar nicht verkannt werden. Die Ophthalmien waren sehr alt, und hatten hartnäckig verschiedenen Behandlungsweisen widerstanden; sie besserten sich schnell und heilten endlich vollkommen. Dagegen sahen Jörg, Feiler, Richter u. A. keine Wirkung von dem in Rede stehenden

Mittel; Fleisch will sogar Arsenic darin entdeckt haben, und in Rust's Helcologie wird ein Fall erzählt, wo ein 2 Tage dauernder Wahnsinn danach erfolgte. Noch ist zu erwähnen, dafs Hufeland, Loder, Buchholz die salzsaure Schwererde in der (℞ 104.) angegebenen Mischung gegen Ascariden mit dem besten Erfolge angewendet haben.

Dosis und Darreichungsform. Innerlich: Man giebt den salzsauren Baryt zu $\frac{1}{8}$-$\frac{1}{2}$ Gr. und mehr in vorsichtig steigenden Gaben, am besten in Auflösung, da das Mittel gar zu leicht zersetzt wird. Die Anwendung in Tropfen wird von Baudelocque (l. c.) getadelt, und ist seiner Ansicht nach der Grund, dafs das Mittel häufig in Mifscredit gekommen ist. Es ist sehr schwierig durch tropfenweises Messen ein gleiches Volumen zu erhalten. Von einer und derselben Flüssigkeit können z. B. 10 Tropfen in einem Falle 10 Gr., in einem anderen aber auch nur 5 Gr. wiegen. Hierdurch wird man einmal nicht den gewünschten Erfolg, ein andermal aber auch nachtheilige Folgen sehen. Um diese Nachtheile zu vermeiden, läfst Baudelocque den salzsauren Baryt in destillirtem Wasser (in anderem entsteht Zersetzung), in dem Verhältnisse von 1 Gr. in 1 Unze, auflösen, und giebt davon Morgens und Abends einen Efslöffel voll ($\frac{1}{2}$ Gr.). Selten hat er über 3 Gr. täglich gegeben, und niemals hat er nachtheilige Folgen beobachtet. — Was die Verbindungen betrifft, in denen man das Mittel gegeben, so empfiehlt sich besonders die mit *Vin. stibiatum* (ʒij.-iij. auf ℥j. der Auflösung), oder der gleichzeitige Gebrauch der Plummer'schen Pulver; auch kann man mit Nutzen noch *Extr. Cicutae* in die Mischung aufnehmen. Weniger zweckmäfsig scheint die von Sulzer, Hufeland, und neuerdings von Fischer (Heilart der Skropheln. Prag, 1832) gerühmte Verbindung mit Eisen bei schlaffen, kalten, reizlosen Subjekten. Beide Mittel sind, wie Wendt sehr richtig bemerkt, in ihrer Wirkung so entschieden entgegengesetzt, dafs ihre Verbindung immer ein für die Therapeutik höchst problematisches Gemisch bleibt. Das Eisen leistet bei schaffen, kalten und reizlosen Individuen so sichere Wirkungen, dafs eine Verbindung desselben mit der *Baryta muriatica* schon aus dem Grunde nicht wünschenswerth erscheint.

Aeufserlich: Auch äufserlich ist die Auflösung der *Baryta muriatica* sehr nützlich bei Hautausschlägen und Flekken der Hornhaut (Hufeland).

100.

℞ *Baryt. muriatic.* ʒβ.
solve in
Aq. destill. ℥j.
MDS. Kindern bis zum 3ten Jahre 5-20, älteren 10-30 Tropfen 3-4 Mal täglich.
Hufeland.

101.

℞ *Baryt. muriatic* ʒβ.
solve in
Aq. destill. ℥j.
adde
Vin. stibiat. ʒij.
MDS. Alle 3 Stunden 10-15 Tropfen zu nehmen und all-

mählig die Dosis zu vermehren. Wendt.

102.

℞ *Baryt. muriatic.*
Ferr. muriatic. āā ʒß.
solve in
Aq. Menth. pip. ℥j.
adde
Syr. cort. aur. ℥j.
MDS. Kindern von 2-3 Jahren alle 3 Stunden 8-10 gutt. mit Haferschleim, von 4-6 Jahren 12-15, und älteren 20 Tropfen in derselben Zeit.
Fischer.

103.

℞ *Baryt. muriatic.*
Extr. Conii macul. āā ℈j.
Aq. Cinam. s. ℥ß.
MDS. 3-4 Mal täglich 10-20 Tropfen zu nehmen. (Für ein Kind von 7-9 Jahren.)

104.

℞ *Baryt. muriat.* ʒß.
Aq. destill. ℥j.
adde
Syr. rub. Idaei ℥iß.
MDS. Täglich 2, 3, 4 Mal einen Theelöffel voll nach Proportion des Alters.
Buchholz.

105.

℞ *Baryt. muriatic.* ℈ß.
solve in
Aq. lauro-ceras. ℥ij.
DS. Zweistündlich einen Tropfen in die Augen zu träufeln. (Gegen Hornhautflecke.)
Hargens.

Bismuthum nitricum praecipitatum. **Basisch salpetersaures Bismuthoxyd.** Nach Recamier und Trousseau (Bullet. de therap. T. V. p. 35) ist das salpetersaure Bismuthoxyd eines der vorzüglichsten Mittel gegen die Diarrhöe der Kinder. Man bereite zu diesem Behufe Pulver zu 3 Gr. des Bismuthsalzes mit etwa 10 Gr. Zucker; ein solches Pulver bringt man 2, 3, 4 Mal täglich auf die Zunge des Kindes, oder man giebt das Mittel in Syrup, Confect oder Brühe. Die Gabe ist 6 Gr. täglich für Kinder von 1-6 Monaten, 8 Gr. für Kinder von 6 Monaten bis 1 Jahr, 12 Gr. für Kinder von 1-2 Jahren und 18 Gr. für das Alter von 3 Jahren bis zur Pubertät.

Borax. Natrum boracicum (natronatum). **Borax.** Der Borax eignet sich wegen seiner sanft auflösenden, verflüssigenden Wirkung besonders für die gelinderen Krankheitsformen des kindlichen Alters. Man benutzt ihn jetzt innerlich nur noch bei Säure in den ersten Wegen, und bei Aphthen. In der letzteren Krankheit paſst sein äuſserlicher Gebrauch jedoch nur bei völlig entwickelten Schwämmchen und während der Pockenbildung. Anders verhält sich die Sache aber, wenn die Pocken sich abzulösen anfangen, und eine bedeutende Empfindlichkeit an den angegriffenen Stellen zurückbleibt. Hier passen dann schleimige, einhüllende Substanzen, wie Eibisch-, Salep-, Sago-,

Leinsamendecocte mit Quittenschleim, arabischem Gummi, Oelemulsionen etc.

Dosis und Darreichungsform. Innerlich: Man giebt den Borax zu 3-5-10 Gr. nach dem Alter in Pulver Lecksäften (etwa ʒβ. für Säuglinge, ʒj. für ältere Kinder, in ℥ij. *Mell. rosat.*, 4 Mal täglich einen Theelöffel voll). Die von Lentin bei bösartigen Aphthen empfohlene Verbindung mit *Lignum Campechianum* s. dort.

Aeufserlich: Zu Streupulvern und Lecksäften bei Schwämmchen (ʒβ.-ij. auf ℥j. Saft, *Mell. rosat.*, *Syr. Moror.*; Buchholz glaubt, der Borax verbinde sich mit dem Honig zu einer dem Boraxweinstein ähnlichen Mischung; man kann daher ein anderes Constituens wählen), Mund- und Gurgelwassern (ʒj.-ij. auf ℥vj. *Decoct. Hordei*, *Infus. fol. Salviae*), Augenwassern (bei scrophulöser Lichtscheu ʒβ.-j. auf ℥vj.; als Augentropfwasser 3-5 Gr. in ℥j. Wasser gegen Hornhauttrübungen).

106.

℞ *Magnes carbonic.*
Sacchar. alb. āā gr. v.
Borac. gr. iij.-v.-x.
M. f. Pulv. dent. tal. dos. No. vj.
S. Zweimal täglich ein Pulver. (Gegen Säure.)
Richter.

107.

℞ *Borac.* ʒβ.
Sacchar. alb. ʒj.
M. f. Pulvis.
DS. Zweimal täglich eine Messerspitze voll in die Zunge des Kindes einzureiben, auch auf die Brustwarze der Mutter zu streuen. (Gegen Schwämmchen.) Kluge.

108.

℞ *Aq Salviae*
Mell. rosat. āā ℥β.
Borac. ℈β.
MDS. Pinselsaft. Wendt.

109.

℞ *Borac.* ʒij.
solve in
Aq. Salviae ℥ij.
adde
Tinct. Myrrhae ʒij.
Mell. depur. ʒj.
MDS. Pinselsaft. (Bei brandiger Bräune im Scharlach.)
Wendt.

110.

℞ *Succ. semperviv. tect.* ʒij.
Aq Plantagin. ℥ij.
Borac. ℈j.
MDS. Gegen Aphthen.
Lentin.

111.

℞ *Borac.* ʒij.
Decoct Hordei ℥vj.
Mell. rosat. ℥ij.
MDS. Gurgelwasser. (Bei Scharlach.) Wendt.

112.

℞ *Borac.* ʒβ.-j.
solve in
Aq. destill. ℥vj.-vij.
DS. Zum Foment. (Bei scrophulöser Lichtscheu. Allmählig kann man die Quantität des Borax verstärken.
Jüngken.

113.

℞ *Borac.* ʒij.
solve in
Aq. destill. ℥iv.

adde
Aq. lauro-ceras. ℥ij.-iij.
MDS. Damit Compressen zu befeuchten und so oft zu wechseln, dafs sie niemals trocken werden. Man achte darauf, dafs nichts in den Mund kommt. Dabei Morgens und Abends ein Pulver aus 1-2 Gr. *Herb. Cicut.* und $\frac{1}{2}$-1 Gr. Calomel. (Gegen scrophulöse Augenentzündung.) Bonorden. (Medincin. Zeitung v. Verein f. Heilk. in Preufs. No. 35.)

Bulbi Allii sativi. Radix Allii. **Knoblauch.** Der Knoblauch besitzt bedeutende anthelminthische Kräfte und ist daher ein berühmtes Hausmittel gegen Würmer, besonders Ascariden. Bei seinem Gebrauch ist jedoch zu beachten, dafs er den Würmern eigentlich nur sehr zuwider ist, ohne sie wirklich zu tödten; er macht sie daher oft sehr unruhig, vermehrt die Zufälle und erfordert deshalb bei grofser Empfindlichkeit und Neigung zu Krämpfen grofse Behutsamkeit (s. Richter's Arzneimittellehre). Selten benutzt man ihn innerlich. Man kann zu diesem Zwecke 1-2 Loth mit 3 Tassen kochender Milch übergiefsen, und dieses den Tag über trinken lassen; des Morgens nüchtern genommen soll er am wirksamsten sein.

Häufiger benutzt man ihn äufserlich in Form von Klystiren (etwa $\frac{1}{2}$ Loth auf ℥iij. kochender Milch) oder zu Dampfbädern; die Würmer gehen oft schon ab, wenn man ein solches Dampfbad von einem frischen Knoblauchaufgufs an den After des Kindes gehen läfst.

114.
℞ *Rad. Allii rec.* ℥β.
c. inf.
Aq. bull. ℔β.
Colatur adde
As. foetid. in *Vitell. Ovor.* solut. ℈ij.
MDS. Zu 2 Klystiren.

Calcaria muriatica. Calx salita. **Salzsaurer Kalk.** Der salzsaure Kalk ist, wie der Baryt, ein höchst wirksames Mittel wider die Scrophelkrankheit mit einer *Diathesis florida.* Er vermehrt den Schweifs und Urin, pafst jedoch nicht bei schon sehr gesunkener Verdauung. Hufeland hält ihn für reizender als den Baryt, und empfiehlt gröfsere Vorsicht. Nach Vogt und Herrmann hingegen ist er milder, und wirkt weniger feindselig auf die Nerventhätigkeit, bethätigt aber mehr die se- und excernirenden Organe. James Wood (the Edinb. medic. and surg. Journ. 1805) rühmt seine Wirksamkeit gegen Scropheln, und zieht ihn allen anderen antiscrophulösen Mitteln vor; er soll nicht allein schneller als andere Mittel wirken, sondern auch, in grofsen Gaben gegeben, keinen Nachtheil bringen. Auch J. Heineken (Beobachtungen und Erfahrungen, gesammelt auf dem Felde der Erfahrung. Bremen, 1832) gab den salzsauren Kalk mit gutem Erfolg in einem aromatischen Wasser, und versichert, dafs dieses Mittel nicht allein von dem Magen gut vertragen werde, sondern sich auch gegen die hartnäckigsten Fälle von Scropheln wirksam bewiesen habe.

Dosis und Darreichungsform. Auch hier ist die einfache Auflösung in destillirtem Wasser die beste. Man löst etwa ʒβ.-j. in ℥j Wasser auf, und giebt davon Kindern von 4-6-10 Jahren 15-30 Tropfen alle 3 Stunden.

115.
℞ *Calcar. muriat.* ʒj.
Aq. destill. ℥j.
MDS. Alle 3 Stunden 30 Tropfen. (Für ein Kind von 6 Jahren)
Hufeland.

116.
℞ *Calcar. muriat.* ʒj.
Tinct. Calam. ℥j.
MDS. 20-30 Tropfen einige Mal täglich. Niemann.

117.
℞ *Calcar. muriat.* ʒj.
Extr. Conii macul. gr xv.
Aq. Cinnamom. s. ℥β.
MDS. 8-16 Tropfen 3 Mal täglich. (Für ein Kind von 10 Jahren.)
Aus Phöbus Receptirkunst.

Calcaria sulphurata. Hepar Calcis. Kalkschwefelleber. Aeufserlich von Hahneman als Waschung bei *Crusta lactea* empfohlen.

118.
℞ *Calcar. sulphurat.* ʒij.
solve in
Decoct. Althaeae ℥ij.
DS. Den Ansprung öfter damit zu waschen.
Hahnemann.

Calcaria usta. Calx viva. Gebrannter Kalk. Randhahn (Rust's Magazin für die gesammte Heilkunde. Bd. 22. 1826) empfiehlt die unten (℞ 119) näher angegebene Mischung gegen *Tinea capitis*. Er läfst den Kopf täglich mehrmals mit Eibischdecoct waschen und mit Schweinefett einreiben, bis die Krusten erweicht sind, welche dann durch Kämme und Bürsten entfernt werden. Hierauf wendet er die Salbe an, die er zwei Mal 6-7 Minuten lang einreiben läfst. Er sah von diesem Verfahren, das in dem Waisenhause zu Paris üblich ist, immer günstigen Erfolg.

119.
℞ *Calc. viv.* ʒβ.
Tutiae ℥j.
Axung. porc. ℥iv.
M. f. Ungt.
DS. Nach Verordnung.
Randhan.

Camphora. **Kampher.** Der Kampher gehört zu den ätherisch-öligten Mitteln, und wirkt wie diese gleichzeitig stark erregend auf die Irritabilität und Sensibilität. Sein Gebrauch eignet sich für wahre, vitale, vorzugsweise im Peripherischen des Gefäfssystems hervortretende Schwäche, wie sie sich in den höheren Graden des Nerven- und Faulfiebers durch weichen, zitternden Puls, Bewufstlosigkeit, Delirium, Sehnenhüpfen, kühle, schlaffe, welke Haut kund zu geben pflegt. Contraindicirt wird der Kampher durch jeden entzündlichen Zustand, und Orgasmus der Blutgefäfse; auch verträgt er sich nicht mit gastrischen Zuständen. Tourtual empfiehlt grofse Vorsicht bei dem Gebrauche des Kamphers in Kinderkrankheiten, da Kinder eine eigene Idiosyncrasie dagegen haben, und leicht Unruhe, Angst, Dyspnoe darnach entsteht; er räth deshalb zu seinem äufseren Gebrauch in Form von Salben und Kräuterkissen.

Man hat den Kampher in folgenden Krankheiten des kindlichen Alters benutzt:

1) Bei *Erysipelas neonatorum* (Wendt, Carus). Wendt sagt: Die Verbindung des Kamphers mit Calomel ist oft gegen die Rose empfohlen worden. Die Verbindung dieser beiden Mittel hat manches in der Theorie gegen sich, doch würde dieses nicht entscheiden können, wenn uns die Erfahrung darüber reine Resultate lieferte. Der Uebergang von der höchsten Entzündung zur brandigen Entartung mag vielleicht der Zeitpunkt sein, wo diese Verbindung etwas leisten kann. ½ Gr. Calomel und ¼ Gr. Kampher werden dann alle 2 Stunden gegeben. Jörg erklärt sich gegen den Gebrauch des Kamphers bei der in Rede stehenden Krankheit, weil das Mittel dem zarten Alter der kranken Individuen durchaus unangemessen sei.

2) Bei bösartigen Aphthen, brandigen Pocken, nervösem Scharlach. Fliefsen die Pocken zusammen, werden sie schwarz, sinken die Kräfte, entwickelt sich Fäulnifs in den Pocken, ist die Haut heifs, der Puls leer, häufig, leicht zusammenzudrücken, oder nimmt beim Scharlach die Schwäche sehr überhand, offenbart sich ein unverkennbares Gesunkensein der Lebenskräfte, ist die Haut mit zähem Schweifs bedeckt, so tritt die Indication für den Gebrauch des Kamphers ein, den man unter solchen Umständen zweckmäfsig mit anderen ätherisch-öligten Mitteln, Mineralsäuren, Opium und Moschus alternatim reicht.

3) Beim Croup. Home gab ihn mit Salpeter, Olbers in Bremen und Hufeland mit Kermes in Verbindung; der von Wolff empfohlenen Composition aus Kampher und *Ammon. carbonic. pyro-oleos.* geschah schon bei dem letzteren Mittel Erwähnung. Es leuchtet ein, dafs der Kampher in der genannten Krankheit, wie bei allen anderen Entzündungen, nur da passen kann, wo nach den gehörigen Ausleerungen ein passiver Zustand eingetreten ist, wo die gehörige Kraft und Thätigkeit zur völligen Durchführung der Crise zu erlahmen droht, oder

wo es dem Nervensystem gleich anfangs an Kraft gebricht; hier befördert er Sputa, zertheilt Stockungen, macht die Circulation gleichmäfsig. Doch hat er die demgemäfs gehegten Erwartungen in unseren eigenen Beobachtungen noch niemals erfüllt. Ueber den äufserlichen Gebrauch des Kamphers im Croup s. unten.

4) Im Keuchhusten. Hier empfehlen ihn Jahn und Schäffer, wenn die erste Periode vorüber ist und die convulsivische eintritt.

5) Bei Durchfällen. Wenn eine catarrhalische Diarrhöe sich in die Länge zieht, so empfiehlt Gölis den Kampher in ganz kleiner Gabe als *Aura camphorata;* in diesen Gaben soll er eine eigene, sehr angenehme Wärme im Magen verbreiten.

6) Bei Würmern. Er schafft bei Wurmbeschwerden oft augenblicklich Erleichterung, und stillt die stürmischen Zufälle, welche von Würmern in Fiebern und acuten Krankheiten erregt zu werden pflegen. Man gebraucht ihn hier innerlich, in Klystiren und als Einreibung.

Dosis und Darreichungsform. Innerlich: Man giebt den Kampher Säuglingen zu $\frac{1}{4}$, gröfseren Kindern zu $\frac{1}{2}$-1 Gr. in Pulver (fein zertheilt und mit einigen Tropfen Weingeist abgerieben, *in charta cerata;* als Corrigens pafst am besten *Pulvis gummosus*) oder am zweckmäfsigsten in Emulsionen (mit *Gumm. Mimos.* oder Eigelb).

Aeufserlich: Lentin liefs beim Croup Flanell, mit Kampher stark berieben, auf die Brust legen, sobald die Nase trokken war. Es scheint, sagt er, als wenn sich die Absonderung der Catarrhalmaterie, die sonst in der Nase geschieht, nach der Brust versetze, und man diesem Irrthum der Natur durch obiges Mittel wieder abhelfen könne. Die Erleichterung der Brust ist augenscheinlich (Beiträge, Bd. I. S. 339). Sachse (das Wissenswürdigste über die häutige Bräune) lobt dieses Verfahren aufserordentlich. Den Kindern fing die Nase an zu fliefsen, sie niesten und bekamen die gröfste Erleichterung, wenn er ihnen Flanell auf die Brust legen liefs, welcher stark mit Kampher berieben war. Er räth daher dringend diese Lentin'sche Anwendungsart des Kamphers im Croup nicht zu verabsäumen. Um bei den Blattern die Pustelbildung auf den Augen zu verhüten, empfiehlt Verson (l. c.) das Auflegen leinener, mit einer Mischung aus ʒij. Schwefeläther, 10 Gran Kampher und 6 Tropfen Gewürznelkenöl befeuchteter Läppchen über die Augen. Man benutzt ferner den Kampher zu Kräuterkissen (etwa ℈ß.-j. auf ℥ij. *Spec. aromatic.*); zu Einreibungen; Linimenten (man benutzt hier wohl die officinellen Auflösungen, *Ol. camphor.*, *Spir. camphor.*, *Linimentum saponat. camphor.*, *ammoniat. camphor.;* zweckmäfsiger ist es jedoch in vielen Fällen, statt der letzteren die Auflösung magistrale zu verordnen, etwa ℈j.-ʒß. in ʒij. eines fetten Oeles (*Ol. Hyoscyam.*

infus.) aufgelöst, und dazu noch ℥vj. *Ungt. Althaeae* gesetzt, weil jene Salben zu stark reizen und auch wegen des penetranten Geruchs von den Kindern nicht vertragen werden); zu Mund- und Gurgelwassern, s. *Extr. Chinae.*

120.

℞ *Camphor. subact.* gr. ß.
Decoct. Althaeae ℥ij.
Laud. liquid. Sydenh. gutt. j - ij.
MDS. 1-2stündlich einen Theelöffel. (Für Kinder von 1-2 Jahren bei chronischer Diarrhöe.) Gölis.

121.

℞ *Rad. Valerian.* ʒß.
— *Colomb.* ʒj.
Inf. *Aq. fervid.* q. s. Colatur. ℥v.; adde
Camphor. subact. gr. j.
Laud. liquid. Sydenh. gutt. ij.-iij.
Syr. cort. aur. ℥ß
MDS. 2-3stündlich einen Kinderlöffel voll. (Für ein 4jähriges Kind bei chronischer Diarrhöe mit Verdacht von Würmern.) Gölis.

122.

℞ *Camphor.* gr. iv.
Mucil Gumm. Mimos.
Syr. Althaeae āā ℥ß.
Misce terend. invic. et sensim adde
Aq. flor. aur. ℥j.
MDS. 2stündlich einen Theelöffel. (Für Kinder in der ersten Lebensperiode, ungefähr ½ Gr. p. dos., bei bösartigen Aphthen.) Wendt.

123.

℞ *Camphor.* gr. vj.
Mucil. Gumm. Mimos.
Syr. simpl. āā ℥j.
Misce terend. invic. et sensim adde
Emulsio amygdal. ℥iv.
MDS. 2stündlich einen Efslöffel. (Für Kinder in der 2ten Lebensperiode, bei brandigen Pocken.) Wendt.

124.

℞ *Camphor. trit.* gr. ß.-ij.
Pulv. gummos.
Sacchar. alb. āā gr. v.
M. f. Pulv. dent. tal. dos. No. viij.
S. 2stündlich ein Pulver.

125.

℞ *Camphor.* gr. iv.
Mell. despumat. ℥ß.
Misce terend. invic. et adde
Aq. Meliss. ℥iiiß.
DS. 2stündlich einen Efslöffel. (Bei Stomacace.) Wendt.

126.

℞ *Camphor.* ℥j.
terre cum
Spirit. Sal. ammoniac. volatil. ʒiij.
Solut. adde
Ol. Olivar. ℥ß.
MDS. Zum Einreiben (Als auflösendes und zertheilendes Mittel bei hartnäckigen Stockungen.) Hufeland.

127.

℞ *Sapon. medic. ras.* ℥ij.
Camphor. trit. ʒj.
Liq. Ammon. vinos. ℥ß.
Ol. Rorismar. gutt. xv.
MDS. Alle 3 Stunden einen Theelöffel voll einzureiben.

Cantharides. Spanische Fliegen. — *Tinctura Cantharidum.* Nächst den englischen Aerzten Lettsom, Armstrong u. A. hat besonders Hufeland die Kanthariden gegen den Keuchhusten empfohlen. Er erwartet von ihnen eine Umstimmung in den Nerven des Magens und der Brust und eine kritische Ableitung des Reizes und der Schärfe nach dem Harnsystem, weshalb er sie auch bis zum gelinden Harnbrennen zu geben räth. Schäffer, Buchholz (siehe ℞ 130.), und in neuerer Zeit Fischer, Clarus, G. v. d. Busch, G. A. Richter bestätigten ihren Nutzen. C. F. Fischer (Hufeland's Journal, 1827. Supplementheft) und Clarus (Annalen, Bd. 2) gaben die *Tinct. Cantharid.* mit *Tinct. thebaica* vermischt im 2ten Zeitraume der Krankheit mit auffacend gutem Erfolge. Gerhard v. d. Busch (Abhandlung über den Keuchheusten von Desruelles, aus dem Französischen übersetzt. Bremen, 1828) leistete die Canthariden tinctur vortreffliche Dienste, selbst in Fällen, die allen anderen Mitteln widerstanden. Er gab die unten (℞ 131.) angegebene Mischung 2stündlich zu einem kleinen Löffel voll. G. A. Richter (specielle Therapie, 2. Supplementbd. 1831) bewiesen sich die Canthariden in der späteren Periode der Krankheit häufig ausnehmend nützlich. Stets gab er sie mit einer Chinaabkochung, so dafs nach dem Alter die Kinder auf jede Gabe 4 Mal täglich 3-8 Tropfen der Cantharidentinctur bekamen, womit es bis zur Vermehrung des Harnflusses und leichtem Urinbrennen fortfuhr. In der späteren Periode der Krankheit, wo das Mittel nur allein pafst, vermochte es rascher als irgend ein anderes, das Uebel zu beendigen. Dagegen versichert Ratier (Revue médicale française et etrangère, 1829), dafs die Canthariden sich ihm immer schädlich im Keuchhusten bewiesen hätten.

Will man nun, gestützt auf jene Empfehlungen, das Mittel in Anwendung bringen, so achte man zunächst auf die Individualität des Patienten, und auf das Stadium der Krankheit. Bei hoher Reizbarkeit, grofser Schwäche, ganz jungen Kindern, entzündlichen Zuständen, besonders der uropoëtischen und Geschlechtsorgane passen die Canthariden durchaus nicht; nur bei chronischer Dauer des Hustens iu reizlosen, pastösen Subjecten, da wo im 3ten Stadium des Keuchhustens ein *Status frigidus* vorhanden ist, wo am Ende desselben sich Atonie mit Oedem einfindet und mit dem noch übrigen Schleimhusten paart, nur da tritt eine Indication für den Gebrauch der Canthariden ein. Lettsom's Vorschlag, auch in den früheren Perioden des Keuchhustens (wo, wie Marcus bemerkt, dadurch, dafs das Mittel an einem entfernten Orte eine Entzündung hervorruft, leicht eine günstige Veränderung in den leidenden Theilen hervorgebracht werden könnte) die Canthariden zu geben, ist durchaus verwerflich. Zugegeben, sagt Wendt, dafs eine solche

Ansicht richtig sei, so würde doch die planmäfsige Hervorrufung einer solchen inneren Entzündung wegen der damit verbundenen hohen Gefahr gewissenlos sein.

Dosis und Darreichungsform. Innerlich: Man giebt die Canthariden zu $\frac{1}{12}$-$\frac{1}{8}$-$\frac{1}{4}$ Gr. einige Mal täglich, nicht in Pulver, wegen leicht zu heftiger Wirkung, häufiger in Emulsionen (doch sind Oelemulsionen zu vermeiden, weil das Oel die Wirkung der Canthariden leicht sehr steigern könnte); siehe ℞ 128. und 129, in der letzteren scheint uns die Partialgabe viel zu hoch. Bei weitem häufiger haben die Aerzte die *Tinct. Cantharidum* benutzt. Man giebt von ihr kleineren Kindern 2-3 Tropfen einige Mal täglich in einem schleimigen Vehikel, auch Hühnerbrühe; gröfseren (6-10jährigen) 5-8 Tropfen 3-4 Mal täglich; auch als Zusatz zu Mixturen. Bezüglich der Verbindungen, in denen man die Cantharidentinctur gegeben, so sind besonders die mit Opium und China empfohlen. Bedenkt man, dafs die Canthariden gewöhnlich in dem Zeitraume des Keuchhustens gegeben werden, wo die krampfhaften Erscheinungen längst aufgehört, wo dagegen die Symptomen der Schwäche immer mehr hervortreten, die Kräfte täglich mehr sinken, die Absonderung des Auswurfes immer stärker wird, und die Masse des Körpers schwindet; so erscheint die Verbindung mit der China wohl als die zwechmäfsigere. Man kann die *Tinct. Cantharidum* in solchen Fällen in geeigneter Gabe der Chinabereitung zusetzen, und diese dann efslöffelweise nehmen lassen, oder man kann auch, was uns zur Erzielung einer genaueren Partialdosis zweckmäfsiger erscheint, die Tinctur besonders verschreiben, sie dann jedes Mal tropfenweise beim Einnehmen des Chinatrankes beimischen lassen. S. oben Richter. Eine andere, nach unserer Erfahrung sehr wichtige Anwendung finden die Canthariden bei inneren serösen Ergiefsungen, natürlich erst *Fracta phlogosi*, und wo es darauf ankommt, eine möglichst gesteigerte Resorptionsthätigkeit, zumal auf dem Wege verstärkter Nierenabscheidung, anzuregen. Insbesondere gilt dieses von mehr oder weniger chronisch gewordenen Ansammlungen in der Brusthöhle, wie sie (als solche freilich bei Kindern nicht sehr häufig) nach Pleuresien vorkommen. Von dem Alter von 5 Jahren an, mit 1 Tropfen in schleimigem Vehikel 4-5 Mal täglich anfangend, und steigend bis zum Eintritt des Harnbrennens, dann nach Beschwichtigung derselben nöthigenfalls wieder von 1 Tropfen an fortgesetzt, leisten sie oft über Erwarten herrliche Dienste. Noch zuverlässiger aber thut dieses der äufsere Gebrauch der Canthariden, als methodische Application von Blasenpflastern, mit welchen man z. B. die Brustwandung allmählig umgeben hat, indem man, von der afficirtesten Stelle ausgehend, durch Schonung der Epidermis bei Eröffnung der Blase jede Eiterung vermeidend und die Heilung glücklich befördernd, nach derselben sofort die dicht anliegende

Stelle mit (oft dem nämlichen) *Empl. canth.* belegt, in schwereren Fällen nach Occupation der ganzen Vorderwand der betreffenden Seite zur Rückenwand des Brustkastens übergehend, oder von der ersten Stelle wieder anfangend. Ein analoges Verfahren (mittelst Streifen über den Kopf entlang geführt) sahen wir neulich unter den verzweifelten Umständen des *Stad. paralyt.* des *Hydrocephalus acutus* mit wahrhaft überraschendem Erfolg krönen.

Aeufserlich: Statt des officinellen spanischen Fliegenpflasters hat Hufeland für kleinere Kinder das *Ungt. epispastic. Ph. P.* (℞ 132.) empfohlen, das sehr gelinde wirkt, und mit Nutzen bei langwierigem Husten, zurückgetretenen Ausschlagsschärfen etc. eingerieben wird. Die *Tinct. Cantharidum* gebraucht man als Zusatz zu Linimenten und Einreibungen, wenn man einen recht kräftigen, durchdringenden äufseren Reiz anbringen will. v. Hagen (der torpide Croup. Mit Zusätzen von C. A. Kraus. Göttingen, 1835. S. 85) zieht bei der genannten Krankheit die Cantharidentinctur bei weitem dem Pflaster vor, weil von von jener weit mehr resorbirt wird, und sie schneller und sicherer wirkt, und weil die kleinen Kranken durch Abnehmen der damit befeuchteten Läppchen deren Wirkung weniger stören können. Er läfst die mit der Tinctur befeuchteten Läppchen so lange liegen, bis Blasen entstanden sind, und hält er die Wirkung noch weiter für nöthig, so läfst er entweder die wunden Stellen mit *Ungt. digest.*, durch Cantharidenpulver geschärft, bedecken, oder die Tinctur an frischen Stellen anwenden, auch wohl mehrere Theile des Körpers öfter damit waschen, besonders die Herzgrube. Nöthigenfalls fährt er damit so lange fort, bis Urinbeschwerden eintreten. H. hält die Canthariden für eins der kräftigsten Mittel, durch ihre innere und äufsere Wirkung die Reizbarkeit in den Lungen wiederherzustellen; ohne dieselben getraut er sich nicht, einen torpiden Croup zu heilen.

128.

℞ *Cantharid.* gr. j.
Sacchar. alb.
Pulv. Gumm. Mimos. āā ʒij.
Misce terend. invic. et sensim adde
Emuls. amygd. dulc. ℥v.
MDS. 2stündlich einen Efslöffel voll.

129.

℞ *Cantharid.* ℈j.
Amygd. dulc. excort. ℥iß.
Sacchar. alb. ʒß.
in mortario. marmor. probe conterantur et lenta *Aq. calid.* ℥x. affusione f. emulsio. Colatur. s. express.
DS. Nach Verschiedenheit des Alle alle 3-4 Stunden ½-1 Efslöffel.

Hervig.

130.

℞ *Cort. peruv.* ʒß.
Aq. font. ℥v.
Coq. ad reman. ℥iij.; adde
Syr. Althaeae ℥j.
Tinct. Cantharid.

Laud. liquid. Sydenh. āā gutt. xv.
MDS. Einen halben, auch nach Proportion des Alters einen ganzen Theelöffel voll täglich 4 Mal. Buchholz.

131.

℞ *Emuls. amygd. dulc.* ℥iv.
Syr. amygd. ℥j.
Tinct. Cantharid. gutt. iij.
MDS. 2stündlich einen Kinderlöffel voll. v. d. Busch.

132.

℞ *Ungl. pomad.* ℥β.
Pulv. Cantharid. ℈j.-ʒβ.
MDS. Eine Erbse oder Bohne grofs in die Haut einzureiben. Hufeland.

133.

℞ *Spirit. camphor.*
— *Angelic.* āā ℥j.
Tinct. Cantharid. ʒj.
Liq. Ammon. caustic. ʒij.
Aq. Coloniens. ℥ij.
MDS. In Brust und Rückgrath einzureiben. (Bei *Asthma Millari.*) Casper

Carbo animalis. Thierkohle. Die Thierkohle soll bei ihrer innerlichen Anwendung besonders auf die drüsigten Organen wirken, und sogenannte Stockungen derselben zu heben vermögen. Vorzüglich hat die Fleischkohle durch Weise's Empfehlung (über die Zurückbildung der Scirrhen und Polypen und über die Heilung der Krebsgeschwüre, von F. A. Weise. Leipzig, 1829) die Aufmerksamkeit der Aerzte auf sich gezogen. Sie wird nach Weise in folgender Art bereitet: Man nimmt Kalbfleisch mit den Rippen, so dafs die Knochen $\frac{1}{3}$ des Gewichtes des Ganzen betragen, zerhackt es in mäfsig kleine Stücke, und brennt es in einer Kaffeetrommel unter Umdrehen über gehörig starkem Feuer. Wenn sich die brennbare Luft zu zeigen anfängt, was man an den um die Trommel spielenden Flämmchen sieht, so mufs man das Brennen noch eine Viertelstunde fortsetzen; längeres Brennen soll das Präparat unwirksam machen. Gesunde sollen von kleinen Gaben der auf diese Weise bereiteten Kohle schmerzhafte Knoten in den Brüsten, Verhärtung und Anschwellung der Ohrendrüsen, und Kupferausschlag im Gesicht bekommen, was sich jedoch allmählig wieder verliert. Vorzüglich wirksam ist sie bei scrophulösen Drüsengeschwülsten. Knoten am Halse und Kopfe scrophulöser Kinder, besonders letztere, erweichen, öffnen sich, und heilen bei ihrem Gebrauche sehr bald von selbst. Weise giebt die Fleischkohle Morgens und Abends zu $\frac{1}{4}$-2 Gr.; man verbindet sie nach ihm entweder mit Zucker oder besser mit *Pulv. rad. Althaeae* oder *Liquiritiae*, läfst die bestimmte Gabe trocken in den Mund nehmen, langsam niederschlucken und etwas Wasser nachtrinken. So lange der Kranke die thierische Kohle gebraucht, darf derselbe keine erhitzenden Speisen und Getränke geniefsen, und mufs sich entweder auf eine Obst- oder auf eine leichte Mehl- oder Milchdiät beschränken. Gumpert (Rust's Magazin,

Bd. 25) wendete die Thierkohle ebenfalls mit Nutzen bei verhärteten scrophulösen Halsdrüsen an, will dieselbe aber in grösseren Gaben Ͽꞵ.-j. 2-4 Mal täglich und zwar so lange geben, bis der Puls stärker und schneller wird. A. Duplan (Annales de Medecine physiologique par Magendie. 1830) stellte einen Säugling, der gleich nach der Geburt einen aufgetriebenen Leib, scrophulöse innere und äufsere Geschwülste und eine Gastroenteritis bekam, durch Blutegel und den Gebrauch der thierischen Kohle schnell und sicher her; er gab täglich 15-72 Gr. Ganz, wie es Weise angegeben, entwickelte sich auf dem ganzen Körper, besonders im Gesicht, ein kupferiger Ausschlag, aufserdem aber noch kleine erbsgrofse Furunkeln, die aufbrachen und eben so, wie die Excremente, einen starken Geruch nach verbranntem Fleisch verbreiteten. Auch Kopp (Denkwürdigkeiten in der ärztlichen Praxis. 1830) wendete die thierische Kohle in Fällen von Drüsengeschwülsten an, und beobachtete bereits in der ersten Woche nach der Anwendung eine Verkleinerung derselben. Dagegen fand Baudelocque die thierische Kohle ganz indifferent, selbst nachdem er sie 2 Monate lang in 10 Mal stärkerer Gabe, als der angerathenen, hatte nehmen lassen. Man sieht also hieraus, dafs die Acten über die Wirksamkeit des Mittels keineswegs geschlossen sind, und dafs es dazu noch fernerer zahlreicher Versuche bedarf. So viel indessen hat sich ergeben, und neuere damit in Bezug auf andere Krankheiten im Charité-Krankenhause zu Berlin angestellte Versuche bestätigen es, dafs das Mittel selbst in enormen Dosen, ohne alle Trübung eines Systems, vertragen werden kann, und dafs man nicht nöthig hat, dasselbe mit einer so grofsen Aengstlichkeit zu reichen, als es von den ersten Empfehlern geschehen ist. Man erhält dadurch zugleich den Beweis, dafs man keinen Grund hat, in dem *Carbo animalis* ein *Principium narcoticum*, welches Einige für Hydrocyansäure, Andere für das Radical derselben (Cyanogenium, Kohlenstoff-Stickstoff) halten, zu vermuthen.

Carbo praeparatus s. purus. **Präparirte vegetabilische Kohle.** Wird innerlich von Gölis bei langwierigem Husten mit schlechtem, riechendem Auswurf empfohlen. Er verbindet in diesen Fällen gleiche Theile Kohlenpulver und *Pulv. Liquiritiae* und läfst davon täglich ein Paar Mal einen Theelöffel voll nehmen. Bei starken Durchfällen, wenn die gewöhnlichen Mittel nicht ausreichen, kann man auch wohl die Holzkohle zu 3-5 Gr. alle 3-4 Stunden in Verbindung mit Ipecacuanha, besonders wenn die Excremente scharf, dunkelfarbig und übelriechend sind (Condie), versuchen.

Aeufserlich gebraucht man die Kohle als Einstreupulver in scrophulöse Geschwüre (für sich allein oder mit

Rheum. verbunden), beim Kopfgrind (Thomann). Beim feuchten Grinde streut man das Pulver auf, beim trockenen reibt man eine Kohlensalbe ein (1 Theil Kohle auf 6 Theile *Axung. porc.*). Meifsner (Forschungen des 19. Jahrhunderts, Bd. 6) hat sich haufig statt der vegetabilischen Kohle mit glänzendem Erfolge der thierischen Kohle zum innerlichen und äufserlichen Gebrauche bedient. Casper (Rust's und Casper's kritisches Repertorium, Bd. 23) empfiehlt die unten (℞ 136.) angegebene Mischung als besonders hülfreich in der *Tinea capitis.* Auch Verson (l. c.) empfiehlt leichte Einreibungen aus einer Mischung von vegetabilischem Kohlenpulver (ʒiij.), Schwefel (ʒj.) und frischer Butter (℥iß.), die ihm bei einem ziemlich anhaltenden Gebrauche in Istrien, wo der Kopfgrind gleichsam endemisch in der Kinderwelt herrscht, die herrlichsten Dienste leisteten.

134.

℞ *Pulv. carbon.*
— *Liquirit.* āā ℥ß.
MDS. Vier Mal täglich einen Theelöffel voll. (Für ein Kind von 4-5 Jahren.)
Gölis.

135.

℞ *Pulv. rad. Rhei*
— *carbon.* āā ʒiß.
MDS. Zum Einstreuen.
Gölis.

136.

℞ *Pulv. carbon. Tiliae*
Natr. carbon. sicc. āā ʒij.
Ungt. rosat ℥j.
(Man läfst die kranken Stellen kahl scheeren, Abends die Salbe einreiben, den Kopf mit einer Nachthaube oder einem Tuche bedecken und am folgenden Morgen mit concentrirter Auflösung von schwarzer Seife abwaschen.)

Carbo Spongiae. Spongia usta. **Gebrannter Schwamm.** Man hat verschiedene Grade der durch das Feuer veränderten Schwämme in Anwendung gesetzt, die Erfahrung hat jedoch gelehrt, dafs die in einer Kaffeetrommel bis zur Entfernung des Rauches gerösteten Schwämme, *Spongiae tostae*, die wirksamsten sind.

In dem gebrannten Meerschwamm scheinen weniger die thierische Kohle und die in ihm enthaltenen Salze wirksam zu sein; es liegt vielmehr seine Kraft hauptsächlich in der in ihm befindlichen Jodine. Er wirkt kräftig auf die Lymphgefäfse und das Drüsensystem, erhöht die Resorption, befördert die Serumabsonderung, und ist nicht ohne diuretische Kräfte; doch greift er leicht den Magen an, reizt das Blutsystem, und mufs daher mit vieler Vorsicht angewendet werden. Bei reizbaren Individuen, schwachen und empfindlichen Lungen, hectischer Anlage, ist es gerathener, seinen Gebrauch ganz zu unterlassen. Vorzüglich hat man ihn gegen den Kropf empfohlen, und er ist in dieser Krankheit, seit Villeneuve ihn anrieth, häufig mit dem günstigsten Erfolge gegeben worden. Auch gegen Drüsenanschwellungen, Hautausschläge, und andere in der Scrophelsucht begründete Krankheiten hat man ihn mit Nutzen gegeben. Das langsame Niederschlucken des Mittels soll seine Heilkraft wesentlich vermehren; auch soll dasselbe schneller und sicherer bei abnehmendem Monde, als bei zunehmendem wirken, was, wie Wendt bemerkt, für den, der die Abhängigkeit des menschlichen Organismus von der Aufsenwelt kennt, nichts so Unbegreifliches haben kann.

Dosis und Darreichungsform. Innerlich: Man giebt den gebrannten Meerschwamm kleinen Kindern zu 5 Gr., gröfseren zu ℈β.-j. 2 Mal täglich mit *Aethiops mineral.*, *Digital.* etc. in Verbindung in Pulver, Zuckerwerkformen, Pillen. Um die nachtheilige Wirkung auf die Brustorgane zu verhüten, räth Hufeland zum Gebrauch der Schwammlauge (℞ 141.), weil diese, weniger als das Pulver, die Lungen reizen soll. Fischer (über die Scrophelkrankheit. Prag, 1832) räth, den Meerschwamm immer in Verbindung mit Salmiac anzuwenden, wodurch er nicht nur wirksamer werden, sondern auch seine üble Wirkung auf die Lungen verlieren soll (℞ 138.).

Aeufserlich: Morand wendete den gebrannten Schwamm bei Kröpfen auch äufserlich an. Er liefs gleiche Theile Schwammkohle, abgeknistertes Kochsalz und Salmiac auf Baumwolle streuen, in Mousselin binden, um den Hals legen und das Ganze mit einem schwarz seidenen Tuche befestigen.

137.

℞ *Spong. tost.* ℈j.
Conch. ppt.
Aethiop. mineral. āā ℈β.
Elaeos. Anis. ℈β.
M. f. Pulv. dent. tal. dos.
No. vj.
S. Früh und Abends ½ Pulver.
(Für ein Kind von 8-10 Jahren.)

138.

℞ *Spong. tost*
Sal. ammoniac. āā ℈β.
Herb. Cicut. gr. iv.
Sulphur. aurat. ant gr. j.
Elaeos. Foenicul ℈β.
M. f. Pulv. dent. tal. dos.
No. xij.
S. Morgens und Abends grösseren Kindern 1, kleineren ½ Pulver.
Fischer.

139.

℞ *Carb. Spong.* ʒij.
Pulv. herb. Digital pup. gr. ij.
Elaeos. Foenicul. ʒj.
M. f. Eulv. divid. in part. aeq.
No. xij.
S. Täglicq 3 Mal ein Pulver.
(Für ein Kind von 6-8 Jahren.) Rust.

140.

℞ *Carb. spong.*
Chocol. pulv.
Sacch. alb āā ℥β.
Mucil. Gumm. Tragac.
q. s. ut f. l. a. Trochisci
No. 48.
S. Täglich 3 Mal 1-2 Stück.
Aus Phöbus Receptirkunst.

141.

℞ *Carbon Spong.* ℥j.
Aq. commun. ℔j.

Ebulliant paulisper, postea diger. vase claus. loc. tepid. per 12 hor, Colat. admisce

Aq. Cinnamom. s. ℥ij.
DS. Dreistündlich einen Efslöffel. Hufeland.

Chininum sulphuricum. Schwefelsaures Chinin. Das Chinaalcaloid hat für die Kinderpraxis einen um so gröfseren therapeutischen Werth, da man mit wenigen Granen schon viel ausrichten kann, und die Rinde in Substanz so oft von Kindern schwer, von Säuglingen gar nicht vertragen wird. Indessen ist nicht zu übersehen, dafs dieses Mittel von den balsamisch tonischen, zusammenziehenden Kräften der China eigentlich nur wenig besitzt, dagegen aber die Einwirkung auf die Functionen des Nervensystems, die Umstimmung derselben und dadurch die Kraft, der Periodicität entgegenzuwirken, mit der China in hohem Grade theilt. Wenn daher auch das Chinin in vielen Krankheitsformen des kindlichen Alters die Rinde ersetzen kann, so können doch auch Fälle vorkommen, wo man bei hoher Erschlaffung der Faser und Entmischung der Säfte, bei auszehrenden Krankheiten, starken Eiterungen etc. zur China, als dem allein kräftigen Mittel, greifen mufs.

Unter den Krankheiten, gegen die man das schwefelsaure Chinin angewendet, stehen die intermittirenden Fieber der Kinder obenan. Hier, wo die cruderen Chinapräparaten gar nicht vertragen werden, wo man zur Beseitigung des Fiebers schon voluminöse Gaben reichen müfste, zeigt sich das schwefelsaure Chinin besonders hülfreich. Sundelin (Archiv für medic. Erfahrung von Horn. 1823) bezwang dadurch bei Kindern eine einfache und doppelte Tertiana, bei welcher letzteren die China, selbst in einer gewürzten Abkochung, nicht vertragen wurde. Bei einfachen intermittirenden Fiebern kleinerer Kinder reicht es gewöhnlich hin, Morgens und Abends ½-1 Gr. zu geben; bei hartnäckigeren Formen und bei gröfseren Kindern kann man auch alle 2 Stunden ¼-½ Gr. in der Apyrexie reichen. Zu grofse Gaben machen zuweilen Beängstigung, Kopfschmerzen, Erbrechen; auch will Menard (Gerson's und Julius Magaz. Bd. 7) von zu starken Dosen, zumal bei Kindern, eine Zunahme von Wassersüchtigen beobachtet haben. Allein die Wassersucht möchte in solchen Fällen wohl weniger dem Chinin an und für sich, als der zu raschen Suppression des Fiebers durch jene starken Gaben zuzuschreiben sein, da es nicht zu läugnen ist, dafs die Vorsicht hier noch gröfser sein mufs, als wenn man die China in einer anderen Form giebt, weil hier eben die Wirkung gegen das Periodische der Krankheit besonders sicher und rasch erfolgt. Zu erwähnen sind hier noch die endermatischen Versuche des Dr. Liber (s. Casper's Wochenschrift. 1832) mit dem schwefelsauren Chinin zur Heilung der *Febris intermittens* der Kinder. Derselbe legt ein Blasenpflaster von der

Gröfse eines Achtgroschenstücks in die Herzgrube, läfst am Morgen in der fieberfreien Zeit 2 Gr. *Chin. sulphuric.* einstreuen und die Stelle darauf mit einem Klebepflaster bedecken. Das Einstreuen macht Brennen, das aber bald wieder nachläfst. Einige Stunden nach der Inspersion zeigt sich Magendrücken, *Conatus vomendi*, und vermehrte Speichelabsonderung. Oft blieb der nächste Anfall schon aus, zuweilen trat er aber (wie dieses auch bei der inneren Anwendung der Fall oft ist) stärker ein; dann blieb jedoch der nächstfolgende gewifs aus. Das Klebepflaster bleibt einige Tage liegen. Diese Methode bewies sich in mehr als 60 Fällen hülfreich und wäre allerdings, da das Mittel wegen seines üblen Geschmacks den Kleinen oft schwer beizubringen ist, sehr erwünscht bei Kindern.

Aufserdem giebt man noch das schwefelsaure Chinin bei *Erysipelas neonatorum;* John Miles (the London medical Repository, 1824) versichert das *Chinin. sulphur.* hier aufserordeutlich wirksam gefunden zu haben; er gab einem 3wöchentlichen Kinde davon täglich ½ Gr. auf einmal. Ferner wendet man es an im letzten Stadium der *Tussis convulsiva*, bei krampfhaften Krankheitsformen mit vorherrschender asthenischer Reizbarkeit, z. B. bei rein spastischen Coliken mit periodischem Typus (s. unten ℞ 145.), bei *Fluor albus* kleiner Mädchen, wo Würmer nicht Schuld sind, in rothem Weine (Tourtual), bei durch Scropheln bedingtem Zehrfieber (hier pafst besonders die Verbindung mit Digitalis, siehe ℞ 146.), wo die China nicht vertragen wird, in der Reconvalescenz nach schweren Krankheiten etc.

Dosis und Darreichungsform. Man giebt das schwefelsaure Chinin (über die Gabe als Febrifugum s. oben) zu ½-1 Gr. 2-3 Mal täglich in Pulver (mit einem Oelzucker, schmeckt aber intensiv bitter), Auflösungen (hier ist besonders der Syrup von Magendie zu erwähnen, 8 Gr. gepülvertes Chinin auf ℥iij. Syrup, wonach also ℥j. beinahe 3 Gr., der Theelöffel also ungefähr ¼ Gr. enthält; er eignet sich besonders für die Kinderpraxis und soll namentlich einen günstigen Einfluss auf den Verlauf der Scrophelkrankheit haben), Pillen.

142.

℞ *Chin. sulphur.* gr. iij.-vj.
Sacchar. alb. ʒij.
M. f. Pulv. divid. in part. aequal.
No. xij.
S. 2stündlich ein Pulver. (Bei Intermittens eines Säuglings, eines Kindes von 2-5 Jahren. — Am 10ten Tage nach dem Ausbleiben des Fiebers mufs man die Gabe wiederholen.)

143.

℞ *Chin. sulphur.* gr. vj.-xij.
Elaeos. Cinamom. ʒij.
M. f. Pulv. divid. in part. aequal.
No. xij.
S. Täglich 3 Mal ein Pulver in spanischem Wein. (In der Reconvalescenz nach schweren Krankheiten.)
Tourtual.

144.

℞ *Chin. sulphur.* gr. v.

Succ. Liquirit. ℥j.
M. f. Pilul. No. xxx.
S. Täglich 2 Mal einem 8jährigen Kinde 3 Stück.
Sundelin.

145.

℞ *Syr. Diacod.*
— *cort. Citr.* ana ℥iij.
Sulph. Chin. gr. iij
Tinct. opii s. gutt. ij.
MS. Theelöffelweise in der krampffreien Zeit.
Verson.

146.

℞ *Sulph. Chin.* gr $\frac{1}{2}$.
Digit. purp. gr. $\frac{1}{4}$.
Sacchar alb. ℈ß.
M. f. Pulv. dent. tal. dos. No. vj.
S. Alle 4 Stunden ein Pulver.

Chlorum Calcariae. Calcaria chlorinica s. oxymuriatica. Chlorkalk. Der Chlorkalk ist, sowohl innerlich als äufserlich angewendet, ein reizend auflösendes, aber zugleich antiseptisches und antimiasmatisches Mittel; doch treten die zuletzt genannten Eigenschaften mehr nur bei seiner äufserlichen Anwendung hervor. Seine Wirkungen beim innerlichen Gebrauch scheinen mehr denen des salzsauren Kalkes zu gleichen. F. Cima (Giornale di Fisica, Chimica etc. Pavia, 1825) war der erste, welcher die Wirkung des Chlorinkalkes in scrophulösen Krankheiten rühmte. Zuerst liefs er eine Salbe bereiten (aus ℈j. bis ʒj. Chlorinkalk mit ℥j. ungesalzener Butter) und liefs sie auf scrophulöse Geschwülste einreiben, welche davon roth wurden, Jucken bewirkten, sich erweichten und verkleinerten. Da Cima hieraus auf grofse Wirksamkeit bei Atonie und Schwäche des lymphatischen Systems schliefsen zu können glaubte, wendete er dasselbe Mittel auch innerlich an, wobei er sich schon nach 4wöchentlichem Gebrauche überzeugen konnte, dafs die verstopften Drüsen sich verkleinert hatten, und dafs überhaupt die Functionen des lymphatischen Systems wieder in Ordnung kamen (Meifsner Forschungen des 19. Jahrhunderts. Bd. 3). Auch Feiler (Pädiatrik. 1814) erkennt die Wirksamkeit dieses Mittels an. In neuerer Zeit jedoch scheint man den Chlorkalk nur selten innerlich angewendet zu haben, und er kann auch als ein rohes Mittel innerlich nur mit grofser Vorsicht in Gebrauch gezogen werden.

Dosis und Darreichungsform. Innerlich: Man giebt den Chlorkalk zu 1-2-4 Gr. in Auflösung ein Paar Mal täglich.

Weit ausgebreiteter und auch sicherer und zweckmäfsiger ist die äuferliche Anwendung des Chlorkalkes. Man bedient sich seiner in Form von Mundwassern (bei Stomacace, riechendem Athem), Verbandwassern (bei scrophulösen Geschwüren etwa ʒß.-j. auf ℥vj. Wasser), Pinselsäften, Linimenten, Salben (bei *Tinea capitis*). F. J. Barthel (l. c.)

berichtet, dafs Cerutti in der Policlinic zu Leipzig sich mit dem entschiedensten Vortheile des *Ungt. oxymuriaticum* (℞ 152.) bedient und mit diesem Mittel die hartnäckigsten und bösartigsten Formen der Tinea bekämpft habe. Dagegen bewährte sich die von Willmann gegen dieselbe Krankheit empfohlene Auflösung von ℥β. Chlorkalk in 3 ℔. *Aq. destill.* in der Berliner Charité nicht (Medicin. Zeitung v. Verein f. Heilkunde in Preussen. No. 13). Auch bei der Krätze der Kinder, namentlich bei grofser Hartnäckigkeit derselben, hat man sich in neuerer Zeit mit Vortheil einer Auflösung von 1½ Unzen Chlorkalk in 1 ℔. gewöhnlichen Wassers bedient. Man wäscht damit 1-3 Mal im Tage die leidenden Stellen und läfst jeden 2ten und 3ten Tag ein allgemeines lauwarmes Bad gebrauchen. Uebrigens mufs die Dosis des Chlorkalks und die Wiederholung der Waschungen nach dem Grade der Reizbarkeit der Haut bestimmt werden.

147.

℞ *Chlor. Calc.* ℈j.
solve in
Aq. destill. ℥vj.
Solut. filtrat. adde
Syr. simpl. ℥β.
MDS. 3stündlich 1-2 Efslöffel voll. (Bei scrophulösen Drüsenleiden.)
Cima.

148.

℞ *Chlor. Calc.* ʒβ.
solve in
Aq. destill. ℥iv.
DS. Auf die Geschwüre mittelst Charpie zu appliciren.

149.

℞ *Chlor. Calc.* ʒij.
Tere in mort. vitreo et sensim affunde
Decoct. rad. Ratanh. ℥viij.
(ex ʒij.)
stent per ½ hor. dein limpid. decantetur.
S. Mundwasser. Trusen.
Casper's Wochenschr. 1834.

150.

℞ *Calc. chlor.* ʒβ.
Tere in mort. vitreo et sensim affunde
Aq. rosar. ℥j.
et post limp. clarific. admisce
Ol. amygd. dulc. s. Nuc. Jugland. ℥j.
DS. Mit dem Pinsel aufzustreichen. Trusen (l. c.)

151.

℞ *Chlor. calc.* ʒij.
Ungt. rosat. ℥β.
MDS. Stellenweise alle Abend auf die Krusten einzureiben. (Bei Tinea.)

152.

℞ *Liq. Calc. oxymuriat.* ℥β.
Ol. Olivar. ℥j.
MDS. Täglich 2 Mal den Kopf damit einzureiben.
Cerutti.

Conchae praeparatae. **Präparirte Austerschalen.** Die präparirten Austerschalen (das Gehäuse der Austern) sind ein die erhöhte Nervenempfindlichkeit abstumpfendes, krampfstillendes Mittel. Die antispasmodische Wirkung scheint vorzüglich von ihrer absorbirenden, die Säure (eine so häufige Ursache der Krämpfe kleiner Kinder) neutralisirenden Eigenschaft abzuhängen; doch könnte auch ihr eigenthümlicher abstumpfender Nerveneindruck auf die peripherischen Nervenenden der ersten Wege hier mit wiksam werden. Sie passen bei Apepsie, Sodbrennen, grünen, so wie gehackten Stühlen; auch vermehren sie die Wirksamkeit mancher Antispasmodica, wie der *Flor. Zinci*, der *Ipecacuanha* etc. Gölis empfiehlt das Pulver aus den Schneckenhäuschen (*Pulvis ostracodermatis*). Er läfst sie trocknen, bis sie zu einem feinen Pulver zerstofsen werden können, und empfiehlt dasselbe als vorzüglich wirksam gegen Fallsucht, Veitstanz, Wechselfieber, Rhachitis, bei letzterer Krankheit gern in Verbindung mit *Limatura martis*. Die Gabe ist nach Gölis für Kinder von 1-2 Jahren 10 Gr. 3 Mal täglich, und älteren von 3-6 Jahren dieselbe Dosis 6 Mal des Tages. ʒij.-iij. waren beim Wechselfieber, ℥j.-ij. beim Veitstanz zur Heilung hinreichend. Günther (Hufeland's Journ. 1837. Aug.) empfiehlt namentlich die Verbindung des genannten Pulvers mit *Flor. Zinci* bei krampfhaften Krankheitsformen. Bei einem 1jährigen Kinde, das an epileptischen Zuckungen litt, und wo beide Mittel, für sich allein gegeben, nichts gefruchtet hatten, gelang es ihm, durch täglich 3 Mal wiederholte Gaben von 10 Gr. *Pulv. conch. limac.* mit $\frac{1}{4}$-1 Gr. *Flor. Zinci* die Krankheit zu beseitigen; 3 Drachmen des Pulvers genügten zu diesem Zwecke.

Dosis und Darreichungsform. Man giebt die *Conchae ppt.* kleinen Kindern zu 3-5, gröfseren zu 10 Gr. ein Paar Mal täglich in Pulver, in vielseitigen Verbindungen mit abführenden, krampfstillenden, alterirenden Arzneien; auch in Schüttelmixturen.

153.

℞ *Conch. ppt.* gr. v.
Elaeos. Foenicul. ℈β.
M. f. Pulv. dent. tal. dos.
No. xij.
S. Täglich 4 Mal ein Pulver. (Für ein Kind von 3-4 Jahren bei Säure.)

154.

℞ *Conch. ppt.* gr. ij.
Sacchar. alb. ℈j.
M. f. Pulv. dent. tal. dos.
No. viij.
S. Täglich 3 Mal ein Pulver. (Für ein Kind von 1 Jahre.)

155.

℞ *Gumm. Mimos. pulv.* ʒj.
solve in
Aq. Foenicul. ℥j.
adde
Conch. ppt. ʒβ.
Syr. Althaeae ℥j.
MDS. Umgeschüttelt alle 2 Stunden einen Theelöffel. (Bei Durchfall eines Säuglings.)

156.

℞ *Pulv. ostracodermat.* ℥β.
— *Limatur. mart.* ʒβ.
Sacchar. alb. ʒvj.
M. f. Pulv.
DS. Kindern unter 2 Jahren 2 Mal täglich, Kindern von 2 Jahren 3 Mal und denen von 3-6 Jahren 6 Mal täglich eine Messerspitze voll (etwa 10 Gr.). Gölis.

Cortex Chinae fuscus s. officinalis. Cortex Peruvianus. **Braune Chinarinde.** Die China gehört zu den kräftigsten Arzneisubstanzen, die wir besitzen; sie ist unter allen tonischen Mitteln das sicherste nnd in seiner Wirkung das vielseitigste, indem sie nicht allein die Faser kräftig zusammenzieht und ein allgemeines Stärkungsmittel für das Muskelsystem ist, sondern auch, vermöge eines ihr inwohnenden eigenthümlichen Princips, nach Art der flüchtigen Reizmittel das Nervensystem zu erregen und die Thätigkeit der sensibelen Sphäre zu erhöhen vermag. Diese ihre nervenstärkende Kraft, ihre eigenthümliche Beziehung zum Typus der Krankheit, so wie ihre, der organischen Zerstörung widerstrebende antiseptische Wirkung sind es zunächst, welche die China zu einem so mächtigen Heilmittel bei allen auf Schwäche beruhenden Krankheiten machen.

Was nun die Anwendung der China in Krankheiten des kindlichen Alters betrifft, so ist hier vor Allem, ehe man zu ihrem Gebrauch schreitet, der Zustand der Digestionsorgane scharf in's Auge zu fassen. Die China erfordert auch bei Erwachsenen, viel dringender aber noch bei Kindern, eine gewisse Integrität der Verdauung, ja selbst bedeutende Digestions- und Assimilationskräfte. Fehlt es an diesen, so erregt sie Verdauungsbeschwerden, Ekel, Erbrechen, Durchfall, Angst etc. und bleibt unverarbeitet in den ersten Wegen liegen. Grofse Schwäche der Digestionsorgane, *Sordes primarum viarum* mit Neigung zur Diarrhöe contraindiciren daher ihren Gebrauch. Allein wo diese anomalen Zustände auch nicht stattfinden, bleibt es doch immer unerläfslich, die Gabe und Darreichungsform dem kindlichen Alter anzupassen, nur die leichter assimilirbaren Formen zu wählen, wie z. B. die des Extractes, des Aufgusses (Bartels (l. c.) hält jedoch das Decoct für leichter verdaulich als ein warm bereitetes Infusum), dagegen die des Pulvers ganz zu vermeiden und solche Zusätze zu machen, welche die Verdauung bei Verarbeitung der China gehörig unterstützen. Dafs ferner *Diathesis inflammatoria*, wirkliche Entzündung, gehinderte Se- und Excretionen, Stockungen und Obstructionen in den Brust- und Unterleibsorganen, wenn sie nicht eben in Schwäche ihren Grund haben, den Gebrauch der China verbieten, versteht sich hier, wie bei den Kranheiten Erwachsener, von selbst. Noch ist zu bemerken, dafs man nach schweren entzündlichen Krankheiten der Kinder nicht zu früh zur Wiedererlangung der verlorenen Kräfte die Stärkungsmittel, besonders mit erhitzenden Zusätzen, reiche, weil sogar leicht ein Recidiv der kaum überstandenen Krankheit hervorgerufen werden könnte. — Man hat die China in folgenden Krankheiten des kindlichen Alters benutzt:

1) Bei Wechselfiebern. Nicht leicht wird man jetzt noch,

nachdem man in den Chinaalcaloiden so kräftige Mittel gegen das intermittirende Fieber entdeckte, die China bei Bekämpfung dieser Krankheit anwenden; man wird dies um so weniger bei Kindern thun, als eigentlich nur die Rinde in Substanz sich gegen die genannte Krankheit hülfreich erweist; diese aber von Kindern gar nicht vertragen wird.

2) Bei Rose der Neugeborenen. Undervood, Gartshore u. A. empfehlen den Gebrauch der China innerlich und in Klystiren mit Zusatz von aromatischen Mitteln und das Waschen der entzündeten Theile mit Kampherspiritus. Lodemann (Hufeland's Journal. 1811) versichert, in 5 Fällen dieses Verfahren mit günstigem Erfolge angewendet zu haben; Heim (Horn's Archiv. 1809) verwirft es hingegen als nachtheilig. Fleisch will die China nur dann angewendet wissen, wenn die Krankheit in Brand überzugehen droht, und auch Wendt räth hier zu ihr in Verbindung mit Moschus, Wein, aromatischen Bädern etc.

3) Bei Fiebern und acuten Exanthemen mit dem Character des Typhus, Neigung zu brandiger Entartung, Fäulnifs etc. In diesen Fällen vermag sie als Antisepticum einerseits der entstehenden Fäulnifs Gränzen zu setzen, andererseits als ein *Tonicum adstringens* die irritabele Thätigkeit in der Ernährung kräftig hervorzurufen und die organische Cohäsion zu verdichten. Sie pafst daher bei entarteten Aphthen, Pocken, die brandig zu werden drohen, bei bösartigem und fauligem Scharlach mit brandiger Bräune, überhaupt bei allen jenen Formen von Fiebern und Exanthemen, bei denen das irritabele Leben ganz zu erlöschen, und sich Sphacelus auszubilden droht. Indessen ist nicht zu übersehen, dafs in solchen Stunden der höchsten Gefahr ihre Wirkung für sich allein weder schnell noch erregend genug ist, und es daher zweckmäfsig wird, sie in diesen Fällen mit flüchtig erregenden Mitteln zu verbinden und ihren Gebrauch mit anderen Excitantibus, (Kampher, Moschus etc.), alterniren zu lassen. Auch beachte man, besonders beim fauligen Scharlachfieber, den Zustand der ersten Wege; ist hier, was eben nicht selten ist, faulige Saburra, so sei man mit ihrer Anwendung vorsichtig, da sie leicht gefährliche Verstopfung oder plötzlich hervorbrechende, erschöpfende Durchfälle macht.

4) Bei chronischen Cachexien, wenn sie auf Schwäche und Atonie beruhen, und mit Entmischung der Säfte verbunden sind. Vor Allem ist hier die Scrophelkrankheit zu erwähnen, für welche die China unter gewissen Bedingungen ein vorzügliches Heilmittel wird. Ist die allgemeine Schwäche sehr prävalirend, ist durch den länger fortgesetzten Gebrauch der sogenannten alterirenden, mischungsverändernden Mittel, wie des Mercurs, der Antimonialia etc., der eigentlich specifische Character der Krankheit schon getilgt, oder ist das Uebel bereits so weit gediehen, dafs der allgemeine cachectische Zustand mit

zunehmendem Mangel an Faserstoff im Blute, vielfachem Säfteverlust und Colliquation, vor Allem bekämpft werden mufs, so tritt die Indication für die roborirenden Heilmittel und unter diesen für die China ein. Hufeland erinnert mit Recht, dafs es oft höchst nothwendig wird, die China gleich mit den eigentlichen Auflösungsmitteln zu verbinden, oder durch sie den Auflösungsprocefs zu beendigen. Sehr oft, sagt er, hat man die wirksamsten Mittel der Art angewendet, man hat die zähe Materie mobil gemacht oder den einsperrenden Krampf gehoben, und dennoch weicht die Stockung oder Verhärtung nicht. Die Ursache ist, dafs man nun zwar den Grund der Stockung gehoben, dafs es aber den Gefäfsen an Kraft gebricht, sich hinlänglich zusammenzuziehen, auf die Contenta kräftig zu reagiren, und so die Anhäufung völlig zu zertheilen. Das Uebel dauert blofs aus Atonie fort. Hier nun wird man vergebens die auflösenden Mittel fortsetzen. Die nämlichen Mittel, die im Anfange herrliche Dienste thaten, werden nun durch eben diese Kräfte das Uebel unterhalten, ja vermehren. Hier gebe man China oder ein anderes schickliches Roborans, und man wird erstaunen, wie schnell die Stockung verschwinden wird. Der nämliche Fall tritt ein, wenn gleich Anfangs ein hoher Grad von Schwäche oder Schlaffheit da ist. Hier thut man sehr wohl, sogleich die Auflösungsmittel mit China zu verbinden. Dieses ist besonders nöthig, wenn die Krankheit von Erbschaft oder sehr geschwächten Eltern, sehr verzärtelter Erziehung oder feuchter Luft entstanden ist. — Unter den einzelnen Formen der Scrophulosis sind es namentlich die chronisch gewordenen Ophthalmien, gegen welche die China sich sehr nützlich beweist. v. Ammon (Zeitschrift für Ophthalmologie. II. Bd. 1. Heft. 1832) rühmt ihre Wirksamkeit in hohem Grade, und empfiehlt namentlich die Verbindung mit *Natrum carbonicum* (s. unten); eben so bestätigt Dr. Erdmann in v. Gräfe's und Walther's Journ. 26. Bd. 1. Heft ihren grofsen Nutzen in der genannten Krankheit. — Wie überhaupt, erfordert auch in der Scrophulosis der Gebrauch der China eine beständige Rücksicht auf den Zustand der ersten Wege. Sie bekommt nie, wenn ein materieller Stoff dieselben belästigt; man wende also vorher gehörige Ausleerungsmittel an, und auch im Verlaufe der Cur setze man, wenn dieser Umstand eintritt, lieber aus, und gebe zwischendurch Ausleerungsmittel. Auch empfehlen sich in solchen Fällen die Verbindungen der China mit Rhabarber, *Kali tartaric.*, *Kali aceticum* etc. — Unter den Cachexien ist ferner noch die Wassersucht zu erwähnen, gegen welche die China oft viel auszurichten vermag. Beruht die Wassersucht auf Atonie des Gesammtorganismus und der Haut, und tritt demnach die Indication ein, zur Steigerung der Kraft und des Tonus stärkende, die Dichtigkeit in der Faser vermehrende Mittel anzuwenden, so steht die China unter den Heilmitteln oben an.

Man verbindet sie in solchen Fällen zweckmäfsig mit diuretischen Mitteln, Salzen, als *Kali aceticum*, *Tart. depuratus* etc. Bemerkt mufs jedoch werden, dafs, worauf Wendt besonders aufmerksam macht, die China nie dort in Gebrauch gezogen werden darf, wo bereits Extravasate die Brust bedrohen, weil eine vielfältige und unter den verschiedenartigsten Formen der Wassersucht gemachte Erfahrung bewiesen hat, dafs die China bei bedrohter Brust in der Wassersucht keinen Segen bringt.

5) Beim Keuchhusten. Rosenstein und in neuerer Zeit Löbenstein-Löbel empfahlen die China bei der in Rede stehenden Krankheit auf's Dringendste. Wahrscheinlich glaubten sie in der scheinbaren Periodicität des Keuchhustens einen hinreichenden Grund zur Aufstellung dieser Indication zu finden; doch hat die Erfahrung solche Ansichten nicht bestätigt. Die China vermag nur in den späteren Stadien des Keuchhustens etwas zu leisten, wenn der Zustand mehr chronisch geworden, die Anfälle seltener kommen und nicht mehr so krampfhaft sind, die Absonderung des Auswurfs immer copiöser wird, die Kräfte täglich mehr sinken, und das Volumen des Körpers sichtbar abnimmt. Die Verbindung mit Antispasmodicis, Amaris, Aromaticis ist oft zweckmäfsig, besonders empfiehlt sich aber ein Zusatz von Cantharidentinctur, worüber dort schon das Nähere angegeben worden ist.

Man giebt die China:

1) In Substanz zu 5-10-15 Gr. ein Paar Mal täglich. In dieser Form ist die China zwar am wirksamsten, weil hier ihre sammtlichen Bestandtheile vereinigt sind; doch erfordert sie, wegen der Holzfaser, sehr gute Verdauungskräfte, und möchte daher von Kindern wohl schwerlich in dieser Form vertragen werden.

2) Im Infusum. Man unterscheidet die kalte und warme Infusion. Die erstere wird besonders gut vertragen, leicht assimilirt, wirkt kräftig und rasch, aber nicht recht anhaltend und tonisch; sie eignet sich besonders gut für die kindliche Individualität. Man rechnet für etwas gröfsere Kinder etwa ℥β. auf ℥vj. Wasser, läfst beides wenigstens ½ Stunde (besser noch länger) digeriren oder maceriren, und giebt 2stündlich einen Efslöffel voll. Sehr kräftig ist auch ein *Infusum vinosum;* man kann dieses im Hause des Kranken bereiten lassen, nehme jedoch weifsen Franzwein, nicht Rothwein, um eine Präcipitation des Alcaloids zu vermeiden.

3) Im Decoct. Diese Form empfiehlt sich besonders da, wo es sich um die adstringirende und tonische Wirkung handelt; man rechnet auch hier ℥β. China auf ℥vj. Colatur. Gölis hält die Milch für das passendste Vehikel, weil das Decoct sich so am leichtesten den kleineren und gröfseren Kindern in Gestalt eines Kaffee's beibringen läfst. Die Milch soll, wo möglich, jedesmal frisch von der Kuh kommen und nicht ge-

kocht, sondern nur auf jenen Grad warm gemacht werden, dafs sie angenehm zum Trinken ist. Die Gabe der China ist bei einem Kinde unter und bei einem Jahre ʒj. auf ℥ij. Colatur, von welcher die eine Hälfte Vor-, die andere Nachmittags gegeben wird. Auf einen Theil Chinadecoct werden gewöhnlich 3-4 Theile Milch gerechnet, und mit Zucker versüfst dem Kinde gereicht. Bei gröfseren Kindern wird das Mittel auf dieselbe Art in einer gröfseren Menge gegeben (etwa ʒij. auf ℥iv. Colatur täglich verbraucht), auch weniger Milch, gewöhnlich zu gleichen Theilen, beigemischt.

Hufeland empfiehlt nachstehende Mischung als diejenige, welche die China in flüssiger Form am vollkommensten darstellt: Man lasse ℥β. China mit ℥viij. kalten Wassers einige Stunden lang infundiren und herumschütteln, sodann abseihen, und nun ein Decoct von ℥j. China mit ℥xij. Wasser, bis zu ℥vj. eingekocht, bereiten und, nachdem es colirt, beides vermischen und von beiden zusammen alle zwei Stunden einen Löffel nehmen.

Aeufserlich benutzt man die China zu Einstreupulvern (z. B. 1 Theil arabischen Gummi mit 3 Theilen China, bei *Tinea capitis*, wenn die Borken weggenommen und sich eiternde Flächen zeigen), Klystiren (wo man schnell dem Organismus eine gewisse Quantität China einverleiben will, oder die innerliche Anwendung gehindert ist; etwa ʒij. auf ℥iij. Wasser), Mund- und Gurgelwassern (bei brandiger Entartung der Mundparthien), Bädern (bei Wechselfiebern kleiner Kinder täglich ℥iij. mit ½ Quart Wasser gelind gekocht, die Colatur zum Bade: Stiebel (kleine Beiträge zur Heilwissenschaft. 1823).

157.

℞ *Cort. Chin. rud contus.* ℥β.

Inf. c. *Aq. font.* s. q. macerentur per nychthemerum loco frigido saepe agitando. Colatur. ℥vj. fort. express., adde

Spirit. sulph. aether. ʒβ.
Syr. cort. aur. ʒvj.

MDS. 2stündlich einen Efslöffel voll.

158.

℞ *Cort. Chin.* ℥β.

Inf. *Aq. fervid.* per hor. Colatur. ℥vj. refriger, adde

Aq. Cinnamom s.
Syr. balsam. Peruvian. āā ℥β.

MDS. Zweistündlich einen Efslöffel voll. (Beim Keuchhusten.)

Wendt.

159.

℞ *Cort Chin. rud. tus.* ℥β.

Inf. in *Aq. fervid.* q. s. per ½ hor. Colatur. ℥vj., adde

Tart. depurat. ʒij.

MDS. Umgeschüttelt alle zwei Stunden 2 Efslöffel. (Beim Hydrops nach Scharlach.)

P. Frank.

160.

℞ *Cort. Chin. rud. tus* ℥β.

Coq. c. s. q. *Aq.* per hor. sub finem coct. inf. per ¼ hor.

Flor. Cass. Cinnamom. ʒiβ.

Colatur. ℥vj. adde

Syr. flor. aur. ℥β.

MDS. Stündlich einen Kinderlöffel voll. (Für Kinder von 2-5 Jahren.) Wendt.

161.

℞ *Cort. Chin.* ℥β.-j.
Coq. c. *Aq.* s. q. sub finem coct. infund.
Rad. Valerian. ʒiβ.-iij.
Colatur. ℥viij. refriger., adde
Spir. sulph. aeth. ʒβ.-j.
Syr. flor. aurant. ℥j.
MDS. 2stündlich zwei volle Efslöffel voll. (Für gröfsere Kinder bei nervösen Exanthemen.) Henke.

162.

℞ *Cort. Chin.* ʒiij.
Coq. c. *Aq. font.* ℥viij. sub finem coct. adde
Rad. Seneg. ʒij.
Herb. Digital. ℈j.
Colatur. ℥vj. adde
Spirit. nitr. dulc. ʒj.
Roob Juniper.
Syr. cort. aurant. āā ℥β.
MDS. Alle 2 Stunden einen Kinder- bis Efslöffel voll. (Bei atonischer Wassersucht nach Scharlach.) Henke.

163.

℞ *Cort. Chin.* ℥j.
Cort. aurant. ʒij.
Macid. ʒj.
C. C.
MDS. Mit ½ Quart (℔ j.) weissen Franzwein zu übergiessen, nach 48 Stunden durchzuseihen und auszupressen. Täglich 3 Mal ½-2 Efslöffel. (Für ein Kind von 2-6 Jahren bei Scrophulosis.) Hufeland.

164.

℞ *Cort. Chin.* ℥j.
Coq. c. s. q. *Aq.* per ½ hor.
Colatur. ℥viij., adde
Pulv. Gumm. Mimos. ʒij.
misce solvendo.
MDS. Den vierten Theil mit ½ Tasse Wasser zum Clystir und dieses 3-4 Mal täglich zu wiederholen. (Bei nervösen Pocken.) Wendt.

165.

℞ *Cort. Chin.* ℥j.
Coq. in s. q. *Aq.* per ½ hor.
Colatur. refr. ℥viij., adde
Spirit. Cochlear. ℥β.
Tinct. Myrrhae ʒij.
Mell rosat. ℥j.
MDS. Gurgelwasser. (Bei brandiger Halsentzündung.)

Cortex Mezerei. Seidelbastrinde.

Die Seidelbastrinde wird äufserlich als Epispasticum benutzt, um von edlen Theilen abzuleiten, besonders bei Kindern, die zum Hydrocephalus hinneigen. Hufeland empfiehlt hier vorzugsweise den *Cortex Mezerei*, der die gesammte Hautorganisation in einen gereizten Zustand versetzt und oft allgemeine metastatische Aussschläge hervorruft, die zur Ableitung werden. Bei grofser allgemeiner Reizbarkeit oder örtlicher Empfindlichkeit der Haut vermeide man jedoch den Seidelbast, und bediene sich lieber des Fontanells.

Anwendungsart. Man wählt gewöhnlich die Stelle der Insertion des *Musculus deltoïdeus* am Oberarm; auch kann man, wenn man eine allgemeine Reizung beabsichtigt, mit der Stelle wechseln und eine neue belegen, wenn die erstere in Eiterung steht. Man schneidet von der frischen oder getrockneten, in Essig oder lauwarmen Wasser einige Stunden eingeweichten Rinde Stücke 1-1½ Zoll lang und 8-12 Linien breit, legt sie mit der glatten Seite auf die bestimmte, vorher mit Essig gewaschene Stelle auf, und befestigt darüber ein Stückchen feiner Wachsleinwand und eine Compresse mittelst mäfsig fest angelegter Zirkelbinde. Nach 10-12 Stunden entsteht starkes Jucken. Man wiederholt Morgens und Abends das Auflegen eines neuen Stükkes, bis ein Pustelausschlag erscheint, der nach und nach die Epidermis zerstört und eine purulente Secretion zurückläfst. Ist diese eingetreten, so braucht der Verband nur ein Mal täglich erneuert zu werden, wobei man nach Reinigung der Eiterfläche entweder mit reizenden Salben, *Ungt. digestivum*, *Elemi basilicum*, oder bei starker Reizung mit milden Salben, *Ungt. simpl.*, Milchrahm, Kohlblätter u. dgl. verbindet. Bei heftigem Schmerz dient kaltes Wasser, Bleiwasser, *Ungt. nutritum*.

Crocus. Safran. Der Safran gehört den narcotischen Mitteln an; er beruhigt, besänftigt Schmerzen und Krämpfe, ohne zu verstopfen, noch zu betäuben, und löst zugleich die Verschleimung in Brust und Unterleib. Indessen erregt er doch das Gefäfssystem etwas, und erfordert daher einige Vorsicht in fieberhaften Krankheiten. Er ist ein Bestandtheil des Rosenstein-schen und Hufeland'schen Kinderpulvers. Jahn (medicin. Conversationsblatt. 2. Jahrgang. 1831) nennt den Safran das kräftigste Mittel in der Reihe der Arzneistoffe, welche auf die Kindernerven beschwichtigend wirken. So wie in Krämpfen der Erwachsenen Opium, so ist ihm in Krampfbeschwerden zarter Kinder Safran die *sacra anchora*, und wo immer reiner Krampf in irgend einem Systeme, namentlich aber im Respirationssysteme, waltet, da ist er an seinem Platze. Nie hat er unangenehme Zufälle auf den *Crocus* entstehen gesehen, Betäubung etc.; er fordert also dringend zu seinem häufigeren Gebrauch auf.

Dosis und Darreichungsform. Man giebt den *Crocus* Neugeborenen und Säuglingen zu ⅛-⅙-½ Gr., gröfseren wohl zu 1-2 Gr. in Pulver, mit anderen krampfstillenden, absorbirenden Mitteln in Verbindung.

166.

℞ *Lapid. Cancr. ppt.* gr. iij.
Moschi optim. gr. β.
Croc. gr. j.
M. f. Pulv. dent. tal. dos.
No. vj.
S. Stündlich ein Pulver. (Für ein Kind von ½-1 Jahre.)

167.

℞ *Rad. Irid. florent.*
— *Paeoniae*
— *Liquirit.* āā ʒj.
Croc. gr. x.
Sulph. aur. antim. gr. ij.
M. f. Pulv.
S. Messerspitzenweise zu neh

men. (Bei Catarrhalhusten mit vielem Schmerz und Krampf.) Jahn.

168.

℞ *Croc.* gr. xv.
Rad. Irid. florent. ʒj.
Semin. Carv. ʒiß.
Magnes. carbonic. ʒij.
M. f. Pulv.
S. 5-6 Mal täglich eine kleine Messerspitze voll in Fenchelthee zu nehmen.
Rosenstein.

169.

℞ *Rad. Valerian.* ʒj.
— *Irid. florent.* ʒiß.
— *Liquirit.* ʒij.
Semin. Anisi ʒß.
Croc. optim. gr. viij.
Magnes. carbonic. ʒj.
M. f. Pulv.
S. 1-2 Messerspitzen 2-3 Mal täglich. (Bei Milcherbrechen und Krampfzufällen im Unterleibe.)
Hufeland.

Cuprum sulphurico-ammoniatum. Cuprum ammoniacale. Kupfersalmiac. Unter den einzelnen Kupferpräparaten ist es besonders der Kupfersalmiac, den man von jeher gegen chronische Krampfformen in Gebrauch gezogen. Namentlich sind es Veitstanz und Epilepsie der sich den Jahren der Pubertät nähernden Knaben und Mädchen, gegen welche man das Mittel auch in neuerer Zeit besonders wirksam gefunden haben will. So erzählt unter anderen Dr. Tott (allgemeine medicinische Zeitung, Januar) mehrere Fälle von durch Kupfersalmiac geheiltem Veitstanz, und auch dem Dr. Cramer (medicin. Zeitung vom Verein für Heilkunde. No. 18) bewährte sich das Mittel bei jungen Mädchen, die an der ganannten Krankheit litten. Er gab von einer Mischung von gr. iij. *Cupr. sulphurico-ammoniat.* in ℥iij. Wasser 3 Mal täglich 12 Tropfen (also etwa $\frac{1}{10}$ Gr. gewifs keine zu grofse Gabe!!) in Haferschleim, und liefs alle 3 Tage die einzelne Dosis um 3 Tropfen vermehren. — Die Auflösung des Kupfersalmiacs ist unter dem Namen des *Liquor Köchlini* bekannt, und von Köchlin zuerst gegen Scropheln und chronische Hautkrankheiten empfohlen worden. Seine Wirksamkeit wurde von vielen anderen Aerzten bestätigt. Gölis gebrauchte diese Kupfertinctur, jedoch in einer verschiedenen, weit kräftigeren Bereitung, innerlich und äufserlich in der Kinderpraxis, namentlich in Scropheln, besonders wenn durch sie Geschwüre und Abmagerung veranlafst wurden. Eben so fanden sie Jäger (Harlefs, rheinische Jahrbücher, Bd. 5. St. 2, Rust, Magazin. Bd. 21.), und Schneider (Med. pract. Adverserien, 1822) bei alten Geschwüren, Kopfgrind und Scropheln aufserordentlich wirksam. Kopp (Beobachtungen, S. 340) sah gleichfalls davon bei scrophulöser Atrophie der Kinder von unthätigen, verstopften Gekrösdrüsen grofsen Nutzen. Die von Gölis angegebene Formel ist folgende:

170.

℞ *Cupr. salphur. ammoniat.* ℥β.
solve in
Aq. destillat. ℥iv.
adde
Acid. muriatic. dep. q. s.
ut post coagulum viride liquor fiat pellucidus.

Diese Tinctur besitzt eine blaugrüne Färbung, riecht nach Salzsäure, schmeckt stark kupfrig und läfst sich mit Wasser gut mischen. Sie ist an Kupfergehalt 3 Mal stärker als die antimiasmatische Tinctur von Köchlin; 1 Unze derselben enthält ungefähr 16 Gr. Kupferoxyd. Gölis gab 2 Drachmen derselben mit 20 Unzen Wasser verdünnt, kleinen Kindern einen Theelöffel, gröfseren einen Efslöffel voll, jedes Mal nach der Mahlzeit, und darauf 2-3 Efslöffel Wein. In der Regel trat schon nach 4-5 Tagen Besserung ein (Froriep, Notizen Bd. 8., No. 10). Selbst bei kleinen Kindern sah er durchaus keine übelen Zufälle, wofern nur kein fieberhafter Zustand vorhanden war. Weniger glückliche Erfahrungen hat Baudelocque mit diesem Mittel gemacht. Bei 4 Kranken entstanden schon nach einigen Tagen Zufälle, welche den Gebrauch des Mittels auszusetzen nöthigten. Bei anderen äufserte der einen Monat lang fortgesetzte Gebrauch durchaus keine Wirkung, und es kann daher die genannte Arzneisubstanz nach Baudelocque nie zur Basis einer allgemeinen Behandlungsweise gemacht werden.

Dosis und Darreichungsform. Man giebt den Kupfersalmiac zu $\frac{1}{8}$-$\frac{1}{4}$-$\frac{1}{2}$ Gr. in vorsichtig steigenden Gaben mehrmals täglich (Jahn stieg bei einem 14jährigen Mädchen bis zu 3 Gr. p. dos.) in Pillen und Auflösung. Man gebe das Mittel nie bei nüchternem Magen.

171.

℞ *Cupr. sulphurico-ammoniat.* gr. v.
Aq. destill. ℥β.
Liq. C. C. succinic. ʒij.
MDS. 4 Mal täglich 10 Tropfen in etwas Haferschleim (etwa $\frac{1}{8}$ Gr. *Cupr. sulphurico-ammoniat.*) und alle 3 Tage um 2-3 Tropfen jede Dosis zu vermehren.

Vogt.

172.

℞ *Cupr. sulphurico-ammoniat.* gr. xv.
Aq. Cinamom. ℥j.
MDS. Drei Mal täglich 5 Tropfen. In der Gabe allmählig zu steigen.

Niemann.

173.

℞ *Cupr. sulphurico-ammoniat.* gr. iv.
solve in
Aq. destill. q. s.
adde
Succ. Liquir. depur. q. s.
ut f. Pilul. No. 32.
S. 2 Mal eine Pille und allmählig zu steigen.

Cuprum sulphuricum. Kupfervitriol. Das schwefelsaure Kupfer ist in neuerer Zeit durch seine grofse Heilkraft beim Croup besonders berühmt geworden. Hoffmann war der erste, der es in der genannten Krankheit statt des Calomels empfahl. Zur Zeit der epidemischen Croupconstitution gab er bei Bronchitis und Tracheitis $\frac{1}{4}$-$\frac{1}{2}$ Gr. nach dem Alter in Zwischenräumen von 2 Stunden. Gesellte sich Laryngitis hinzu, so reichte er das schwefelsaure Kupfer nach der Blutentziehung zu 3-4 Gr., um Erbrechen zu erregen, und gab es dann in der genannten kleinen Dosis alle $\frac{1}{4}$ oder $\frac{1}{2}$ Stunde weiter. Seit dieser Zeit haben nun mehrere glaubwürdige Beobachtungen den grofsen Nutzen des *Cupr. sulphur.* im Croup entschieden festgestellt. Dr. Serlo (Hufeland's Journal. Bd. 78) behandelte viele Kinder auf das Glücklichste mit dem in Rede stehenden Mittel. Einem $1\frac{1}{2}$jährigen Kinde gab er zuerst, um Erbrechen zu erregen, 3 Gr. *Cupr. sulphur.* mit 6 Gr. Zucker und dann 2stündlich $\frac{1}{4}$ Gr. mit 5 Gr. Zucker. Bei einem $2\frac{1}{2}$jährigen gab er ebenfalls erst 3 Gr. und dann alle 2 Stunden $\frac{1}{3}$ Gr.; es wurden im Ganzen bis zur Genesung 25-30 Gr. consumirt. Die Beobachtungen des Dr. Malin (ebendaselbst) gaben ein eben so günstiges Resultat. Staatsrath Hufeland freute sich über die Entdeckung des Kupfers als Heilmittel gegen den Croup, indem die Aerzte dadurch dem Dienste des Mercurs entzogen würden und nicht mehr nöthig hätten, ein Kind schon im zarten Alter einer organisch zerstörenden Quecksilbercur zu unterwerfen, wovon oft die traurigsten Folgen für das Verdauungs-, lymphatische- und Drüsensystem, für Assimilation und Reproduction Jahre lang fortdauern, ja in manchen Fällen nie wieder aufzuheben sind. Er räth daher dringend zur Anwendung des Kupfers in Verbindung mit Blutegeln und Klystiren. Eine ähnliche günstige Empfehlung des genannten Mittels findet sich in den Heidelberger clinischen Annalen, 10. Bd., 1834, von Dr. Droste; auch er heilte damit viele Croupfälle. G. R. Harlefs bemerkt hierzu, dafs, unbeschadet der Nützlichkeit des in Rede stehenden Kupfersalzes in dazu geeigneten Fällen, das Calomel doch in ausgezeichnet catarrhalisch-entzündlichen Formen des Croups, oder wo das ausgeschwitzte Coagulum noch ganz fest und membranös ist, vermöge seiner so ausgezeichnet antiplastisch auflösenden Kraft noch immer *primo loco* stehen dürfte. Dr. Korting (Hufeland's Journ. Bd. 79. 1834) gab einem 10monatlichen Kinde stündlich einen Theelöffel von der unten (℞ 175.) angegebenen Mischung; das Kind erbrach nach jeder Gabe und genas. Dreijährigen Kindern gab er stündlich, später 2stündlich, $\frac{1}{2}$ Gr. p. dos. Dr. Dürr (Würtembergsches medicin. Conversationsblatt. 3. Jahrg. 1834) giebt $\frac{7}{4}$jährigen Kindern $\frac{1}{8}$ Gr., 4jährigen $\frac{1}{6}$ und 7jährigen $\frac{1}{4}$ Gr. Anfangs alle Viertelstunde, und wenn hinreichendes Erbrechen erfolgt ist, alle $1\frac{1}{2}$-2 Stunden. Zugleich reicht er einen Linctus aus *Ol. amygd.*, *Vitell. Ov.* āā ʒij., *Syr. Althaeae* ℥iß.

S. Theelöffelweise. Aehnliche Wirksamkeit beobachteten die Drn. Fischer, Scholze und Ruhbaum (s. Med. Zeit. v. Verein f. Heilk. in Pr. 1837. No. 13). — Bei der *Chlorea St. Viti* empfiehlt Neumann (von den Krankheiten des Gehirns des Menschen, Coblenz, 1833) zur Erfüllung der wichtigsten Indication, antagonistische Reizung des Gangliensystems ohne Störung der Ernährung, das schwefelsaure Kupfer, in Wasser aufgelöst und in Tropfenform gegeben, als das kräftigste Mittel. Der darauf folgende Ekel darf jedoch nur flüchtig sein, daher die Gabe demgemäfs zu berechnen ist.

Dosis und Darreichungsform. Innerlich: Man giebt das *Cupr. sulphur.* Kindern unter und bei einem Jahre zu $\frac{1}{8}$-$\frac{1}{6}$ Gr.; Kindern von 1-4 Jahren zu einem $\frac{1}{6}$-$\frac{1}{4}$-$\frac{1}{3}$ Gr. und älteren $\frac{1}{3}$-$\frac{1}{2}$ Gr. $\frac{1}{4}$-2stündlich in Pulver (verdient nach Kopp wegen seiner während des Verschluckens auf den Kehlkopf wirkenden zusammenziehenden Eigenschaft den Vorzug) oder Auflösung. Will man gleich im Anfange ein wohlthätiges Erbrechen erregen, so giebt man eine Dosis von 2-3 Gr. mit einigen Granen Zucker auf Einmal, und setzt dann das Mittel 2stündlich in *refracta dosi* fort. Denselben Zweck erreicht man, wenn man das Mittel im Anfange in der kleinen Dosis alle Viertelstunde reicht, und wenn Erbrechen erfolgt ist, es alle $1\frac{1}{2}$-2 Stunden fortsetzt. Zeigt sich im Verlaufe der Krankheit neue Indication zum Erbrechen, so wiederholt man dieses Verfahren.

Aeufserlch benutzt man den Kupfervitriol als Verbandwasser bei scrophulösen Geschwüren. Evanson und Maunsell (Handbuch für die Erkenntnifs und Heilung der Kinderkrankheiten. Deutsch von Dr. Ludw. Fränkel. Berlin, 1838. S. 261) empfehlen bei der Behandlung der Aphthen, des Muguet, *cancer oris*, der ulcerösen Halsentzündung als das beste örtliche Mittel eine Aufösung des schwefelsauren Kupfers (10-20 Gr.) in Honig (℥j.). Je nach ihrer Stärke wirkt der Linctus als ein Reizmittel oder Escharoticum, während seine adstringirende Kraft eine sehr bedeutende ist. Es eignet sich daher dieses Mittel für eine grofse Zahl von Fällen, und es ist auffallend, wie während seines Gebrauchs sich die Entzündung der umgebenden Theile vermindert, und die ulcerirte Fläche ein besseres Ansehen gewinnt.

174.

℞ *Cupr. sulphuric.* gr. iij.
Sacchar. alb. gr. vj.
M. f. Pulv. dent. tal. dos. No. ij.
S. Anfangs ein Pulver auf Einmal, und wenn Erbrechen erfolgt ist, so läfst man das andere in 12 Theelöffeln Wasser auf und giebt von dieser Auflösung alle 1-2 Stunden einen Theelöffel voll. (Beim Croup 2-3jähriger Kinder.)

175.

℞ *Cupr. sulphur.* gr. j.-iß.-ij.
Succ. Liquirit. insp.
Sacchar. alb. āā ℈j.

M. f. Pulv. divid. in part. aequal. No. viij.
S. Anfangs alle Viertelstunde, später alle 1½-2 Stunden ein Pulver. (Beim Croup eines Kindes von 1-7 Jahr.)

176.
℞ *Aq. flor. Sambuc.* ℥j.
Cupr. sulphur. gr. i.-ij.
Acet. Ammon. ℈j.
Syr. Althaeae ʒij.
MS. Alle ¼-½ Stunden einen Theelöffel.

177.
℞ *Cupr. sulphuric.* ℈β.
solve in
Aq. destill. ℥x.
DS. Aeufserlich anzuwenden.
White.

Electuarium e Senna s. lenitivum. Ein sicheres Abführmittel, das Kindern pur (etwa alle 2 Stunden einen kleinen Theelöffel voll), oder in Schüttelmixturen kinder- und efslöffelweise gegeben wird.

178.
℞ *Electuar. lenitiv.* ʒiij.
Kal. tart. ʒβ.
Aq. Foenicul. ℥iv.
Elaeos. Foenicul. ʒij.
MDS. Stündlich einen Kinderlöffel. (Für ein Kind von 1½-2 Jahren.)

179.
℞ *Electuar. lenitiv.* ℥β.
Tart. natronat. ʒij.
Aq. flor. aur. ℥v.
Elaeos. Foenicul. ʒij.
MDS. Stündlich einen Efslöffel voll. (Für ein Kind von 3-4 Jahren.)

Elixir e Succo liquiritiae. **Brustelixir.** Eine zweckmäfsige Mischung aus *Liq. Ammon. anisat.*, *Succ. Liquirit.* und *Aq. Foenicul.*, die bei nicht entzündlichen Brustzufällen kleiner Kinder recht gute Dienste leistet. (Es enthält jetzt kein Opium mehr.)

Dosis und Darreichungsform. Theelöffelweise öfters täglich pur oder mit einem Syrup vermischt, auch als Zusatz zu einem Linctus.

180.
℞ *Vin. stibiat.* gutt. xx.
Elix. e Succo liquir. ʒβ.
Aq. Foenicul. ʒiv.
Syr. Althaeae ℥j.
MDS. 1½stündlich einen Theelöffel. (Für ein Kind von 6 Monaten bei Brustaffection.)
Vogt.

181.
℞ *Elix. e Succo liquir.*
Syr. Althaeae āā ℥j.
MDS. 2stündlich einen Theelöffel. (Für ein Kind von ein Paar Jahren.)

Emplastrum Cantharidum (vesicatorium) ordinarium. **Gewöhnliches Spanischfliegenpflaster.** Die Canthariden erregen, längere Zeit mit der Haut in Berührung gebracht, Prickeln, Brennen, leichte Röthung, Spannung und Geschwulst, und rufen eine seröse Secretion hervor, durch welche die Oberhaut blasenartig in die Höhe gehoben wird. Hinsichtlich der Schnelligkeit der Wirkung auf die Haut, stehen sie den roth machenden Mitteln nach; doch wirken sie als blasenziehende Mittel auf die peripherischen Nerven anhaltender, eindringender und nehmen gleichzeitig das vegetative Leben durch die Entleerung seröser Stoffe und die Erweckung neuer Secretionsflächen bedeutend in Anspruch. Gerade dieser letztere Umstand, die specielle Beziehung zur Vegetation ist es, der die Vesicantien zu einem so kräftigen Heilmittel für die Kinderwelt macht.

Man hat sich des Spanischfliegenpflasters in folgenden Krankheiten des kindlichen Alters bedient:

1) Bei acuten Entzündungen (wenn die passende Blutentleerung vorhergegangen), besonders solchen, die in der vegetativen Sphäre des befallenen Gebildes fast allein wurzeln, bei allen sogenannten catarrhalischen Entzündungen, wie sie vorzugsweise im kindlichen Alter vorkommen.

a) Bei Meningitis und Encephalitis mit Neigung zur wässerigen Ergiefsung. Hier empfehlen v. Portenschlag, Fischer, Baillie die Blasenpflaster, und rathen sie auf den Kopf, in den Nacken oder hinter die Ohren zu legen und sie längere Zeit in Eiterung zu erhalten. Bestimmter spricht sich der erfahrene Gölis über den Ort und die Zeit der Anwendung des Blasenpflasters aus. Auch er zählt die Zugpflaster bei der Heilung der hitzigen Gehirnhöhlenwassersucht zu den vorzüglichsten äufseren Mitteln; denn sie erhöhen die gesunkene Thätigkeit der Haut, und unterstützen die Wirkung der ableitenden innerlichen Arzneien auf das Thätigste. Ihre Wirkung mufs da beginnen, wo man den Blutentleerungen Einhalt thut. Da aber die Zugpflaster nur im ersten und zweiten Stadio der Krankheit, wie überhaupt jedes Mittel, Hülfe bringen können, in diesem Zeitpunkte aber ein jeder Reiz auf den kranken Theil, von dem man ableiten soll, den Orgasmus nach demselben offenbar vermehren mufs; so spricht er sich entschieden gegen die Application des Vesicatoriums auf den Kopf oder in die Nähe desselben aus, und bezeichnet die Waden, Schenkel oder Oberarme als den passendsten Ort für die Anwendung des Mittels.

b) Beim Croup. Auch hier sind sie in vielfacher Hinsicht wichtig. Sie leiten den Reiz nach aufsen, fördern eine der inneren sehr analoge vicariirende Thätigkeit, und wirken vortrefflich krampfstillend. Immer jedoch mufs vorher Blut entleert worden sein, sonst stiften sie nach den besten Beobachtern keinen Nutzen. Bezüglich der Applicationsstelle, so legt man sie dem leidenden Orte so nahe als möglich; vorn als Halsband, in den Nacken, an den oberen Theil des Sternums, oberhalb der Anfügung der Clavicula. Die letztere Stelle scheint die zweckmäfsigste, da bei der Application auf den Hals die Blutegelwunden störend wirken, auch etwanige Einreibungen gehindert werden', bei der Anwendung in den Nacken aber sehr leicht Brand entsteht, weshalb schon Lentin empfahl, den *Processum spinosum* der ersten Vertebra bei Kindern mit Spanischfliegenpflastern zu verschonen. Die eigene Beobachtung liefs uns bisher noch nie im Croup Nutzen von den spanischen Fliegen wahrnehmen.

c) Bei Entzündungen der Lungen, der Pleura. Hier legt man sie nach beseitigtem phlogistischen Zustande auf die Brust oder zwischen die Schultern.

d) Bei Ergiefsungen, siehe Cantharideu p. 102.

2) Bei chronischen Nervenkrankheiten. Sie passen bei allgemeinen Krämpfen und Lähmungen vorzugsweise, wenn sie durch zurückgehaltene materielle Krankheitsreize entstehen, und wenn sie aus einer mehr örtlichen Störung des Gehirns und Rückenmarkes hervorgehen. Im Keuchhusten legt man sie auf die Herzgrube und zwischen die Schultern, beim *Asthma Millari* auf die Brust etc.; bei der letzteren Krankheit will Stiebel, gestützt auf die Ansicht, dafs das *Asthma Millari* von einer Affection der *Medulla oblongata* herrühre, die Blasenpflaster in die Gegend des obersten Halswirbels gelegt wissen. Ueber diesen Ort sehe man das oben Gesagte. Bei dem Veitstanz empfiehlt Dr. Wandesleben (Med. Zeit. v. Verein für Heilk. in Pr. 1837. No. 34) die Application von Blasenpflastern als äufserst hülfreich. Er legt ein bandartiges, 3 Zoll breites Blasenpflaster zuerst an einen Oberarm, später an den anderen. Während des Blasenziehens und beim Verbande werden die Zukkungen gewöhnlich äufserst heftig, lassen aber gleich nach dem Verbande ganz nach.

3) Bei Dyscrasien und unter diesen ganz besonders bei der Scrophulosis. Bleiben die Vesicantien bei der Radicalcur der Dyscrasien auch nur Beihülfsmittel, so können sie doch vieles zur Ab- und Ausscheidung der dyscrasischen Krankheitsproducte beitragen. Sie leiten 1) von edlen Theilen ab und werden daher bei metastatischer Affection wichtiger Organe, der Augen, Lungen etc. unentbehrlich; 2) vermögen sie topische Stockungen, Einsperrungen, Drüsenknoten etc. zu zertheilen, indem sie theils durch Gegenreiz den einsperrenden Reiz heben, theils eine gröfsere Oscillation der Gefäfse erregen, wodurch die Resorption und Zertheilung der stockenden Materie befördert wird; 3) endlich vermögen sie noch hartnäckige Hautkrankheiten zu beseitigen. Sie wirken hier als topische Reizmittel der Haut, und haben noch überdies den Vortheil, durch ein neues pathologisches Secretionsorgan der Natur einen neuen Ausweg zur

Entleerung der Schärfen zu eröffnen (Hufeland). Allein so entschiedenen Nutzen auch ableitende Gegenreize bei den verschiedenen Formen der Scrophulosis, der Augenentzündung, Tinea etc. leisten, so ist es doch keineswegs gleichgültig, auf welche Weise und durch welches Mittel dieser Reiz hervorgerufen wird. Jüngken spricht sich besonders gegen das Etabliren künstlicher Secretionsstellen aus; sie entziehen dem Körper Säfte, stimmen dadurch die ohnehin schwache Vegetation noch mehr herab und bewirken, dafs die Scrophulosis um so hartnäckiger fortbesteht. — Bei weit gediehener Scrophulosis, hohen Graden von Atonie und Schlaffheit, beginnender Abmagerung etc. ist es gewifs nicht rathsam, noch durch künstliche Mittel einen Säfteverlust herbeizuführen, und so die Schwäche zu vermehren; in den ersten Stadien der Krankheit hingegen, bei noch gut genährten, mehr pastösen Individuen möchte es denn doch aber in manchen Fällen von Nutzen sein, durch ein neues pathologisches Secretionsorgan der Natur einen Ausweg zu eröffnen. Wo man also die schwächende Wirkung der längere Zeit offen erhaltenen Blasenpflaster fürchten zu müssen glaubt, und wo man doch eines Gegenreizes nicht entbehren kann, da empfiehlt sich vor Allem der *Tartarus stibiatus*, der die Hautthätigkeit kräftig anregt, Schmerz bewirkt und da, wo es nöthig ist, Ausschlag hervorruft, ohne den Körper zu schwächen. Bonorden (medicin. Zeitung vom Vereine für Heilkunde in Preufsen. No. 35) warnt, bei scrophulösen Augenentzündungen die Vesicatorien in den Nacken oder hinter die Ohren zu legen, da sie hier statt ableitend, eher zuleitend wirken; er bezeichnet die Waden als den passendsten Ort.

4) Bei Enuresis der Kinder räth Capuron Blasenpflaster an die Schenkel und Hinterbacken zu legen.

Anwendung. Sie hat von der bei Erwachsenen nichts verschiedenes, aufser dafs man natürlich die kleinere Form wählt, und das Pflaster nicht so lange liegen läfst. Soll es die Haut nur röthen, so läfst man es 1-2 Stunden, soll es Blasen ziehen, 4-6 Stunden liegen. Sehr wirksam ist auch die Anwendung in Form von fliegenden Blasenpflastern, wo man einen kräftigen, eindringenden Reiz braucht; man legt ein kleines Vesicatorium bis zur hohen Röthe, nimmt es dann ab, legt nun an einen anderen Ort ein zweites und so fort. Die Wirkung durch Aufstreuen von Cantharidenpulver zu vermehren, ist bei Kindern verwerflich, da man tödtlichen Brand danach erfolgen sah (Latour). Bei sehr empfindlicher Haut legt man Milchflor unter, oder einfacher, man läfst das Pflaster weniger lang liegen. Lentin räth, bei Kindern das Vesicatorium nur so lange liegen zu lassen, bis es die Haut geröthet hat; man bedeckt dann die Stelle mit Wallrathpflaster, und die Blase hebt sich darunter ohne allen Schmerz (Beiträge. S. 338). Ein Kohlblatt, oder ein Läppchen mit Talg, oder *Ol. Cacao*, dienen zur Verheilung der eiternden Stelle. Wo das Offenerhalten, eine ergiebigere Absonderung und Eiterung, erzielt werden sollen, da verbindet man täglich 1-2 Mal mit *Ungt. basilicum*, *Elemi*, oder wo diese Salben zu schwach wirken, und man die feindliche Beziehung des *Ungt. cantharidum* zu den uropoëtischen Organen fürchtet, mit folgender Salbe:

182.
℞ *Ungt. basilic.* ℥β.
Pulv. herb. Sabin. ʒj.
MDS. Zum Verband.

Extractum aurantiorum corticum. Pomeranzenschalenextract. Als gelind reizendes, stärkendes Mittel bei Säureerzeugung und Schwäche des Darmcanals, Durchfall etc., wo sein Gebrauch durch Erhöhung des Tonus in den compromittirten Organen besser wirkt, als die blofs chemisch neutralisirenden Absorbentien.

Dosis und Darreichungsform. Bei kleineren Kindern etwa ʒj., bei gröfseren ʒij., in ein Paar Unzen eines aromatischen Wassers aufgelöst, 2stündlich einen Thee- oder Kinderlöffel voll, in Verbindung mit *Extr. Chinae*, flüchtigen Zusätzen etc.

183.
℞ *Extr. cort. aur.* ʒj.
Aq. Foenicul. ℥ij.
MDS. 3stündlich einen Theelöffel voll. (Bei Durchfall und Säure Neugeborener.)
Jörg.

184.
℞ *Extr. cort. aur.* ʒij.
Aq. Menth. pip.
Tinct. Rhei vinos. āā ℥j.
MDS. Täglich 3-4 Mal einen Theelöffel voll. (Für Kinder von 3-4 Jahren.)

185.
℞ *Extr. cort. aur.*
— *Chin.* āā ʒj.
Aq. Foenicul.
— *Chamomill.* āā ℥β.
Tinct. Valer. anodyn. ℈j.
Syr. Cinnamom. ℥j.
MDS. Zweistündlich 1-2 Theelöffel voll.
Henke.

Extractum Belladonnae. Tollkirschenkrautextract. Man hat sich dieses Präparates der Belladonna in folgenden Krankheiten des kindlichen Alters bedient:

1) Als Prophylacticum beim Scharlach. Seitdem Hahnemann die Belladonna in der bekannten homöopathischen Gabe als Schutzmittel gegen die Ansteckung des Scharlachfiebers empfohlen, haben viele Aerzte Versuche mit diesem Mittel angestellt, die theils zu Gunsten der angerühmten Schutzkraft aus-

fielen, theils aber auch die Unzulänglichkeit des empfohlenen Mittels erwiesen haben. Die Zahl der Aerzte, welche die Belladonna mit Erfolg anwendeten, ist grofs, so grofs, dafs das Mittel gewifs einige Aufmerksamkeit verdient, und es nicht räthlich erscheint, dasselbe, wie z. B. Meifsner (s. Forschungen des 19. Jahrhunderts. Bd. 3) gethan, ein völlig grundloses, erträumtes zu nennen, da, wenn auch andere Aerzte (und es bilden diese offenbar die geringere Zahl) in den von ihnen beobachteten Epidemieen das Mittel ohne Erfolg angewendet, daraus noch immer nicht seine absolute Unwirksamkeit hervorgeht, sondern nur, dafs dasselbe nicht bei jeder epidemischen Constitution, und in jedem Individuum seine schützende Kraft zu entwickeln vermag. Hufeland, Zeuch, Gumpert, Berndt, Pittschaft und viele Andere (s. Meifsner l. c.) bewiesen die Schutzkraft der Belladonna durch sehr im Grofsen angestellte Erfahrungen; alle gaben das Mittel in stärkeren Gaben als Hahnemann (man sehe unten ℞ 186., 187., 188., 189.), und liefsen es längere Zeit fortbrauchen, um den Organismus beständig in einer Stimmung zu erhalten, wodurch die Empfänglichkeit für die Ansteckung getilgt wird. Unter den neueren Aerzten sah Dr. Hillenkamp (Hufeland's Journal. 1832) beim Gebrauche der Belladonna (2 Gr. Extract in ℥j. *Aq. Cinnamomi*, 2 Mal täglich so viel Tropfen, als das Kind Jahre zählt) von 120 Kindern nur 5 erkranken, und eben so fand Dr. Serlo (ebendaselbst) in einer weit verbreiteten Epidemie die schützende Kraft bestätigt. Dr. Kaiser (Heidelberger Jahrbücher. 17. Bd.) erhielt bei seinen Versuchen folgende Resultate: 1) kleine Gaben schützen vor der Ansteckung, können aber bei schon erkrankten Individuen den Ausbruch nicht verhüten; 2) ein milderer Verlauf bei den trotz der Belladonna erkrankten Individuen zeigte sich nicht.

Zu den Gegnern der Belladonna gehören Lehmann (Rust's Magaz. Bd. 22), Teuffel (Annalen für die gesammte Heilkunde, unter Redaction der Badischen Sanitätscommission. 2. Jahrgang. 1825), Wagner (Horn's Archiv. 1825) und andere Aerzte (s. Meifsner's Forschungen. 3. und 6. Bd.), welche die Belladonna unwirksam gefunden, indem der dritte bis vierte Theil aller Derer, welche das Mittel genommen hatten, dennoch vom Scharlach ergriffen wurde. Wagner macht darauf aufmerksam, und dieses scheint allerdings der Berücksichtigung bei Würdigung des Mittels werth, dafs die Anlage zur Scarlatina nie so allgemein, die Kraft des Ansteckungsstoffes nie so intensiv grofs, wie z. B. bei den Pocken sei, und dafs eben so Viele, als man durch jenes Mittel geschützt glaubt, auch ohne dasselbe verschont geblieben wären; ja Randel (Dissertatio de Scarlatina. Jenae, 1828) behauptet geradezu, dafs es bei allen denjenigen Individuen, welche angeblich durch die Belladonna vor dem Scharlach geschützt geblieben sind, an Receptivität für dieses Exanthem gefehlt habe. Zu diesen, für die schützende Kraft der

Belladonna allerdings nicht günstig sprechenden Erfahrungen tritt nun noch der bedeutungsvolle Umstand, dafs das in Rede stehende Mittel keinesweges ein indifferentes genannt werden kann, dafs es vielmehr ein höchst kräftiges, heroisches Mittel ist, und dafs die diesem Mittel zu unterwerfenden Individuen Kinder sind. Die nicht zu berechnende Wirkung einer längere Zeit fortgesetzten narcotischen Arzneisubstanz auf den kindlichen Organismus scheint, ganz abgesehen von der schützenden oder nicht schützenden Kraft der Belladonna, besondere Beachtung zu verdienen, und mufs zur gröfsten Behutsamkeit auffordern, und v. Stosch (Casper's Wochenschrift. 1833) hat gewifs Recht, wenn er sagt, dafs der anhaltende Gebrauch eines heroischen Mittels, selbst in geringer Dosis, besonders bei Kindern, viel zu wenig gleichgültig ist, als dafs man es auf die bestehenden Erfahrungen hin ohne weiteres anzuwenden berechtigt wäre. Es möchte daher gerathen sein, den Gebrauch der Belladonna als Prophylacticum gegen Scharlach zwar nicht als ganz unnütz zu verwerfen und aufzugeben (denn, wie schon oben erwähnt worden, zu viele Beobachtungen bewährter Aerzte sprechen für ihre Wirksamkeit in manchen Epidemieen), dieselbe jedoch nur da in Anwendung zu ziehen, wo bösartige Epidemieen hohe Gefahr bringen, und eine Unterdrückung der Anstekkung auf jedem Wege und durch jedes Mittel versucht werden mufs. Bei gutartigen Epidemieen das Mittel zu gebrauchen, erscheint schon deshalb nicht zweckmäfsig, weil ein Ueberstehen des Scharlachfiebers in einer solchen, durch Gutartigkeit und Milde sich auszeichnenden Epidemie gar so unerwünscht nicht ist, da nur die überstandene Krankheit, nicht aber das Mittel eine Immunität gegen ein späteres Erkranken an demselben Exanthem in einer vielleicht bösartigeren Epidemie verleiht. Zu erwähnen ist noch, dafs Dr. Kühlbrand (Casper's Wochenschrift. 1833) beim Gebrauche der Belladonna Morgens und Abends Stirn und Schläfen mit *Acetum camphoratum* kalt zu waschen anräth, um so den etwanigen nachtheiligen Folgen des Mittels zu begegnen.

2) Beim Keuchhusten. Die früher von Schäffer und Anderen empfohlene Belladonna ist auch in der neueren Zeit sehr gerühmt worden. So grofs auch die Wirksamkeit dieses Mittels den bestehenden Erfahrungen nach ist, so erfordert es doch stets die gröfste Behutsamkeit bei seiner Anwendung. Die Belladonna, sagt Wendt, verlangt gröfsere Rücksichten, als vielleicht irgend ein anderes Mittel, da ihre nachtheilige Wirkung auf das sensible Leben des Kindes leicht tiefe, nicht mehr gut zu machende Folgen herbeiführen kann. Eben so empfiehlt Gölis die gröfste Vorsicht mit dieser heftig wirkenden Arzneisubstanz, da leicht starker Blutandrang nach dem Kopfe, Betäubung, Gehirnwassersucht und Geistesstumpfheit bei unvorsichtigem Gebrauche sich entwickeln können. Nie gebe man daher, wie Einige angerathen,

die Belladonna, bis sie Trockenheit im Halse und Flimmern vor den Augen macht, kurz, die eigenthümlichen Erscheinungen der Narcose hervorruft; nie gebe man sie sehr plethorischen, wohlgenährten Kindern, und nie bei noch vorhandenem Fieber. Die erste Bedingung, sagt Wendt, ist, dafs die Belladonna beim Keuchhusten nie gegeben werde, so lange der Zustand noch fieberhaft ist; nur in veralteten, ganz fieberlosen Formen ist der Gebrauch dieses Mittels gerechtfertigt. Die meisten Aerzte haben beim Keuchhusten das Pulver der *Radix Belladonnae* in verschiedenen Verbindungen benutzt; man sehe deshalb auch diesen Artikel. Thomson (the London medical Gazette. 1831) giebt dem *Extractum Belladonnae* den Vorzug, und hat viele Fälle beobachtet, in denen das Mittel beim Keuchhusten sich äufserst wirksam bewiesen.

3) Bei Scropheln. Die Belladonna ergreift das Sensible in dem System der Ernährung, und vermag daher bei Drüsenverhärtungen, Scirrhus und Carcinom heilsame Wirkungen zu entwickeln. Hufeland empfiehlt sie bei sehr hartnäckigen Drüsenknoten, die an Scirrhus gränzen, bei hartnäckigen callösen Geschwüren und bei convulsivischen Krankheiten aus Scrophelreiz (s. auch *Radix Belladonnae*).

Dosis und Darreichungsform. Innerlich: Man giebt das *Extractum Belladonnae* in kleinen Gaben vorsichtig; bei ganz jungen Kindern bis zu 2 Jahren zu $\frac{1}{96}$, bei 2-4jährigen zu $\frac{1}{48}$ Gr., 3-4 Mal täglich (Wendt; s. ℞ 190.). Gröfseren Kindern kann man $\frac{1}{16}$-$\frac{1}{8}$-$\frac{1}{4}$ Gr. öfters täglich geben, und vorsichtig steigen. Sollte durch zu grofse Gaben eine Intoxication herbeigeführt worden sein, so gebe man, wenn nicht Blutentziehungen indicirt sind, zunächst ein Emeticum, wozu es oft des Kupfer- oder Zinkvitriols bedürfen wird; man interponire auch kleine Gaben Aether, und lege Senfteige auf die Magengegend. Erst nach Entleerung des Giftes schreite man zur Anwendung der vegetabilischen Säuren, besonders des Essigs, den man innerlich und in Klystiren, auch in Form von kalten Fomentationen um den Kopf anwendet. Später schwarzen Kaffee, Wein u. dergl. Bei sehr heftigen Delirien Blutegel an den Kopf, und kalte Umschläge.

Aeufserlich bedient man sich des *Extr. Belladonnae* als Einreibung. Ph. A. Pieper (Harlefs Rheinische Jahrbücher. Bd. 10. 1825) machte, seiner besonderen Ansicht zufolge, dafs das Gangliensystem der Sitz des Keuchhustens sei, einen ganz von der gewöhnlichen Anwendung verschiedenen Gebrauch von der Belladonna; Kindern von $\frac{1}{2}$ Jahre liefs er gleich Anfangs $1\frac{1}{2}$ Gr. *Extr. Belladonnae* mit Speichel in die Herzgrube einreiben, und jeden Abend die Dosis, nach Umständen meist erhöht, einreiben. Bei gröfseren Kindern wurde mit gröfseren Gaben angefangen, und bald bedeutend gestiegen. Der Erfolg dieser Behandlungsweise soll augenscheinlich gewesen, der fast immer krampfhaft harte Leib weich geworden, Stuhlgang, Schlaf, grofse Intermission des Hustens, freiere Respiration etc. erfolgt sein (s. Meifsner's Forschungen, Bd. 3).

186.

℞ *Extr. Belladonn.* gr. iij.
Aq. destill. ℥j.
Spirit. Vin. rectificat. ℈j.
MDS. Täglich 2 Mal so viel Tropfen als Jahre.
Hufeland.

187.

℞ *Extr. Belladonn.* gr. iv.
Aq. Cinnamom. c. v. ℥iij.
DS. Jedem Kinde vor dem Frühstück 1 Tropfen mehr als es Jahre zählt, auf Zukker. (Es wurde 24 Tage fortgesetzt. Von 61 Kindern zwischen 6-17 Jahren erkrankten nur 2.)
Zeuch.

188.

℞ *Extr. Belladonn.* gr. j.
Aq. Cinnamom. ℥β.
DS. Kindern von 1 Jahre früh und Abends 2-3 Tropfen, älteren auf jedes Jahr 1 Tropfen mehr. (Er stieg nie über 12 Tropfen.)
Berndt.)

189.

Extr. Belladonn. gr. j.
solve in
Aq. flor. aur. ℥iv.
adde
Spirit. Vin. rectific. ʒj.
Syr. simpl. ℥β.
MDS. Jungeren Kindern $\frac{1}{4}$ ($\frac{1}{12}$ Gr.), älteren 1 Theelöffel Morgens und Abends.
Pittschaft. Gumpert.

190.

℞ *Extr. Belladonn.* gr. j.
Aq. destill. ℥j.
MDS. Kindern bis zu 2 Jahren 5, von 2-4 Jahren 10 Tropfen 4 Mal täglich. (Beim Keuchhusten.) Wendt.

191.

℞ *Extr. Belladonn.*
— *Hyoscyam.* āā gr. iij.
Oxymell. Squill. ℥β.
Syr. Althaeae ℥ij.
MDS. 2stündlich 1 Theelöffel. (Beim Keuchhusten eines achtjährigen Kindes.)
Aus Phöbus Receptirkunst.

Extractum Cascarillae. Cascarillextract.

Ein kräftiges, gewürzhaft bitteres Mittel, das wohlthätig auf Magen und Darmcanal wirkt und besonders da pafst, wo die Schleimhaut des Darmcanals zu stark secernirt, die Ausleerungen durch Atonie sehr vermehrt sind, und die Verdauungsorgane leiden.

Dosis und Darreichungsform. Bei Säuglingen ʒj., bei gröfseren Kindern ʒij. in ein Paar Unzen eines aromatischen Wassers aufgelöst, 2-3stündlich einen Thee- oder Kinderlöffel.

192.

℞ *Extr Cascarill.* ʒj.
Aq. Foenicul. ℥ij.
DS. Dreistündlich einen Theelöffel. (Beim Durchfall der Neugeborenen.) Jörg.

193.

℞ *Extr. Cascarill.* ʒj.
— *Colomb.* ʒβ.

solve in
Aq. Chamomill. ℥iβ.
adde
Gumm. arabic. ʒj.
Syr. cort. aur. ℥β.
MDS. Kindern von 2-3 Jahren 2stündlich 1 Theelöffel, älteren 1 Kinderlöffel voll.

***Extractum Chinae fuscae* und *Extractum Chinae frigide paratum*.** Chinarindenextract. Wird in den Krankheiten gebraucht, in denen China überhaupt pafst (s. *Cortex Chinae*). Es ist ein kräftiges, leicht verdauliches Präparat, und verdient besonders bei Kindern den Vorzug vor anderen Chinabereitungen.

Dosis und Darreichungsform. Innerlich: Etwa ʒj.-ij. in ℥iij.-iv. Wasser oder Wein aufgelöst, kleineren Kindern thee-, gröfseren kinderlöffelweise mehrmals täglich, in Verbindung mit flüchtigen, krampfstillenden etc. Zusätzen.

Aeufserlich: Zu Pinselsäften und Gurgelwassern bei brandigen Geschwüren, brandiger Bräune etc. (man nimmt hier das wohlfeilere *Extr. Chinae fuscae*).

194.
℞ *Extr. Chin. frig. parat.* ʒj.
Pulv. Gumm. Mimos. ℈ij.
Aq. flor. Tiliae ℥iij.
Spirit. mur. aether. ʒβ.
Syr. cort. Citr. ℥j.
MDS. Stündlich 2 volle Theelöffel. (Bei bösartigen Aphthen etc. der Säuglinge.)
Wendt.

195.
℞ *Extr. Chin. frig. parat.*
— *lign. Campech* āā ʒj.
Borac. ʒβ.
solve in
Decoct. Salep. tenuior. ℥iv.
Syr. Althaeae ℥j.
MDS. Stündlich 1 Theelöffel voll. (Bei bösartigen Aphthen.)
Lentin.

196.
℞ *Extr. Chin. frig. par.* ʒj.
Aq. Foenicul. ℥iij.
Syr. Seneg ℥j.
MDS. Zweistündlich 1 Kinderlöffel. (Beim Keuchhusten.)
Wendt.

197.
℞ *Extr. Chin. frig. parat.* ʒij.
Aq. Cinnamom. ℥ij.
adde
Spirit. sulph. aether. ℈j.
Tinct. thebaic. gutt. x.
Syr. cort. aur. ℥j.
MDS. Stündlich 1 Theelöffel voll. (Bei nervösen Pocken, Keuchhusten. Für ein Kind von 5-7 Jahren.)
Henke.

198.
℞ *Extr. Chin. frig. parat.* ʒiβ.
solve in
Vin. malacens. ℥ij.
Syr. Cinnamom. ℥j.
MDS. Alle 2-3 Stunden 2 Theelöffel voll. (Für ein Kind von 5 Jahren.)
Vogt.

199.
℞ *Extr. Chin. fusc.* ʒij.

solve in
Aq. Rut. ℥ij.
Spirit. mur. aether. ʒij.
Mell. rosat. ℥j.
MDS. Pinselsaft. (Bei brandiger Bräune.) Wendt.

200.

℞ *Camphor. trit.* gr. iv.
Gumm. Mimos. pulv. ʒß.
Terend. sensim misce c.
Aq. Salviae ℥viij.
ut f. Emulsio, in qua solve
Extr. Chin. fusc. ʒiij.
MDS. Zum Einspritzen. (Bei brandiger Bräune.)
Wendt.

***Fxtractum Cicutae s. Conii maculati.* Schierlingsextract.** Der Schierling wirkt kräftig auf das vegetative Leben, vermag Abnormitäten desselben, besonders wenn sie im Lymphsystem und in drüsigten Gebilden wurzeln, zu beseitigen, und wird so für die Kinderwelt zu einem schätzbaren Heilmittel. Man hat sich des *Extr. Cicutae* in folgenden Krankheiten des kindlichen Alters bedient:

1) Bei Scropheln. Wenn auch der Schierling nicht Hauptmittel bei der Scrophelkrankheit genannt werden kann, da er den Grundcharacter, die Atonie der Lymphgefäfse, nicht zu beseitigen vermag, so steht er doch unter den narcotischen Mitteln, die man als antiscrophulöse empfohlen, als das der Vegetation am entschiedensten zugewandte, oben an. Er greift die Nerven weniger als Opium, Belladonna etc. an, schwächt die Verdauungskraft weniger, reizt und erhitzt nicht, und pafst daher besonders gut bei den sogenannten Reizscropheln, wo mehr Spannung und entzündliche Reizung, als eigentliche Entzündung statt findet, bei einer feinen, reizbaren Constitution, bei scrophulösen Hautaffectionen, und wenn überhaupt die Krankheit mehr den Character des Erethismus an sich trägt. — Bei scrophulösen Drüsengeschwüren verbessert der Schierling offenbar den dünnen scharfen Eiter. Eben so wohlthätig wirkt er auf scrophulöse Absonderungen anderer Art, z. B. bei dergleichen Blennorrhöen des Auges, der Respirationsorgane, der Haut. Kräftig befördert er oft die Zertheilung scrophulöser Drüsengeschwülste, beschleunigt aber auch zuweilen die Eiterung derselben, weshalb er bei Affectionen der inneren Theile, besonders der Mesenterialdrüsen, grofse Versicht erheischt. Bei der scrophulösen Lichtscheu empfiehlt Dzondi das *Extr. Cicutae* in steigender Gabe; er fängt gleich mit 2-3 Gr. täglich 3 Mal an und steigt jedes Mal mit 1 Gr, bis nach 7-21 Tagen die Wirkung erfolgt. Die Wirksamkeit dieses Verfahrens bestätigen G. A. Richter, Kopp und Schindler (v. Gräfe und Walter's Journ., Bd. 18.; s. ℞ 207.); Richter räth, noch damit ein Augenfoment aus Kirschlorbeerwasser zu verbinden. Meifsner sagt wohl nicht mit Unrecht, dafs, wenn auch Dzondi nie ungünstige Folgen von seinem Verfahren gesehen, er sich doch

nie habe entschliefsen können, Kindern narcotische Mittel in so verwegener Gabe zu reichen. Es ist ja auch überhaupt die Lichtscheu kein besonderes Uebel, sondern nur ein Symptom der scrophulösen Augenentzündung, das sich mit Heilung des eigentlichen Hauptübels auch gewifs ohne weitere Kunsthülfe verlieren wird. Neuere eigene Beobachtung hat indefs die wahrhaft specifische Wirksamkeit des Conium gegen scrophulöse Photophobie, natürlich bei reinen Digestionswegen, nachdrücklich bestätigt. Der Pulverform (s. herb. con. macul.) dürfte indefs der Vorzug gebühren.

2) Beim Keuchhusten. Hier wird auch das *Extr. Cicutae* neben so vielen anderen Mitteln als Sedativum empfohlen, nur soll es das Unangenehme haben, dafs es die Expectoration hemmt. Jahn will den Schierling nur in der 2ten und 3ten Periode der Krankheit und bei gleichzeitiger Scrophelschärfe angewendet wissen. Schlesinger (Hufeland's Journal. Bd. 40) rühmt die Verbindung mit *Tartarus stibiatus* (s. ℞ 206.) als ganz besonders hülfreich im Keuchhusten.

Dosis und Darreichungsform. Innerlich: Man giebt das *Extr. Cicutae* Kindern bis zu 2 Jahren zu ½, von 2-4 Jahren zu 1, von 4-8 Jahren zu 2 Gr. 3-4 Mal täglich, nach und nach zu höheren Gaben steigend, in Pulver, Pillen, Auflösung (etwa ℈j. *Extr. Cicutae* in ℥β. Wasser zu 5-10-20 Tropfen, ½-1-2 Gr. ein Paar Mal täglich). Man verbindet das Mittel mit eröffnenden, auflösenden, alterirenden Arzneien, *Pulvis Plummeri* (s. ℞ 201.), *Baryta muriatica* (s. dort), *Calcaria muriatica* (s. dort).

Aeufserlich bei Scrophelgeschwüren in Verbindung mit China von Bell und Richter empfohlen.

201.

℞ *Calomelan.*
Sulph. aur. antim. āā gr. j.
Extr. Conii macul. gr. j.
Sacchar. alb. ℈j.
M. f. Pulv. dent. tal. dos. No. xij.
S. Kindern bis zu 2 Jahren Morgens und Abends ½ Pulver, älteren ein ganzes zu geben und mit der Dosis des *Extr. Cicutae* allmählig zu steigen.

202.

℞ *Extr. Conii macul.*
Pulv. herb. Conii āā ʒβ.
M. f. Pilul. No. 60.
S. Früh und Abends 1 Pille und alle 2 Tage mit einer zu steigen. Störck.

203.

℞ *Extr. Cicut.* ʒj.-iβ.
Aq. Cinnamom.
Syr. cort. aur. āā ℥β.
MDS. Täglich 2 Mal ½-1 Theelöffel (5-10-15 Gr. p. dos., eine enorme Gabe!). (Bei Atrophie der Kinder.) Feiler.

204.

℞ *Extr. Cicut.* gr. viij.
Aq. Foenicul. ℥iv.
Liq. Kal. acetic. ʒiβ.
Oxymell. Squill. ʒij.
MDS. Stündlich 1 Kinderlöffel voll (etwa ½ Gr. p. dos.).

(Bei Hydrops mit Scropheln für ein Kind von 3-4 Jahren.) Gölis.

205.

℞ *Extr. Cicut.* gr. iij.-vj.
solve in
Aq. Meliss. ℥ij.
adde
Tinct. Rhei vinos. ℥j.
MDS. Täglich 3 Mal ½ Efslöffel voll. (Bei *Tabes meseraica* aus Scropheldyscrasie.)
Hecker.

206.

℞ *Extr. Cicut.* gr. ij.
Tart. stibiat. gr. j.
Aq. destill. ℥ij.
Syr. Croc. ʒß.
MDS. In 2 Tagen theelöffelweise zu verbrauchen. (Beim Keuchhusten kleiner Kinder von ½-1 Jahre.)
Schlesinger.

207.

℞ *Extr. Conii* ʒj.
solve in
Aq. Cinnamom. ℥ß.
MDS. Täglich 3 Mal 5 Tropfen und täglich um 5 Tropfen zu steigen, bis zu 20 bis 30. (Bei scrophulöser Lichtscheu.)
Kopp. Schindler.

208.

℞ *Cort. Chin.* ℥j.
Coq. c. s. q. *Aq.* per hor. in Colatur. ℔j., solve
Extr. Cicut. ℈j.
DS. Aeufserlich.

Extractum Colombo. Colomboextract. Ein leicht verdauliches, blandes, auflösend bitteres Mittel, das bei hervorstechender Muskelschwäche des Magens und Darmcanals und daher rührender Diarrhöe etc. mit Nutzen gegeben wird.

Dosis und Darreichungsform. ʒj.-ij. *Extr. Colombo* in ein Paar Unzen eines aromatischen Wassers aufgelöst, kleinen Kindern thee-, gröfseren efslöffelweise (Verbindung mit *Extr. Cascarillae* s. dort).

209.

℞ *Extr. Colombo* ʒj.
Decoct. Salep. tenuior. ℥iij.
Elaeos. Foenicul. ℈ij.
MDS. Stündlich 2 volle Theelöffel voll. (Gegen anhaltende erschöpfende Durchfälle der Kinder. Nebenbei gewürzhafte Umschläge auf den Leib.) Wendt.

210.

℞ *Extr. Colombo* ʒij.
solve in
Aq. Cinnamom. s. ℥ij.
adde
Spirit. sulph. aether. ℈j.
Tinct. Rhei aquos. ℥j.
MDS. Täglich 3 Mal 1 Efslöffel.
Richter.

Extractum Dulcamarae. Bittersüfsextrct. Gölis empfiehlt das *Extr. Dulcamarae* bei catarrhalischer Diarrhöe und *Catarrhus pulmonum* kleiner Kinder. Gabillot (Compte rendu des travaux de la société de Medecine de Lyon.

1831) liefs mit Erfolg *Extr. Dulcamarae* (℈j. in Wasser aufgelöst binnen 24 Stunden zu verbrauchen) im Keuchhusten nehmen, und heilte mit diesem schweifstreibenden Mittel oft binnen 6-7 Tagen den heftigsten Stickhusten.

211.

℞ *Extr. Dulcamar.* gr. viij.
Decoct. Althaeae ℥iij.
Laud. liquid. Sydenh. gutt. ij.
Syr. Althaeae ℥β.
MDS. Stündlich 1 Theelöffel voll. Gölis.

212.

℞ *Decoct. Althaeae* ℥iij.
Extr. Dulcamar. ℈β.
Laud. liq. Sydenh. gutt. ij.
Oxymell. simpl. ʒiij.
MDS. Theelöffelweise. (Bei langwierigem Husten. Für ein Kind von 2 Jahren.) Gölis.

Extractum Filicis aethereum. Oleum Filicis maris. Farrnkrautöl. Peschier will in der fettig harzigen Materie der *Rad. Filicis maris*, durch Destillation mit Aether ausgezogen, das Bandwurm tödtende Princip derselben gefunden und damit 25 Kranke geheilt haben. Mehrere andere Beobachtungen bestätigen die Wirksamkeit dieses Präparats. Hufeland hält das *Extr. Filicis* für ein Mittel, das an Schnelligkeit, Zuverlässigkeit und Gelindigkeit in der Wirkung alle bisher bekannt gewordenen Wurmmittel übertrifft, ein Lob, in das auch Ebers in Breslau (Hufeland's Journal. 1828) einstimmt. In neuerer Zeit giebt Dr. Tott (Casper's Wochenschrift No. 34. 1833) eine neue Bestätigung der heilsamen Wirkung des *Extr. Ficilis aether.*, bei einer Bandwurmkranken, einem Mädchen von 11 Jahren. Er liefs 3 Gr. Extract mit der hinreichenden Menge *Pulv. rad. Filicis* zu 30 Pillen machen, und von diesen Abends 9 Uhr 15 Stück und um 9½ Uhr die andere Hälfte in einem Theelöffel gewöhnlichen Syrups nehmen. Am anderen Morgen gab er nüchtern alle ½ Stunde ½ Tasse *Infus. Sennae compositum*, und schon um 9 Uhr ging der Wurm (*Taenia cucurbitina*) ab. (Der Verfasser gab vor Kurzem einem 3jährigen Mädchen, das am Bandwurm litt, und bei dem an demselben Tage ein Stück abgegangen war, an 2 auf einander folgenden Abenden gr. v. in ℥β. Honig und am anderen Morgen *Ol. Ricini*, war aber nicht so glücklich, die oben gerühmte Wirksamkeit des Mittels zu beobachten; es blieb ohne allen Erfolg).

Dosis und Darreichungsform. Man giebt das *Extr. Filicis* 5-10jährigen Kindern zu ℈β. (auch kleinere Quantitäten wirken oft schon, wie die oben angeführte Beobachtung lehrt) Abends in 1 oder 2 Portionen, nachdem der Kranke vorher nur wenig gegessen, in Pillen (mit *Pulv rad. Filicis* q. s), oder da Kinder die etwas grofse Quantität Pillen nicht gut verschlukken, blofs mit einem Syrup oder *Mel rosatum* vermischt. Am anderen Morgen *Infus. Sennae compos.* oder *Ol. Ricini.*

213.	214.
℞ *Extr. Filic. aether.* ℈β.	℞ *Extr. Filic. aether.* ℈β.
Pulv. rad. Filic. q. s.	*Mell rosat.* ℥β.
M. f. Pilul. No. 10.	MDS. Die Hälfte auf Einmal und nach ½ Stunde die andere Hälfte.
S. In 2 Portionen Abends zu verbrauchen.	

Extractum Fumariae. Erdrauchextract. Als stärkendes, die Atonie der Digestionsorgane, die sich in Säure, Flatulenz etc. ausspricht, beseitigendes Mittel, von Henke in Verbindung mit *Extr Tarax.*, *Trifolii fibrini* empfohlen.

Dosis und Darreichungsform. In Mixtur, ʒij. auf ℥iij.-iv. Wasser, thee- oder kinderlöffelweise.

215.	
℞ *Extr. Fumar.*	*Tinct. Rhei aquos.* ʒij.-iij.
— *Tarax.*	*Syr. cort. aur.* ℥j.
— *Trifol. fibr.* āā ʒj.	MDS. 2stündlich 2 Theelöffel voll. (Für Kinder in den ersten Jahren.)
solve in	
Aq. Cinnamom. ℥iij.	Henke.

Eben so werden die anderen bitteren Extracte, *Extr. Gentianae*, *Quassiae*, *Trifolii Fibrini* etc. gebraucht und verordnet, jedoch ist dabei nicht zu übersehen, was Wendt über den Gebrauch der rein bitteren Mittel in der Kinderpraxis sagt. Er fürchtet mit Johann Adam Schmidt die feindliche Beziehung der reinen Amara zu der Sensibilität des Magens und verwirft deshalb alle dahin gehörenden Arzneisubstanzen zum längeren Gebrauch bei Kindern. Gewürzhafte und adstringirende Mittel sind nach ihm diejenigen, von denen sich in den Krankheitsformen des kindlichen Alters, wo überhaupt stärkende Arzneien angezeigt sind, das Meiste erwarten läfst.

Extractum Graminis liquidum. Mellago Graminis. Queckenhonigsaft. Ein sanft auflösendes, gelind nährendes Mittel, das bei Stockungen in den Unterleibsorganen und daher rührenden Krankheitsformen, Scropheln etc. mit grossem Nutzen gereicht wird. Je mehr hier ein gereizter Zustand die Anwendung kräftiger Resolventien verbietet, desto eher pafst die Graswurzel; man verbindet sie in solchen Fällen mit kühlenden Mitteln, zumal Salzen, *Liq. Kal. acetic.*, *Kali tartaricum*, auch wohl *Tinct. Rhei aquos.* etc.

Dosis und Darreichungsform. Zu ℥β.-iβ. täglich, selten pur, meist als Zusatz zu Mixturen, etwa ℥β.-j. auf ein Paar Unzen Wasser, kleinen Kindern thee-, gröfseren efslöffelweise.

216.

℞ *Extr. Gramin. liquid.* ʒiβ.
Aq. Foenicul. ℥iij.
Tinct. Rhei aquos.
Syr. cort. aur. āā ℥β.
MDS. 2stündlich 1 Efslöffel voll. Gölis.

217.

℞ *Extr. Gramin. liquid.*
Syr. de Rheo āā ℥β.
Kal. tart. ʒij.
Aq. destillat ℥ij.
MDS. Stündlich 1 Kinderlöffel voll. (Abführmittel für einen Säugling.) Wendt.

218.

℞ *Extr. Gramin. liquid.* ʒvj.
Extr. Taraxac. ʒij.
Tinct. Rhei aquos
Aq. Menth. pip
Syr. cort. aur. āā ℥β.
MDS. Säuglingen 3stündlich 1 Theelöffel, Kindern von 2-5 Jahren 1 Kinder- und älteren einen mäfsigen Efslöffel voll. (Als Resolvens bei Scropheln.) Fischer.

Extractum Hyoscyami. **Bilsenkrautextract.** Ein krampfstillendes, schmerzlinderndes, gelind kühlendes Mittel, das von Kindern sehr gut vertragen wird, und ihnen ohne alle Gefahr gereicht werden kann, da es das einzige Narcoticum ist, das bei einem hohen Grade von besänftigender und die Sensibilität herabstimmender Kraft durchaus gar keine Erhöhung der Irritabilität und des Blutumlaufs mit sich führt, auch keine Se- und Excretionen hemmt, wie es das Opium thut. Es pafst auch bei entzündlichen Zuständen und Fiebern; in letzteren namentlich dann, wenn, wie so häufig beim Dentitionsprocesse, die Function des Nervensystems unmittelbar und übermäfsig gesteigert ist, oder wenn das Fieber von schmerzhaften und convulsivischen Anfällen begleitet ist (Tourtual). Man reicht es daher bei Zuckungen und Eclampsieen kleiner Kinder (mit *Flor. Zinci*, sehr wirksam), bei catarrhalischem Reizhusten in Verbindung mit demulcirenden, eröffnenden Arzneien (*Manna, Kali tartaricum, Nitrum* etc.), bei Entzündungen der Luftwege als Zusatz zu antiphlogistischen Mixturen, in erethisch entzündlichen Zuständen überhaupt, nach vorausgeschickter Blutentziehung mit Calomel in Verbindung. — Zu erwähnen ist noch die Anwendung des *Extr. Hyoscyami* in grofsen Gaben. Dr. v. Tribolet in Bern empfiehlt im 43. Bande des Hufeland'schen Journals das *Extr. Hyoscyami* in grofsen Gaben als das sicherste Mittel gegen Entzündungen der Kinder, besonders aber gegen Croup. Er gab einem Kinde von 3 Jahren in Zeit von 3 Stunden 20 Gr. *Extr. Hyoscyami* beim Croup; ein 2jähriges erhielt in 5 Stunden 26 Gr. Bei dem letzteren entstand heftige Auftreibung des Leibes, anscheinende Lähmung der unteren Extremitäten aber keine Betäubung. Die genannten Zufälle schwanden sehr bald wieder. Er räth, das Mittel beim Croup zu reichen, noch ehe sich polypöse Concremente gebildet; sind diese einmal da, so schadet es. Kindern von 2-3 Jahren mufs man wenigstens 2 Gr. alle 2 Stunden geben. Aufserdem giebt er noch *Vinum stibiatum*, und legt Senf- und Blasenpflaster auf die Beine.

Dosis und Darreichungsform. Man giebt das *Extr. Hyoscyami* Säuglingen zu ¼ Gr., gröfseren Kindern zu ½-1 Gr. 3-4 Mal täglich, in Pulver (bei Zuckung und Krampf mit *Flor. Zinci*, s. dort; bei Entzündung mit Calomel, s. dort; bei Brustleiden mit *Sulphur. aur.*, s. dort), Auflösung (in *Vin. stibiat.*, s. ℞ 220), als Zusatz zu Mixturen (mit *Manna*, s. dort, *Kali tart.*, *Nitrum* etc.), Lecksäften (mit *Extr. Belladonnae*, s. dort; auch ℞ 219.), Emulsionen (s. ℞ 221.).

219.

℞ *Aq. Foenicul.* ℥iv.
Vin. stibiat. ʒj.
Extr. Hyoscyam. gr. iij.
Syr. Althaeae ℥iß.
MDS. 2stündlich 1 Theelöffel voll. (Auf 12 Gaben für ein Kind von 6 Monaten bis zu 1 Jahre beim Husten.)

Vogt.

220.

℞ *Extr. Hyoscyam.* gr. x.
solve in
Vin. stibiat. ʒij.
DS. Einem Kinde von 1 Jahre so viel Tropfen, dafs es täglich 2 Gr. Extract bekommt, also 4 Mal täglich 8 Tropfen (etwa ½ Gr.) (Beim Keuchhusten.)

Hufeland.

221.

℞ *Gumm. arabic.* ℥j.
Ol. amygdal. dulc. ʒj.
Extr. Hyoscyam. gr. iv.
Syr. emulsiv. ʒvj.
MDS. Oefters 1 Theelöffel voll. Beim Reizhusten, z. B. in den Masern.)

Hufeland.

222.

℞ *Extr. Hyoscyam.* gr. v.
Extr. Valerian. ℈ij.
Aq. Meliss.
– *Cinnamom.* āā ℥ß.
Tinct. Valerian. aether. gutt. xx
MDS. Stündlich 1-2 Theelöffel voll. (Bei Krämpfen aus Flatulenz, Colikschmerzen etc.)

Henke.

Extractum Juglandis nucum. Wallnufsextract.

Als Wurmmittel von Rosenstein und Fischer, besonders gegen Spulwürmer, empfohlen. Da dieses Mittel mit dem scharfen Princip den bitteren Extractivstoff vereinigt, so wirkt es zugleich als angemessenes Tonicum für den erschlafften Zustand des Darmcanals im *Status verminosus* jeder Art.

Gabe und Darreichungsform. Innerlich: Man giebt das Mittel gewöhnlich in der von Fischer (℞ 223.) angegebenen Auflösung, täglich 3 Mal, Anfangs zu 20, dann allmählig bis zu 60 Tropfen gestiegen (für Kinder von 2-3 Jahren). Am 6ten Tage läfst man ein Laxans aus Calomel und Jalappe nehmen. Die Verbindung mit *Sem. Cinae* und *Rad. Valerian.* s. dort.

Aeufserlich: Zu Salben, s. *Ol. Tanaceti.*

223.
R *Extr. nuc. Jugland.* ʒij.
Aq. Cinnamom. ℥β.
Mell. despumat. ʒj.
MDS. Täglich 3 Mal 30-60 Tropfen. Fischer.

Extractum Lactucae virosae. Giftlattigextract.

Der Giftlattig hat narcotische Kräfte, wirkt schmerzlindernd und krampfstillend, ohne die Gefäfsthätigkeit zu steigern, und hat in so fern viel Aehnlichkeit mit dem Hyoscyamus. Man rühmt besonders seine auflösenden Kräfte auf die Brust und den Unterleib; bei längerem Gebrauche treibt er den Urin und Schweifs, erleichtert den Auswurf und bewirkt häufigere Stuhlentleerungen.

Das *Extract. Lactucae virosae* ist vornehmlich gegen krampfhafte Brustbeschwerden, verbunden mit Abnormität der Schleimsecretion, gegen Asthma, Brustwassersucht, wenn sie sich mit spastischen Erscheinungen complicirt, namentlich aber gegen Keuchhusten empfohlen worden. Gumprecht (Hufeland's Journal. Bd. 39) und nach ihm Hufeland, Osann, Krukenberg u. A. wendeten das Mittel beim Keuchhusten mit Erfolg an. Es wirkt als sedatives, die Heftigkeit der Anfälle milderndes Mittel, das, wenn es auch den Verlauf des Uebels nicht bedeutend abzukürzen vermag (eine Inconvenienz, die es mit allen übrigen angerühmten Heilmitteln theilt), doch der ganzen Krankheit einen milderen Character zu verleihen scheint. Dabei hat es das Gute, dafs es, wie der Hyoscyamus, sich selbst mit Fieberbewegung und Gefäfsreizung verträgt, ein Umstand, wegen dessen es namentlich der Belladonna vorgezogen zu werden verdient.

Dosis und Darreichungsform. Die Gabe des *Extr. Lactucae virosae* hat viel Unbestimmtes; Einige geben sie sehr hoch, Andere sehr niedrig an. Krukenberg (s. dessen clinische Jahrbücher. 1. Bd.) bestimmt die Dosis folgendermafsen: Einem Kinde von 3-6 Monaten giebt er $\frac{1}{2}$ Gr. Extract auf den Tag, in 3 Theile getheilt, also $\frac{1}{6}$ Gr. p. dos.; später 1 Gr. und nach 14 Tagen 2 Gr. auf den Tag. Kindern von 1-3 Jahren giebt er gleich Anfangs $\frac{1}{2}$ Gr. 4 Mal täglich und steigt dann; bei älteren, 6-8jährigen, giebt er 3 Mal täglich 1 Gr. und steigt bis auf 6 Gr. für den Tag. Man giebt das Mittel in Pulver, Mixturen (etwa ℈β. Extract in ʒiβ. *Aq. lauro-ceras.* zu 5 Tropfen (½ Gr.) 4 Mal täglich). Meyer (Annalen für die gesammte Heilkunde. Karlsruhe) lobt die Verbindung mit *Flor. Zinci* als besonders wirksam im Keuchhusten.

224.
℞ *Extr. Lactuc. viros.* gr. iij.-vj.-xij.
Sacchar. lact. ʒij.
M. f. Pulv. divid. in part. aequal. No. xij.
S. Täglich 4 Mal 1 Pulver.

Extractum ligni Campechiani. Campechenholzextract. Gegen hartnäckigen Durchfall und gegen brandige Entartung der Aphthen, in Verbindung mit China von Lentin empfohlen.

Dosis und Darreichungsform. Etwa ʒj. in ein Paar Unzen Wasser, kleineren Kindern thee-, gröfseren kinderlöffelweise. Verbindung mit *Extr. Chin.*, s. dort.

225.
℞ *Cort. Chin. reg.* ℥β.
Inf. *Aq. fervid.* q. s. per ¼ hor. in Colatur ℥iij., solve *Extr. lign. Campech.* ʒj.
Aq. Cinnamom.
Syr flor. aurant. āā ℥β.
MDS. Stündlich 1 Kinderlöffel voll. (Beim Durchfall.)
Wendt.

Extractum Myrrhae. Myrrhenextract. Die Myrrhe ist ein balsamisch tonisches Mittel, welches das gesammte vegetative Leben erhöht, den Verflüssigungsprocefs beschränkt, und der organischen Zersetzung entgegenwirkt. Einen grofsen Ruf hat es sich in der Schleimschwindsucht erworben, und auch im Keuchhusten ist es empfohlen worden. Es leuchtet ein, dafs es nur da passen kann, wo durch die Länge der Dauer des 3ten Zeitraumes ein wirklich atonischer Zustand eingetreten, und die Spur einer phlogistischen Diathesis längst verschwunden ist, wo das äufsere Ansehen aufgedunsen, leucophlegmatisch ist, und die sehr profuse Absonderung der Lungen schon an Colliquation gränzt. Jede Reizung des leidenden Organs contraindicirt seinen Gebrauch; auch sollte das Mittel nur gröfseren Kindern gegeben werden (Wendt).

Dosis und Darreichungsform. Man giebt das *Extr. Myrrhae* zu 1-2 Gr. 3stündlich Kindern von 6-8 Jahren, in Pulver oder Mixtur.

226.
℞ *Extr. Myrrhae* gr. xij.
Lapid. Cancr. ppt. ʒβ.
Sacchar. alb. ʒiβ.
M. f. Pulv. divid. in xij. part. aequal.
S. 3stündlich 1 Pulver.
Wendt.

227.
℞ *Extr. Myrrhae* ℈β.
Sacchar. lact. ℥β.
solve in

Inf. *Sem. Phellandr.* (ex ℥β.) ℥v.	MDS. 3stündlich 1 Efslöffel voll.

Extractum Nucis vomicae. **Krähenaugenextract.** Obschon das *Extr. Nucis vomicae* als ein bitter giftiges narcotisches Mittel keine der kindlichen Individualität angemessene Arzneisubstanz genannt werden kann, so giebt es doch eine Krankheit, die, wie bei Erwachsenen, auch bei Kindern nicht selten vorkommt, in der es wegen seiner grofsen Heilkraft angewendet zu werden verdient. Es sind dieses jene chronischen, symptomatischen, nicht von schadhaften Stoffen abhängenden, durch Erschlaffung bedingten Diarrhöen, die mit grofser Schwäche, vorwaltender Nervosität, heftigen Unterleibskrämpfen verbunden sind. Hier verdient die *Nux vomica* um so mehr den Vorzug vor dem Opium, als sie erfahrungsgemäfs bei Kindern keinesweges wie dieses auf das Sensorium wirkt, sondern mehr das Rückenmark und die von ihm ausgehenden Nerven afficirt. — Zu erwähnen ist noch die von L. W. Schwarz empfohlene Anwendung der *Nux vomica* gegen *Prolapsus ani.* Man soll kleinen Kindern alle 4 Stunden 2-8 Tropfen einer Auflösung von 1-2 Gr. *Extr. Nucis vomicae* in ℥ij. destillirten Wassers reichen, und damit einige Grane des *Extr. Ratanhiae* verbinden, wenn der Vorfall schon mehrere Tage währte, und nicht bald durch die *Nux vomica* gehoben wurde. Ein sehr wirksames Verfahren, dessen Wirksamkeit durch die Cautel gesichert wird, die Kinder anzuhalten, dafs sie den Stuhlgang in möglichst aufrechter Stellung (stehend) verrichten.

Dosis und Darreichungsform. Man giebt das *Extr. Nucis vomicae* zu 1 Gr. auf ℥iv. einer *Emulsio arabica* zweistündlich 1 Theelöffel für Kinder von 1-3 Jahren; bei älteren kann man auf 2 Gr. für die ganze Mischung steigen.

228.	*Syr. emulsiv.* ℨvj.
℞ *Extr. Nuc. vomic.* gr. j.-ij.	M. f. Emuls.
Mucil. Gumm. Mimos. ℥β.	DS. Zweistündlich 1 Theelöffel voll.
Aq. destillat. ℥iij.	

Extractum Opii. **Opiumextract.** In dieser Form wird das Opium von Cruveilhier gegen Gastro- und Enteromalacie sehr kleiner Kinder empfohlen. Er giebt von einer Auflösung von ¼ Gr. in ℥iij. Wassers 2stündlich einen Theelöffel, und läfst zu gleicher Zeit Clystire aus ⅛ Gr. Opium mit etwas Amylum 2 Mal täglich gebrauchen. Bei der Dysenterie empfiehlt Verson eine Solution von 1 Gr. *Extr. Opii* in ℥iv. Zuckerwasser, alle ½-2 Stunden nach Bedürfnifs theelöffelweise verabreicht. Stets wird Opium in allen Formen lindern, aber nur im Nothfall und mit äufserster Vorsicht zu reichen sein. Ueber die Zulässigkeit und Gabe des Opiums in Kinderkrankheiten siehe Opium.

Extractum Pulsatillae. Küchenschellenextract.

Die Küchenschelle gehört zu den scharfen Narcoticis. Sie vermehrt besonders die Absoaderungen, namentlich die der Nieren, der Schneider'schen Haut, der Lungen, der äufseren Haut. — Unter den Krankheiten des kindlichen Alters ist es der Keuchhusten, gegen den sie als hülfreich empfohlen worden. Löbenstein-Löbel will durch das Extract in 5-7 Tagen den Keuchhusten geheilt haben. Niemals aber wagte er es bei Kindern unter 2 Jahren zu reichen, und gebrauchte es nur in den späteren Zeiträumen in der unten (℞ 229.) angegebenen Form; es leistete ihm mehr als irgend ein anderes Mittel. In neuerer Zeit ist das *Extr. Pulsatillae* auch von v. Ramm als Heilmittel gegen die *Tussis convulsiva* gerühmt worden. Er giebt es auch den kleinsten Kindern, $\frac{1}{2}$jährigen $\frac{1}{4}$ Gr., 1jährigen $\frac{1}{2}$ Gr., 1-3jährigen 1 Gr. und 4-7jährigen $1\frac{1}{2}$ Gr. 3-4 Mal täglich. Es ist jedoch zu bemerken, dafs v. Ramm das Extract der um Riga wild wachsenden Pflanze verordnete.

Dosis und Darreichungsform. Man giebt das *Extr. Pulsatillae* in der angegebenen Dosis in Pulver und Auflösung (z. B. *Vin. stibiatum*, s. ℞ 230.).

229.

℞ *Extr. Pulsatill.* gr. $\frac{1}{8}$-$\frac{1}{4}$.
Pulv. rad. Valerian. gr. iij.-iv
Elaeos. Foenicul. ℈β.
M. f. Pulv. dent. tal. dos. No. xij.
S. Täglich 3-4 Mal 1 Pulver. (Für ein Kind von 2-4 Jahren.)
Löbenstein-Löbel.

230.

℞ *Extr. Pulsatill.* ℈β.
Vin. stibiat. ℥ij. (= 160 Tropfen.)
MDS. Zu 4-8-16 Tropfen ($\frac{1}{4}$-$\frac{1}{2}$-1 Gr.) 3-4 Mal täglich.

Extractum Taraxaci liquidum. Mellago Taraxaci. Löwenzahnhonigsaft.

Wird ganz so gebraucht wie *Mellago Graminis*, s. dort.

Fel Tauri (recens). Bilis bovina. Ochsengalle.

Von Rosenstein und Jahn in Verbindung mit *Sapo*

venetus und *Rad. Ari* gegen Verstopfung innerlich empfohlen, möchte sich aber schwerlich für die Kinderpraxis eignen.

Aeufserlich in Verbindung mit Seife, Kampher, Steinöl etc. als Einreibung (s. ℞ 231. 232. 233.). Diese Salben sind auflösende und zertheilende Mittel bei inneren und äufseren Scrophelverhärtungen, so wie sie auch ausgezeichneten Nutzen bei der Atrophie von Verhärtung der Gekrösdrüsen leisten, wenn man sie oft in den Unterleib einreibt. Eben so dienen sie trefflich, den Abgang der Würmer zu befördern, besonders wenn man noch ʒβ. *Ol. Tanaceti* hinzusetzt.

231.

℞ *Ungt. Althaeae* ℥j.
Fell. Taur. rec.
Sap. venet. āā ʒiij.
Petrol. ʒij.
Sal vol. C. C. ʒβ.
Camphor. ʒj.
M. f. Ungt.
S. Täglich 3 Mal 1 Theelöffel voll einzureiben. (Bei Würmern *Ol. Tanac.* ʒβ.)
Hufeland.

232.

℞ *Fell. Taur.* ℥iv.
Sal culinar. ʒvj.
Ol. nuc. Jugland. ℥j.
Diger. leni calore f. Linim.
S. Zum Einreiben. (Gegen Stockungen, besonders scrophulöse Drüsengeschwülste.)
Roncalli.

233.

℞ *Fell. Taur. rec.* ℥ij.
Ammon. carb. pyro-oleos. ʒβ.
Aq. destill. ℥ij.
Spir. Vin. saponat. ℥iij.
MS. Täglich 3 Mal erwärmt in den Unterleib einzureiben. (Bei Atrophie der Kinder.)
Vogt.

Ferrum et Ferri praeparata. Eisen.

Das Eisen ist ein äufserst wirksames stärkendes, roborirendes Metall, das in den geeigneten Fällen grofse Heilkräfte zu entwickeln vermag, aber auch zugleich bei seiner Anwendung in Krankheiten des kindlichen Alters die gröfste Aufmerksamkeit und Vorsicht erheischt.

Allgemeine Indication für den Gebrauch des Eisens und seiner verschiedenen Präparate geben zunächst Krankheitszustände, die auf Atonie und Schlaffheit der Faser, auf Reizlosigkeit, Mangel an Cruor im Blute, wodurch dasselbe wässerig, leucophlegmatisch und zum plastischen Processe unbrauchbar wird, auf geminderter Lebenskraft und Wärme beruhen.

Schädlich ist dagegen der Gebrauch des Eisens als eines adstringirenden, die Gefäfsthätigkeit stark aufregenden Mittels bei vollblütigen, zu activen Congestionen und Entzündung geneigten Kindern, bei gastrischen Zuständen, zäher Verschleimung, fester, unbeweglicher Verstopfung, wirklicher Verderbnifs der Eingeweide, besonders aber endlich bei tuberculösem, subinflammatorischem Ergriffensein der Lungen, grofser Reizbarkeit derselben mit Neigung zur *Phthisis florida*, und bei fieberhaften Bewegungen.

Grofse Rücksicht verdient noch der Zustand der Verdauung und die Wahl des Präparats. Wo die Digestion darniederliegt, da müssen stärkende Vorbereitungscuren, Verbindung des Eisens mit aromatischen Substanzen, Körperbewegung in freier Luft etc. den Gebrauch des Eisens einleiten und unterstützen. Eben so beginne man mit kleinen Dosen und den milder wirkenden Präparaten, und gebe das Eisen weder bei ganz leerem, noch vollem Magen. Schwarzgefärbte Ausleerungen pflegen bei fortgesetzter Anwendung des Eisens ein günstiges Zeichen der erfolgenden Wirkung zu sein.

Die Eisenmittel werden in den Krankheitsformen des kindlichen Alters angewendet:

1) Bei scrophulösen und damit verwandten rhachitischen Leiden der Kinder mit blassem, aufgedunsenem Gesicht, grofser Weichheit und Laxität der Muskel- und Gefäfsfaser, mit beständiger Neigung zu serösen und schleimichten Profluvien. Hat man bei der Cur der Scrophulosis schon lange resolvirende Mittel, besonders aus der Klasse der antiphlogistischen und narcotischen gegeben, und wollen sie nicht mehr wirken, dann wende man das Eisen an, das, obschon seine eigentliche Wirkung eine adstringirende und styptische ist, doch in diesen Fällen, wo eben die Atonie die Verstopfung der Drüsen und Eingeweide unterhält und bedingt, zu einem herrlichen Auflösungsmittel wird. Bei schleimigen Ausflüssen aus den Genitalien, bei wässerigen Geschwülsten an den Extremitäten, bei der *Spina ventosa* und der Pädarthrocace bringt das Eisen oft sichere Hülfe, doch dürfen diese Formen von keinem Zehrfieber begleitet sein, daher denn auch in der *Phthisis tuberculosa* und der *Tabes meseraica* das Eisen nicht angewendet werden darf.

2) In allen Cachexieen und Dyscrasieen, denen eine wässerige, leucophlegmatische Beschaffenheit des Blutes und der lymphatischen Säfte zum Grunde liegt. Hier beseitigt es die Atonie und Laxität der Muskel- und Gefäfsfaser, wirkt tonisch auf das Lymph- und Drüsensystem, macht das Blut röther, dichter und zum plastischen Procefs in der Vegetation geeigneter, und giebt dem ganzen Organismus überhaupt mehr Festigkeit und Derbheit.

3) Nach überstandener Wurmkrankheit und vorhergegangener Reinigung des Darmcanals ist zur Stärkung der Muskel- und Schleimhaut des Darmcanals, und zur Tilgung der Disposition zu abermaliger Wurmerzeugung, das Eisen das wirksamste Mittel Tourtual).

Ferrum muriaticum oxydulatum und ***Liquor Ferri muriatici oxydulati.*** **Salzsaures Eisen.** Das salzsaure Eisen gehört schon den stärker eingreifenden Eisenmitteln an, und wirkt merklich adstringirend. v. Pommer (Heidelberger clinische Annalen. 2. Heft) empfahl es gegen die Magenerweichung ganz kleiner Kinder und gab es in der unten (℞ 234.) näher angegebenen Mischung. Dr. Hergt (Annalen für die gesammte Medizin. Karlsruhe, 1828) und Dr. Camerer rühmen es gleichfalls, und mit Recht, in der genannten Krankheit und bei chronischen Diarrhöen der Kinder (℞ 235.).

Dosis und Darreichungsform. Man giebt das *Ferrum muriaticum* zu ½-1-2 Gr. mehrmals täglich in Auflösung, oder den *Liquor Ferri muriatici* (ʒj. auf ℥ij.) zu 10-15 Tropfen 2stündlich in Wasser oder als Zusatz zu Mixturen.

234.

℞ *Decoct. Althaeae* (ex ʒj.) ℥ij.
Gumm. Mimos. ʒij.
Ferr. muriat. ℈ß.
Syr. Althaeae ʒvj
MDS. Wohl umgeschüttelt alle Stunde 2 Theelöffel voll.
v. Pommer.

235.

℞ *Liq. Ferr. muriat.* ℈ß.
Aq. Cinnamom. ℥iß.
Syr. Althaeae ℥ß.
MDS. Stündlich 2 Theelöffel voll.

Ferrum oxydulatum nigrum. Aethiops martialis. Schwarzes Eisenoxydul. Es wird dieses Präparat weniger angewendet und steht der *Limatura martis* nach, weil es in dem Magensafte weniger auflöslich und deshalb minder verdaulich sein soll. Dagegen rühmen Einige als eine besondere Tugend dieses Präparats, dafs es nicht, wie die Eisenfeile, Aufblähen und fauliges Aufstofsen veranlasse, und deshalb geeigneter als diese zum inneren Gebrauche sei.

Dosis und Darreichungsform. Kindern von 2-5 Jahren zu 1, älteren zu 2 Gr. ein Paar Mal täglich in Pulver, Trochisci.

236.

℞ *Ferr. oxyd. nigr.* gr. xij.
Elaeos. Macid. ʒij.
M. f. Pulv. divid. in xij. part. aequal.
S. Täglich 3 Mal 1 Pulver. (Bei Scropheln.)
Wendt.

237.

℞ *Ferr. oxydul. nigr.*
Cass. Cinnamom. āā ʒß.
Sacchar. alb. ʒvj.
Mucil. Gumm. Tragac.
q. s. ut f. Trochisci No. 30.
S. Täglich 3 Mal 1-2 Stück.

Ferrum pulveratum s. limatum. Eisenfeile. Die Eisenfeile stellt das Eisen am reinsten und einfachsten dar, und wird daher in allen Fällen angewendet, in denen Eisen überhaupt angezeigt ist. Sie wird von den Kindern gern genommen, und auch von den schwächsten vertragen. Ausgezeichneten Erfolg leistet dieses Mittel bei Schwäche und Verschleimung des Darmcanals mit Magensäure, Blähungen, Diarrhöe etc., desgleichen gegen schleimige Ausflüsse aus den Genitalien. Die Wirkung des Eisens, so wie dessen anthelminthische Kraft, wird erhöht durch die Verbindung mit gewürzhaften und bitteren Substanzen.

Dosis und Darreichungsform. Kindern bis zu 2 Jahren etwa ½ Gr. 3 Mal täglich, 2-4jährigen 1 Gr. 2-3 Mal, und älteren 2 Gr. 2 Mal täglich, in Pulver (in Verbindung mit Gewürzen, Rheum, Magnesia, Guajac etc.), auch zur Bereitung von Eisenweinen (℥j. *Limatura martis* mit 1 Quart Rheinwein mehrere Tage im Sandbade digerirt, s. Verbindung mit *Vin. antimon.*, ℞ 244.).

238.

℞ *Pulv. antihect. scroph.* ʒj.
(s. *Bacc. Lauri*)
Pulv. Liquirit. ʒij.
Limatur. mart.
Resin. Guajac. āā gr. xv.
M. f. Pulv. d. in scatul.
S. 2 Mal täglich 10 Gr. (etwa 1 Messerspitze voll, 1 Gr. Eisen und eben so viel Guajac). (Bei Scropheln und Rhachitis.) Gölis.

239.

℞ *Limatur. mart.* gr. iij.-xij.
Conch. ppt.
Elaeos. flaved. Citr. āā ʒß.
M. f. Pulv. divid. in vj. part. aequal.
S. Täglich 2 Mal 1 Pulver. (Bei Rhachitis.)
Berends.

240.

℞ *Limatur. mart.*
Conch. ppt.
Cort. Cinnamom. āā gr. viij.
Sacchar. alb. ℈iv.
M. f. Pulv. divid. in part. aequal. No. viij.
S. Täglich 2 Mal 1 Pulver.
Tourtual.

241.

℞ *Limatur. mart.* gr. j.
Cass. Cinnamom. gr. ij.
Magnes. carb. gr. v.
Sacchar. alb. ℈j.
M. f. Pulv. dent. tal. dos. No. vj.
S. Morgens und Abends ½ Pulver. (Für ein Kind von 1 Jahre.)
Pulvis antatrophicus Pharmac. Paup.

242.

℞ *Limatur. mart.*
Rad. Rhei
Cinnamom. acut. āā gr. j.
Magnes. carb. gr. ij.
Sacchar. alb. ℈ß.
M. f. Pulv. dent. tal. dos. No. vj.
S. Morgens und Abends 1 Pulver.

243.

℞ *Magnes. carbon.*
Sem. Foenicul. āā ʒij.
Rad. Rhei ʒj.
Limatur. mart. ʒß.
Cort. Cinnamom. ℈j.
Sacchar. alb ʒj.
M. f. Pulv.
S. Täglich 4 Mal 2 Messerspitzen voll (etwa 1 Gr.

Eisen p. dos.). (Für ein Kind von 2½ Jahren.)

Hufeland.

244.

℞ *Vin. mart.* ℥ß.

Vin. antimon. ʒj.

MDS. Täglich 4 Mal 20-25 Tropfen mit spanischem Weine zu geben.

Tourtual.

Ferrum sulphuricum crystallisatum. Schwefelsaures Eisen. Das *Ferrum sulphuricum* ist unter den Eisensalzen das am meisten adstringirende, es hält die Ab- und Aussonderungen zurück und belästigt sehr bald die Verdauung. Wo man also blofs die tonische Kraft des Eisens beabsichtigt, da wird man nicht bei Kindern zu diesem Präparate greifen, da es als ein heftig wirkendes, crudes Mittel, der kindlichen Individualität durchaus nicht angemessen ist, und sein Gebrauch überhaupt, wie es doch zur Erzielung einer Einwirkung auf die gesammte Constitution nothwendig wird, nie lange fortgesetzt werden kann. Nur die höheren Grade von Atonie und Laxität mit träger Circulation und Neigung zur Zersetzung, mit profusen Profluvien, Blutungen etc., rechtfertigen bei Kindern seinen Gebrauch. Die meisten Empfehlungen hat es da erhalten, wo man kräftiger in den Darmcanal eingreifen will, wie z. B. beim Bandwurm; hier wird es besonders von Rosenstein, Selle u. A. gerühmt, nach welchen es sich auch gegen Ascariden wirksam erweisen soll. Allein gegen letztere giebt es andere eben so sicher, aber viel milder wirkende Mittel, und es möchte daher sein Gebrauch als Anthelminthicum wohl nur auf den Bandwurm, der überhaupt nur selten im kindlichen Alter vorzukommen pflegt, zu beschränken sein.

Dosis und Darreichungsform. Innerlich: Man giebt das schwefelsaure Eisen Kindern von 3-4 Jahren (jüngeren wird man es nicht leicht geben) etwa ½ Gr. 3-4 Mal täglich, Kindern von 4-6 Jahren ½-1 Gr. 5-6 Mal täglich und noch älteren 3-4 Gr. 2 Mal täglich, in Pulver, Latwerge, Zuckerwerkformen, in Verbindung mit anderen anthelminthischen, abführenden Mitteln.

Aeufserlich: Zu Bädern, etwa ʒij.-℥ß. zu einem Bade; man läfst es darin auflösen.

245.

℞ *Ferr. sulphur. crystall* gr. j.-ij.

Rad. Jalapp. gr. iv.

— *Valerian.*

Kali sulph. dep. āā ℈ß.

Sem. Cinae ℈j.

M. f. Pulv. dent. tal. dos. No. xij.

S. Täglich 5-6 Mal ½ Pulver mit Syrup oder dergleichen angerührt. (Für ein Kind von 6-8 Jahren.)

Richter.

246.

℞ *Pulv. flor. Tanacet.*

— *sem. Santon.* āā ʒj.

Ferr sulphur. ℈ij.

Ol. Valer. aether. gutt. x.
Misc. terend. invic. et div. in part. aequal. No. x.
S. Täglich 3 Mal 1 Pulver mit Pomeranzenblüthenthee. (Für ein Kind von 10 Jahren.)
Rosenstein.

247.

℞ *Ferr. sulphur. pulv.* ʒiβ.
Pulv. sem. Cinae ʒiij.
— *Sacchar. alb.* ℥iβ,
Mucil. Gumm. Tragac. q. s. ut f. Trochisc. No. 60.
S. Täglich 3 Mal 2 Stück. (Für ein Kind von 8 Jahren.)
Aus Phöbus Receptirkunst.

248.

℞ *Sacchar. alb.* ℥vj.
Coq. c. *Aq. commun.* q. s. ad consistent. tabul., adde
Amygd. dulc. excort. ℥β.
Ferr. sulphur. cryst. ℈j.
Rad. Jalapp. ʒβ.
Sem. Cinae ℥β.
Ol. Tanacet. gutt. xx.
M. f. Morsuli No. 30.
S. Täglich 3 Mal 1 Stück. (Für ein Kind von 4 Jahren.)
Aus Phöbus Receptirkunst.

249.

℞ *Ferr. sulphur. cryst.*
Extr. Chin. āā gr. xv.
Pulv. sem. Santonic. ℥β.
Syr. Cinnamom. q. s. ut f. Electuar.
S. Täglich 2-3 Mal einen vollen Theelöffel. (Mufs mehrere Wochen fortgesetzt werden.)

Flores Arnicae. Wohlverleiblumen. Die Arnica entspricht im Allgemeinen dem Trägheitszustande und der torpiden Schwäche, es mögen diese Zustände nun im Nervensystem als verminderte Empfänglichkeit, als Stumpfheit, Stupor, in der irritablen Faser als Mangel an Erregbarkeit, oder im Gefäfs- und Capillarsystem, in den secernirenden Membranen und Organen als Unthätigkeit, Stockung, Verschleimung erscheinen (Sundelin). — Man bedient sich ihrer als reizendes, die Lebensthätigkeit weckenden Mittels bei nervösen, fauligen, von colliquativen Erscheinungen, schmelzenden Diarrhöen etc. begleiteten Krankheitsformen, Fiebern, Exanthemen etc. Zu gleicher Zeit erhöht sie kräftig die Resorptionsthätigkeit, und ist eins der wirksamsten Mittel, um Extravasate wieder zur Einsaugung zu bringen. Jörg und Gölis empfehlen sie daher in den späteren Zeiträumen des Hydrocephalus, wenn sich Symptome von Exsudat und ein an Lähmung gränzender Zustand kund geben.

Dosis und Darreichungsform. Man giebt die *Flores Arnicae* Kindern unter 1 Jahre und bis zu 2 Jahren zu ʒβ. auf ℥iij.-vj. Colatur in 24 Stunden zu verbrauchen, älteren ʒj. auf ℥iv.-vj. Colatur in derselben Zeit zu nehmen, im Aufgufs, mit flüchtigen, krampfstillenden u. dergl. Zusätzen in Verbindung. Man reiche die Gaben der Arnica nicht zu hoch, da sie zuweilen üble Zufälle erregt.

250.
℞ *Flor. Arnic.* ʒß.
Inf. per ¼ hor. *Aq. fervid.* vase claus. Colat. ℥iij. refrig., adde
Syr. cort. aurant. ℥ß.
Spir. nitr dulc. gutt. vj.
MDS. 2stündlich 1 Löffel voll. (Für ein Kind unter 2 Jahren in den späteren Stadien des Hydrocephalus.)
Gölis.

251.
℞ Inf. *flor. Arnic.* (ex ʒj.) ℥iv.
Syr. Menth. ʒvj.
Aether. vitriol. gutt. x.
MDS. Stündlich 1 Efslöffel voll. (Für ein älteres Kind.)
Gölis.

252.
℞ *Flor. Arnic.* ʒiß.
Inf. in s. q. *Aq fervid.* per ½ hor. Colatur. ℥v. refriger., adde
Tinct. Opii crocat. ℈ß.
Pulv. Gumm. Mimos.
Sacchar. alb. ää ʒij.
MDS. Stündlich 1 Efslöffel voll. (Bei nervösen Pocken für ein Kind von 8 Jahren.)
Wendt.

Flores Chamomillae vulgaris. **Gemeine Chamillen.** Der innerliche und äufserliche Gebrauch der Chamillen ist ein sehr ausgedehnter in den Krankheiten des kindlichen Alters. Vermöge ihres, vorzugsweise im ätherischen Oele enthaltenen, nauseosen Wesens, üben sie einen vortheilhaften Einflufs auf die verstimmte, alterirte Sensibilität aus, besonders wenn sie in den Nerven des Darmcanals und Magens, des Unterleibes überhaupt hervortritt. Da nun die genannten Organen in den meisten Fällen den Heerd für die Krampfformen des kindlichen Alters abgeben, so werden sie hier als ein gelind reizendes, beruhigendes, die aufgeregte Nerventhätigkeit zur Norm zurückführendes Mittel in allen Fällen von Krämpfen, Coliken etc. mit Nutzen in Anwendung kommen.

Dosis und Darreichungsform. Innerlich: In den meisten Fällen als Theeaufgufs im Hause bereitet, etwa 1-2 Quentchen auf ein Paar Tassen Wasser. Als Vehikel anderer Arzneien etwa ʒij.-℥ß. auf ℥vj. Colatur.

Aeufserlich: Die trockene Blume zu Kräuterkissen; Das Infusum (etwa *Flor. Chamomill.*, *Herb. Salviae*, *Herb. Meliss.* ää mit einigen Efslöffeln Wein oder einem Efslöffel Branntwein vermischt) als Foment (z. B. bei Geschwulst am Kopfe und Steifse der Neugeborenen), als Augenwasser (Heim bei *Ophthalmia neonatorum*), zu Clystiren (das gewöhnliche Vehikel für diese ist Chamillenthee; man kann die ausleerende Kraft verstärken durch Zusatz von ½-1 Efslöffel Honig, Oel oder einem Loth Zucker), zu Bädern (s. diesen Artikel.)

Flores Tanaceti. **Rainfarrnblumen.** Die Rainfarrnblumen kommen in ihren Bestandtheilen und in ihren Wirkungen mit dem Zittwersamen überein und werden, wie dieser, besonders gegen Spulwürmer und Ascariden benutzt. Es ist jedoch bei ihrem Gebrauch die Rücksicht zu nehmen, dafs sie nur bei Reizlosigkeit passen, und durch jeden erethischen Zustand im Unterleibe contraindicirt werden. Man giebt das Mittel in denselben Verbindungen, wie den Zittwersamen; die bekannteste Composition, in welche dasselbe als Bestandtheil eingeht, ist die Wurmlatwerge von Bremser, s. ℞ 253. Derselbe läfst nur früh und Abends 1 Theelöffel, aber anhaltend eine lange Zeit hindurch nehmen, so dafs das Mittel nicht drastisch purgirt, sondern täglich nur einige breiartige Stuhlausleerungen erregt, den Wurmschleim allmählig löst und ausführt, und auf diese Weise dem *Status verminosus* ein Ende macht. Eine Methode, die unstreitig wirksamer und weit mehr zu empfehlen ist, als die gewöhnlichen drastischen Ausleerungscuren. Zu gleicher Zeit bedient er sich dabei der unten (℞ 254.) näher angegebenen Clystire.

Dosis und Darreichungsform. Innerlich: Zu 10-20 Gr. einige Mal täglich nach Verschiedenheit des Alters, in Pulver, Aufgufs (etwa ʒij. auf ℥iij. Colatur), Latwerge (mit Honig bereitet), in Verbindung mit *Sem. Cinae, Rad. Valerian., Ferr. sulphur.* (s. dort), eröffnenden Mitteln etc.

Aeufserlich: Zu Umschlägen (z. B. mit Chamillen und *Herb. Absynthii* in Milch gekocht zu Umschlägen auf den Leib, bei Schmerzen und Krämpfen, die durch Würmer erregt werden), Clystiren (etwa ʒij.-℥ß. auf ein Paar Unzen Wasser).

253.

℞ *Flor. Tanacet.* ℥ß.
Pulv. rad. Valerian. ʒij.
— *Jalapp.* ℈ij.
Kal. sulphur. ʒij.
Oxymell. Squill. q. s. ut f. Electuar.
S. Täglich 2 Mal 1 Theelöffel voll. Bremser.

254.

℞ *Herb. Absynthii*
Rad. Valerian. āā ℥j.
Cort. aurant.
Flor. Tanacet. āā ℥ß.
C. m. f. Spec.
DS. 2 gehäufte Efslöffel mit ℔j. heifsem Wasser übergossen, Nachts bedeckt stehen lassen, durchzuseihen, zu 2 Clystiren; zu jedem noch 1 Efslöffel frischer Ochsengalle gemischt. (Gegen Ascariden.) Bremser.

255.

℞ *Flor. Tanacet.*
Sem. Cinae āā ʒiv.
Rad. Rhei ʒj.
Tart. natronat. ʒij.
M. f. Pulv. d. in scatul.
S. Täglich 3 Mal 1 Theelöffel voll. (Für ein Kind von 10 Jahren.) Vogt.

256.

℞ *Flor. Tanacet.*
Rad. Valerian.
Sem. Cinae āā ʒij.
M. divid. in iij. part. aequal.

S. Mergens und Abends eine Portion mit 2 Weingläsern heifsen Wassers übergossen. (Als Clystir gegen Ascariden und Spulwürmer.)

Vogt.

Folia Nicotianae. Tabaksblätter. Innerlich von Pittschaft in der unten (℞ 257.) angegebenen Form gegen Keuchhusten empfohlen (Hufeland's Journ. 1832).

Aeufserlich. Man hat Clystire aus Tabaksrauch bei dem Scheintode der Kinder empfohlen; allein sie scheinen für das zarte Alter viel zu heftig zu wirken und würden, durch Vermehren der Betäubung, eher schaden als nützen. Meifsner widerräth deshalb mit Recht ihren Gebrauch. Mehr angewendet werden die Tabaksblätter in Form des Aufgusses, als Umschlag oder Waschung bei den verschiedenen Arten der Tinea, wo sie mit anderen passenden Mitteln, Sublimat, Conium etc., verbunden, sich als ein kräftig reinigendes, die üppige Luxuration beschränkendes Mittel erweisen.

257.

℞ *Fol. Nicotian.* ℈j.
Inf. *Aq. fervid.* q. s. Colatur. ℥vj., adde
Syr. emulsiv. ℥j.
MDS. Kindern von 1-2 Jahren 1 grofsen Kaffeelöffel, älteren 2 und 8-10jährigen 1 Efslöffel stündlich.

258.

℞ *Fol. Nicotian.* ʒj.
Coq. c. *Aq. commun.* q. s. per ¼ hor., ad Colatur. ℥viij.
Sub finem coct. addendo
Herb. Conii macul. ʒij.
MDS. Zum Waschen. (Bei Tinea.)

259.

℞ *Fol. Nicotian.* ʒij.
Infund. in s. q. *Aq.* per ½ hor., in Colatur. ℔j., solve
Merc. sublimat. corrosiv. gr. iv.
MDS. Erwärmt zum Umschlag.

Wendt.

Folia Sennae. Sennesblätter. Man bedient sich der Sennesblätter als Abführmittel in den Fällen, wo schon ein etwas kräftiger Reiz nothwendig wird, wenn man viele, zumal schleimige Unreinigkeiten aus den ersten Wegen fortschaffen will, bei Wurmschleim, phlegmatischen, mehr unempfindlichen Kindern etc. Gewöhnlich giebt man sie noch in Verbindung mit anderen abführenden Mitteln, Manna, *Pulpa tamarindorum*, Salzen etc., und setzt gern etwas Gewürzhaftes, Kümmel, Anis, Orangeschalen, etwas Aether, hinzu, um die so oft dabei entstehenden Leibschmerzen zu verhüten. Das *Infusum Sennae compositum* möchte die verschiedenen Mischungen der Senna leicht entbehrlich machen.

Dosis und Darreichungsform. Am zweckmäfsigsten im Aufgufs; für kleinere Kinder ʒj. auf ℥iij.-iv. Colatur zweistündlich 1 Kinderlöffel, für gröfsere ʒij. auf ℥iv.-vj. Colatur mit anderen abführenden Mitteln in Verbindung, efslöffel- oder auch wohl ½ tassenweise. Im Hause bereitet man einen solchen Aufgufs zweckmäfsig, wenn man etwa ʒß. Sennesblätter mit 1 Tasse heifser Brühe von gebackenen Pflaumen aufgiefst, sie ¼ Stunde an einem warmen Orte ziehen läfst, durchseiht und dies dem Kinde auf 2 Mal giebt. Auch ist folgende Darreichungsform eine zweckmäfsige bei Kindern, die jede Arznei zurückweisen. Man läfst ʒj. *Folia Sennae* die Nacht hindurch in einer hinreichenden Menge kalten Wassers maceriren und kocht am Morgen, nachdem man durchgeseiht, mit diesem Wasser den gewöhnlichen Kaffee. Derselbe hat nichts Eigenthümliches in seinem Geschmack und wirkt äufserst sicher abführend; man kann ihn auch mit Milch vermischen (Bulletin therapeutique).

260.

℞ *Fol. Senn.* ʒj.
Inf. in s. q. *Aq.* per ¼ hor., Colatur. ℥iij., adde
Syr. Mann.
Oxymell. Squill. āā ℥ß.
MDS. Stündlich 1 Theelöffel voll. (Für ein Kind von einigen Monaten bei chronischem Wasserkopf.) Wendt.

261.

℞ *Fol. Senn.* ʒj.
Inf. in s. q. *Aq.* per ¼ hor., in Colatur. ℥iß., solve
Mann. elect. ʒiij.
Syr. Rhei ℥iß.
MDS. 2stündlich 1 Kinderlöffel voll. (Für ein Kind von 2 Jahren.)

262.

℞ *Fol. Senn.* ʒij.
Sem. Anis. stellat. ʒj.
Inf. *Aq. fervid.* q. s., Colatur. ℥iv., adde
Pulp. Tamarind. ℥ß.
Sacchar. alb. ʒij.
MDS. Umgeschüttelt 1-2stündlich 1 Kinderlöffel voll. (Für ein Kind von 3-4 Jahren.)

263.

℞ *Fol. Senn.* ʒj.
Rad. Rhei ℈j.
Inf. *Aq. fervid.* q. s., diger. per ¼ hor., in Colatur. ℥iij., solve
Mann. elect. ℥ß.
MDS. Stündlich 1 Efslöffel bis zur Wirkung.
Radius.

264.

℞ *Fol. Senn.*
Rad. Rhei āā ʒij.
Inf. *Aq. fervid.* q. s., diger. per ¼ hor., in Colatur. ℥iv., solve
Mann. elect. ℥j.
Magnes. sulphur. ʒij.
MDS. 2stündlich 1 kleinen Efslöffel voll. (Bei Helminthiasis, wo bekanntlich schon gröfsere Gaben zur Bethätigung des Darmcanals nöthig werden.)
Wendt.

265.

℞ *Infus. folior. Senn.* (ex ʒj.-ij.) ℥v.
Gumm. Mimos. ʒiß.
Ol. amygd. ℥ß.
M. f. Emuls., cui adde
Sacchar. alb. ℥ß.
MDS. 2stündlich 1 Efslöffel voll. (Bei gereiztem Zustande der Darmschleimhaut.)

Glandes Quercus tostae. **Geröstete Eicheln.** Die in den Eicheln schon enthaltene Bitterkeit erhält durch das Rösten noch empyreumatisches Oel, wodurch ein besonders für den Darmcanal stärkendes und belebendes Mittel erzeugt wird. Der Eichelkaffee, der zugleich gelind nährend wirkt, dient daher bei Atrophie, Scropheln, Rhachitis etc., Krankheitsformen, in denen er wenigstens als Unterstützungsmittel nicht unversucht gelassen werden darf. Ist indessen der Zustand mehr gereizt, der Leib sehr hart, der Stuhlgang träge, so ist der Eichelkaffee nicht an seinem Platze, und kann selbst schädlich werden.

Dosis und Darreichungsform. Nur als Eichelkaffee. Man läfst nämlich für kleinere Kinder 1 Theelöffel (etwa ℈ij., man beginne mit kleinen Gaben), für gröfsere ½-1 Efslöffel (ʒj.-ij.) gerösteter Eicheln (die nach Zwierlein nicht wie Kaffee gemahlen, sondern in einem Mörser zu einem gröblichen Pulver gestofsen werden müssen) mit hinreichendem, kochendem Wasser aufgiefsen, einmal aufwallen, und diese Portion Morgens als Frühstück verbrauchen. Gern vermischt man damit etwa den 3ten Theil, auch wohl die Hälfte, Kaffee oder den 4ten Theil Cacaobohnen, und läfst dieses die Kinder mit Milch und Zucker versetzt 1-2 Mal täglich geniefsen.

Graphites depuratus. **Reifsblei.** Er findet seine Anwendung namentlich bei Hautkrankheiten, Flechten, Tinea etc. innerlich wie äufserlich. Passende Formeln zu seinem Gebrauch sind:

266.

℞ *Graphit. depur.* ʒβ.
Mell. despumat. ℥j.
MS. Früh und Abends einen Theelöffel voll.

267.

℞ *Graphit.* ʒj.
Axung. porc. ʒvj.
MS. Salbe bei schuppigen und borkigen Flechten.

Gummi Mimosae. Gummi arabicum. **Arabisches Gummi.** Das *Gummi arabicum* ist ein gelind nährendes, die Reizbarkeit minderndes, involvirendes Mittel, und wird daher in allen Fällen mit Erfolg angnwendet, wo verloren gegangener Schleim zu ersetzen, Schärfen einzuhüllen und krankhafte Reizung zu mindern sind. Wegen seiner leichten Verdaulichkeit und Auflösbarkeit im Wasser, und wegen seiner völligen Geschmacklosigkeit verdient es namentlich in der Kinderpraxis den Vorzug vor anderen schleimigen Mitteln. — Man bedient sich des arabischen Gummi bei Krankheiten des Darmcanals, Durchfällen, Ruhren, bei gereiztem Zustande der Athmungsorgane, bei entzündlichem Ergriffensein der Harnwege, Dysurie,

Strangurie, nach genossenen Giften, scharfen Arzneien, um diese im Magen einzuhüllen etc Bei starken Durchfällen der Kinder, wie sie namentlich in der Zahnungsperiode vorkommen, bei heftigen Coliken, wo man nie recht sicher ist, ob nicht etwas Entzündliches in der Darmschleimhaut zum Grunde liegt, da wird man das arabische Gummi immer mit Nutzen anwenden. Es sei hier erlaubt, an den sehr ausgedehnten Gebrauch zu erinnern, den die französischen und auch englischen Aerzte in neuerer Zeit von den schleimigen, einhüllenden Mitteln in der Kinderpraxis machen. Wenn auch die Behauptung von Broussais und seinen Anhängern, jeder Krankheit liege Entzündung der Darmschleimhaut, die sogenannte Gastro-Entérite, zum Grunde, übertrieben, und in Deutschland schon längst zu ihrer eigentlichen Bedeutung zurückgeführt worden ist; so läfst sich doch nicht läugnen, dafs gerade in den Krankheiten des kindlichen Alters sich diese Ansicht bei weitem mehr geltend machen kann, als irgend wo anders, und dafs eine auf diese Ansicht sich stützende Heilmethode gewifs oft besseren Erfolg haben wird, als die wiederholte Anwendung reizender und stärkender, der kindlichen Individualität gar nicht angemessener Mittel. Unbestreitbar liegt vielen Zufällen, besonders jüngerer Kinder, die sich durch Erbrechen, Colik, Durchfall, Aphthen und Geschwürsbildung im Munde aussprechen, ein, wenn auch nicht entzündlicher, doch gereizter Zustand in den afficirten Organen zum Grunde, und hier möchte denn allerdings das Verfahren der Franzosen, blofs schleimige, einhüllende, die Reizbarkeit mindernde Arzneien, in Verbindung mit den passenden äufseren Mitteln, Bädern, Clystiren aus Milch, Umschlägen, selbst wohl Blutegeln, zu verordnen, bei weitem jenem stürmischen Verfahren mancher Aerzte vorzuziehen sein, die gleich zu abführenden, absorbirenden, aromatischen Mitteln in den genannten Zuständen greifen.

Dosis und Darreichungsform. Innerlich: Man giebt das *Gummi arabicum* in Auflösung (z. B. zum Getränk etwa ℥β.-j. auf 1 Quart Wasser, besonders bei Affectionen der Darmschleimhaut bei Kindern), als Zusatz zu Mixturen (wenn man die abführende Wirkung anderer Mittel auf den Darmcanal vermeiden will), in Emulsionen mit *Ol. amygd. dulc.* als Demulcens.

Aeufserlich: Zu Clystiren. Man kann sich hierzu der officinellen *Mucil. Gumm. Mimos.* (1 auf 3) bedienen; die Quantität mufs natürlich, des Heilzweckes halber, klein sein. Bei schon lange bestehendem Vorfall des Afters erweist sich nicht selten, wenn kein entzündlicher Zustand vorhanden ist, das Aufstreuen eines Pulvers aus Colophonium und arabischem Gummi zu gleichen Theilen auf den vorgefallenen Darmtheil, bevor er zurückgebracht wird, sehr wirksam.

268.

℞ *Ol. amygd. dulc. rec. express.*
Pulv. Gumm. arabic.
Syr. amygdal. āā ʒij.
Aq. Cinnamom. s. ℥β.
Aq. Foenicul. ℥j.
MS. Stündlich 1-2 Theelöffel voll. (Beim Durchfall der Säuglinge.) Richter.

269.

℞ *Aq flor. Tiliae*
Mucil. Gumm. Mimos.
āā ℥β.
MS. Stündlich 2 volle Theelöffel. (Bei fieberhafter Diarrhöe eines Säuglings.)
Wendt.

Helminthocorton. Wurmmoos. Das Wurmmoos, dessen Wirksamkeit wahrscheinlich durch die darin enthaltene Jodine bedingt ist, wird ausschliefslich als Anthelminthicum, besonders gegen Spulwürmer, benutzt. Es empfiehlt sich durch das Sanfte seiner Wirkung, und wird namentlich von französischen Aerzten sehr häufig in der Helminthiasis der Kinder in Gebrauch gezogen.

Dosis und Darreichungsform. Innerlich: Man giebt das Wurmmoos zu ϶β.-j.-ʒβ. 2-3 Mal täglich in Pulver, Gallerte, am häufigsten aber in Abkochung (etwa ʒij. auf ℥iv. Colatur mit Honig in 24 Stunden zu verbrauchen), Aufgufs, wässerigem oder weinigem.

Aeufserlich: Zu Clystiren.

270.

℞ *Helminthocort.* ℥j.
Ichthycoll. ʒβ.
Coq. c. *Aq. commun.* q. s. ad remanent. Colatur. ℥iv., in qua solve
Sacchar. albiss. ℥j.
repone in loco frigido ut in Gelatinam abeat.
S. Theelöffelweise. (Für Kinder.) Sundelin.

271.

℞ *Helminthocort.* ʒij.
Coq. c.
Aq. font. ℥vj.
Colatur ℥iv., adde
Mell. despumat. ℥j.
MDS. Täglich 3 Mal 2 Efslöffel voll. Schubarth.

272.

℞ *Helminthocort.* ʒij.
Inf. per ¼ hor. in *Aq. fervid.* ℥vj., Colatur. adde
Syr. Melt. ℥j.
MDS. Efslöffelweise den Tag über. (Gegen Spulwürmer.)
Chaussier.

273.

℞ *Helminthocort.*
Rad. Valerian.
Sem. Cinae āā ʒij.
MDS. Mit 2 Tassen heifsen Wassers übergossen, die Colatur zum Clystir. (Gegen Ascariden.)
Fleisch.

Herba Belladonnae. Tollkraut. Wolfskirsche. Die *Herba Belladonnae* kann in allen den Krankheiten angewendet werden, die bei *Extr. Belladonnae* näher angegeben sind; s. deshalb diesen Artikel. Gölis zieht der *Herba* die *Radix* vor, weil jene zu scharf für Kinder sei, allein die Angaben der meisten Schriftsteller über *Materia medica*, Vogt, Sundelin, Richter u. A., sind damit nicht übereinstimmend. Alle halten die Blätter bei weitem weniger wirksam, als die Wurzeln, und geben sie in um die Hälfte stärkeren Gaben. Dieser gröfseren Wirksamkeit ist es denn auch wohl zuzuschreiben, dafs von den verschiedenen Aerzten die Wurzel weit häufiger, als die Blätter, in Kinderkrankheiten gebraucht wurde; man sehe deshalb *Rad. Belladonn.*

Dosis und Darreichungsform Man giebt die *Herb. Belladonnae* zu $\frac{1}{8}$-$\frac{1}{4}$-$\frac{1}{2}$ Gr. 2-3 Mal täglich in Pulver, Aufgufs (϶β.-j. auf ℥iij. Colatur, 2 Mal täglich 1 Efslöffel voll; pafst als die mildere Form für Kinder am besten.)

274.
℞ *Herb. Bellad.* gr. xxiv.
Aq. commun. fervid. q. s. diger. per hor. $\frac{1}{2}$ vase clauso loco tepido, saep. agitando. Liquor. adhuc calid. cola, Colatur. refrig. ℥ij, adde
Vin. stibiat. ʒj.
Syr. Seneg. ʒvj.
MDS. 3-4 Mal täglich $\frac{1}{2}$ Efslöffel. (Beim Keuchhusten eines 10jährigen Kindes.)
Vogt.

Herba Conii maculati s. Cicutae. Schierling.

Das Kraut des Schierlings wird wie das *Extr. Cicutae*, das ihm sehr häufig substituirt wird, in den verschiedenen Formen der Scrophulosis mit anderen auflösenden, alterirenden Mitteln in Verbindung angewendet. Das Nähere s. bei *Extr. Cicutae.*

Dosis und Darreichungsform. Innerlich: Man giebt das *Herb. Cicutae* zu 1-3 Gr. und allmählig steigend ein Paar Mal täglich in Pulver, besonders gegen scrophulöse Lichtscheu, in Verbindung mit Absorbentien, geeigneten Falls mit Rheum, auch wohl nach Erfordern mit Plummer'schem Pulver, am liebsten mit gleichen Dosen *Magnes. carb* gr. ij.-v., 2-3 Mal des Tages; im Aufgufs (zu dem nach unserer Beobachtung sehr wirksamen Aufgufs ist eine geringere Dosis zweckmäfsig, v.-viij. Gr. auf ℥iv.-vj. Col., 3-4 Mal täglich, 1-2-3 Theelöffel voll, und passende Verbindungen nicht ausschliefsend); als Thee (selten, s. ℞ 276.); Pillen (s. *Extr. Cicutae*).

Aeufserlich: Zu Fomenten (in Aufgufs etwa ʒij. auf ℥vj.-viij. Colatur, s. *Folia Nicotianae*); Cataplasmen (in Verbindung mit *Species emollientes* zum Losweichen der Borken bei *Tinea capitis* sehr gebräuchlich. Sie werden in der Regel im Hause bereitet, wo man sie nicht kochen, sondern nur mit kochendem Wasser anrühren, oder wenn man andere Dinge, z. B. Semmel, Mehl u. dergl., mit abkochen will, das Conium erst gegen das Ende des Kochens hinzusetzen läfst); **Bädern** (Hufeland giebt folgende Vorschrift zu einem solchen Bade: 4-6 Handvoll (etwa ℥ii.-iij.) des wo möglich frischen Krautes werden mit etwas Krausemünze und Chamillen und 6-8 ℔. Weizenkleien in ein leinenes Säckchen gebunden und mit hinlänglichem Wasser und öfterem Auspressen einige Minuten lang gekocht, sodann dieses zu dem Badewasser gegossen und das Säckchen mit hinein gelegt, welches dann im Bade sehr vortheilhaft auf die Localübel aufgelegt werden kann. Der Kranke bleibt Anfangs eine Viertelstunde im Bade, und um sich vor den aufsteigenden Dünsten zu schützen, wird ein Tuch darüber gebreitet, auch wohl ein Tuch mit Essig oft vor die Nase gehalten. Täglich, einige Wochen lang, fortgesetzt, sollen diese Bäder oft noch in den verzweifeltsten Fällen von Scrophulosis, Ausschlägen, Geschwüren etc. Hülfe bringen).

275.

℞ *Calomelan.*
Sulphur. aur. ant. āā gr. j.
Pulv. herb. Cicut. gr. iij.
— *rad. Rhei* gr. v.
Sacchar. alb. ℈β.
M. f. Pulv. dent. tal. dos. No. xij.
S. Kindern unter 1 Jahre 2 Mal täglich ein halbes Pulver, älteren ein ganzes.

276.

℞ *Herb. Cicut.* ʒij.
Lign. Sassafr. ℥iv.
Rad. Liquirit.
— *rub. tinctor.* āā ʒiv.
C. m. f. Species.
DS. 2 Efslöffel mit 1 ℔. kochenden Wassers aufzubrühen, und früh und Abends mit Milch und Zucker vermischt die Hälfte kalt getrunken. (Bei Scropheln mit Schwäche.)

Hufeland.

277.

℞ *Spec. emolient.* ℥iij.
Herb. Conii maculat. ℥j.
CMDS. Mit Wasser oder Milch leicht abgekocht auf die Borken zu legen.

Herba Digitalis purpureae. Rother Fingerhut.

Dieses, die krankhaft gesteigerte Thätigkeit des Gefäfssystems deprimirende und die Harnsecretion bethätigende Mittel pafst bei allen entzündlichen Formen, besonders den mehr chronischen, vegetativen, lymphatischen, deren erste Heftigkeit schon gezügelt worden, die aber zu Ablagerungen, wässerigen Ausschwitzungen neigen, mit erhöhter Plasticität verbunden sind, und von denen besonders membranöse Gebilde ergriffen werden. Es wird daher vorzugsweise zur Beförderung der Crise und Aufhebung der Ausschwitzung von plastischer Lymphe und Serum bei drohendem Extravasate nach *Meningitis infantum*, Hydrocephalus, Entzündung der Lunge, Scharlach etc. angewendet; doch bemerkt Gölis, dafs es in der ersten Krankheit, dem *Hydrocephalus acutus*, bei weitem nicht das leiste, was man von ihm bei Hydrothorax nach Scharlach zu erwarten habe. Jörg verwirft den Gebrauch der Digitalis bei der Gehirnentzündung, weil sie ein, das Gehirn primär erregendes Mittel sei, und erst secundär herabstimmend auf das Gefäfssystem wirke. Diesem Vorwurf möchte aber dadurch zu begegnen sein, dafs man die Digitalis, wie dieses auch nothwendig ist, erst nach hinreichender Blutentziehung und reichlichem Gebrauche des Calomels, in kleinen, kein Erbrechen oder wohl gar Narcose hervorrufenden Gaben in Anwendung bringt, wo sie dann die noch fortdauernde Oscillation des Gefäfssystems und die gesteigerte Sensibilität gewifs am besten beruhigt und beseitigt.

Bei Wassersuchten pafst die Digitalis als reizminderndes Mittel für die Circulationswege und Lymphgefäfse, wenn sich Fieberbewegungen damit verbinden, bei vollem, hartem Pulse und bei krankhaft erhöhter Thätigkeit der exhalirenden Gefäfse, also bei mehr acuten, nach Erkältung, acuten Exanthemen, zumal Scharlachfieber, rasch entstehenden Wassersuchten. Oft mufs hier eine Blutentziehung vorausgehen, und das Mittel selbst mit *Nitrum*, *Kali aceticum*, *Spiritus Mindereri*, besonders aber Calomel, verbunden werden.

Die Digitalis dient ferner bei allen Krampfformen, denen eine innere Störung, z. B. eben Extravasat im Gehirn, zum Grunde liegt; auch hier empfiehlt sich die Verbindung mit Calomel.

Im Keuchhusten pafst sie, wenn das Gefäfssystem sehr aufgeregt ist, öfters kleine Blutungen entstehen, das Fieber länger als gewöhnlich fortdauert, der Urin sparsam und roth und die Haut heifs und trocken ist (Wendt).

In der *Scrophulosis florida* mit schon entstandenem Zehrfieber, bei scrophulösen Drüsenanschwellungen, derartigen Brustbeschwerden, chronischen Entzündungen der Schleimmembranen etc., wird die Digitalis in Verbindung mit anderen passenden Mitteln, besonders aus der Klasse der Mercurialien und Antimonialien, mit Nutzen angewendet werden, und oft im Stande sein, die organische Entartung der Drüsen wieder rückgängig zu machen.

Dosis und Darreichungsform. Innerlich: Man giebt die Digitalis kleinen Kindern unter 1 Jahre zu $\frac{1}{8}$-$\frac{1}{4}$ Gr. 2-3 Mal täglich (Gölis räth beim Hydrocephalus zu kleinen Gaben da gröfsere leicht Erbrechen machen, was hier sehr unerwünscht wäre), gröfseren Kindern zu $\frac{1}{4}$-$\frac{1}{2}$-1 Gr. eben so oft, in Pulver (bei Entzündung meistens mit Calomel, bei Scropheln mit Aethiops, s. dort, bei Wassersucht mit Squilla, s. dort), Aufgufs (besonders mild, pafst daher sehr gut für Kinder, etwa gr. viij.-℈β. auf ℥iij.-iv. Colatur, 2-3 stündlich 1 Kinderlöffel für ein Kind von 2-4 Jahren, gern mit *Liq. Kali acetici* verbunden).

Aeufserlich: Zu Salben, s. ℞ 282. 283. (Verbindung mit *Hydrargyr. ammon. muriatic.*, s. dort).

278.

℞ *Calomelan.* gr. iv.
Pulv. Herb. Digital. gr. ij.
Sacchar. alb. ʒij.
M. f. Pulv. divid. in xij. part. aequal.
S. 2stündlich 1 Pulver. (Bei Krämpfen aus inneren Störungen für einen Säugling.)
Wendt.

279.

℞ *Calomelan.* gr. xij.
Pulv. herb. Digital. gr. iij.
Sacchar. alb. ʒij.
M. f. Pulv. divid. in xij. part. aequal.
S. 2stündlich 1 Pulver. (In den späteren Stadien des *Hydrocephalus acutus* für ein Kind von 1½-3 Jahren.)
Wendt.

280.

℞ *Herb. Digital. purp.* ℈β.
Inf. in s. q. *Aq.* per ½ hor., Colatur. ℥iij., adde
Vin. stibiat. ℈j.
Syr. Althaeae ℥j.
MDS. 2stündlich 1 Kinderlöffel voll. (Gegen floride Scropheln für ein Kind von 3-4 Jahren.)
Wendt.

281.

℞ *Herb. Digital.* gr. viij.-℈β.
Inf. in s. q. *Aq.* per ½ hor., Colatur. ℥iij., adde
Liq. Kal. acetic.
Syr. Althaeae āā ℥β.-j.
MDS. 2stündlich 1 Kinder- bis Efslöffel. (Beim Hydrops nach Scharlach, Keuchhusten.)

282.

℞ *Herb. Digital. incis.* ʒiβ.
Coq. leni igne c.
Adip. squill. ℥j.
Aq commun. q. s.
donec aquosae partes consumtae sint, tum exprime cola et Unguentum refriger.
S. Fingerhutsalbe.
Pharm. Hass.

283.

℞ *Herb. Digital.* ʒiij.
Acet. ℥j.
Coq. ad consumt. tertiae partis; Colaturam evapora leni igne ad Extracti consistentiam; adde
Hydrarg. mur. mitis ℈β.
Ungt. Elemi ℈viij.
M. f. Ungt.
DS. Auf Leinewand gestrichen 2 Mal täglich überzulegen. (Gegen chronische Drüsengeschwülste.) Sundelin.

Herba Fumariae. **Erdrauchkraut.** Als gelind bitteres, den Tonus und die Dichtigkeit der Faser erhöhendes Mittel bei Krankheiten aus Atonie, besonders hydropischen, wo man es zweckmäfsig mit diuretischen Salzen, *Liq. Kali acetici*, *Tartarus depuratus*, verbinden kann.

Dosis und Darreichungsform. In Abkochung (etwa ʒij. auf ℥iij-iv. Colatur, kinder- und efslöffelweise).

284.

℞ *Herb. Fumar.* ʒij.
Coq. in s. q. *Aq.* per ½ hor., Colatur. ℥iv. refriger., adde

Liq. Kali acetic. ℥β.
Spirit. mur. aether. ℈ij.
MDS. 2stündlich 1 Eſslöffel.
(Beim Hydrops mit Schwäche.) Wendt.

Herba Majoranae. Mairan. Aeuſserlich zu Niesepulvern, um auf die Resorption zu wirken, z. B. im *Hydrocephalus chronicus.*

285.
℞ *Pulv. herb. Majoran.* ʒij.
Calomelan. gr. vj.
M. f. Pulv.
DS. Niesepulver.

Herba Salviae. Salbeikraut. Man bedient sich der Salbei zum innerlichen Gebrauche bei nächtlichen erschöpfenden Schweiſsen, wie sie wohl bei weit gedieheuer Scrophel-dyscrasie und dadurch bedingter Zehrform vorzukommen pflegen.

Dosis und Darreichungsform. Innerlich: Man läſst etwa 1 Eſslöffel des zerstoſsenen Krautes mit 2 Tassen kochenden Wassers anbrühen und die Colatur kalt vor dem Schlafengehen trinken; zur Verstärkung der Wirkung kann man noch 10-15 Tropfen vom *Elix. Mynsichti* hinzusetzen.

Aeuſserlich: Im Aufguſs als Foment (bei bedeutend überhand nehmendem Intertrigo der Kinder, Kluge in Rust's Magazin, Bd. 5.; er läſst ʒij. mit kochendem Wasser übergiessen, der Colatur von ℥ij. noch ℥j. Syrup zusetzen und ein damit angefeuchtetes leinwandnes Läppchen auf die wunden Stellen legen); zu Mund- und Gurgelwässern (hier bildet das *Infus. Salviae* oder die *Aq. Salviae* das gewöhuliche Vehikel, s. die in diesem Buche zerstreut vorkommenden Formeln dieser Art). Als Hausmittel für die, besonders bei scrophulösen Kindern, so häufig vorkommenden Anginen, Anschwellungen der Mandeln, des Zapfens etc., dient ein Gurgelwasser aus Salbeithee (etwa 2 Loth auf 3 Tassen Wasser) mit einem Zusatz von Honig und Essig, mehrmals täglich angewendet.

286.
℞ *Alum. depur.* ℈β.-j.
solve in
Infus. herb. Salviae (ex ℥β.) ℥vj.
adde
Mell. rosat. ℥j.
MDS. Gurgelwasser. (Bei habitueller Bräune.)
Vogt.

287.
℞ *Alum. depur.* ʒj.
solve in
Infus. herb. Salviae ℥vj.
adde
Tinct. Pimpinell. ℥β.
Syr Moror. ʒvj.
MDS. Gurgelwasser. (Bei atonischer Bräune.)
Vogt.

Herba Violae tricoloris s. Jaceae. **Freisamkraut.** Das Freisamkraut wird fast auschliefslich gegen die Milchborke, innerlich und äufserlich, benutzt; doch scheint sein Nutzen in der genannten Krankheit noch sehr problematisch, da mehrere erfahrene Aerzte, Gölis, Capuron, von Wedekind (s. Sublimat), Meifsner u. A., gar keine Wirkung von ihm gesehen haben wollen. Gölis räth deshalb, seinen Gebrauch ganz aufzugeben, und sich lieber der *Herba Tussilaginis* zu bedienen, die ihm bei dem in Rede stehenden Uebel bei weitem mehr geleistet.

Dosis und Darreichungsform. Innerlich: Man giebt das Freisamkraut kleinen Kindern zu ℈β., älteren zu ℈j.-ʒβ. 2 Mal täglich in Pulver (wenn es auf keine andere Weise beizubringen ist, unter den Kinderbrei gemischt), Abkochung (etwa zu ʒj.-ij. mit ℥ij.-iij. Wasser oder Milch auf ℥iβ. gekocht, Morgens und Abends die Hälfte oder auch 2stündlich ½ Efslöffel, für ein Kind von ½-2 Jahren). Wendt empfiehlt folgende Mischung als sehr nützlich bei kleinen Kindern: Man läfst 1 Loth Sassaparille mit ℔. j. Wasser kochen, setzt gegen das Ende des Kochens 1 Quentchen *Herb. Jaceae* hinzu, läfst es durchseihen, und giebt diese Quantität mit Milch und Zucker dem Kinde zum Getränk auf einen Tag.

Aeufserlich: Als Umschlag (etwa ℥β. mit ℥ix. auf ℥vj. gekocht) bei *Crusta lactea;* jedoch spricht sich Wendt gegen die örtliche Anwendung aus, da ihm das Mittel wegen seines *Principium acre* für die reizbare Haut des Kindes nicht zu passen scheint.

288.

℞ *Herb. Jaceae* ʒiij.
Sem. Foenicul. ʒj.
Sacchar. lact. ʒij.
M. f. Pulv.
DS. Täglich 3 Mal eine Messerspitze. Haase.

289.

℞ *Pulv. herb. Jaceae*
Sacchar. lact. āā ʒiij.
Sulphur. praecipit.
Magnes. carb. āā ℈ij.
M. f. Pulv.
DS. Täglich 4 Mal eine Messerspitze.

290.

℞ *Herb. Jaceae* ʒij.
Stip. Dulcamar. ʒj.
Inf. c. *Aq. fervid.* q. s. per ¼ hor., Colatur. ℥iij., adde
Vin. stibiat. ℈j.
Syr. Althaeae ℥β.
MDS. 3stündlich 1 Kinderlöffel. Jahn.

Hydrargyrum et Hydrargyri Praeparata. **Quecksilber.** Vergleicht man die Wirksamkeit des Quecksilbers einerseits, und den Character, den alle Krankheiten des kindlichen Alters mehr oder weniger an sich tragen andererseits, so wird man es begreifen, wie gerade dieses Mittel einen so ausgedehnten Wirkungskreis in der Kinderpraxis hat finden können. Die Vegetation ist es, die in der Kinderwelt am stärksten prävalirt, ja das Leben des neugebornen Kindes ist fast lediglich noch vegetativ. Tritt auch in den späteren Zeiträumen das animalische Leben mehr hervor, und bilden sich auch Irritabilität und Sensibilität kräftiger aus, so bleibt doch die Reproduction noch immer höchst thätig und vorherrschend. Die meisten Krankheiten kleiner Kinder fallen in das Gebiet der Reproduction, und selbst Krankheiten der irritablen und sensiblen Sphäre gehen in diesem Alter aus primären Störungen der Assimilation und Reproduction hervor, so wie sich wieder aus anderen Systemen hervorgegangene Störungen vorzugsweise in der Ernährung reflectiren. Eine andere Eigenthümlichkeit des kindlichen Alters ist ferner die vorwaltende Plasticität, die, obschon höchst nöthig, um die in dieses Alter fallenden Evolutionen durchzuführen, doch leicht über die Norm hinausgeht und zu anomalen Bildungen degenerirt, daher Hautausschläge, Croup, Hirnwassersucht etc. Vorwaltende Vegetation und erhöhte Plasticität also sind die eigenthümlichen Charactere, welche die Krankheiten des kindlichen Organismus bezeichnen. Fafst man nun die Wirkung des Quecksilbers in's Auge, so wird man sich überzeugen, dafs nicht leicht ein Mittel gefunden werden kann, das diesen Eigenthümlichkeiten so treffend entspricht, als grade das Quecksilber. Das Quecksilber spricht seine Wirkungen zunächst und vorzugsweise im reproductiven Leben aus, seine Wirkungen gehen vor sich in allen Organen der Vegetation und bekunden sich, durch Bethätigung der Verflüssigung, am stärksten im lymphatischen, Gefäfs- und Drüsensystem. Mit einem Worte, die gesammte Vegetation ist der Heerd der Quecksilberwirkung. Das Quecksilber beschränkt ferner auf mächtige Weise den übermäfsigen Bildungsprozefs und die Neigung zu Ablagerungen und Exsudationen, die sich so häufig im kindlichen Alter kund geben. Man sieht also, dafs der Mercur mit Recht seine ausgedehnte Anwendung, die er in der Kinderwelt gefunden, verdient.

Allein auch Vorsicht ist bei seinem Gebrauch anzurathen, und gerade die feindliche Wirkung, die er auf den Bildungsprozefs ausübt, möchte in einem Alter, wo es nicht sowohl auf das Ersetzen, als auf das Bilden ankommt, wo so viele, tief eingreifende Evolutionsvorgänge eine vermehrte, plastische Thätigkeit, reichlichere Zuführung von Säften etc. nothwendig bedingen, wohl in Anschlag zu bringen sein. Wenn auch Kinder erfahrungsgemäfs den Mercur gut vertragen, so sei man nichts desto weniger vorsichtig damit, da durch unzweckmäfsige Wahl der einzelnen Präparate und ungebührliche Erhöhung der Gaben leicht bleibende Nachtheile für das Leben des Kindes entstehen können. Man vermeide im Allgemeinen seinen Gebrauch bei hectischer Anlage, bei sehr schwachem Magen, bei scorbutischer Diathesis und bei Neigung zu Blutflüssen.

Hydrargyrum purum. Mercurius vivus. **Lebendiges Quecksilber.** Das lebendige Quecksilber wurde innerlich und äufserlich von Rosenstein, Heister, Jahn gegen Würmer, besonders Ascariden, empfohlen. Rosenstein läfst ℥iβ.-ij. lebendiges Quecksilber mit 2 ℔. Wasser oder Milch abkochen, mit Honig versüfsen, und wurmkranke Kinder ½ tassenweise trinken. Allein es ist, wie Haase bemerkt, in diesen Mischungen das Quecksilber nicht mehr wahrhaft lebendiges, regulinisches, sondern zum Theil schon in ein unvollkommenes Quecksilberoxyd umgewandelt, und dieses ist es wahrscheinlich, das auf den torpiden, verschleimten Zustand des Darmcanals wohlthätig und so wurmtreibend wirkt. Der Gebrauch dieses Mittels ist jetzt auch ziemlich obsolet. Mehr Beachtung verdient die von Schlesinger zwar unchemische, von Wendt aber als wirksam gerühmte Composition gegen Syphilis kleiner Kinder, s. ℞ 291.

Aeufserlich benutzt man das lebendige Quecksilber zu Clystiren; man läfst 1 Loth Quecksilber in einem wohlbedeckten irdenen Topfe mit 2 Tassen Wasser gelinde kochen, und dieses mit Honig vermischt zum Clystir anwenden und wiederholen; zu Salben, s. ℞ 292.

291.

℞ *Hydrargyr. pur.* ℈β.
Cetac. ʒβ.
tere invicem in mort. calefacto et adde
Vitell. Ov. No. ij.
Aq. destill. ℥ij.
Syr. Althaeae ℥j.
MDS. Kindern von 1-2 Jahren Morgens und Abends 1 Theelöffel umgeschüttelt.
Schlesinger.

292.

℞ *Hydrargyr. pur.* ʒvj.
Sev. ovill. ℥β.
tere in mort. lapid. ad perfectam hydrargyri exstinctionem, tunc admisce
Ol. Cacao ℥j.
MDS. Zum Einreiben. (Statt des *Unguent. mercuriale*, welches die Haut der Neugeborenen nicht verträgt.)
Wendt.

Hydrargyrum ammoniato-muriaticum. Mercurius praecipitatus albus. **Weifser Präcipitat.** Aeufserlich: In Salben (als Einreibung im Croup von Lentin und Hecker, ℞ 293., 294.; Kopp's Pustelsalbe, ℞ 295.; zum Auflegen auf exulcerirte Stellen bei *Crusta lactea*, ℞ 296.); zu Augensalben (gr. ij.-iv. auf ʒj.-ij. Fett).

293.
℞ *Ungt. pomad.* ℥j.
Merc. praecip .alb. ʒj.
MDS. Täglich 3 Mal davon in den Hals einzureiben. (Beim Croup.) Lentin.

294.
℞ *Merc. praecip. alb.*
Camphor. āā ʒj.
Ungt. pomad. ʒvj.
MDS. ½stündlich eine Haselnufs grofs in den Hals einzureiben. (Beim Croup.) Hecker.

295.
℞ *Merc. praecip. alb.* ʒj.
Ungt. Digital. ℥j.
MDS. Täglich 3-4 Mal einzureiben und die Stelle mit grünem Wachstaffet zu bedecken. (Statt der Brechweinsteinsalbe. Sie macht viel weniger Schmerzen als diese; unumgänglich nöthig ist aber das Bedecken mit Wachstaffet, da nur dann der frieselähnliche Ausschlag entsteht.)
Kopp.

296.
℞ *Ungt. rosat.* ℥j.
Zinc. oxydat. alb. ʒj.
Merc. praecip. alb. ℈j.
M. f. Ungt.
S. Auf die exulcerirten Stellen bei *Crusta lactea* zu legen. Wendt.

297.
℞ *Merc praecip. alb.* gr. j.-ij.
Flor. Zinc.
Extr. Ratanh. āā iij.-vj.
Butyr. insuls. ʒj.-ij.
M. f. Ungt.
S. Die Augenlider mehrmals täglich damit zu bestreichen. (Im 3ten Stadio der *Taraxis neonatorum.*)
Ritterich.

Hydrargyrum muriaticum corrosivum. Mercurius sublimatus corrosivus. **Sublimat.** Innerlich ist dieses heftige Mittel von Feiler gegen die *Induratio telae cellulosae* empfohlen worden. Er läfst 1 Gr. in ℥ij. Wasser auflösen und giebt davon stündlich 1 Tropfen in einem zweckmäfsigen Saft. Jäger und Carminati sahen von diesem Verfahren keinen Erfolg. In verzweifelten Fällen von *Hydrocephalus acutus* kann man auch noch den Sublimat (1 Gran auf ℥iv. destillirten Wassers, alle ½ Stunde zu 1-2 Theelöffel voll) versuchen, während man die Darmexcretion durch Crotonöl befördert (Stegmann, Rau).

Aeufserlich: Als Waschwasser. v. Wedekind (Hufeland's Journal. 55. Bd.) rühmt sein Sublimatwasser (etwa gr. ij. auf ℥j., auch wohl noch nach Umständen mehr verdünnt) als äufserst heilsam bei *Crusta lactea* der Kinder. Er läfst die mit dem Ausschlag behafteten Stellen 2 Mal täglich mit diesem Wasser benetzen, und sah davon schon nach 4 Wochen vollkommene Heilung, ohne irgend einen Nachtheil für den übrigen Gesundheitszustand des Kindes. Anfangs verband er damit innere Mittel, *Baryta muriatica*, Schwefel etc., allein spätere

Erfahrungen überzeugten ihn, dafs dieses ganz überflüssig sei, und dafs die äufserliche Behandlung vollkommen zur Heilung hinreiche. Die *Herb. Jaceae* leistete ihm in der genannten Krankheit niemals einen Nutzen. Auch bei der Tinea wandte er, nachdem die Haare abgeschoren, und die Borken mit Butter erweicht waren, das Sublimatwasser mit dem glänzendsten Erfolge an. Als Verbandwasser (1 Gr. auf ℥ij. *Aq. Calc.* bei Syphilis der Kinder), Foment (mit Brodkrume 1 Gr. auf ℥iv. Wasser: Duncan zum Losweichen der Borken bei *Tinea capitis*), Salbe (℈j. auf ℥j. *Axung. porc.*: Fischer gegen Kopfgrind, doch nur stellenweise eingerieben). Romberg empfiehlt und Camerer, so wie die eigene Beobachtung bestätigen die Wirksamkeit der Sublimatsalbe (ʒβ. ad ℥β. *Ungt. rosat.* 3 Mal täglich einen kleinen Theelöffel voll in die Herzgrube oder höher hinauf bis zur Bläschenbildung einzureiben, die schon in wenigen Stunden einzutreten pflegt — natürlich mit Vermeidung der wunden Stellen) gegen hydropische Affectionen der Brusthöhle und gegen Keuchhusten. In einem unserer eigenen Fälle bestand die nicht seltene Complication beider, in welcher die subl. Einreibung, mit Ausschlufs anderer Mittel, treffliche Dienste leistete. Es mufs jedoch bemerkt werden, dafs auch die äufsere Anwendung dieses Mittels, besonders bei wunder Haut, leicht gefährlich werden kann, und es daher nicht zu billigen ist, wenn man z. B. zum Tödten des Ungeziefers sich des Sublimats bedient, da R. Suttlef nach der Einreibung von einigen Granen Sublimat den Tod eines Kindes erfolgen sah); zu Clystiren (bei gröfseren Kindern gegen Ascariden, s. ℞ 298.); Augenwassern (besonders bei scrophulösen Augenentzündungen, wenn sie rein sind, am besten kalt Morgens und Abends ½ Stunde lang, gr. j. auf ℥viij.-ix. Man nehme das Verhältnifs nicht etwa 1 Gr. auf ℥iij.-iv., da die Augen ein solches Collyrium durchaus nicht vertragen, Jüngken).

298.
℞ *Infus. sem. Santonic.* (ex ʒij.) ℥iβ.
Merc. Sublimat. corros. gr. ⅛-¼.
Mucil. Gumm. Mimos. ʒij.
MS. In warmem Wasser erwärmt zum Clystir. (Gegen Ascariden bei Kindern von 6-7 Jahren.) Kopp.

Hydrargyrum muriaticum mite. Calomel. **Versüfstes Quecksilber.** Dieses Präparat ist von den Quecksilbermitteln das am meisten gebräuchliche in der Kinderpraxis, da es unter allen das mildeste und sanfteste ist, ganz dem kindlichen Alter entspricht, und in diesem selten, wohl gar nicht Speichelflufs erregt. Dabei hat es den bei Kindern gewifs nicht geringen Vorzug, dafs es gar nicht schmeckt, und schon in geringer Menge gegeben seine Wirksamkeit äufsert.

Es giebt fast keine Krankheit des kindlichen Alters, gegen die es nicht empfohlen worden; als entscheidendes und Hauptmittel findet es aber vorzugsweise seine Anwendung:

1) Bei allen inneren Entzündungen, als: der hitzigen Gehirnwassersucht, beim Croup, bei der Lungen-, Leber- und Darmentzündung. Hier ist, nächst der Blutentziehung, kein Mittel im Stande, so schnell die Kraft der Entzündung zu brechen, das mit der Entzündung so entschieden gepaarte vegetative Leiden zu beseitigen, den Ausschwitzungen lymphatischer Stoffe, den Aftergebilden, Adhäsionen, Concrementen entgegenzuarbeiten, und so mit der Krankheit auch zugleich ihre etwanigen Producte zu vernichten. Bemerkt mufs jedoch werden, dafs, so grofs auch die Heilkräfte des Quecksilbers in entzündlichen Krankheiten sein mögen, es doch die Blutentleerung nicht entbehrlich machen kann, dafs diese bei Entzündungskrankheiten immer das erste entscheidende Mittel bleibt, um den entzündlichen Procefs schnell und mit einem Schlage zu brechen. Zwei Hauptkrankheiten besonders, dem kindlichen Organismus die gefährlichsten Feinde, die hitzige Gehirnwassersucht und der Croup, lassen sich durch Blutziehungen und dreisten Gebrauch des Calomels am glücklichsten bekämpfen.

Beim Darreichen des Calomels in entzündlichen Krankheiten der Kinder, namentlich in der *Encephalitis exsudatoria* und im Croup, sind folgende Umstände zu beachten:

a) Man schicke immer eine angemessene Blutentziehung seinem Gebrauche voraus, weil, wie schon erwähnt, nur diese im Stande ist, bei weit gediehener Heftigkeit der entzündlichen Diathesis, die Intensität des Gefäfssystems schnell und sicher zu vermindern. Nur bei bleichen, welken, scrophulösen Individuen, und nur da, wo die Zufälle minder heftig sind, wo man es noch mit den Prodromis der Krankheit zu thun hat, nur da greife man gleich zum Mercur.

b) Das Calomel mufs in den entzündlichen Krankheiten durchaus auf den Darmcanal wirken, weil es hier, in dem ersten Stadium wenigstens, weniger um seine specifisch lösende Kraft, die im Allgemeinen durch kleinere Gaben erzielt wird, als um den kräftig ableitenden Reiz auf den Darmcanal und die Hervorrufung einer vicariirenden Thätigkeit in der Leber, die sich durch die capernähnliche Stühle ankündigt, zu thun ist. Man wähle also angemessene Gaben, und verbinde das Calomel, wo es dennoch diese Wirkung versagt, mit anderen abführenden Mitteln. Gölis empfiehlt zu diesem Zwecke einen Zusatz von *Rad. Jalappae*, Jörg den von *Fol. Sennae*, 3-8 Gr. 6-8 Stühle reichen im Allgemeinen für den Tag hin.

c) Die Gabe des Calomels in diesen so schnell tödtenden Krankheiten, wie Encephalitis und Croup, richtet sich nicht sowohl nach dem Alter, als nach der Dringlichkeit der Umstände und der Gefahr, und nach der Wirkung auf den Darmcanal,

Man sei deshalb nicht zu ängstlich in der Darreichung dieses hier oft Alles entscheidenden Mittels, und reiche selbst den kleinsten Kindern starke, schnell auf einander folgende Gaben. Gölis giebt im *Hydrocephalus acutus* Kindern von 1-4 Monaten $\frac{1}{4}$ Gr., gröfseren von 6 Monaten bis 1-2 Jahren $\frac{1}{2}$ Gr. etc. Allein ein solches Regulativ läfst sich hier nicht allgemein feststellen; wo die Gefahr drängt, da kann man, gestützt auf die Autorität der erfahrensten und vorsichtigsten Aerzte, selbst den kleinsten Kindern 1 Gr., älteren 2-3 Gr. 1-2stündlich reichen. Der so vorsichtige Wendt giebt als Mittelgabe 2-3 Gr. an. Gleich nützlich als zuverlässig erwies sich hier das Verfahren, zuerst eine bis zwei gröfsere Dosen, dann halbe oder viertel Portionen derselben zu reichen, um den Erfolg zu unterhalten. Noch gröfsere Dosen anzuwenden, scheint indefs eben so gewagt als zwecklos, da solche die gewünschte Wirkung nicht erzwingen können, wo die angegebenen fruchtlos bleiben. Vergl. Jod.

d) Treten während des Gebrauchs starke Leibschmerzen, sehr wässerige Stühle ein, so setze man das Calomel einige Stunden aus, bis sich die Schmerzen gestillt, und der Durchfall nachgelassen hat. Eine Vernachlässigung dieser Vorsicht kann nach Gölis sehr gefährlich werden, indem sich Enteritis ausbildet, der die Kinder schnell erliegen. 6-8 zähe, den Capern ähnliche, grüne Stühle in 24 Stunden sind in der Regel von guter Vorbedeutung.

e) Man verbinde den Mercur mit Mitteln, die den jedesmaligen Umständen angemessen sind. Für die meisten Fälle dient ein Zusatz von *Magnesia carbonica*, um einer etwa vorhandenen Säure zweckmäfsig zu begegnen. Bei Verstopfung nehme man, wie oben erwähnt, einige, etwa 2-5 Gr. *Jalappae tostae* (die weniger leicht Erbrechen, als die rohe machen soll) zu Hülfe, gebe alternatim mit dem Calomel Laxanzen und setze Clystire. Andere Verbindungen sind die mit *Digitalis* im 2ten Zeitraume des Hydrocephalus, bei entzündlicher Wassersucht nach Scharlach etc.; mit *Sulphur. aurat. antimonii* beim Croup. um den angesammelten Schleim und das Concrement zu entfernen, nach Lungenentzündung zur Beförderung der Crise etc.; mit Moschus bei prävalirendem Krampfe; selbst mit Opium. Reil (Fieberlehre) sagt: Ist die Reizbarkeit sehr grofs, die Entzündung heftig und schmerzhaft, sind Krämpfe in anderen Theilen vorhanden, oder fürchtet man Durchfall vom Quecksilber, so verbinde man es mit Opium, und wende laue Bäder an.

f) Man vermeide beim Gebrauche des Calomels jede Anwendung von Säuren und Neutralsalzen aus den bekannten chemischen Gründen.

g) Man achte darauf, dafs sich das Calomel nicht wegen seiner Schwere an den Boden des Löffels setze und dort liegen bleibe, so dafs der Kranke oft nur den Zucker oder doch nur einen kleinen Theil des Mittels erhält. Man wähle daher, um es schwebend zu erhalten, unauflösliche oder schwer äuflösliche Constituentien, als *Pulv. Liquiritiae*, *Amylum*, *Magnesia carbonica*, am zweckmäfsigsten *Pulv. gummosus.* Sachse räth, das Calomel mit Syrup anzurühren, und es so dem Kinde zu reichen: er schlägt dazu beim Croup folgende, zugleich auch anderen Indicationen entsprechende Mischung vor:

299.
℞ *Syr. Seneg.* ℥iij.
— *Ammoniac.* ℥j.
MDS. Ein Pulver mit 2 Theelöffeln voll eingerührt.

h) Wo ein Kind vorher reichlich gegessen hatte, wo es wohl während der Krankheit noch mit Appetit afs, da leere man (wenn es die Krankheit gestattet, z. B. beim Croup) gleich nach der Blutleerung den Magen durch ein Brechmittel aus, weil sonst der Mercur leicht fruchtlose, wässerige Stühle macht (Sachse).

i) Nach gebrochener Heftigkeit der Entzündung gebe man kleinere Gaben des Calomels in gröfseren Zwischenräumen, da jetzt fortgesetzte starke Ausleerungen durch den Darmcanal die Crisen stören würden, und nun auch zur Entfernung etwaniger, durch die Entzündung gebildeter Producte mehr die lösende, der Gerinnung entgegen arbeitende, verflüssigende Wirkung des Quecksilbers in Anschlag kommt.

k) Endlich achte man auf die Salivation, die zwar nicht leicht entsteht, jedoch, einmal entstanden, nicht selten die Kinnbackenknochen ergreift und zerstört. Hier säume man nicht mit dem Ansetzen einer hinreichenden Menge Blutegel an die afficirte Stelle. Im heifsen Sommer soll man mit der Dosis behutsamer sein, da grofse Hitze die Salivation sehr begünstigt (Eymann in Hufeland's Journal. Bd. 15).

Das Calomel wird ferner angewendet:

2) Bei allen Krankheitszuständen der Kinder, wo gerade nicht ausgebildete Entzündung, doch aber Gefäfsreizung und Trieb des Blutes nach edlen Organen stattfindet, z. B. beim Zahnen, bei Krämpfen etc. In der Dentitionsperiode insbesondere, wenn das aufgeregte Entwickelungsgeschäft sich bis zur entzündlichen Diathesis steigert, und mit Andrang des Blutes das Sensorium ergreift, bewährt sich das Calomel durch seine ableitende und entzündungswidrige Kraft als ein ganz vorzügliches Mittel, welches das Leiden der Kinder sehr mildert, indem es das Gehirn befreit, das Blutsystem herabstimmt, und beides ohne nachtheilige Folgen für den Fortgang des Zahngeschäfts. Hier passen kleine Gaben; Kindern unter einem Jahre $\frac{1}{4}$-$\frac{1}{2}$ Gr. 2 Mal täglich. Man verbindet das Mittel der jedesmaligen Indication angemessen, bei Krämpfen vorzugsweise mit *Flor. Zinci*, *Extr. Hyoscyami*, *Digitalis* und überhaupt mit den *Antispasmodicis frigidis*

3) Das Calomel wird von Gölis gegen die *Induratio telae cellulosae*, die er als ein Erzeugnifs des Lustseuchengiftes nur mit Quecksilbermitteln behandelt wissen will, empfohlen. Er giebt es 2 Mal täglich zu $\frac{1}{8}$-$\frac{1}{6}$-$\frac{1}{4}$ Gr. Auch bei weit verbreitetem Intertrigo räth Gölis aus denselben Gründen zum Calomel. Henke theilt, bezüglich der Zellgewebeverhärtung, seine Ansicht, und erwartet von diesem Mittel das meiste in dieser noch so wenig gekannten Krankheit. In der neuen Zeitschrift von Busch, 1834, erzählt Dr. Steinberger einen Fall von Zellgewebeverhärtung bei einem 14tägigen Kinde, den er durch Calomel, 2stündlich $\frac{1}{2}$ Gr., und Einreibung von grauer Mercurialsalbe auf die verhärteten Stellen geheilt hat. In der Berliner Charité wurden den an der genannten Krankheit leidenden Kindern 2 Mal täglich $\frac{1}{4}$-$\frac{1}{2}$ Gr. Calomel gegeben, dabei täglich 1-2 aromatische Bäder angewendet, und ʒj.-ij. *Ungt. mercuriale* in die indurirten Stellen eingerieben; unter dieser Behandlung starben von 10 Kindern nur 2, ein gewifs sehr befriedigendes Resultat.

4) Bei Syphilis der Kinder. Man giebt es hier Säuglingen zu $\frac{1}{4}$ Gr. 2-3 Mal täglich, gern mit Amylum verbunden, um die so leicht mögliche Wirkung auf den Stuhl zu verhüten.

5) Gegen die bei Kindern so häufigen Durchfälle ist nach Kopp das Calomel das erste und vorzüglichste Mittel. Wenn die Stuhlgänge, wie es bei Säuglingen und ganz kleinen Kindern am häufigsten vorkommt, grün sind, und die kleinen Patienten viel Schmerzen durch Schreien äufsern, dann hilft dieses Mittel, das selbst grüne Stuhlausleerungen bewirken kann, am auffallendsten und schnellsten. Aber auch bei nicht grünen, nicht galligen, sondern hellen, weifslichen, wie gehackte Eier erscheinenden oder ganz wässerigen Stühlen wird das Calomel seine Dienste nicht versagen. Uebrigens verordne man nie grofse Dosen für solche Fälle. Bei Säuglingen genügt $\frac{1}{8}$ Gr. Calomel mit gr. iij. *Sacch. lactis.*, Morgens und Abends ein Stück, mit Milch angerührt; Kinder von 2-8 Jahren erhalten $\frac{1}{4}$ Gr., des Tages 1-3 Mal, ebenfalls mit einigen Granen Milchzucker. So wie der Durchfall, der sich anfänglich wohl etwas öfter einstellt, abnimmt, läfst K. mit dem Eingeben des Pulvers aufhören. (Denkwürdigk. in d. ärztl. Praxis. Bd. III. S. 299). Gegen jeden (zumal febrilen) Durchfall, der, wie in der Kinderwelt, so häufig von Reizung der Darmschleimhaut ausgeht, giebt es überhaupt, unserer eigenen Beobachtung gemäfs, kein entsprechenderes und gründlicheres Mittel als Calomel, aber in gehöriger *refracta Dosis* (zuweilen nur $\frac{1}{12}$-$\frac{1}{4}$ Gr. 4-5 Mal täglich) und in passender Verbindung, mit *Absorbentibus* und *Gummosis*. Ganz besonders treffliche Dienste leistet es in demjenigen Durchfall, mit welchem die *Atrophia meseraica* zu debütiren pflegt, oder in deren Verlauf, so wie demjenigen, der in der *Febr. meseraica* vorkommt. Natürlich ist hier nicht von dem colliquati-

ven Durchfall die Rede, der zur Schlufsscene und der vollendeten Tuberkelschmelzung und Geschwürsbildung der Intestinal-Membran angehört.

6) Das Calomel ist das beliebteste Abführmittel bei Kindern; kein Mittel laxirt mit solcher Euphorie, als dieses. Es pafst ganz besonders bei dem trägen, mit Wurmschleim überladenen Darmcanal scrophulöser Kinder, wo es als incidirendes, wurmwidriges, das Saugadersystem zu neuem Leben und neuer Thätigkeit erweckendes Mittel wirkt. Der grofse Nutzen solcher intercurrenten Abführmittel bei Heilung der Scropheln ist bekannt genug; durch sie allein kann man in vielen Fällen erst die wohlthätige Wirkung anderer auflösenden, stärkenden und dergl. Mittel determiniren. Brandis (Nosologie und Therapie der Cachexien. 1834) sagt: „Bei Kindern, die an hectischen Fiebern leiden, tragen Anhäufungen im Darmcanale oft mehr, als die ursprüngliche Krankheit zur Bildung des hectischen Fiebers bei, und es werden demnach wiederholte kleine Abführungen aus Calomel mit Jalappe bisweilen wahre Specifica des hectischen Fiebers." Man giebt das Calomel in solchen Fällen gewöhnlich mit Jalappe und einem Oelzucker in Verbindung, Kindern unter 1 Jahre etwa ½ Gr. Calomel mit 5 Gr. Jalappe, ein Paar solcher Dosen hintereinander, 2-3jährigen 1 Gr. mit ℈β. und 4-6jährigen 3 Gr. mit ℈β. bis gr. xv. Jalappe.

7) Das Calomel ist ein grofses Heilmittel in der Scrophulosis. Es lockert die Cohäsion der organischen Gebilde auf, und vermag am sichersten die krankhaften Metamorphosen zu zerstören. Durch seine specifische Beziehung zum Lymphsystem und zu den Drüsen kann es die in denselben weit vorgerückten abnormen Bildungen wieder rückgängig machen; es pafst jedoch nur in den Fällen, wo das irritable Leben der Organen noch nicht gesunken, und die Atonie noch keinen hohen Grad erreicht hat. Man giebt es in solchen Fällen zu ½-1 Gr. 2 Mal täglich in Verbindung mit anderen alterirenden Mitteln. Einen besonderen Ruf hat sich die Verbindung mit *Sulphur auratum antimonii*, zu der man noch zweckmäfsig *Extr.* oder *Pulv. herb. Cicutae*, auch *Resina Guajaci* setzen kann, als Plummer'sches Pulver erworben, und es ist auch nicht zu läugnen, dafs, abgesehen von der hier noch hinzutretenden Heilkraft des Goldschwefels, das Quecksilber sich in dieser Verbindung bei weitem länger ohne Nachtheil fortsetzen läfst Beim Gebrauche des Calomels und der Quecksilberpräparate überhaupt gegen Scrophulosis sind aber folgende practische Momente wohl zu beachten:

a) Das Calomel und die alterirenden, auflösenden Mittel passen nur da, wo sich die Scrophelkrankheit als *Scrophulosis florida* darstellt, und wo die Atonie noch keinen zu hohen Grad erreicht hat.

b) Nie setze man dergleichen auflösende Curarten zu lange

fort, und bedenke, dafs der eigentliche Character der Krankheit, die man zu bekämpfen hat, doch eigentlich nur Schwäche ist, und durch zweckmäfsige Steigerung der Vitalität in den Organen der Organismus auch die nöthigen Kraftanstrengungen machen kann, jene krankhaften Bildungen wieder rückgängig zu machen.

c) Man verbinde also zugleich mit dem Gebrauche der blofs auflösenden, alterirenden Arzneien die Anwendung stärkender, den Tonus hebender Mittel, ja man beginne, wenn man in den späteren Stadien der Krankheit erst hinzukommt, die Cur gleich mit diesen, um zur Anwendung jener nur Zeit zu gewinnen, weil, würde man hier mit blofs auflösenden Mitteln agiren, der durch die lange Dauer der Krankheit schon geschwächte Kranke gewifs unterliegen würde.

d) Vergesse man nicht, die oben erwähnten Laxanzen von Zeit zu Zeit zu interponiren, weil dadurch nicht blofs schädliche Stoffe ausgeleert werden, sondern auch der Darmcanal immer von neuem in eine günstige Stimmung für die Aufnahme der eigentlichen Heilmittel versetzt wird.

Aeufserlich benutzt man das Calomel zu Schnupfpulvern (℞ 285.), Salben (℞ 283 und 306.). Eine sehr wichtige und, wenn vorsichtig, nützliche, äufsere Anwendung ist die von Trinc empfohlene zum Einstreuen bei hartnäckiger, scrophulöser Lichtscheu, gegen welche kein Externum einen so brillanten, augenblicklichen Erfolg äufsert. Nur hüte man sich davor bei Kindern, welche kürzlich eine Jodcur gebraucht haben, weil sich merkwürdigerweise auf der Conjunctiva eine Art von *Joduretum mercurii* bildet, und eine heftige Conjunctivitis hervorruft. Aufserdem ist Aufmerksamkeit bei der Application des Mittels nöthig, damit nichts direct oder indirect (durch die Nase) in den Mund komme, und Salivation bewirke, wie wir selbst gesehen haben.

300.

℞ *Calomel.* gr. viij.-xij.-xvj.
Magnes. carbonic. ℈ij.
Pulv. gummos. ℈ij.
M. f. Pulv. divid. in viij. part. aequal.
S. 1-2stündlich 1 Pulver. (Bei Encephalitis, Croup etc.)

301.

℞ *Calomelan* gr. xij.
Rad. Jalapp. tost.
— *Liquirit.* āā ʒj.
M. f. Pulv. divid. in xij. part. aequal.
S. 2stündlich 1 Pulver.

302.

℞ *Calomelan.* gr. iv.
Pulv. rad. Jalapp. gr. xxiv.
— *gummos.* ʒj.
M. f. Pulv. divid. in xij. part. aequal.
S. Täglich 2-3 Pulver. (Bei habitueller Verstopfung eines Säuglings und daraus entstehenden Störungen, Krämpfen etc.) Wendt.

303.

℞ *Calomelan.* gr. iij.
Amyli ʒβ.
Sacchar. alb ʒiβ.

M. f. Pulv. divid. in xij. part. aequal.
S. 3 Mal täglich 1 Pulver. (Bei *Syphilis neonatorum.*)
Wendt.

304.

℞ *Calomelan.* gr. β.
Sulphur. stibiat. aurant.
Extr. Hyoscyam. āā gr. ¼.
Rad. Glycyrrhizae ℈β.
M. f. Pulv. dent. tal dos. No. xij.
S. 4 Mal täglich 1 Pulver. (Bei Brustentzündung für ein Kind von etwa 2 Jahren zur Beförderung der Crise.)

305.

℞ *Calomelan.* gr viij.-xvj.
Pulv. herb. Digital. gr. ij.-iv.
— *gummos.* ℈ij.
M. f. Pulv. divid. in viij. part. aequal.
S. 2stündlich 1 Pulver. (Bei entzündlicher Wassersucht nach Scharlach.)
Wendt.

306.

℞ *Calomelan.* ʒj.
Opii pur. ℈j.
Axun. porc. ℥j.
M. f. Ungt.
DS. 1-2stündlich sanft in die vordere Halsfläche einzureiben. (Beim Croup.)
Krüger-Hansen.

Hydrargyrum oxydatum rubrum. Mercurius praecipitatus ruber. Rother Präcipitat.

Aeufserlich zu Augen- und anderen Salben; Gölis gegen *Tinea capitis;* als Augensalbe bei *Ophthalmia neonatorum* in einem späteren Stadium; bei der *Ophthalmia scrophulosa.*

307.

℞ *Merc. praec. rub.* gr. xv.
Butyr. rec. insuls. ℥β.
MS. Auf die Borken bei Tinea zu streichen.
Gölis.

308.

℞ *Merc. praec. rub.* ℈β.
Ungt. Cerei ʒiij.
Acet. saturn.
Tinct Opii croc. āā ʒβ.
MS. Morgens und Abends einer Erbse grofs zwischen die Augenlider gebracht. Man mufs die Salbe mehrere Monate fortbrauchen und die Menge des Präcipitats allmählig vermehren. (Bei *Ophthalmia scrophulosa.*
Bonorden.

309.

℞ *Ungt. Cerei* ʒij.
Merc. praep. rub. gr. v.-x.
Laud. liquid. Sydenh. gutt. v.-x.
M. f. Ungt.
MS. Abends mittelst der Finger auf die Augenlider zu streichen. (Bei *Blepharophthalmia neonatorum.*)
Dzondi.

Hydrargyrum oxydulatum nigrum. Mercurius solubilis Hahnemanni. Schwarzes Quecksilberoxydul.

Das schwarze Quecksilberoxydul wird vorzugsweise bei Syphilis der Kinder und scrophulöser Augenentzündung, so wie derartigen Ausschlägen benutzt. In acuten Krankheiten es statt des Calomels zu geben, ist nicht rathsam, da es nicht so sicher wirkt, auch leicht Erbrechen macht. Schenk (Hufeland's Journ. Bd 62) zieht es im Croup dem Calomel vor, weil es von schnellerer Wirkung sei (?), schon in kleinen Gaben seine Wirksamkeit äufsert, keinen Speichelflufs, keine erschöpfenden Durchfälle, dagegen oft heilsames Erbrechen erregt. 2-4-6 Gr. sollen zur Cur hinreichen. Er giebt 2stündlich $\frac{1}{2}$ Gr., reibt dabei 2stündlich von *Ungt. mercuriale* ℥β. mit *Linim. camphoratum* ʒj. einer Erbse grofs in die Luftröhre ein, und läfst noch 10-20 Tropfen *Vin. stibiat.* 2stündlich bis zum Erbrechen nehmen.

Dosis und Darreichungsform. Innerlich: Zu $\frac{1}{8}$-$\frac{1}{6}$-$\frac{1}{2}$ Gr. 2 Mal täglich (auch alle 2 Stunden in acuten Krankheiten) in Pulver.

Aeufserlich: Als Salbe statt des *Ungt. mercuriale.*

310.

℞ *Hydrargyr. oxydul. nigr.* gr. j.-ij.
Magnes. carbonic.
Sacchar. lact. āā ℈j.
M. f. Pulv. divid. in viij. part. aequal.
S. 3-4 Mal täglich 1 Pulver. Gegen scrophulöse Augenentzündung und Ausschläge kleiner Kinder.

311.

℞ *Hydrargyr. oxydul. nigr* gr. iij.
Sacchar. alb. ʒij.
M. f. Pulv. divid. in xij. part. aequal.
S. 3 Mal täglich 1 Pulver. (Bei Syphilis Neugeborener.) Wendt.

312.

℞ *Ungt. Digital.* ℥β.
Hydrargyr. oxydul. nigr. ℈β.
M. f. Ungt.
S. Salbe. (Soll kräftiger als das *Ungt. mercuriale* wirken.) Wendt.

Hydrargyrum stibiato sulphuratum. Aethiops antimonialis. Spiefsglanzmohr. — ***Hydrargyrum sulphuratum nigrum. Aethiops mineralis.*** Quecksilbermohr. Schon *a priori* lassen sich aus der Verbindung dreier Mittel, deren jedes so energisch auf die Haut und das resorbirende System wirkt, grofse Heilkräfte erwarten. Die Quecksilbermohre, *Aethiops antimonialis* und *mineralis*, sind bei der Scrophelkrankheit höchst wichtige Mittel, doch sind sie, wie Wendt bemerkt, durch ihre Verbindung mit Schwefel den Drüsen mehr entfremdet, und der Hautthätigkeit mehr zugewandt. Wo daher krätz- und flechtenartige Ausschläge, grindige Borken im Gesichte und am Kopfe, kurz das ganze Heer der scrophulösen Ausschläge obwalten, da wirken sie als treffliche Heilmittel und belästigen selbst bei längerem Gebrauche den Organismus nicht. Salivation hat man bei Kindern überhaupt schon schwer von Quecksilbermitteln zu fürchten, von den Mohren aber gar nicht, was sich eben aus ihrer Verbindung mit Schwefel erklären läfst. Hufeland giebt sie selbst den kleinsten, zartesten Kindern, ohne je Nachtheil davon gesehen zu haben, und auch Tourtual sagt, er habe sie kleinen Kindern, selbst Säuglingen, zu ½-1 Gr. 2 Mal täglich gegeben, ohne den geringsten üblen Effect beobachtet zu haben. Der *Aethiops antimonialis* wirkt eindringender als der *Aethiops mineralis*, und wird daher bei inveterirten Uebeln mit mehr Nutzen angewendet werden. — Zweckmäfsig sind die Verbindungen mit Cicuta, Digitalis, Guajac, Rheum., bei kleinen Kindern gern mit absorbirenden, gelind abführenden Mitteln, wozu die Verbindung des *Pulvis puerorum Ph. Paup.* mit Aethiops gehört.

Dosis und Darreichungsform. Man giebt die Mohre Kindern von ½ Jahre zu ¼-½ Gr., Kindern von 1 Jahre zu 1 Gr. und für jedes Jahr 1 Gr. mehr, 2-3 Mal täglich in Pulver in Verbindung der oben genannten Mittel.

313.

℞ *Aethiop. miner. s. antimonial.* gr. β.-v.
Magnes. alb. gr. iv.
Sacchar. alb. ℈β.
M. f. Pulv. dent. tal. dos.
No. xij.
S. 2 Mal täglich 1 Pulver.
(Für ein Kind von 6 Monaten bis 5-6 Jahren.)

314.

℞ *Aethiop. ant. s. mineral.* gr. j.-iij.
Extr. Cicut. gr. β.-j.
Pulv. rad. Rhei gr. iij.-iv.
Sacchar. alb. ℈β.
M. f. Pulv. dent. tal. dos.
No. xij.
S. 3 Mal täglich 1 Pulver.
(Für ein Kind von 1-5 Jahren.)

315.

℞ *Pulv. pueror.* ℈β.
Aethiop. mineral. gr. β.
Pulv. herb. Digital. gr. ¼.
M. f. Pulv. dent. tal. dos.
No. xij.
S. 2 Mal täglich 1 Pulver.
(Für Kinder unter 1 Jahre bei Atrophie zur Schmelzung des harten, aufgetriebenen Unterleibes das beste Mittel.) Hufeland.

316.

℞ *Aethiop. miner.* gr. iβ.-viij.
Herb. Violae tricolor. gr. iv.-x.
Sacchar. lact gr. iij.-vj.
M. f. Pulv. dent. tal. dos.
No. xij.
S. 3 Mal täglich 1 Pulver.
(Beim Milchschorf der Kinder.) Kopp.

317.

℞ *Aethiop. antimon.* ʒβ.-iβ.
Lapid. Cancr. ppt. ʒj.
Elaeos. Foenicul. ʒij.
M. f. Pulv.
S. 3 Mal täglich 1 Messerspitze. (Gegen Scropheln und scrophulöse Exantheme der Kinder.)
Berends.

318.

℞ *Aethiop. antimonial.* ℈j.
Pulv. resin. Guajac. ʒβ.

Conch. ppt. ℥β.
M. f. Pulv.
S. 4 Mal täglich 1 kleine Messerspitze voll.

319.

℞ *Resin. Guajac. nativ.*
Aethiop. antimonial.
Magnes. carb.
Sacchar. alb. āā ʒβ.
Pulv. rad. Rhei ℈j.
M. f. Pulv.
S. 2-3 Mal täglich 1 Messerspitze voll. (Für ein Kind von 2-3 Jahren; etwa 2 Gr. *Aeth.* u. *Guaj.* p. dos.)

320.

℞ *Resin. Guajac. nativ.*
Aethiop. antimon. āā ʒj.
Pulv rad. Rhei
Magnes. carb.
Sacchar. alb. āā ʒβ.
M. f. Pulv.
S. 2-3 Mal 1 Theelöffel voll. (Für ein Kiud von 4-6 Jahren; etwa 5 Gr. *Aeth.* und *Guajac.*). Jüngken.

321.

℞ *Aethiop. antimon.* ʒβ.-j.
Rad. Rhei ʒj.
Herb. Cicut. ʒβ.
Fol. Sennae ʒiij.-℥β.
Conch. ppt.
Sem. Foenicul. āā ʒiij.
M. f. Pulv.
S. Morgens und Abends einen halben bis ganzen Theelöffel voll. (Bei scrophulöser Ophthalmie 6-8 Wochen lang fortgesetzt.
Bonorden (medizin. Zeitung vom Vereine für Heilkunde. No. 35.)

Infusum Sennae compositum. **Wiener Tränkchen.** Ein sicheres Abführmittel, das viele andere Compositionen entbehrlich macht; man kann es zweckmäfsig noch mit anderen auflösenden, abführenden, diuretischen Mitteln verbinden.

Dosis und Darreichungsform. Säuglingen theelöffelweise, pur oder mit einem Syrup vermischt, älteren Kindern kinder- und efslöffelweise alle 1-2 Stunden.

322.

℞ *Infus. Senn. compos.*
Syr. Mannat. āā ℥j.
MDS. Stündlich 1 vollen Theelöffel. (Für ein Kind in den ersten 6 Monaten.)

323.

℞ *Infus. Senn. comp.* ℥iij.
Sal. mirab. Glaub. ʒvj.
Syr. Rhei ℥j.
MDS. Kindern von 1-2 Jahren 2stündlich 1 Theelöffel, denen von 3-4 Jahren 1 Kinder- und älteren 1 Efslöffel. Fischer.

324.

℞ *Infus. Senn. comp.* ℥ij.
Liq. Kal. acetic. ℥β.
Extr. Gramin. ℥j.
MDS. 2stündlich ½ Efslöffel. (Für ein Kind von 5 Jahren.)

325.

℞ *Infus. Senn. comp.* ℥iβ.
Liq. Kal. acetic.
Extr. Gramin. liquid.
Syr. Rhei āā ℥β.
MDS. Stündlich 1 Efslöffel. (Für ein Kind von 8 Jahren.)

Jod. Jodium. **Jodine.** Seitdem Coindet auf die Jodine aufmerksam gemacht, und sie als sicheres Heilmittel gegen den Kropf empfohlen, wurde dieser Elementarkörper in den verschiedenartigsten Krankheiten angewendet und bald als hülfreich gepriesen, bald als höchst schädlich und gefährlich verworfen. Erst der neueren Zeit blieb es vorbehalten, den Werth des Mittels entschiedener festzustellen, und namentlich sind es die Leistungen Lugol's (vergl. Dr. Kurtz in Rust's Magaz. Bd. 37. Heft 1. über die Anwendung der Jodine etc.), welche zur Aufklärung über die Heilkraft der Jodine das Meiste beigetragen haben. Durch seine wiederholten Versuche hat er nicht nur die zweckmäfsigsten und mannigfachsten Arten der Jodine zum innerlichen und äufserlichen Gebrauche darzureichen gelehrt, sondern er hat auch, und dieses ist es besonders, was uns hier zunächst interessirt, durch seine zahlreichen Erfahrungen festgestellt, es sei die Scrophelkrankheit, in deren vielfachen Formen sich bis jetzt die Jodine noch stets als das vorzüglichste, ja ganz unvergleichliche Mittel bewährt habe. Da wir es hier nun lediglich mit den Krankheiten des kindlichen Alters zu thun haben, unter diesen aber nur die Scropheln in der Jodine ein kräftiges Heilmittel anerkennen, so werden wir auch hier das Mittel nur in seinem Verhältnifs zum kindlichen Organismus und namentlich als Heilmittel für die Scropheln betrachten.

1) Wirkung der innerlich genommenen Jodpräparate. Die constantesten Symptomen beim innerlichen Gebrauche der Jodine sind, nach ihrer Häufigkeit geordnet, vermehrte Harnabsonderung, vermehrter Appetit, vermehrte Stuhlausleerung, vermehrte Speichelabsonderung. Während der Anwendung des Jods ist der Zustand des Magens und Darmcanals nie aus dem Auge zu lassen. In den meisten Fällen wirkt die Jodine appetiterregend, selten (etwa wie 1 : 6, Lugol) tritt das Gegentheil ein, und es wird dann nöthig, den Gebrauch der Jodine 1-2 Wochen zu suspendiren. Zuweilen verursacht das Mittel Magendrücken, gegen welches sich der Chinawein als hülfreich erprobt hat; in den meisten Fällen wird jedoch eine genauere Kenntnifs der Individualität und eine genauere Berücksichtigung derselben bei der speciellen Dosis hinreichen, dieser Inconvenienz vorzubeugen.

Bezüglich der Wirkung auf den Darmcanal, erregt die Jodine bei $\frac{1}{3}$ der Kranken täglich 5-7malige Diarrhöe, die nicht selten mit Colik verbunden ist. So heilsam diese vermehrten Darmausleerungen in manchen Fällen auch sind, so erheischen sie dennoch eine grofse Vorsicht bei dem Steigen der Dosis, oder auch ein Aussetzen des Mittels auf 2-3 Tage. Eben dieses ist nöthig, wenn sich Verstopfung einstellt; hier passen (nach Kurtz) geröstete Jalappenwurzel und Krebsaugen.

Die meistens vermehrte Urin- und Speichelabsonderung verdienen keine besondere Berücksichtigung.

2) Wirkung der äufserlich angewendeten Jodpräparaten. Die Haut erhält durch die Friction eine gelbröthliche Färbung, und die Epidermis schuppt sich mehr oder minder ab. Sowohl durch Einreibung, wie durch Application auf Geschwürflächen entsteht Prickeln und Brennen, die dann in ein heftiges Jucken übergehen, das oft mehrere Stunden anhält, und über die Wirkung des Mittels entscheidet. Zu bemerken ist noch, dafs die Intensität dieser localen Wirkung immer mehr abnimmt, je mehr der Zustand der Heilung vorschreitet, und dafs dabei nicht etwa Abstumpfung durch Gewohnheit stattfindet, was schon daraus hervorgeht, dafs mit erneuerter Verschlimmerung auch Erneuerung dieses localen Effects zurückkehrt. Schon nach einigen Tagen der Behandlung bessert sich gewöhnlich das Aussehen der Geschwüre auffallend, und die örtliche Heilung macht, selbst oft im Verhältnifs zur inneren Krankheit, so reifsende Fortschritte, dafs es räthlich erscheint, die zu kräftigen äufseren Mitteln auszusetzen.

In Form von Bädern angewandt, äufsert die Jodine ihre Wirkung allgemeiner und stärker. Die Gelbfärbung der Haut schwindet oft von Bad zu Bad, dauert aber zuweilen die ganze Curzeit hindurch; auch das Brennen dauert oft mehrere Stunden, und ist viel heftiger, als die Röthung der Haut erwarten läfst. Die Jodbäder wirken viel kräftiger als alle anderen sonstigen Präparaten, sowohl local als innerlich angewendet; es kommt hier gewifs die vereinte Wirkung des Wassers und der Wärme auf die Haut mit in Anschlag.

Bereitungsart der Jodpräparaten für die Cur scrophulöser Krankheitsformen. Am häufigsten benutzte man bis jetzt die geistige, zuerst von Coindet und Formey empfohlene Jodinetinctur, nämlich eine Auflösung von 48 Gr. Jodine in ℥j Weingeist von 95 Grad. Man gab von ihr im Anfange 3-4 Tropfen für Kinder, in Wasser, Zuckerwasser 3-4 Mal täglich, und stieg vorsichtig bis etwa 8-10 Tropfen pro dos. Alle von den Aerzten bis jetzt gemachten Erfahrungen über die Heilkraft der Jodine und alle ihre Urtheile über den Nutzen und die Nachtheile, welche ihr Gebrauch mit sich führt, beziehen sich auf die mit diesem Präparat angestellten Curversuche. Gerade hierin sehen Lugol und Kurtz den Grund der irrigen, über die in Rede stehende Arzneisubstanz verbreiteten Ansicht, und nur der fehlerhaften pharmaceutischen Darreichung des Mittels sind nach ihnen jene so arg geschilderten Nachtheile beizumessen. Nie machte Lugol von der weingeistigen Tinctur Gebrauch, und zwar deshalb, weil er gefunden, dafs bei ihrer Mischung mit Wasser die Jodine sich ausscheide, sich in diesem präcipitirten Zustande leicht an die Magenwände ansetze, und so jene allgemein bekannten gefährlichen Zufälle hervorrufe. Seine Bereitungsweise ist daher stets eine wässerige Solution, in der (nach Baup's Erfahrung, dafs Jodkali das beste

Lösungsmittel für die Jodine ist,) immer 2 Theile Jodkali auf 1 Theil Jodine kommen. Ferner ist zu bemerken, dafs Lugol weit unter den Dosen Coindet's geblieben ist, der zu Ende der Cur z. B. bei Kindern von 6-9 Jahren 4 Mal täglich 6-8 Tropfen der Tinctur, also täglich ungefähr 1½ Gr. Jodine giebt, während Lugol in den meisten Fällen bei Kindern über 7 Jahren als höchste Dosis 16 Tropfen seiner Auflösung 2 Mal täglich (also ⅛ Gr. Jodine auf ¼ Gr. Jodkali auf den Tag) reicht. Lugol empfiehlt folgende Jodpräparate als die zweckmäfsigsten bei Kindern.

1) Zum inneren Gebrauche:

326.
℞ *Jodin.* gr. v.
Kal. hydrojod. ℈β.
Aq. destillat. ℥ij.
MDS. Kindern unter 7 Jahren täglich 2 Mal 2 Tropfen bis 5 langsam steigend; bei Kindern über 7 Jahren kann man wohl vorsichtig bis zu 16 gutt. pro dos. steigen. (Das gewöhnliche Vehikel ist Zuckerwasser und zwar ½ Bierglas voll.)

Von den übrigen von Lugol angegebenen Jodsolutionen läfst sich bei Kindern nicht gut innerlich Gebrauch machen, da sie eine zu grofse Quantität davon nehmen müfsten.

2) Zum äufserlichen Gebrauche.

Hier ist zuvörderst zu bemerken, dafs der äufsere Gebrauch nicht etwa als ein blofs topischer, d. h. zur Umänderung des Localleidens, zu erachten ist, sondern dafs sich seine Wirksamkeit auch über den ganzen Organismus erstreckt. Es mufs deshalb die Hautabsorption der äufserlich angewendeten Mittel stets bei der Bestimmung der innerlich zu nehmenden Dosis mit berücksichtigt werden. (Kurtz l. c.)

a) Jodsalben.

Als solche pafst bei Kindern folgende Mischung:

327.
℞ *Jodin.* gr. xij.-xviij.
Kal. hydrojod. ℈iv.-ʒij.
Adip. suill. rec. ℥ij.
MDS. Salbe.

Die Salbe mufs frisch sein, und an einem kühlen und dunkeln Orte aufbewahrt werden. Man wendet diese mehr oder minder gesättigt roth aussehende Salbe als Einreibung an auf tuberculöse und Knochengeschwülste und zum Verbande aller Geschwürformen. Die mehr oder minder starke örtliche Wirkung bestimmt, ob dieses täglich 1 oder 2 Mal geschehen soll. Man fange bei Kindern immer mit den kleineren Dosen an.

b) Jodsolution.

328.
℞ *Jodin.* gr. ij.
Kal. hydrojod. gr. iv.
Aq. destillat. ℔j.

Sie dient vorzüglich bei scrophulösen Ophthalmien zu Einspritzungen unter die Augenlider, bei scrophulösem Schnupfen, wo man sie ebenfalls einspritzt, oder von Zeit zu Zeit in die Höhe schnaufen läfst, endlich zum Ausspritzen der Fistelgänge, wobei man noch den Vortheil hat, dafs man besser als durch Sondiren die Tiefe der Gänge und ihre Sinuositäten entdeckt.

c) Jodlocalbäder.

Man bereitet ein solches Bad, indem man in ein hölzernes Gefäfs, oder in einem sogenannten Bunzlauer Topfe die nöthige Menge warmen Wassers giefst, und so viel von folgender Mischung hinzusetzt, bis die Flüssigkeit eine ziemlich gesättigte gelbe Farbe angenommen hat.

320.

℞ *Jod.* ℥β.
Kal. hydrojod. ℥j.
Aq destillat. ℥vj.
M. d. in vitro epistomate vitreo clauso.

d) Jodbäder.

Für Kinder.

330.

℞ *Jod.* ℈ij.-iiβ.-iij.-iv.
Kal. hydrojod. ℈iv.-v.-vj.-viij.
Aq. destillat. ℥vj.

Man kann zu einem Bade von mittlerer Stärke auf 1 Quart Wasser 1 Gr. Jod und 2 Gr. Jodkalium rechnen. Diese Bäder, in einer hölzernen Wanne bereitet, werden wöchentlich 2-3 Mal wiederholt bei einer Wärme von 28-30 Grad; sie sind aber sehr theuer und deshalb selten anwendbar. Man sucht sie durch Schwefel- oder Kochsalzbäder zu ersetzen.

Was nun die näheren Indicationen für den Gebrauch der Jodine betrifft, so galt es immer als unumstöfsliche Regel, dafs sie nur da passe, wo die Scrophulosis den Character der Unthätigkeit und Verschleimung hat, und dafs sie nur bei den völlig unschmerzhaften, chronisch verlaufenden, nicht mit den mindesten Fieberbewegungen verbundenen Scropheln angewendet werden dürfe. Allein Lugol und nach ihm Kurtz wollen, auf ihre Erfahrungen gestützt, keine der üblichen Contraindicationen als gültig anerkennen, und den Gebrauch der Jodine nicht in so enge Grenzen bannen; weder Plethora noch erhöhte Nervenreizbarkeit, weder Schwäche der Digestionsorgane, weder Husten noch Schnupfen, weder organische Fehler der Lungen, noch Marasmus und Magerkeit, ja selbst das letzte Stadium der Colliquation sollen nach den genannten Aerzten als Contraindicationen gelten können. „So wichtig es sonst sein mag, sagt Kurtz *loco citato*, von der Scrophelsucht eine erethische und torpide zu unterscheiden — für die Jodine entscheidet dieses wenig oder gar nichts. Allein nur *modo Lugoliano* liefert sie diese günstigen Resultaten. Denn nur so gebraucht, berührt sie blofs die vegetative Seite aller Systeme und Organe und vollendet, diese umgestaltend, ruhig fortschreitend ihr grofses Werk, während sie, nach Coindet dargereicht, gar oft das Vegetative kaum berührend oder völlig vernichtend, sogleich mit Ungestüm in die sensible und irritable Sphäre des Blut- und Nervensystems stürzt, und dort, und von da aus, alle jene Verheerungen anrichtet, die tausendfach klagend wiederholt, bis jetzt aber nie richtig gedeutet wurden."

Gegen diese unbegränzte Empfehlung erinnert jedoch der erfahrene Barez, dafs, obschon er bis jetzt keine besondere Nachtheile von dem zweckmäfsigen Gebrauche der Jodine gesehen, doch das rasche Uebergehen der verhärteten Drüsen in Eiterung eine gleiche Metamorphose der in den Lungen und dem Mesenterium befindlichen Tuberkeln befürchten lasse. Namentlich räth er, auf grofse Blässe des Gesichts zu achten, da dieses ein Zeichen von Congestion nach inneren Organen sei.

Der innere und äufsere Jodgebrauch mufs stets vereint ausgeführt werden. Pausen der Cur werden zuweilen nöthig, wenn alte Uebel zu rasch heilen und Metastasen drohen, wenn die Heilung gut beginnt und dann plötzlich stockt etc. In Bezug auf Diät verordnet Lugol kräftige und leichte Nahrung, Aufenthalt im Freien und tägliche Bewegung, selbst bei Knochenleiden im Hüft- und Kniegelenke. Theorie und Praxis haben ihn zu der Ueberzeugung gebracht, dafs bei den auf angeborener Schwäche beruhenden Scropheln Ruhe und langes Hüten desselben Lagers, trotz der Einwendungen der Chirurgen, im einzelnen Falle das Allernachtheiligste ist. Im Durchschnitte dauert eine Cur ein halbes Jahr.

Die vorzüglichsten neueren Beobachtungen anderer Aerzte über die Wirkung der Jodine sind folgende: Jos. Fortmayr (Dissertatio de Jodio 1827) bezeichnet die Jodine als sehr wirksam gegen Scropheln und krankhafte Affectionen der drüsigen Gebilde. Sundelin (Horn's Archiv) lobt sie namentlich bei scrophulösen Pusteln und Geschwüren, und bemerkte in Folge ihrer Anwendung vermehrte Urinabsonderung. Wutzer (Abhandlungen und Beobachtnngen der ärztlichen Gesellschaft zu Münster) nennt das Jod ein sehr kräftiges Mittel, welches oft noch Hülfe bringe, wo alle anderen Mittel ihren Dienst versagten; bei entzündlichen Zuständen und Congestionen soll es nachtheilig wirken. Gassaud (Revue médicale française 1830) heilte mit ihr den scrophulösen Dickbauch der Kinder. Sein Verfahren ist folgendes: Wenn neben der Härte und Aufgetriebenheit des Unterleibes noch Empfindlichkeit desselben und ein gereizter fieberhafter Zustand zu bemerken war; so setzte er, manchmal wiederholt, 4-8 Blutegel in der Nabelgegend, oder wo die hervorragendsten Drüsen zu fühlen waren. Dann bedeckte er den Unterleib mit einem sehr grofsen Cataplasma, und reichte dabei innerlich blofs ein schleimiges Getränk mit etwas Pomeranzensyrup, und liefs die strengste Diät beobachten. War der Reizungszustand vollkommen gehoben, so liefs er *Tinctura*

Jodinae zu 20-60 gutt. auf den Unterleib einreiben, und verband damit warme Bäder, leichte nährende Diät und bei Verstopfung Clystire. F. J. Barthel verordnete von der *Tinct. Jod.* ℈β.-ʒβ. in ℥j.-ij. Wasser 2-3 Mal täglich einen Theelöffel. Lemasson (Journ. hebdomadaire de Médecine 1831) empfiehlt gegen schmerzhafte, scrophulöse Geschwülste und Knoten folgende Salbe:

331.
℞ *Jod.* gr. xv.
Kal. hydrojod. ʒj.
Laud. liquid. Sydenh. ʒij.
Axung. porc. q. s. ut f. Ungt.

Zu Bähungen und Umschlägen bei hartnäckigen scrophulösen Geschwüren verordnet er folgendes:

332.
℞ *Jod.* ʒij.
Kal. hydrojod ℥β.
Aq. destillat. ℥ij.

Innerlich giebt er:

333.
℞ *Jod.* ℈j.
Kal. hydrojod. ℈ij.
Aq. destillat. ℥j.
conter. *Jod.* et *Kal. hydrojod.* in mortario vitreo, sensim *Aq. destill.* addendo.
S. 3 Mal täglich 4 Tropfen in ½ Glase Zuckerwasser.

Baudelocque hat von 57 Scrophelkranken nur 15 mit der Jodine geheilt; sie macht nach ihm Abmagerung. Er giebt sie nur 3-5 Wochen lang, setzt dann aus, giebt Kräuterbouillon und Purganzen dazwischen, und kehrt nun wieder zum Gebrauche der Jodine zurück. Gegen Caries und Knochenkrankheiten (was auch Lugol bestätigt), so wie gegen Hautkrankheiten leistet sie nichts. — Aufser den Scropheln hat man die Jodine noch neuerlich auch in einigen anderen Krankheitsformen des kindlichen Alters innerlich wie äufserlich benutzt. Es gehört dahin namentlich der *Hydrocephalus acutus* und *chronicus.* Jahn (Mediz. Conversationsblatt 1832. No. 25) leistete die Jodine mehr als alle andere Mittel beim *Hydrocephalus internus* nach dem entzündlichen Zeitraume. Er gab das Mittel in folgender Form:

334.
℞ *Jodinae* gr. 1/12.
Calomelan.
Herb. Digital. āā gr. β-ij.
Sacchar. alb. ℈j.
M. f. Pulv. dent. tal. dos. No. xij.
S. Alle 3 Stunden 1 Pulver.

Eben so ziehen Evanson und Maunsell (l. c.) im acuten und chronischen Hydrocephalus, und selbst im 2ten Stadium der acuten Varietät den Gebrauch der Jodine bei weitem dem des Mercurs vor, und haben in manchen Fällen aufserordentlichen Nutzen davon gesehen. Soll aber die Jodine sich wirksam erweisen, so mufs sie auf kräftige Weise, sowohl innerlich wie äufserlich angewendet werden. Die Verbindung der Jodine mit dem Mercur als Protojoduret scheint namentlich sehr vortheilhaft zu wirken. — Bei *Angina parotidea* rühmt Neumann (Specielle Pathologie und Therapie. Berlin, 1830) den äufserlichen Gebrauch der Jodine als sehr hülfreich. Er gab in der von ihm beobachteten Epidemie sogleich ein Brechmittel, und liefs die Geschwulst mit einem Pflaster aus 8 Theilen *Ungt. mercuriale* mit 1 Theile *Kali hydrojodicum* bedecken. Bei dieser Behandlung erfolgte niemals eine Metastase, sondern die Kranken waren nach 3, höchstens 4 Tagen völlig hergestellt. N. schreibt den glücklichen Erfolg dieses Verfahrens einer erythematösen Eruption zu, welche 1-2 Tage nach Application des Pflasters entstand und erst nach 8-12 Tagen ganz verschwunden war. — Zur Verhütung der Ausschwitzung beim Croup empfielt Löwenhard die Einreibung einer Salbe aus 10-12 Gr. *Kali hydrojodicum* mit ℥ij. Fett in die vordere Halsgegend.

Kali aceticum. Terra foliata tartari. Essigsaures Kali. — _Liquor Kali acetici._ Auflösung von essigsaurem Kali (1 *Kal. acetic.* auf 2 Wasser). Das essigsaure Kali und seine Aufllösung in Wasser ist ein äufserst mildes und wohlschmeckendes Neutralsalz, das mit Nutzen in allen entzündlichen Krankheitsformen, wo besonders die Beförderung der Diurese, zu welcher das Mittel in naher Beziehung steht, während es geringere Wirkung auf die Catharsis äufsert, wünschenswerth erscheint, angewendet wird. Es dient daher als Haupt- und Unterstützungsmittel bei allen Krankheiten, wo die Intensität der krankhaften Thätigkeit im Gefäfssystem herabgestimmt und die Resorption und anderweitige Excretion der ausgetretenen Flüssigkeiten bewirkt werden soll, also bei allen Arten von entzündlichen Fiebern, entzündlichen Wassersuchten, besonders solchen, die als Product einer vorhergegangenen Entzündung auftreten, wie Hydrocephalus, Anasarca nach Scharlach etc. Hier passen besonders die Verbindung mit Digitalis, und der alternirende Gebrauch mit Calomel. Aufserdem besitzt das Mittel aber auch noch trefflich auflösende Eigenschaften, und wird in Verbindung mit anderen passenden Mitteln mit grossem Nutzen bei Stockungen, Anhäufungen, Anschwellungen der drüsigten Gebilde im Unterleibe angewendet. Sollen diese Mittel, wie überhaupt Abführmittel, aber in den Assimilationsprozefs eingehen und eine tiefgehende Wirkung in dem Körper her vorbringen; so mufs man sie nicht in starker Gabe und *Scopo purgandi* anwenden, weil sonst ihre Wirksamkeit nur eine oberflächliche, sich schnell im Product erschöpfende wird, und leicht durch der anhaltenden Verlust von Säften grofse Nachtheile für die gesammte Lebensöconomie, die sie eben aufrichten sollen, mit sich führen. Man regulire die Gabe so, dafs die Leibesöffnung nach dem nothwendigen Bedürfnifs der Natur in Ordnung gehalten werde, so lange die letzte für sich noch nicht im Stande ist, diese nothwendige Function ohne Unterstützung zu unterhalten. Nur auf diese Art angewendet, werden sie zu wirklich lösenden Arzneien, und können so die Heilung tief wurzelnder Krankheiten herbeiführen.

Dosis und Darreichungsform. Man giebt das *Kali aceticum* zu 5-15 Gr., oder die officinelle Auflösung, den *Liquor Kali acetici*, zu ℈j.-ʒj. in Mixturen, je nach den Umständen mit abführenden Mitteln (s. *Infus. Senn. comp.*), besonders aber mit auflösenden, *Extr. Graminis*, *Taraxaci* (s. diese), auch mit *Tinct. Rhei* etc. in Verbindung.

335.

℞ *Syr. Althaeae* ℥j.
Tinct. Rhei aquos.
Liq. Kali acetic. āā ʒij.
MDS. Stündlich 2 Theelöffel. (Bei *Hydrocephalus chronicus.*) Wendt.

336.

℞ *Liq. Kal. acetic.*
Syr. Mannat. āā ℥j.
Aq. destillat. ℥ij.
MDS. 2stündlich einen Kinderlöffel. (Alternatim mit Calomel. Bei der hitzigen Hirnwassersucht. Für Kinder von 1-3 Jahren.)
Wendt.

337.

℞ *Liq. Kal. acetic.* ℥β.
Aq. Petroselin. ℥iβ.
Sacchar. alb. ʒij.
MDS. 3-4 Mal 1 Kinderlöffel.

338.

℞ *Extr. Gramin.*
Liq. Kal. acetic. āā ℥ij.
Tinct. Rhei aquos. ʒj.
Aq. Foenicul. ℥ij.
MDS. Stündl. 1 Kinderlöffel.

339.

℞ *Liq. Kal. acetic.*
Syr. Cichor. āā ℥j.
Extr. Gramin. ʒiij.
Vin. stibiat. ʒij.
Sapon. stibiat. ʒj.
MDS. 2stündlich 1-2 Theelöffel. (Eine zwar unchemische, doch bei gastrischen Zuständen rhachitischer Kinder zu empfehlende Formel. Wendt.)
Schäffer.

340.

℞ *Extr. Gramin.* ℥iβ.
— *Tarax.* ʒij.
Liq. Kal. acetic. ℥β.
Tinct. Rhei aquos. ʒvj.
Syr. Rhei ℥j.
MDS. Kleinen Kindern bis zum Jahre täglich 2 Mal 1 Theelöffel, bis zum 3-5 Jahre 3-4 Theelöffel und älteren 4 Mal täglich einen ½ Efslöffel.

341.

℞ *Liq. Kal. acetic.*
Tinct. Rhei aquos. āā ℥β.
Extr. Gramin. liquid. ℥iβ.
MDS. 2stündlich 1 grofsen Theelöffel. Für ein Kind von 2 Jahren.

Kali carbonicum acidulum. Saures kohlensaures Kali und *Kali carbonicum e tartaro s. subcarbonicum.* Kohlensaures Kali Diese beiden Präparaten wirken auf dieselbe Weise wie die Kalien überhaupt, d. h. sie vermögen einen überwiegenden plastischen Stoff und Abweichungen des bildenden Lebens kräftig zu bekämpfen, eine Wirkungsart, für die sich natürlich der kindliche Organismus, wo die genannten Störungen am häufigsten vorkommen, vorzüglich eignet. Der Unterschied beider Präparaten besteht darin, dafs das erstere vom Magen besser vertragen wird, längere Zeit gebraucht, und auch zur Entbindung von Kohlensäure als Brausemischung benutzt werden kann. Dagegen spricht sich in dem letzteren die reine Kaliwirkung deutlicher aus, und allenthalben, wo es um diese zu thun ist, wird man dasselbe daher vorzugsweise in Gebrauch ziehen.

Man hat das *Kali carbonicum* empfohlen:

1) Bei Entzündungen, namentlich Croup. Hellwag hält es hier für das passendste Auflösungsmittel der in dieser Krankheit sich bildenden Crouphaut, in der er freie Säure entdeckt haben will. Mehrere andere Aerzte, Voos, Dorfmüller, Eggert (dieser nennt es specifisch im Croup) und auch Hufeland haben sich zu Gunsten des Mittels erklärt; der letztere sah nicht blofs beim Croup, sondern auch bei, mit grofser Gerinnbarkeit der Lymphe verbundenen Pneumonieen auffallenden Nutzen davon. Es verstärkt nach Hufeland die Wirksamkeit des Calomels, macht sehr starke Gaben desselben unnöthig, soll jedoch nicht, wie Hellwag will, die örtliche Blutentziehung entbehrlich machen. Da in den meisten Fällen seiner Anwendung immer noch andere kräftige Mittel, Blutegel, Calomel, *Sulphur aurat. antimonii* nebenbei in Gebrauch gezogen worden, so stellt sich die Wirksamkeit des *Kali carbonicum* in den genannten Krankheiten nicht recht klar heraus, und es möchte daher gerathen sein, in der so schnell tödtlichen Krankheit dem specifischem (?) Mittel nicht allzuviel zu vertrauen, sondern, falls man zeitig genug dazu kommt, lieber den Entzündungsprozefs kräftig zu bekämpfen, als das durch dessen Vernachlässigung zu Stande kommende Product aufzulösen; als Unterstützungsmittel könnte es jedoch immer im Gebrauch gezogen werden.

2) Gegen Säure, weil es mit dieser abführende Verbindungen eingeht. Rosenstein empfiehlt eine Auflösung des *Kali carbonicum* in ℔. j. Wasser und giebt davon 20-100 Tropfen nach Verschiedenheit des Alters täglich 3-4 Mal in einem Glase Wasser. Allein auch hier bleibt es nur immer Palliativmittel und vermag nicht die, jener sauren Beschaffenheit zum Grunde liegenden Bedingungen zu heben, was wohl nur durch Regulirung der Diät und ernsten Gebrauch stärkender, die Atonie des Magens und Darmcanals beseitigender Mittel erzielt werden kann.

3) Gegen Scropheln. Die Anwendung des *Kali carbonicum*, wie der Alkalien überhaupt, beruht mehr auf chemische Versuche als clinische Beobachtungen. Es wird zuerst von Levret empfohlen, der darin ein mächtiges Auflösungsmittel der Lymphe, und demzufolge auch ein sehr wirksames Heilmittel gegen die Scropheln gefunden zu haben glaubte. Einen sehr grofsen Ruf erwarb sich das Mittel von Peyriche, welches aus Folgendem bestand:

342.
℞ *Sal. tartar. depur.*
Extr. Gentian. ūā ʒj.
Spirit. Vin. ℥xxx.
Diger. per 24 hor.
S. 3 Mal täglich einen Efslöffel voll.

Die Alkalien sind besonders bei Verschleimungen, gesammten Aussonderungen, zumal des Harnes, bei sehr harten Drüsenverstopfungen im Unterleibe, bei Säure, Heifshunger, namentlich aber bei krankhaftem Zustande des Knochensystems empfohlen worden. Baudelocque wandte indessen bei 4 Kindern, die an Caries litten, das *Kali carbonicum* 2 Monate lang an, sah aber davon weder eine Besserung des allgemeinen Zustandes, noch des örtlichen Leidens. — Mehr Nutzen leistet der äusserliche Gebrauch des *Kali carbonicum*, das zu Waschungen, allgemeinen und örtlichen Bädern und Injectionen verwendet, einen sehr vortheilhaften Einflufs auf Geschwüre, Fisteln und Caries scrophulösen Ursprungs äufsert. Boyer und Baudelocque sahen sehr günstige Resultate von seiner äufseren Anwendung.

4) Gegen Krämpfe. Seine die Säure bindende, neutralisirende Kraft mufs wohl bei der antispasmodischen Wirkung des Mittels in den Krampfformen des kindlichen Alters vorzüglich in Betracht kommen, da, wie bekannt, so häufig krampfhafte Erscheinungen bei Kindern durch Anwesenheit von Säure in den ersten Wegen bedingt und unterhalten werden. Michälis ist hier sein vorzüglichster Lobredner, auch Fleisch und Schäffer bestätigen seinen Nutzen. Es wird in diesen Fällen gewöhnlich als *Liquor Kali carbonici* gebraucht. S. diesen Artikel. Zu erwähnen sind hier besonders noch die Saturationen des *Kali carbonicum* mit *Succus Citri*, *Acetum Vini* und *Acetum Squillae*.

1) Mit Citronensäure und Weinessig (auf ʒj. *Kali carbonic.* ℥ij.-iij. vom *Succ. Citr.* und ℥ij. vom *Acet. Vini*). Die Saturation des milden Kali's mit Citronensäure ist, wie Wendt sich darüber ausspricht, für die Einwirkung auf den Darmcanal als Eccoproticum zu gelinde, eignet sich aber als kühlendes, gelind ableitendes Mittel, für die Zufälle einer grofsen Aufregung in der Function des Gefäfssystems bei Entzündung im Allgemeinen, besonders aber, wenn der Magen, auf den es vorzugsweise freundlich wirkt, mit ergriffen ist, und sich gastrische Compli-

cation zu bilden beginnt. Auch wirkt es durch eben diese freundliche Beziehung zu den Digestionsorganen wohlthätig bei Aufregungen des Gefäfs- und Nervensystems, die durch Ursachen bedingt werden, welche sich nicht sogleich entfernen lassen, wie z. B. bei Zahn- und Wurmreiz und daraus entstehenden Krämpfen, wo man die Saturation zweckmäfsig mit anderen calmirenden Mitteln, z. B. *Aq. amygdalarum amararum* verbinden kann. Auch thut man in solchen Fällen wohl für andere, mehr reizende Arzneien, z. B. wurmtreibende, um ihren Reiz zu mildern, eine Saturation als Menstruum zu wählen.

2) Mit *Acetum Squillae* (℥iij. auf ʒj. *Kal. carb.*). Diese Saturation wird vorzüglich bei chronischer Wassersucht, die sich nach Scharlach gewöhnlich als *Hydrops Anasarca* darstellt, angewandt. Sie wird jedoch nach Wendt selten vertragen und wirkt gewöhnlich als Emeticum, weshalb er die Verbindung mit einem gewürzhaft bitteren Mittel (s. *Rad. Helenii*) anräth. Zu bemerken ist noch, dafs man bei dieser Darreichungsform des *Kali carboninum* immer die Quantität des Squillaessigs zu bestimmen hat, weil der kleine Kranke sonst leicht eine zu grofse Menge dieses differenten Mittels erhalten würde.

Dosis und Darreichungsform. Innerlich: Man giebt das *Kali subcarbonicum* zu 1-2-5 Gr., mehrmals täglich am besten in Emulsion oder einer schleimigen Abkochung. Das beste Corrigens ist das Bier, das man auch gegen den widrigen Nachgeschmack nachtrinken lassen kann. Bei Krampfkrankheiten werden gröfsere Gaben in kürzeren Zwischenräumen erfordert; bei Scropheln pafst die Verbindung mit Rhabarberinis.

Aeufserlich: Zu Bädern, wozu man sich des *Kali carbonicum crudum* bedienen kann; man nimmt auf ein Bad ℥β.-ij. *Kali carbonic.*, und läfst den Kranken etwa ¼ Stunde darin.

343.

℞ *Aq. Foenicul.* ℥vij.
Kal. carbonic. ℈ij.
Extr. Seneg. ℈j.
Syr. Seneg. ℥j.
MDS. Stündlich ½ Efslöffel voll. Alternatium mit Calomel beim Croup. (Für ein 7jähriges Kind.)

Hellwag.

344.

℞ *Kal. carb.* gr. v.-x.-℈j.
Mucil. Gumm. arabic. ʒj.
Vitell. Ovor. No. ij.
Aq. font. ℥iij.
Syr. commun. ℥j.
M. f. l. a. Emuls.
S. 2stündlich ½-1 Efslöffel. (Für ein Kind von 1-3-6 Jahren.)

345.

℞ *Kal. carbonic.* ʒβ.
Aq. destillat. ℥iβ.
Solv.
S. Täglich 10-40 Tropfen. (Gegen Convulsionen der Kinder.)

Hamilton.

346.

℞ *Rad. Rhei* ʒj.-ij.
Diger. per hor. c. *Aq. fervid.* ℥v., in Colat. solve

Kal carb. e tartaro ℈β.-j.
Syr. cort. aurant. ℥β.
MDS. 3stündlich nach dem Alter ½-1 Efslöffel.

347.

℞ *Aq. flor. Tiliae* ℥iij.
Ol. amydal. dulc. rec. expr. ℥β.
Gumm. arabic. ʒiij.
f. l. a. Emuls. in qua solve
Kal. carbonic. ℈j.
Syr. Althaeae ℥β.
MDS. Stündlich bis ½stündlich 1 Theelöffel. (Bei Säure und daher entstehenden Krämpfen kleiner Kinder.)

Richter.

Saturationen.

348.

℞ *Succ. Citr. rec. parat.* ℥β.
satura
Kal. carbonic.
Aq. destillat. ℥ij.
Syr. Althaeae ℥β.
MDS. Stündlich 1 Kinderlöffel. (Für einen Säugling.)

349.

℞ *Succ. Citr. rec. expr.* ℥j.
satura
Kal. carbonic.
adde
Aq. destlilat. ℥iv.
— *amygdal. amar.* ʒβ.-j.
Syr. flor. aur. ℥β.
MDS. Stündlich 1 Efslöffel. (Bei fieberhaften Bewegungen durch Wurmreiz Für ein Kind von 3-4 Jahren.)

Wendt.

350.

℞ *Kal. carb.* ʒj.
Succ. Citr. q. s. ad perf. satur.
Vin. stibiat. ʒj.
Aq. flor. Tiliae ℥ij.
Syr. Violar. ʒvj.
MDS. 1½stündlich 1 Kinderlöffel. (Beim Reizfieber für ein Kind von 3-5 Jahren.)

Vogt.

351.

℞ *Kal. carbonic.* ʒj.
Acet. Vin. q. s. ad satur.
Tinct. Rhei vinos. ℥j.
Syr. cort. aur. ℥β.
MDS. Täglich einige Mal einen Kinderlöffel voll. (Bei Scropheln für ein zweijähriges Kind.)

352.

℞ *Kal. carbonic.* ʒij.
Succ. Citr. q. s. ad. perf. satur.
Tinct. Rhei aquos. ℥iβ.
Syr. Mannat. ℥iβ.
MDS. 2stündlich kleinen Kindern 1-2, gröfseren 3 Theelöffeln. (Bei gastrischen Zuständen der Kinder.)

353.

℞ *Acet. squill.* ℥j.
Kali carb. q. s. ad saturationem
Aq. Petroselin. ℥v.
Elaeos. Juniper. ʒij.
MDS. Zweistündlich ½-1 Efslöffel.

Kali causticum siccum. **Aetzkali.** Das Aetzkali, das in concentrirter Auflösung oder in fester Form höchst giftig auf den Organismus wirkt, indem es die berührten Organe geradezu chemisch zerstört, auflöst und in brandige, feuchte Verderbnifs überführt, kann in verdünnter Form und mit der gehörigen Vorsicht auch zu bestimmten Heilzwecken innerlich angewandt werden. Es wirkt verflüssigend und auflösend, erregt die Lymphgefäfse wie die Lymphdrüsen, und dient daher zur Schmelzung der Infarcten im Saugader- oder Venensystem. Gegen die Scropheln haben Brandish und Fare (die Natur der Scrophelkrankheit; aus dem Englischen von Becker 1820) das Aetzkali empfohlen; sie liefsen ℥ij. davon in ℔. j. destillirtem Wasser auflösen, und gaben Kindern von 4-6 Jahren von dieser Auflösung ʒβ.-j. (etwa 5-10 Tropfen) Kindern, von 6-8 Jahren, ʒj.-iβ. (10-15 Tropfen) in einem schleimigen Vehikel 2 Mal täglich. Mesnard, Dzondi, Wetz, Hoffmann bestätigen die ausgezeichnete Heilkraft des Mittels gegen dieses Uebel. Dzondi giebt von einer Auflösung von ʒj. in ℥j. destillirten Wassers zarten Kindern tropfenweise, 4-8jährigen anfangs ℈j., dann alle 3-4 Tage ℈j. mehr bis zu ʒij. ja, selbst ℥β., 8-15jährigen anfangs ʒβ., dann alle 3-4 Tage ʒβ. mehr bis zu ʒiij. und selbst ʒvj.; alle diese Gaben vor dem Einnehmen so verdünnt, dafs sie durchaus keine brennende Empfindung auf der Zunge erregen. Oft reichen 1-2, oft erst 4-6 Wochen zur Vollendung der Cur hin. Wetz (Hufeland's Journal Bd. 58) gab die unten näher angegebene Mischung. Kopp (Denkwürdigkeiten. S. 228) verordnete einem 5jährigen Knaben, der scrophulöse Gelenkgeschwüre und Knochenauftreibungen hatte, *Liquor Kali caustic.* (Pharm. boruss.), *Aq. Cinnamom.* āā ℥j. MS. Früh und Abends 2 Theelöffel zu geben. Nebenbei liefs er nach Fare's Vorschrift Mercurialeinreibungen gebrauchen, und stellte den Kranken vollkommen her. Besonders ist es die torpide Form der Scropeln mit hervorstechender Vollsaftigkeit, welche sich für den Gebrauch des Aetzkali's eignet.

Dosis und Darreichungsform. Innerlich: Man giebt das Aetzkali zu $\frac{1}{4}$-$\frac{1}{3}$-$\frac{1}{2}$ Gr. (wenn man nicht zu den von Dzondi angegebenen, sehr grofsen Gaben greifen will) aufgelöst in reichlichem und schleimigem Vehikel.

Aeufserlich dient das *Kali causticum siccum* zu örtchen Bädern (wo der leidende Theil ihre Anwendung zulässig macht) bei scroghulösen Geschwüren, etwa ʒβ. auf 1 Quart Wasser, man lasse den Theil einige Minuten darin; zum Verbande torpider Geschwüre, ℈i.-ʒβ. auf ℥vj.-viij. (Rust Helcologie Bd. 2. S. 161); zu allgemeinen Bädern (zu denen man den wohlfeilen *Liquor Kali caustici* (vergl. den Artikel) benutzen kann), etwa ʒij.-℥β. auf ein Bad.

354.

℞ *Kal. caustic. sicci* ℈β.
Aq. flor. aurant. ℥j.
MDS. Kindern von 2-3 Jahren 4 Mal täglich 8-12 Tropfen, 4-5jährigen 15 und noch älteren 20 Tropfen eben so oft in Fleischbrühe zu geben.

355.
℞ *Kal. caustic.* ʒß.
Aq. destillat. ℥vj.
MS. Zu Umschlägen. (Bei scrophulösen Geschwüren.)
Cerutti.

356.
℞ *Kal. caustic.* ℈j.
Aq. destillat. ℥viij.
Extr. Chamomill.
Extr. Cicut.
Tinct. Opii āā ʒij.
MDS. Zum Verband.
Rust.

Kali hydrojodicum; s. den Artikel Jodum.

Kali nitricum depuratum. Salpeter. Die kräftige antiphlogistische Wirkung des Salpeters ist bekannt; unter allen Salzen vermag er am stärksten die wild aufgeregte Thätigkeit des Gefäfssystems zu brechen und herabzustimmen. Zu gleicher Zeit aber (und die eben berührte Wirkung möchte wohl mit dieser eng zusammenhängen, ja vielleicht ganz aus ihr resultiren) setzt er den assimilativen Prozefs durchgreifend herunter, und wirkt besonders für die Thätigkeit des Magens bei zarten, sehr sensiblen Individuen als ein äufserst feindliches Mittel. Aus diesem Grunde verwirft auch Wendt seinen allgemeinen Gebrauch bei zarten Kindern, und verweist in den gewöhnlichen Fällen auf die milderen Neutralsalze. Berends widerräth seinen Gebrauch bei acuten Exanthemen, deren Ausbruch er durch Schwächung der peripherischen Gefäfsthätigkeit erschweren soll; auch vertragen junge Kinder ihn selten gut. Andere Aerzte, wie z. B. Henke, Jörg, gebrauchen ihn auch bei Kindern in denselben Krankheiten, in denen er bei Erwachsenen indicirt ist; der letztere rühmt ihn besonders im *Hydrocephalus acutus* als ein kräftig vom Kopfe ableitendes Mittel, und giebt ihn hier mit Rheum oder Jalappa tosta verbunden in Pulver oder auch in Emulsion. Auch läfst er 3-6-8-10 Gr. nach Verschiedenheit des Alters in ℔. j. Wasser auflösen, und giebt dieses als Getränk beim beginnenden Croup. Zweckmässiger wäre wohl, statt jener bei Entzündung weniger passenden Mischungen, eine Verbindung des Calomels mit Salperter. Ferner dient noch das langsame Verschlucken eines Lecksaftes mit Salpeter bei anginöser Affection des Halses und der Tonsillen, besonders beim Scharlach.

Dosis und Darreichungsform. Innerlich: Man giebt den Salpeter zu 2-5 Gr. in Pulver (mit Calomel, Rheum, Jalappa verbunden), Auflösung (etwa ℈j.-℈ij. auf ℥iij.-iv. Wasser, kinder- und efslöffelweise, zweckmäfsig mit anderen Salzen, z. B. *Kali tartaricum*, s. dort; abführenden Mitteln, Manna, s. dort; diaphoretischen, *Liquor Ammon. acet. Vin. stibia-*

tum etc.), Emulsionen (besonders bei schwachem Magen und Hustenreiz).

Aeufserlich bedient man sich der Auflösung des Salpeters (etwa ʒj.-ij. auf 1 ℔. Wasser) mit Honig und Essig als Gurgelwasser bei entzündlicher Bräune. Ein zweckmäfsiges Gargarisma in solchen Fällen ist folgendes: Man löfst ʒij. Salpeter in ungefähr 4-5 Tassen heifsen Fliederthee auf, setzt 4 Efslöffel Weinessig und 2 Efslöffel Honig hinzu, und läfst damit gurgeln. Devees empfiehlt bei Mandelbräune der Kinder, gleiche Theile Salpeter und Zucker auf der Zunge schmelzen und über die entzündeten Theile hinfliefsen zu lassen. Als kälteerregendes Mittel dient eine Mischung aus Salpeter und Salmiac (1 auf 3) Essig und Wasser (1 und 2).

357.

℞ *Kal. nitric.* ℈ij.
Extr. Hyoscyam. gr. iij.
Aq. Foenicul. ℥iβ.
Syr. Althaeae ℥j.
MDS. 2stündlich 1 Theelöffel. (Bei Brustentzündung eines 1jährigen Kindes.)

358.

℞ *Kal. nitric.* ℈j.-℈ij.
Aq. flor. Sambuc. ℥iv.
Syr. rub. Idaei ℥j.
MDS. 2stündlich 1 Kinder- bis Efslöffel voll. (Für Kinder von 2-5 Jahren.)

Henke.

359.

℞ *Amygd. dulc. excort.* ℥β.
f. c. q. s. *Aq. flor. Sambuc.* l. a. Emuls. cui adde
Nitr. depurat. ℈j.-ij.
Syr. emulsiv. ℥β.
MDS. 2stündlich einen Kinder- bis Efslöffel.

Henke.

360.

℞ *Calomelan.* gr. ij.
Nitr. depur. gr. v.
Rad. Glycyrrhizae glab. ℈β.
M. f. pulv. dent. tal. dos. No. viij.
S. Gröfseren Kindern (6-10 Jahren) alle 2 Stunden eins. kleineren ½.

Fischer.

361.

℞ *Kal. nitric.* ℈ij.
Aq. flor. Sambuc. ℥iij.
Spirit. Minderer.
Syr. Althaeae āā ʒvj.
Vin. stibiat. ʒβ.
MDS. Stündlich 1 Efslöffel. (Bei entzündlich catarrhalischem Husten eines 6-8jährigen Kindes.)

362.

℞ *Mucil. sem. Cydonior.* ℥ij.
Kal. nitr. ʒj.
Oxymell. simp. ℥iβ.
MDS. Theelöffelweise langsam zu verschlucken. (Bei Angina.)

Fischer.

263.

℞ *Kal. nitric.* ʒj.
solve in
Decoct. Hordei ℥viij.
Syr. Moror. ℥j.
MDS. Zum Gurgeln.

Wendt.

Kali sulphuratum. Hepar sulphuris. **Schwefelkali. Schwefelleber.** Die Schwefelleber, in der sich die Wirkung des Schwefels mit der der Alkalien vereint, wirkt durchgreifend auf den assimilativen Prozefs und die organische Cohäsion, besonders im Gebiete des lymphatischen und Drüsensystems. Sie erregt weniger als der Schwefel das irritable und Gefäfssystem, soll sogar die Thätigkeit des letzteren heruntersetzen, und wird in Folge dessen gegen plastische Entzündungen gerühmt und mit Calomel verglichen. Sie wurde zuerst von einem der Mitbewerber (Double) um den von Napoleon ausgesetzten Preis als specifisches Mittel gegen den Croup empfohlen. Später ward besonders Senf ihr eifriger Vertheidiger und will 27 Fälle von ausgebildetem Croup ohne alle Blutentziehung ganz allein mit ihr geheilt haben. Andere Aerzte indessen fanden diese so gepriesene Wirkung keinesweges bestätigt, und es scheinen die von Senf angeführten Fälle wohl mehr ungewöhnlich heftiger catarrhalischer Husten, als wahrer Croup gewesen zu sein (Horn's Archiv für mediz. Erfahrung 1815). In neuerer Zeit empfiehlt Hecker (Mediz. Zeitung v. Verein für Heilk. 26.) die Schwefelleber als passend im Croup, weil derselbe auf unterdrückter Respiration beruhen soll, und das Exsudat in der Luftröhre nur ein krankhafter Reflex des Uebels sei. Fritze (Hufeland's Journ. 70.) gab mit Erfolg die unten (℞ 365.) angegebene Mischung, und liefs zugleich *Ungt. mercuriale* und *Liniment. volat.* āā ½ Theelöffel einreiben. Eben so will Stiebel ½jähriges, an heftigem Cronp leidendes Kind durch die Schwefelleber (℞ 364.) gerettet haben. Allein unbeschadet dieser Erfahrungen dürfte sie im Croup wohl nie das Calomel ersetzen können; wohl aber könnte sie, vermöge ihrer allerdings verflüssigenden, der Plasticität des Blutes und der Neigung zum Gerinnen der Lymphe entgegenarbeitenden Wirkung da passen, wo das Uebel unter mehr catarrhalischer Form vorkömmt, mehr chronisch verläuft, und nur starke, zähe Schleimbildung, nicht aber eigentliche Membranbildung stattfindet (Richter). Dasselbe gilt vom Keuchhusten, wo sie auch nur da hülfreich wirkt, wenn die Respirationsorgane in einem späteren Zeitraume mit einem zähen Schleime überfüllt sind. Ueberdies ist die Schwefelleber ein ekelhaftes Mittel, das die Verdauungsorgane leicht sehr nachtheilig afficirt, und nach dem Urtheile einiger Practiker (Gölis, Naumann, Guersent) wohl auch Schlund- und Magenentzündung veranlassen kann.

Dosis und Darreichungsform. Innerlich: Nach Senf soll man das *Kali sulphurat.* 1-2jährigen Kindern zu 1-1½ Gr., älteren zu 2-4 Gr. alle 2 Stunden, in Wasser aufgelöst mit einem Syrup vermischt, oder in Pillen mit *Succus liquiritiae* geben. Pfaff räth ʒj. *Kali sulphur.* in ℥β. *Aq. rosarum* oder *Menth. piperitae* aufzulösen und nachher die Lö sung in 6 kleine Gläschen zu vertheilen, von denen man jedes Mal die Hälfte in einem Efslöffel voll arabischen Gummi mit einem Syrup, den man besonders verschreibt, nehmen lassen soll, wodurch die beim wiederholten Oeffnen eines gröfseren Glases zu befürchtende Zersetzung zu verhüten ist. Zweckmäfsig erscheinen die Mischungen, wo das Mittel in Form eines Syrups gegeben wird. Klaproth empfahl zu diesem Zwecke folgendes: ʒij. *Kali sulphurat.* werden in ℥viij. Fenchelwasser aufgelöst, und dann in der filtrirten Auflösung im Wasserbade ℥xv. Zucker zerlassen; ℥j. des so bereiteten Syrups enthält 5 Gr. *Kali sulphur.* Aehnlich ist die von Chaussier empfohlene Mischung; s. unten. Zu bemerken ist noch, dafs die Lippen und der innere Mund beim Gebrauche des Mittels weifs werden; auch verursacht dasselbe ein mehr oder minder starkes Brennen im Magen.

Aeufserlich: Gegen Grind und andere hartnäckige locale Hautausschläge, *Crusta lactea* etc. (ʒβ. auf ℔. j. Wasser, täglich einige Mal die Stelle damit zu waschen: Haase); in Auflösung und Salbenform. Besonderer Erwähnung verdienen noch die Versuche mit Schwefelbädern Baudelocque's bei Behandlung des Veitstanzes. Vom September 1832 bis zum Januar 1833 wurden diese Schwefelbäder (aus ℥iv. *Kali sulphurat.* und 16 Trachten Wasser bestehend) bei 14 jungen Mädchen angewendet. Man verordnete täglich eins, Donnerstags und Sonnabends ausgenommen. Von diesen 14 Mädchen wurden 13 geheilt. Die mittlere Dauer ihres Aufenthalts im Spitale betrug 24 Tage, während die nach der allgemeinen Tabelle der 189 Fälle berechnete mittlere Dauer des Aufenthalts der Veitstanzkranken 31 Tage beträgt. Es mufs noch bemerkt werden, dafs die Besserung in Folge der Schwefelbäder in den meisten Fällen lange vor dem Austritte der Kranken stattfand. Diese Besserung zeigte sich gewöhnlich schon mit dem 2ten oder 3ten Bade, und selten liefs B. deren mehr als 10-12 gebrauchen. In einem Falle fand bei einem Kinde schon nach dem 5ten Bade keine Veitstanzbewegung mehr statt. (Bullet. génér. de Thérapie 1833. Bd. 5. S. 146). — Diese Versuche sind seitdem von Bonneau und Jadelot (Archiv. génér. de Médec. 1834 Febr.), so wie auch von Guersent (Bullet. de Thérapie 1833. Bd. 5) und Rufz (Archiv. génér. de Médec. 1834) wiederholt worden.

364.

℞ *Kal. sulphurat.* ʒβ.
Aq. flor. Sambuc. ℥j.
Syr. Althaeae ℥ij.
MDS. 2stündlich 1 Kinderlöffel. (Für ½jähriges Kind.)
Stiebel.

365.

℞ *Kal. sulphurat.* gr. xij.
Sacchar. alb. ℥j.
Aq. flor. aur. ℥iij.
MDS. Stündlich oder ½stündlich 1 Theelöffel.
Fritze.

366.

℞ *Kal. sulphurat.* ʒj.
Pulv. rad. Althaeae ℈j.
Extr. Liquirit ℈ij.
M. f. Pilul. No. 60.
Consp. *Pulv. Rad. Irid. florent.* d. in vitr. bene claus.
S. Kindern von 1-2 Jahren stündlich oder 2stündlich eine Pille mit einem Bissen Apfel- oder Pflaumenmufs.

367.

℞ *Kal. sulphurat.* gr. xviij.
Butyr. de Cacao ʒij.
Sacchar. alb. ʒiij.
Ol. amygd. dulc. ℥β.
MDS. 2stündlich 1-2 Theelöffel. Chaussier.

368.

℞ *Sacchar. alb.* ℥iβ.
solve leni calore in
Aq. Foenicul. ℥vj.
adde
Kal. sulphur. ℈β.-j.
MDS. 2stündlich 1 Theelöffel. (Für Kinder von 1-4 Jahren. Beim Croup.)
Chaussier.

369.

℞ *Kal. sulphur.* ℥j.
solve in
Infus. herb. Conii macul. (ex ʒij.) ℔. j.
MDS. Zum Umschlage. (Bei Tinea.) Wendt.

370.

℞ *Kal. sulphurat.* ʒiij.
Sapon. hispan. ʒj.
Aq. Calc. ℥viij.
Spirit. Vin. rect. ʒij.
M. f. lotio.
S. Die Grindstellen Morgens und Abends damit zu waschen.

Kali tartaricum. Tartarus tartarisatus. Weinsteinsaures Kali. Dieses Salz hat die meiste Aehnlichkeit mit dem *Kali nitricum*, nur wirkt es etwas schwächer und ist viel leichter verdaulich. Gerade diese beiden Eigenschaften machen es daher für die Kinderwelt zu einem passenderen Heilmittel, als es der Salpeter ist. Unter allen salzigen Präparaten, sagt Wendt, ist dieses für die entzündlichen Formen am besten und zweckmäfsigsten geeignet. Es wirkt ableitend und trägt dazu bei, den Andrang nach allen edlen Organen zu vermindern. Dabei führt es gelind ab, und indem es dem Organismus auf diese Art einen Theil der weifsen Säfte entzieht, vermindert es die krankhaft gesteigerte Thätigkeit und dadurch auch die entzündliche Diathesis. Auch wirkt es wohlthätig auf die anderen, bei entzündlichen Krankheiten gewöhnlich stockenden Ab- und Aussonderungen und bereitet auf diese Weise die Crisen vor (Wendt Kinderkrankh. S. 223). Allein abgesehen davon, dafs das weinsteinsaure Kali ein höchst unzuverlässiges Abführmittel ist, das nur in starken Gaben die gewünschte Wirkung leistet, ist auch noch zu berücksichtigen, dafs, wie Formey bemerkt, Salze zur Beschränkung der Ernährung in entzündlichen Krankheiten überhaupt nicht recht angemessen bei Kindern sind; sie nehmen sie ungern, brechen sie leicht wieder aus, während es doch viel daran liegt, dafs das Kind willig, ohne Angst und Geschrei, wodurch die Erregung vermehrt wird, seine Arznei verschlucke, und dafs diese nicht Erbrechen veranlasse. Es wird also nöthig sein, hierauf beim Gebrauch des *Kali tartaricum* Rücksicht zu nehmen, ihm als alleinigen Mittel nicht zu viel zu vertrauen, und besonders die abführende Wirkung durch nebenher gereichte Mittel und Clystire zu unterstützen. Man verbindet es bei entzündlichen Krankheiten wohl noch zweckmäfsig mit Nitrum, Manna und dergl.; da, wo man zugleich auf die Haut wirken will, mit *Spirit. Mindereri*, *Vin. stibiatum* etc. Zu bemerken ist noch, dafs man keine sauren Syrupe damit verbinden darf, wenn man den Niederschlag von *Tartarus depuratus* vermeiden will.

Dosis und Darreichungsform: Nur in Auflösungen oder Mixturen bei Kindern, etwa ʒij.-℥β. auf ℥iv.-℥vj., alle 1-2 Stunden einen Kinder- oder Efslöffel.

371.

℞ *Kal. tartaric.* ℈β.
Aq. Foenicul. ℥j.
Syr. Rhei ℥β.
MDS. Theelöffelweise. (Abführmittel für Neugeborene)
Vogt.

372.

℞ *Kal. tartar.* ʒij.
Aq. destillat. ʒij.
Extr. Gramin. Liquid.
Syr. Rhei āā ℥β.
MDS. Stündlich 1 Theelöffel. (Für Säuglinge.)
Wendt.

373.

℞ *Kal. tartar.* ʒiij.
Decoct. Hordei ℥iij.
Syr. Althaeae ℥j.
MDS. 2stündlich 1 Efslöffel voll. (Für Kinder von 1-3 Jahren.)

374.

℞ *Kal. tartar.* ʒij.
— *nitric.* ℈ij.
solve in
Decoct. Hordei ℥iv.
adde
Syr. simpl. ℥j.
MDS. Stündlich 1 Efslöffel. (Bei Febris meseraica.)
Wendt.

375.

℞ *Kal. tartar.* ʒj.
Vin. antim. ʒβ.
Aq. Foenicul. ℥j.
Oxymell. Squill.
Syr. Liquirit. āā ℥β.
MDS. 2stündlich 1-2 Theelöffel. (Für ein 1-1½jähriges Kind bei catarrhalischem Fieber.)

376.

℞ *Kal. tartar.* ʒiij.
solve in
Aq. destillat. ℥iij.
adde
Vin. stibiat. ʒj.
Liq. Ammon. acetic. ʒiij.
Syr. Althaeae ℥j.
MDS. Stündlich 1 Kinderlöffel. (Für ein Kind von 4-5 Jahren bei entzündlichem rheumatischem Fieber.)
Vogt.

Lac vaccinum. **Kuhmilch.** Die diätetische Benuzzung der Milch bei Neugeborenen ist bekannt; wo die Mutter ihr Kind nicht selbst nähren kann, und es an einer guten Amme fehlt, da mufs man zu ihr, als einem dem kindlichen Organismus am meisten homogenen Mittel greifen. Zur künstlichen Auffütterung eignen sich am besten die Esels- und Stutenmilch, die der menschlichen am nächsten kommen. Die Ziegenmilch regt zu sehr auf, und soll den Kindern den Schlaf rauben (Heyfelder). Die Kuhmilch kann von Neugeborenen immer nur verdünnt genossen werden; erst 6 Monate alte Kinder pflegen sie unvermischt zu vertragen. Zweckmäfsig giebt man daher Neugeborenen anfangs ein Getränk aus 1 Theile abgekochter Kuhmilch und 2 Theilen Wasser (oder schwachen Fenchelthee); späterhin kann man dieses Getränk mit Semmelkrume oder Zwieback zu einem Brei verbinden. Die höchste Reinlichkeit ist natürlich dabei unerläfsliche Bedingung. Zu bemerken ist noch, dafs es besser ist, bei der künstlichen Ernährung die Milch dem Kinde in einem Saugapparate zu reichen, weil man so sich besser über das eigentliche Nahrungsbedürfnifs des Kindes unterrichten kann. Jörg will in den ersten Tagen nach der Geburt nur süfse Molken geben, bis die Stuhlgänge sich gelb färben.

Was nun die therapeutische Benutzung der Milch betrifft, so wirkt dieselbe, sowohl bei ihrer innerlichen als äufserlichen Anwendung, als ein mildes, die aufgeregte Nerventhätigkeit beruhigendes, abspannendes Mittel, und pafst daher bei allen Arten von Krampfzufällen der Kinder, wo sie besonders in Form von Bädern und Clystiren, die auch noch, wo die Ernährung durch den Mund unmöglich wird, als Nutrientia dienen, sich hülfreich erweist. Ganz vorzüglichen Nutzen gewährt sie bei durch Würmer veranlafsten Perturbationen, wo man sie innerlich mit Wasser gemischt zum Getränk, und auch in Clystiren darreicht. Rosenstein empfiehlt in solchen Fällen ein Clystir aus 6 Efslöffeln Milch, 3 Efslöffeln Oel und etwas Zucker; oft locken auch schon Dämpfe aus warmer Milch in einem Nachtgeschirr an den After gelassen, die Würmer hervor. — Bei atrophischen Kindern, wo noch keine *Febricula hydrocephalica*, auch sonst kein tiefes, örtlich organisches Leiden und kein Hydrops vorhanden ist, rühmt Leviseur die Milchcur als ein unfehlbares Mittel. Dieselbe mufs, ohne die geringste Abweichung, nach folgender Vorschrift gebraucht werden. Ist eine zuverlässig gute Amme zu haben, und widerstrebt das Kind dem nicht, was jedoch selten ist, so lege man es wieder an die Brust. Diese wird aber dem fast unersättlichen Kinde schwerlich genügen. Man reiche ihm dann mit Wasser wenig verdünnte, aber nicht mit Zucker versetzte, Kuhmilch oder Ziegenmilch, lauwarm, wo möglich frisch gemolken, wo nicht, abgekocht, ohne Maafs, so viel es nur immer trinken will. Aufser der Milch aber darf dem Kinde durchaus nichts gereicht werden. Wo keine zuverlässige Amme erlangt werden kann, da erhält das Kind Morgens, Mittags und Abends unverdünnte, frischgemolkene Milch, desgleichen wenn es die Brust verschmäht; in der Zwischenzeit aber verdünnte Milch ad libitum. Hatte man es früher an allerhand Speisen gewöhnt und ihm, wie dieses des Durchfalls wegen aus Vorurtheil oft geschieht, seit Wochen und Monaten den Milchgenufs entzogen, so mufs bei den Angehörigen die gröfste Festigkeit und Gewissenhaftigkeit in Anspruch genommen werden, weil das Kind die Milch nicht mag, und nach seiner Kost mit Heftigkeit verlangt. In 2 bis 3 Tagen aber ist der ganze Kampf vorüber, und es sieht, ganz zufrieden mit seiner Milch, ruhig die Anderen essen. Wenn man nun auch vorsichtig zu einer anderen Diät übergehen kann, so mufs doch die Hauptnahrung des Kindes noch Monate lang in Milch bestehen, am besten so lange, bis die erste Dentition vollendet ist. Kann man mit dem angegebenen Verfahren den Gebrauch von Michbädern verbinden, so fördert man dadurch die Heilung sehr. Von einfachen lauen Wasserbädern geht man zu verdünnten Milchbädern, dann zu solchen von Hammelfüfsen, zuletzt zu Malzbädern über (Casper's Wochenschrift 1837. No. 25. S. 397).

Hufeland bedient sich der Milch erwärmt zu Umschlägen um die Füfse, statt der bei Erwachsenen üblichen Fufsbäder; er liefs sie 24 Stunden hintereinander, alle Stunden erneuert, anwenden und sah danach heilsame Ausdünstung und Lösung des Krampfes erfolgen. Krukenberg (clinische Jahrbücher) rühmt die Milch ganz besonders bei Hydrops nach Scharlach; sie wirkt hier, häufig getrunken, als kräftiges Diureticum. Er legt gleichzeitig ein erwärmtes Kräuterkissen aus Flieder- und Chamillenblumen auf die Blasengegend.

***Lapides* (*Oculi*) *Cancrorum*. Krebsaugen. Krebssteine.** Was über die Wirkung und therapeutische Benutzung der *Conchae ppt.* (s. diesen Artikel) gesagt worden, gilt auch von diesem Mittel, das sich von jenem nur dadurch unterscheiden möchte, dafs es mehr auf die Haut wirkt und daher als gelindes Diaphoreticum benutzt werden kann. Urban (Hufeland's Journ. 1830) und Bree empfahlen die Absorbentia, namentlich die Krebssteine, gegen die verschiedenen Formen des Asthma, und gaben sie in der unten (℞ 380) angegebenen Mischung. Es ist indessen nicht abzusehen, warum sie hier gerade den Krebssteinen die heilsame Wirkung allein zuschreiben, da sich aufserdem noch so kräftige Mittel in der Mischung befinden. Die Krebsteine bilden einen Bestandtheil des *Pulvis antispasmodicus Ph. P.* (*Lapid. Cancrorum, C. C. ras., Rad. Valerianae, Visc. quernum* āā), das zu ℈β.-j. (für 1-2jahrige Kinder) gereicht, ein gutes Mittel bei Säure, Durchfällen, Erbrechen, Nervenreizungen, Zahnkrämpfen etc. ist. Auch benutzt man die *Lapid. Cancror.* gern als Constituens von kleinen, feinen, in Wasser auflösliche Dinge enthaltenden Pulvern für Kinder, s. *Crocus.*

Dosis und Darreichungsform. Man giebt die Krebssteine zu gr. ij.-vj. (kleine Gaben verdienen den Vorzug vor gröfseren, weil diese leicht unverdaut bleiben und Magenbeschwerden erregen) in Pulver (mit gewürzhaften, bitteren Dingen, namentlich Oelzuckern, auch anderen antispasmodischen Mitteln in Verbindung); Schüttelmixturen.

377.

℞ *Extr. Hyoscyam.* gr. ¼.
Lapid. Cancror. gr. ij.-iij.
Elaeos. Foenicul. ℈ß.
M. f. Pulv. dent. tal. dos.
No. viij.
S. 2stündlich ein Pulver. (Für ein ½-1jähriges Kind.)

378.

℞ *Lapid. Cancror.*
Tinct. Rhei aquos.
Croc. oriental. āā ʒß.
Syr. Rhei ʒvj.
Aq. Foenicul. ℥j.
MDS. Umgeschüttelt alle ½-1 Stunde 1 Theelöffel.

379.

℞ *Lapid. Cancror.* ʒiij.
Sacchar. alb. ℈ij.
Macid. ℈j.
M. f. c.
S. Täglich einige Mal eine Messerspitze mit Wasser.
Schubarth.

380.

℞ *Lap. Cancror.* ℥ß.
Sulphur. stib. aur. gr. iv.
Extr. Hyoscyam. gr. xij.
Sacchar. alb. ʒij.
M. f. Pulv.
DS. 2stündlich 1 Theelöffel. (Bei Asthma Millari.)
Urban. (Hufel. Journ. 1830.)

Lignum Sassafras. Sassafras- und Fenchelholz.

Das Sassafrasholz besitzt flüchtige, reizende, besonders den Urin und die Hautabsonderung bethätigende Kräfte, und wird von Hufeland als ein sehr kräftig wirkendes, balsamisches Mittel bei allen Formen der Scrophulosis, besonders bei tief gesunkener Verdauung, zur Erhöhung der Muskelkräfte, der Gefäfsthätigkeit und zur Unterstützung der Absonderungen gerühmt.

Dosis und Darreichungsform. Die beste Form ist nach Hufeland ein *Infusum calidum*, etwa ℥ß. auf den Tag, in Verbindung mit *Rad. rubiae tinctorum*, *Herb. Cicutae* etc. Mit Milch und Zucker vermischt, trinken die Kinder dieses gern.

381.

℞ *Lign. Sassafras* ℥iv.
Rad. Liquirit.
— *rub. tinctor.* āā ℥ß.
Herb. Cicutae ʒij.
C. m. f. spec.
S. 1-2 Efslöffel mit 1 ℔ kochenden Wassers aufzubrühen und früh und Abends die Hälfte der Colatur zu trinken.
Hufeland.

Liquor Ammonii acetici und seine Auflösung in gleichen Theilen Wasser. — _Spiritus Mindereri._ Flüssiges essigsaures Ammonium. Das essigsaure Ammonium steht wie alle Ammoniumpräparate in besonderer Beziehung zum peripherischen Nervensystem und zur äufseren Haut, und vermag hier eine gröfsere Wärmeentwickelung und reichlichere Absonderung zu bewirken. Man gebraucht daher das Mittel in allen den Fällen, wo man durch stärkere Abscheidungen in der Haut und den Nieren schon früh die Crisen herbeiführen oder unterstützen will, also: bei rheumatischen, catarrhalischen Krankheiten, bei acuten Exanthemen, leichten, durch zurückgetretene Hautausdünstung entstandenen Entzündungsfiebern mit Husten, Schnupfen etc. Allein bei seiner Anwendung als Diaphoreticum ist vor Allem der Stand der Vitalität in dem kranken Individuum stark in's Auge zu fassen. Wenn auch die reizende Wirkung des Ammoniums durch die Vermischung mit der Essigsäure gemindert worden, und das Mittel auf diese Weise weniger Erhitzung und Steigerung der Gefäfsthätigkeit bewirkt, so ist es doch wahrscheinlich immer noch zum Theil jene ursprünglich reizende, das Nerven- und Gefäfssystem erregende Wirkung, welche die Vermehrung der Hautabsonderung vermittelt, und wodurch das Mittel überhaupt diaphoretisch wirkt. Da nun aber bei Kindern zu jeder, anscheinend auch noch so leichten Erkrankung, so häufig Orgasmus der Säfte und vermehrter Andrang des Blutes nach dem Kopfe sich gesellt, da dieses besonders bei Exanthemen im Anfange, wo die Haut in einer grossen Ausdehnung ergriffen und in ihrer, für das kindliche Alter so nothwendigen Thätigkeit gestört ist, immer zu befürchten steht, so erscheint es gerathen, dergleichen Mitteln im kindlichen Alter nicht zu viel und nicht zu lange zu vertrauen, ja sie im Anfange lieber gar nicht anzuwenden, und sich auf eine zweckmäfsige Diät und ein ableitendes, besonders den Darmcanal gelind in Anspruch nehmendes Verfahren in seinen Anordnungen zu beschränken. Mit Recht spricht der erfahrene Wendt sich gegen die frühzeitige Anwendung dieses, durch die Macht der Gewohnheit bei den meisten acuten Hautkrankheiten empfohlenen Mittels aus und will es, namentlich beim Scharlach, nur in den späteren Stadien, wenn die trockene, heifse Haut feucht geworden, als Diaphoreticum in Gebrauch gezogen wissen. Wo daher die Crise zu befördern ist (was wohl in den meisten Fällen durch ein den Indicationen entsprechendes Verfahren am besten und sichersten erreicht wird), wo die Krankheit sich mehr zur Asthenie neigt, da wird das essigsaure Ammonium ganz an seinem Platze sein, und seine diaphoretische Kraft wohlthätig aussprechen.

Dosis und Darreichungsform. Innerlich: Man giebt den *Liquor Ammonii acetici* (den *Spiritus Mindereri* in stärkeren Gaben) zu ℈j.-ʒj., gewöhnlich in Mixturen etwa ℥β.-j. auf ℥iij.-iv. Wasser, in Verbindung mit *Vinum stibiatum*, *Kali tartaricum* etc.

Aeufserlich bedient man sich des essigsauren Ammoniums als Gurgelwasser oder Einspritzung bei anginösen Affectionen.

382.

℞ *Spirit. Mindereri* ʒij.
Vin. antimonii ℈j.
Syr. Seneg. ʒvj.
MDS. Theelöffelweise. (Für ein Kind von ¾ Jahren. Bei Heiserkeit und Husten.)

383.

℞ *Liq. Amm. acetic.* ℈ij.-ʒj.
Vin. antim. ℈j.
Aq. Menth. crisp. ʒvj.
Syr. rub. Idaei ℥j.
MDS. 1½stündlich 1 Theelöffel. (Für ein Kind von 6 Monaten bei rheumatischem Fieber)

384.

℞ *Liq. Amm. acetic.*
Syr. Liquirit. āā ℥β.
Aq. destillat. ℥iij.
Vin. stibiat. ʒβ.
MDS. 2stündlich 1 Kinderlöffel. (Für ein Kind von 2-3 Jahren.) Wendt.

385.

℞ *Liq. Amm. acetic.* ʒiij.
Vin. antimon. ʒiβ.
Aq. flor. Sambuc. ℥iij.
Syr. Althaeae ℥β.
MDS. 2stündlich 1 Efslöffel. (Bei acuten Exanthemen, besonders Masern.)
Hufeland.

386.

℞ *Liq. Amm. acetic.* ʒiij.
Kal. tartar. ʒj.
Aq. flor. Sambuc. ℥iij.
Spirit. nitr. dulc. ℈j.
Oxymell. Squill. ʒiij.
Syr. Liquirit. ℥β.
MDS. Stündlich 1 Efslöffel.
Hufeland.

387.

℞ *Infus flor. Sambuc.* ℥viij.
Liq. Ammon. acetic.
Mell. rosat. āā ℥j.
MDS. Zum Gurgeln. (Beim Scharlach.)
Wendt.

388.

℞ *Spirit. Mindereri* ℥vj.
Sal. ammoniac. dep. ʒj.
Mell. rosat. ℥j.
MDS. Alle ½ Stunde eine kleine Spritze voll (etwa 2 Loth) erwärmt in den Hals einzuspritzen. (Soll bei weit gediehener Schlundbräune im Scharlach aufserordentliche Dienste leisten.)
Fischer.

Liquor Ammonii anisatus. Anisölhaltiger Salmiacgeist. Dieses Ammoniumpräparat erhält durch die Beimischung des Anisöls eine besondere Beziehung zu den Schleimhäuten, namentlich der Respirationsorganen. Es ist ein für die

Kinderpraxis sehr angemessenes Mittel, das sanft wirkt und selbst Neugeborenenen gereicht werden kann. Nur gastrische Complication und Entzündung contraindicirt seinen Gebrauch. Man bedient sich desselben mit Nutzen:

1) Bei catarrhalischen Affectionen der Lungen und Luftröhre im Stadium der vermehrten Schleimabsonderung, wenn bei röchelndem Athem und öfterem Räuspern die Expectoration nicht recht von Statten geht.

2) Bei der Engbrüstigkeit mit prädominirender Schwäche und Krampf, um den Krankheitsstoff von den inneren Gebilden baldigst nach der Haut zu determiniren.

3) In Verbindung mit dem Hirschhorngeiste da, wo in Folge unterdrückter Transpiration Schmerz und Krampf als Aeufserungen einer krankhaft ergriffenen Sensibilität vorherrschend sind, und keine gastrische Complication obwaltet. (Tourtual.)

4) In der *Colica flatulenta* von Krampf und ohne Saburra, mit wenigen Tropfen Opium verbunden, als Carminativum und Antispasmodicum. (Tourtual.)

5) Bei der temporisirenden Methode in ganz schwachen Dosen zu 2-3 Tropfen, in den oft vorkommenden Fällen, wo man genöthigt ist, Arznei zu geben, noch ehe man die Diagnose ganz in's Reine gebracht. (Tourtual).

Der *Liquor Ammonii anisatus* ist ein Bestandtheil des *Elixir e succo Liquiritiae* der preufsischen Pharmacopoe und des *Elix. pectorale Reg. Dianae Ph. Würtemberg.* das Lentin als Hauptmittel beim Croup gab. Seine Methode war folgende: Zuerst gab er ein Clystir und gleich darauf ein Emeticum, um die im Magen noch vorhandenen Speisen auszuleeren, und durch die Anstrengung selbst, jene noch im Entstehen begriffene Stockung von Blut und Lymphe, welche zu der Ausschwitzung Gelegenheit giebt, zu zertheilen. Zeigte sich nun der Croup als häutiger, so liefs er gleich Blutegel ansetzen und verordnete ein Fufsbad und Umschläge aus Flanell, der in warmes Wasser getaucht ist; die Blutegel liefs er bis zur Besserung des Athems, des Pulses und bis zum Bleichwerden der Lippen saugen. Darauf legte er ein Vesicatorium auf den Brustknochen und gab innerlich

389.

℞ *Elixir pect. Dan.* ʒij.
S. 1-2stündlich 15-20 gutt. mit einem Theelöffel von folgender Mischung.

390.

℞ *Syr. e rad. Seneg.* ℥iij.
— *G. Ammoniac.* ℥j.
M.

Zugleich liefs er folgende Salbe in den Hals einreiben

391.

℞ *Ungt. Neapolit.* ʒj.
— *alb. Camphor.* ʒiß.
M.

Diese Methode zeigte sich ihm und anderen Aerzten äufserst hülfreich. (Lentin. Beiträge Bd. 3.)

Dosis und Darreichungsform. Innerlich: Man giebt den *Liquor Ammonii anisatus* Säuglingen zu 2, höchstens 5 Tropfen mit etwas Fenchelwasser und Altheesaft, grösseren Kindern zu 5-10 Tropfen, alle 2 Stunden (auf eine Mixtur von ℥iij.-iv. etwa ℈j.-ʒβ., ʒj. = 70-80 gutt.) nach Umständen mit *Liquor Ammonii acetici*, *Liq. C. C. succinatus*, mit gleichen Theilen *Vinum stibiatum*, mit Manna (s. dort) oder auch mit ein Paar Tropfen *Tinctura Opii* etc.

*A*eufserlich dient der *Liq. Ammon. anisatus* als krampfstillender, carminativer und beruhigender Zusatz zu Einreibungen auf Brust, Magen und Unterleib bei Schluchzen, krampfhaftem Erbrechen etc.

392.

℞ *Liq. Ammon. anisat.* ʒβ.
Syr. Althaeae.
Aq. Foenicul. āā ℥j.
MDS. Stündlich 1 Theelöffel voll. (Für ein kleines Kind).

393.

℞ *Sulphur. aur. antim.* gr. iij.
Liq. Ammon. anisat. ℈j.
Extr. Hyoscyam. gr. iij.
Aq. Foenicul. ʒiv.
Syr. Liquir. ℥iβ.
MDS. 2stündlich umgeschüttelt 1 Theelöffel. (Bei asthenischem Brustfieber. Für ein Kind von 1 Jahre.)

Vogt.

394.

℞ *Liq. Ammon. anis.* ʒj.
Aq. Foenicul.
Syr. Althaeae āā ℥j.
Sulphur. stib. aur. gr. iv.
Tinct. Opii s. gutt. vj.
MDS. Umgeschüttelt alle ½ Stunde 1 Theelöffel. (Für ein Kind von 2 Jahren. (Beim Steckflufs.

395.

℞ *Liq. Ammon. anisat.* ℈j.
Aq. Valerian. ℈j.
Oxymell. Squill. ℥β.
MDS. Stündlich 1 Theelöffel. (Für ein Kind von ¾ Jahren.)

396.

℞ *Liq. Ammon. anisat.* ℈j.
Extr. Hyoscyam. gr. iij.
Syr. Althaeae ℥j.
MDS 3 Mal täglich 1 Theelöffel. (Bei chronischem Lungencatarrh, Asthma, Flatulenz, im letzten Stadium des Keuchhustens für ein Kind von 3-5 Jahren.)

Nach L. W. Sachse.

397.

℞ *Liq. Ammon. anisat.* ʒj.
Ungt. nervin. ℥β.
MS. Morgens und Abends einer Haselnufs grofs in Brust oder Unterleib einzureiben.)

Tourtual.

398.

℞ *Liq. Ammon. anisat.* ʒj.
Spirit. Lavandul. ℥ij.
MS. Zum Einreiben bei Singultus.

Siebold.

Liquor Ammonii carbonici pyro-oleosi. **Rectificirter Hirschorngeist.** Dieses Ammoniumpräparat wird wie das *Ammon. carbonic. pyro-oleosum* (s. dieses) in typhösen Fiebern und gegen spasmodische Affectionen angewendet, ist aber nach Richter (s. dessen Arzneimittellehre) viel schwächer, und wirkt nicht so kräftig auf das höhere Nervenleben, sondern beschränkt seine Wirkung mehr auf die niedere, vegetative Sphäre. Er möchte sich daher zweckmäfsig durch das genannte Präparat und durch den *Liq. C. C. succinatus* ersezzen lassen.

Dosis und Darreichungsform. Man giebt das Mittel zu 2. 5-10 Tropfen in Mixtur, etwa ʒß.-j. (ʒj. = 70-80 gutt.) auf ℥ij.-iij., 1-2stündlich 1 Theelöffel.

399.

℞ *Aq. flor. Chamomill.* ℥ij.
Liq. Ammon. pyro-oleos. ʒß.
Syr. flor. aurant. ℥ß.
MDS. Stündlich 1 Theelöffel. (Bei Krämpfen im ersten Lebensjahre). Wendt.

400.

℞ *Liq. Ammon. carb. pyro. oleos.* ʒj.
Aceti Squill. ʒiß.
Syr. Mannat. ʒij.
Laud. liquid. Sydenh. gutt. iij.
MDS. Alle 2-3 Stunden 15-20 Tropfen. (Gegen Urinverhal. kleiner Kinder.)

Aus dem Repertorium der besten Heilformen.

Liquor Ammonii caustici. **Aetzammoniumflüssigkeit. Salmiacgeist.** Dies scharfe, leicht ätzende Ammoniumpräparat wird innerlich bei Kindern nicht angewendet; nur Hecker (Magazin der pathologischen Anatomie und Physiologie Heft 1) empfiehlt gegen das schwere Zahnen, dafs er hauptsächlich von einer sehr grofsen Schärfe des Speichels herleitet, nach Verschiedenheit des Alters einen und mehrere Tropfen des *Liq. Ammon. caustici* mit einem Syrup vermischt, wodurch er den heftigen, krampfhaften Zufällen vorzubeugen hofft.

Allein diese Empfehlung scheint wenig Anhänger gefunden zu haben, und Richter (Arzneimittellehre) erinnert mit Recht dagegen, das diesen Zuständen gröfstentheils etwas entzündliches zum Grunde liege. wo das Mittel also nur schaden könnte. Noch zu erwähnen ist die Wirkung des Salmiacgeistes als Antidotum der Blausäure, und in solchen Fällen wäre allerdings selbst im kindlichen Alter seine innere Anwendung gerechtfertigt.

Aeufserlich wird der Salmiacgeist als durchdringender, kräftig belebend und krampfstillend wirkender Zusatz zu Einreibungen hinzugesetzt, etwa ʒß. auf ℥j.-ij. Flüssigkeit.

401.

℞ *Spirit. Angelic. comp.* ℥ij.
Mixt. oleos. balsamic. ℥β.
Liq. Ammon. caustic.
Tinct. Opii s. āā ʒβ,

MDS. In die Brust und den Rückgrath einzureiben. (Bei Asthma Millari und anderen heftigen Krampfformen.)
Wendt.

Liquor Ammonii succinici. Liquor Cornu Cervi succinatus. Flüssiges, bernsteinsaures Ammonium.

Die Verbindung von Ammonium mit Bernsteinsäure irritirt die Nerven nicht in dem Maafse wie die reineren und stärkeren Ammoniumpräparaten, sondern stärkt und regelt ihre Function vielmehr, und wird dadurch zu einem der kräftigsten und passendsten, antispasmodischen Mittel für das kindliche Alter. Zu gleicher Zeit wirkt es entschieden, die Secretion der Haut vermehrend, diaphoretisch ohne besonders zu erhitzen; nur in den stärksten Gaben hat man von ihm Wallung, Erhitzung und Zufälle zu heftiger Einwirkung und Reizung zu befürchten. Es pafst daher vorzüglich bei acuten Exanthemen, die wegen Hautschwäche und Krampf nicht gehörig zum Vorschein kommen wollen, oder schnell zu verschwinden drohen, bei Brustaffectionen, wo wegen Atonie und Krampf der Auswurf nicht gehörig erfolgt, bei Krämpfen, wenn sie von unterdrückter Hautthätigkeit, Erkältung, Flatulenz, Säure. entstehen. Da nun grade die letztgenannten Ursachen, Säure in den ersten Wegen, Flatulenz, unterdrückte Transpiration so häufig Krämpfe bei Kindern bedingen, so leistet das Mittel in den Krampfformen des jugendlichen Alters besonders gute Dienste, und kann, da Kinder es gut vertragen, selbst den kleinsten und auch in der Dentitionsperiode gereicht werden. Nur achte man hier, wie überall, darauf, dafs nicht Kopfplethora das Bedingende der Krämpfe sei, weil unter diesen Umständen natürlich nur von einer antiphlogistischen Behandlung Heil zu erwarten steht. Beim Trismus neonatorum kann man es im Anfange versuchen, ob schon hier das Mittel für sich allein wohl zu schwach sein möchte; auch beim Keuchhusten kann es gute Dienste leisten, besonders wenn die Haut anhaltend spröde und trocken bleibt.

Dosis und Darreichungsform. Man giebt den *Liquor C. C. succinatus* zu 2-6-10 Tropfen (ʒi. = 75 Tropfen) alle ½-2 Stunden, bei hohen, nervösen Zuständen mit anderen flüchtigen Miteln, Moschus, selbst Opium, besonders wo das Einsinken von Pocken, Verschwinden von Masern dringende Gefahr besorgen läfst. Lauwarme Bäder oder Umsehläge aus in heissen Wein, Brantwein getauchten Flanellen werden in allen Fällen seine Wirkung ausnehmend unterstützen.

402.

℞ *Aq. flor. Chamomill.* ℥ij.
Liq. C. C. succin. gutt. viij.
Laud. liquid. Sydenh. gutt. j.
Tinct. Castor. gutt. vj,
Mucil Gumm. arabic.
Syr. Diacod. āā ℥β.
MDS. Stündlich 1 Theelöffel. (Bei Febris coerulea. Für ein Kind von 4-12 Monaten.
Gölis.

403.

℞ *Liq. Amm. succ.* gutt. 40.
Laud. liquid. Sydenh. gutt. ij.-iij.
Syr. flor. Naphae ℥j.
MDS. Kindern bis zu 4 Wochen um 5 und um 8 Uhr Abends 1 Theelöffel; Kindern von 5-8 Wochen 1 Theelöffel mehr. Bei älteren soll man die Dosis des *Liq. C. C. succ.* vermehren, nie aber mehr als 4 Tropfen *Tinct. Opii* auf ℥j. Saft nehmen.

Schwarze, bei dem von ihm sogenannten *Spasmus neonatorum intestinalis.* (Gegen diese Verbindung mit Opium bei so zarten Kindern liefse sich wohl noch manches einwenden.)

404.

℞ *Aq. flor. Chamomill.* ℥ij.
Liq. C. C. succ. ʒj.
Syr. flor. aur. ℥j.
MDS. ½-1 stündlich 1-2 Theelöffel. (Für Kinder im 1sten Lebensjahre.)
Wendt.

405.

℞ *Liq. C. C. succin.* gutt. 60
Moschi orient. c. Sacch alb. ʒj. trit. gr. vj.
Tinct. Opii croc. gutt. xv.
Aq. flor. Sambuc. ℥v.
Syr. amygd. ℥j.
MDS. ½-1 stündlich 1 Kinderlöffel. (Beim Zurücktreten nervöser Masern mit Krampf.
Hufeland.

406.

℞ *Moschi optim.* gr. iij.
Liq. C. C. succinic.
Liq. Amm. anisat. āā ℈j.
Aq. Foenicul. ℥β.
Syr. emulsiv. ℥j.
MDS. Wohlumgeschüttelt 2-1 stündlich 1 Theelöffel. (Für ganz kleine Kinder.)
Tourtual.

Liquor Kali acetici; s. *Kali aceticum.*

Liquor Kali carbonici. Oleum tartari per deliquium. **Weinsteinöl.** Die Auflösung des *Kali carbonicum* (1 auf 2 Theile Wasser) ist besonders von Michälis und Schäffer als sehr wirksam bei Krämpfen und Convulsionen der Kinder gerühmt worden, und auch andere Aerzte haben diese Wirkung, wenn auch nicht in allen Fällen, bestätigt gefunden. Namentlich scheint das Mittel da zu passen, wo durch Entwickelung von Säure in den ersten Wegen und durch Einwirkung derselben auf die Darmnerven, ein so häufiges Causalmoment für die Convulsionen der Kinder, sich Krampfzufälle entwickeln. In diesen Fällen wirkt das kohlensaure Kali durch Bindung der freien Säure, und nur dadurch, nicht durch eine unmittelbare Wirkung auf das Nervensystem, möchte sich seine antispasmodische Wirkung erklären lassen. Henke fand das in Rede stehende Mittel in einigen Fällen wirksam, gab es in anderen aber ohne allen Erfolg. Dasselbe bemerkt Richter (s. Arzneimittellehre), dem es oft bei den verschiedenartigsten convulsivischen Krankheiten bis zur wahren Eclampsie gute Dienste leistete, oft aber auch gar nichts that. Es scheint nach diesen Erfahrungen daher räthlich, das Mittel zwar zu versuchen, ihm jedoch nicht zu viel zu vertrauen, und in ernsteren Fällen lieber zu zuverlässigeren Mitteln 5u greifen.

Dosis und Darreichungsform. Man giebt den *Liquor Kali carbonici* zu 10-15 Tropfen in Camillenthee, in kurzen Zwischenräumen oder in Mixtur mit einem aromatischen Wasser.

407.
℞ *Moschi optim.* gr. ij.
Sacchar. alb. ℈β.
ter. exactissim. et adde
Syr. Althaeae ℥j.
Liq. Kali carb. ℈j.
MDS. Umgeschüttelt stündlich 1 Theelöffel. (Für ein 6 monatliches Kind bei Krämpfen.)

Magnesia carbonica s. Alba. Magnesia Salis amari. Kohlensaure Magnesia. Die kohlensaure Magnesia wird von allen Erden wohl am häufigsten in der Kinderpraxis benutzt, sie is der Repräsentant der erdigen, absorbirenden Mittel, und macht wohl die anderen, wenigstens zu diesem Zwecke, Tilgung der Säure und Verbesserung der Secretion im Darmcanale, entbehrlich. Treffend hat Hufeland die Wirkung der absorbirenden Mittel geschildert; was er hier im Allgemeinen gesagt, gilt ganz besonders von der *Magnesia carbonica.* Der Nutzen der erdigen Mittel ist ein doppelter; sie wirken

1) chemisch; sie absorbiren und zersetzen saure und andere Schärfen, und nehmen ihnen die Kraft zu schaden. Es ist dieses ein unendlicher Vortheil in Kinderkrankheiten, wo schon ein kleiner Vorrath von Säure im Magen sehr üble und stürmische Zufälle herbeiführen kann;

2) nervicht; sie wirken aufser der eben berührten Heilkraft, noch durch einen besondern Eindruck auf die Nerven unmittelbar, was aus ihrer krampfstillenden Eigenschaft in Fällen, wo auch keine Säure bemerkbar ist, deutlich erhellt. Sie machen einen abstumpfenden Eindruck auf die Magen- und Darmnerven, überziehen ihre Endigungen mit einer Art schützender Decke, stumpfen dadurch die zu grofse Empfindlichkeit und Beweglichkeit derselben ab, hemmen auf diese Weise die Fortpflanzung

des Reizes aus dem Darkanal auf entferntere Theile, und heben dadurch den krankhaften Consensus.

Aus dem Gesagten nun ergeben sich die nähern Indicationen für den Gebrauch der *Magnesia carbonica*. Säure in den ersten Wegen, perverse Secretion der Verdauungssäfte und die davon abhängigen Krankheitsformen, Sodbrennen, Colik, Durchfall mit grünen, gehackten Stuhlgängen, Verstopfung (die Magnesia geht mit der im Magen und Darmcanale befindlichen Säure auflösliche, die Darmausleerung befördernde Verbindnngen ein) werden im Allgemeinen zu ihrem Gebrauche auffordern. Es ist jedoch auch andrerseits nicht zu übersehen, dafs sie in diesen Fällen doch nur eigentlich als Palliativum dient und wohl den ersten Sturm beschwören kann, nicht aber die jener pervesen Secretion und Säureerzeugung zum Grunde liegenden Causalmomente gründlich zu heben im Stande ist. Der Magen, sagt Henke, ist keine Retorte, sondern ein lebendiges Organ, durch dessen verstimmte Vitalität die Absonderung eines kranken Magensaftes bedingt wird; man wird daher im Allgemeinen durch Regulirung der Diät und den Gebrauch gelind reizender, stärkender Mittel die Grundursache des Leidens rascher und sicherer heben, als durch alle gerühmten Antacida und Absorbentia.

Dosis und Darreichungsform. Man giebt die *Magnesia carbonica* Kindern bis zum 5ten Jahre zu 2-10, gröfseren zu 15 Gr. mehrmals täglich in Pulver (Brausepulver sind bei Kindern nicht anwendbar, da sie sie nicht so rasch verschlucken können) Lecksaft, Schüttelmixtur, in den mannichfachsten Verbindungen, mit abführenden, namentlich Rhabarber, krampfstillenden, aromatischen und bitteren Mitteln. Sie macht einen Hauptbestandtheil der meisten Kinderpulver, des Rosenstein'schen, Hufeland'schen (s. *Crocus*) aus; ihre Verbindung mit Calomel, s. dort.

408.

℞ *Visc. quern.*
Sacchar. alb. āā ʒij.
Magnes. carb. ʒj.
M. f. Pulv.
S. Messerspitzen- oder Theelöffelweise täglich einigemal. (*Pulvis antiepilepticus Marchionis* bei clonischen Krämpfen der Kinder.)

409.

℞ *Magnes. carbonic.* ʒiij.
Rad. Irid. florent. ʒj.
Sem. anis.
Sacchar. alb. āā ʒj.
Croci gr. x.
M. f. Pulv.
S. 2-3 Mal täglich 1 Messerspitze. (Bei Colik eines ½jährigen Kindes.)

410.

℞ *Magnes. carbonic.* ʒj
Pulv. rad. Rhei.
— *rad. Irid. flor.* ʒj.
Ol. Foenicul. gutt. iij.
M. f. Pulv.
S. 3-4 Mal täglich 1 Messerspitze. (Für Säuglinge mit Krämpfen aus Säure.)

Ribke.

411.

℞ *Aq. Foenicul.* ℥iv.
Magnes. carbonic. gr. xv.
Laud. liquid. Sydenh. gutt. ij.
Syr. Althaeae ℥β.
MDS. Umgeschüttelt 2stündlich 1 Kinderlöffel. (Für ein Kind von 2 Jahren bei Leibschmerzen aus Säure.)

Gölis.

412.

℞ *Magnes. carbonic.* ʒβ.
Tinct. Rhei aquos. ʒj.
Aq. Menth. crisp. ʒvj.
Syr. Althaeae ℥j.
MDS. Stündlich 1 Theelöffel. (Für ein Kind von 6 Monaten bei Magensäure.)

Vogt.

413.

℞ *Magnes. carbonic.* ʒiij.
Pulv. semin. anis. ʒij.
Croc. ʒβ.
Syr. Rhei. q. s. ut f. electuar.
S. Theelöffelweise.

Richter.

414.

℞ *Magnes. carbonic.*
Kali tartaric. āā ʒj.
Kali nitric. ʒβ.
Mann. ʒvj.
Aq. Foenicul. ℥j.
MDS. 2stündlich 1 Theelöffel.

Hufeland.

415.

℞ *Magnes. carbonic.* ℈ij.
Pulv rad. Rhei ℈j.
Aq. Foenicul. ℥iβ.
Syr. Rhei ℥β.
MDS. Umgeschüttelt Theelöffelweise.

Berends.

Magnesia sulphurica depurata. Sal amarum. Schwefelsaure Magnesia. Bittersalz.

Die schwefelsaure Magnesia wirkt sanfter und greift die Verdauungsorgane weniger an, als das *Natrum sulphuricum.* Allein auch sie trifft der Vorwurf, dafs sie schlecht schmeckt, leicht wässrigen Durchfall macht, und sich überhaupt besser für Erwachsene, als für das zarte Alter kleiner Kinder eignet. Wichmann und Stieglitz haben sie als besonders hülfreich im Scharlach empfohlen; der letztere giebt sie in vielem Wasser aufgelöst und mit Sauerhonig versetzt, so dafs 3-4 Sedes täglich erfolgen. Auch bei Mund-Aphthen nicht mehr ganz junger Kinder zeigt sich nach Vorauschickung des erforderlichen emeticum, zumal bei meist vorhandener Hartleibigkeit eine stark versüfsste Verbindung des Bittersalzes mit Hallerschem Sauer bis zu 2-3 maliger Wirkung des Tages, sehr nützlich. (*Magnes. sulph.* ʒiij-℥β. *Elix. Hall.* ℈β. *Aq. dest. Syr. simpl.* ā ℥iβ. d. s. 2-3 stündlich 2-3 Theelöffel voll).

Dosis und Darreichungsform. Man giebt die *Magnes. sulphurica* etwa zu ℥β.-j. in ℥iij.-v. Wasser aufgelöst und mit einem Syrup (wozu sich am besten *Syrupus Citri* eignet) vermischt, Kinder- und Efslöffelweise alle 1-2 Stunde, meistens mit anderen Abführmitteln, *Manna, Infus. senn. com-*

pos. etc. in Verbindung. S. die Formeln bei *Natrum sulphuricum,* wo statt des letzteren Salzes auch das Bittersalz substituirt werden kann.

416.
℞ *Magnes. sulphuric.* ʒij.
Mann. elect. ℥j.
solve in
Emuls. amygdal. ℥iv.
MDS. 2stündlich 1 kleinen Efslöffel. (Für ein Kind von 1-2 Jahren.) Wendt.

Magnesia usta. Gebrannte Magnesia. Richter giebt der reinen Magnesia bei Kindern den Vorzug vor der kohlensauren; sie entbindet nicht wie diese kohlensaures Gas im Magen, wodurch die Eingeweide zu stark ausgedent werden, sie macht keine Blähungen und läfst sich auch wegen des geringeren Volumens leichter nehmen. Die Gabe ist die der *Magnesia carbonica.*

417.
℞ *Magnes. ust.* gr. xij.
Tinct. thebaic. gutt. iij.
Aq. Foenicul. ℥j.
Syr. Rhei ℥β.
MDS. Umgeschüttelt Theelöffelweise. (Bei Aphthen der Kinder.) Devees.

Manna. Manna. Die Manna ist ein Pflanzensaft, der sich durch grofsen Gehalt an schleimigen und zuckerigen Bestandtheilen auszeichnet, und den süfs säuerlichen Pflanzensäften sehr nahe kömmt. Sie verbindet mit der gelind und sanft abführenden Kraft die Eigenschaft, den Brustschleim aufzulösen, die Brust frei zu machen, Schärfen, die sie abtreibt, zugleich zu umwickeln und den Urinabgang zu befördern. Sie pafst daher bei katarrhalischer Reizung der Lungenschleimhaut, bei Reizung der Urinwerkzeuge, kurz überall, wo schleimigte und süfse Mittel passen und zu gleicher Zeit die Darmausleerungen befördert werden sollen. Man verbindet sie je nach den Indicationen mit anderen abführenden Mitteln (da allein gegeben, sie nur unsicher wirkt, und mehr Demulcens als Purgans ist) mit kühlenden (*Kali tartaric. nitric.*), krampfstillenden (*Extr. Hyoscyami*), expectorirenden und schleimauflösenden (*Liquor. Ammon. anisatus*, *Oxymel Squillae*) etc. Gern setzt man zur Manna, damit sie keine Leibschmerzen verursache, ein aromatisches Wasser oder einen Oelzucker hinzu.

Dosis und Darreichungsform. Will man blofs die demulcirende Wirkung der Manna, so giebt man gewöhnlich ʒβ.-ʒvj. auf ein Paar Unzen Wasser, und setzt nun noch, um zugleich auch gelind auf den Stuhlgang zu wirken, wohl noch etwas abführendes, gewönlich *Tinct. Rhei aquosa* hinzu, und giebt davon 1-2stündlich 1-2 Theelöffel. Als Abführmittel genügt sie bei etwas älteren Kindern, über 2 Jahren, (für ein Neugebornes etwa ʒj.-jβ. in *Aq. Foenicul.* ʒiv.-ʒvj. aufgelöst, alle ½-¼ Stunde einen Theelöffel, für 1-2jähriges etwa ℥j. in *Aq. Foenicul.* ℥iv. alle ½ Stunde 2 Efslöffel) allein gereicht nicht mehr, und mufs dann mit anderen abführenden Salzen *Natr. sulphuricum*, (s. dort), *Tartarus natronatus*, mit *Tinct. Rhei aquosa* verbunden, Kinder- oder Efslöffelweise gereicht werden.

418.

℞ *Mann. elect.* ℥j.
Aq. Foenicul. ℥iij.
cola et adde
Liq. Ammon. anisat. ℈j.
MDS. Stündlich 1 Efslöffel. (Bei Katarrhalbeschwerden der Kinder.)

Rosenstein.

419.

℞ *Mann. elect.* ℥β.
Magnes. carbonic. ʒj.
Nitr. depur. ʒβ.
Extr. Hyoscyam. gr. ij.
Aq. Foenicul. ℥ij.
Syr. Althaeae ℥β.
MDS. Stündlich 2 Theelöffel. (Für ein Kind von ¾ Jahren, bei Zahnfieber mit Krämpfen.

Hufeland.

420.

℞ *Rad. Salep.* ʒβ.
solve in
Aq. Foenicul. calid. ℥iij.
adde
Mann. elect. ℥β.
Extr. Hyoscyam. ij.
Syr. Croc. ℥j.
MDS. Oefters einen Theelöffel. (Bei katarrhalischer Reizung Lungenschleimhaut, Husten etc. Für ein Kind im 1sten Lebensjahre.)

Hufeland.

421.

℞ *Mann. elect.* ʒvj.
Tinct. Rhei aquos. ℥β.
Magnes carbonic.
Tart. tartaris. āā ʒj.
Aq. Foenicul. ℥j.
Oxymell. Sqill. ʒj.
Syr. Althaeae ℥β.
MDS. 2stündlich 1 Kinderlöffel. (Bei Brustfiebern, Indigestionen, Zuckungen etc.

Hufeland.

422.

℞ *Mann. elect.*
Magnes. sulphur. āā ʒiij.
solve in
Aq. fervid. ℥ij.
Colatur adde
Tinct Rhei aquos. ʒiij.
Syr. Rhei ℥j.
MDS. 2stündlich 1 Kinderlöffel. (Für ein Kind von 3 Jahren.)

Vogt.

423.

℞ *Tart. natronat.* ʒvj.
Mann. elect. ℥j.
7volve in.
Aq. Foenicul. ℥iv.
Colatur adde
Syr. Rhei ℥vj.
MDS. 2stündlich 1 Efslöffel voll.

Vogt.

424.

℞ *Mann.* ℥β.
solve in
Infus. fol. Senn. (ex ʒj. parat.) ℥ij.
Natr. sulphuric. ℥β,
MDS. Stündlich 2 Efslöffel.

Radius.

425.
℞ *Decoct. Althaeae* ℥iv.
Mann.
Sal. amar. āā ℥β.
MDS. Stündlich 1 Efslöffel. (Bei gereiztem Zustande des Darmcanals.)

Radius.

Mel. Honig. Der Honig wird meistens äufserlich benutzt. Innerlich wird er nur zuweilen als einhüllende Arznei zur Minderung des quälenden Hustens bei entzündlichen Affectionen der Lunge gebraucht (s. unten). Aeufserlich dient er zu Cataplasmen, mit Roggenmehl vermischt als maturirendes Mittel, als Zusatz zu Pinselsäften, Einspritzungen, Gurgelwassern, Clystiren (etwa 1-2 Efslöffel). Gegen Comedones empfiehlt Heim die Theile, an denen sie sich befinden, mit Honig bestreichen zu lassen, und während des Bades die Kinder mit wollenen Lappes zu reiben, wo dann die wurmförmigen Massen in grofser Menge zum Vorschein kommen. Auch soll er, auf das Zahnfleisch gestrichen, den Durchbruch der Zähne erleichtern.

426.
℞ *Mell. optim.* ℥β.
G. mimos. ℈ij.
Aq. amygdalar. ʒii.
Aq. lauro-ceras. gutt. vi.
Aq. fontan. ℥iij.
MS Alle 1-2 Stunden ein Efslöffel.

Verson.

Mel rosatum. Rosenhonig. Beliebtes Constituens von Pinselsäften, Mund- uud Gurgelwassern. Gölis wendet ihn bei stark entzündeter Mundhöhle in den Schwämmchen allein oder mit einem schleimigen Zusatz an, weil hier der Borax zu sehr reizen würde.

427.
℞ *Mel. rosat.* ℥β.
Mucil. sem. Cydonior. ℥j.
MDS. Pinselsaft.

Gölis.

Mixtura oleoso balsamica. Balsamus Vitae Hoffmanni. Wird als kräftiger Zusatz (rein würde sie wohl zu theuer sein) zu reizenden, belebenden und krampfstillenden Einreibungen benutzt.

428.

℞ *Spirit Angelic. comp.* ℥ij.
Mixtur. oleos. balsam. ℥β.
MDS. Zum Einreiben in den Rücken und die Herzgrube.
Wendt.

429.

℞ *Ol. Nucist.*
Ungt. simpl. āā ʒij.
leni ign. liquat. et semi refrigerat. adde
Tinct. Opii s. ʒβ.
Mixtur. oleos. balsam. ʒj.
MDS. In den Unterleib einzureiben.

430.

℞ *Medull. oss. taur.* ℥iij.
liquat. et depurat. post refriger admisc.
Mixtur. oleos. balsam. ℥iβ.
Balsam. indic. nigr. ʒiij.
MDS. Zum Einreiben in den Rückgrath, Thorax und die Gelenke. (Kräftig stärkend und belebend bei rhachitischen und scrophulösen Kindern.)
Wendt.

Mixtura sulphurico acida. Elixir acidum Halleri. Schwefelsaure Mixtur.

Wird in denselben Krankheiten gebraucht, in denen die Schwefelsäure indicirt ist, s. daher diesen Artikel.

Dosis und Darreichungsform. Zu 2, 5-10 Tropfen (ʒj. = 90 Tropfen) einigemal täglich, etwa ℈β.-j.-ʒβ. auf eine Mixtur von ℥iv.-v., gut eingehüllt, am besten in einem schleimigen Vehikel, *Salep*, *Decoctum rad. Althaeae* etc. und mit hinreichendem Syrup versüfst.

431.

℞ *Elixir acid. Haller.* ℈β.-j.
Decoct. Salep ℥iv.
Syr. rub. Idaei ℥j.
MDS. 2stündlich 1 kleinen Efslöffel. (Bei Stomacace.)
Wendt.

432.

℞ *Aq. destillat.* ℥ij.
Elixir acid. Haller. ℈β.-j.
Syr. Althaeae ℥j.
MDS. 3ständl. 1 Theelöffel. (Für ein Kind von 2-3 Jahren.)
Löbenstein-Löbel.

Morphium aceticum. Essigsaures Morphium.

Dieses Alcaloid des Opiums findet in der Kinderpraxis nur eine äufserliche Anwendung als schmerzlinderndes, krampfstillendes Mittel. So zeigt sich z. B. bei Gastro-Enteritis zur Minderung der Empfindlichkeit des Unterleibes nach der Blutentziehung, das Auflegen einer in eine Auflösung von 1 Gran *Morphium aceticum* in ℥ij. destillirten Wassers getauchten Compresse sehr wirksam, Beim Keuchhusten hat man auch das durch einige Tage wiederholte Aufstreuen von ½ Gran essigsauren Morphins auf die durch ein Zugpflaster der Oberhaut beraubte Magengrube versucht (Meyer, Köhler, Blum, Romberg), doch ohne sonderlichen Erfolg. Romberg (Casper's Wochenschrift 1833. 1) sah zwar mehr palliativen Erfolg davon, als von anderen gerühmten Mitteln, nahm aber, zumal bei kleinen Kindern in den ersten Lebensjahren eine auffallende Hinfälligkeit der Kräfte und soporöse Neigung war, sodafs er Dosis und Wiederholung zu sehr beschränken mufste, um eine gültige Erfahrung über die den Verlauf abkürzende Kraft dieser Methode erhalten zu können.

Morsuli antimoniales Kunkelii. **Schwefelspiefsglanz-Morsellen.** Eine Mischung aus *Stibium sulphuratum nigrum* mit Mandeln, Zimmtcassia und Cardamom. Jede Morselle ist ʒij. schwer, und enthält ungefähr 15 Gr. Antimom. Die Kinder nehmen diese Composition, die unter dem Namen der schwarzen Bonbons bekannt ist, eine Zeitlang recht gerne. Man bedient sich ihrer mit Nutzen bei scrophulösen Uebeln, Hautausschlägen, Psorophtalmie (besonders nach Masern: Casper) etc.

Dosis. Man kann den Kindern eine Morselle in ein Paar Stücke vertheilt, täglich geben, oder sie auch einzeln verschreiben.

433.
℞ *Mors. antimon. Kunkel.* ʒβ.
d. tal. dos. No. 24.
S. Morgens 1-2 Stück. (Gegen Nachkrankheiten der Masern.) Casper.

Moschus. **Bisam.** Der Moschus ist unter den Nervenmitteln eins der vorzüglichsten; er wirkt zwar nicht so flüchtig als Aether und Ammonium, seine Wirkung ist dagegen aber eine mehr anhaltende. Dabei afficirt er die Irritabilität und das Gefäfssystem nur wenig, was ihm als Antispasmodicum für die Kinderpraxis einen ganz besondern Werth verleiht Seine krampfstillenden Eigenschaften werden nur durch seine nervenstärkende Kraft bedingt, und nur da, wo wahre vitale Schwäche zum Grunde liegt, wirkt er als wirkliches Antispasmodicum. (Richter Arzneimittellehre). Diesen der Richterschen Arzneimittellehre entlehnten Ansichten über die pharmacodinamische Eigenthümlichkeit des Moschus widersprechen die Angaben des erfahrenen Bartels. Derselbe (die ges. nervösen Fieber, Berlin 1838, 2ter Theil S. 10) nennt den Moschus sehr excitirend und behauptet, dafs von dieser Wirkung gar sehr das Blutsystem, und bei Kindern leicht in sehr gefährlichem Grade, betroffen wird. Das Nervenstärkende des Moschus bewährt sich am meisten bei verhältnifsmäfsig beträchtlichen Gaben (nicht unter 2-3 Gran, und bis zu 10 Gran bei Erwachsenen), während zu seinen krampfstillenden und umstimmenden Wirkungen der Moschus oft nur ein sehr geringes Quantum (bei Erwachsenen ¼ Gran) bedarf. Es erhellet hieraus, dafs das Mittel nicht blofs deshalb antispasmodisch ist, weil es nervenbelebend wirkt, dann müfsten beide Wirkungen ja gleichen Schrittes gehen. Im Allgemeinen zieht Bartels bei Kindern, namentlich wenn sie sehr exicitabel sind, das sanftere Castoreum dem Moschus vor. Sein Gebrauch bei Krankeiten des kindlichen Alters ist sehr ausgedehnt; besonders empfohlen wird er in folgenden.

1) Bei nervösen und typhösen Fiebern, acuten Exanthemen, wenn um die Zeit der Entscheidung zwar critische Bewegungen eintreten, aber wegen Erschöpfung des Nervensystems unvollendet bleiben, und entweder ein gänzliches Unterliegen der Natur, oder Metastasen auf edle Theile, als Folgen einer unvollkommenen Crise, zu befürchten sind. Hier säume man nicht zu lange mit seiner Anwendung, gebe ihn nicht in zu kleinen Gaben, und verstärke seine Wirkung durch andere zweckentsprechende Mittel, wohin besonders *Liq. C. C. succinatus*, Opium und lauwarme Bäder zu rechnen sind.

2) Bei Entzündungen, wenn hohe Grade sensibler Erschöpfung und dadurch bedingte Krampfzufälle sich mit ihnen compliciren. Die beiden gefährlichsten Feinde des kindlichen Alters. die *Encephalitis exsudatoria* und der Croup, eignen sich besonders, unter scharf zu bezeichnenden Umständen, für seinen Gebrauch. Beide Krankheiten sind ihrer eigentlichen Natur und Entstehung nach entzündlich, beide bedürfen der entzündungswidrigen Heilmethode, und können nur durch diese sicher gehobe nwerden. Treten daher imAn fange Krämpfe hinzu, wie dieses so häufig geschieht, so begründen diese noch keine Anzeige zu krampfstillenden Mitteln, sondern müssen mit der Krankheit, aus der sie resultiren, durch entzündungswidrige Mittel bekämpft werden. Wenn aber bei der Encephalitis, nachdem den wichtigsten Indicationen Genüge geschehen, noch Betäubung zurückbleibt, das sensible Leben sehr zurückgedrängt ist, und krampfhafte Zufälle die Furcht eines tieferen Gehirnleidens erregen (Wendt), oder wenn beim Croup nach geminderter Entzündung, nach schon erfolgtem Auswurfe lymphatischer Stoffe, die Krampfzufälle fortdauern oder von neuem eintreten, Beklemmung, Erstickungsgefahr etc. erregen, dann ist der passende Gebrauch der krampfstillenden Mittel, und vor Allem des Moschus eben so zulässig als wirksam. Zudem lehrt die Erfahrung, dafs bei Kindern sehr leicht der entzündliche Zustand, besonders nach etwas eingreifender Behandlung, in den entgegengesetzten, asthenischen übergeht, und es wird daher in solchen Fällen der Moschus um so schätzbarer, als er schnell die etwa auf das spätere Befinden des Kindes nachtheilig einwirkenden Folgen der im Anfange nicht zu entbehrenden Blutentziehungen zu heben vermag. Zweckmäfsige Verbindungen sind

in diesen Fällen die mit Calomel, Sulphur auratum Antimonii, Kermes minerale etc. um so theils dem etwa noch fortdauernden inflammatorischen Zustand zu begegnen, theils im Croup die Expectoration zu unterstützen und zu befördern. Mehrere Aerzte, namentlich Wigand, haben den Moschus auch gleich in den ersten Stadien des Croup, ohne irgend eine Blutentziehung vorauszuschicken, in Anwendung gesetzt, und wollen auf diese Weise die heilsamste Wirkung davon gesehen haben. Wigand gab nach Beschaffenheit des Alters und der Constitution 2-5 Gr. Calomel mit ½-1 Gr. Moschus alle Stunde, so lange bis nach vorhergegangenem deutlichen Röcheln im Halse und allmähligem Hervorquellen des Schleimes aus dem Munde sich endlich ein tüchtiges Schleimerbrechen einstellte. Allein abgesehen davon, dafs wohl nicht alle diese Fälle wahrer Croup gewesen sein mögen, haben doch andere erfahrene Aerzte sich gegen diese Curmethode erklärt, und rathen bei wirklichem sthenischen Croup und bei grofser Vollsaftigkeit dringend zur Blutentleerung. Nur in Fällen, wo der Körper des Kindes sehr schlaff und welk ist, wo man mit Mercur auszukommen gedenkt, die prävalirenden krampfhaften Erscheinungen aber ein beruhigendes Mittel erheischen, da mag man gleich zum Moschus in der angegebenen Verbindung greifen, und wird ihn mit Nutzen geben können. (Sachse). Seifert in Greifswalde rühmte ihn sehr dringend in der Bronchio-Pneumonie nach vorausgeschickter Blutentziehung.

3) Bei Krämpfen. Je entschiedener diese durch grofse Lebensschwäche bedingt werden, desto hülfreicher wirkt der Moschus. Einen ganz besondern Ruf hat er sich im Asthma Millari erworben; Wichmann nennt ihn hier specifiisch. Sein dreister und frühzeitiger Gebrauch vermag hier allein den Tod, der durch Erschöpfung des Nervensystems und unter den Symptomen der Lungenlähmung erfolgt, abzuhalten. Schnuhr (Rust Magazin Bd. 25.) gab ihn mit grofsem Nutzen zu 2 Gr. mit 1 Gr. Castoreum 2stündlich, in Verbindung mit Asand-Clystiren, bei der genannten Krankheit. Hinze rühmt besonders die Verbindung mit *Sulphur aurat.* und Zinkblumen als sehr hülfreich.

Man gebe hier grofse Gaben (vergl. jedoch das oben S. 233 Gesagte), Kindern von 2-4 Jahren 2-6 Gr. 2stündlich, und verbinde damit den Gebrauch anderer krampfstillenden, flüchtigen Arzneien, *Infus. Valerian*, *Liq. Ammon. annisat.*, *Asa foetida* etc. Bäder, Einreibungen. Im Keuchhusten pafst er vorzüglich dann, wenn nach geminderter phlogistischer Diathesis die Sensibilität des Gesamtorganismus tief ergriffen ist, ein Zustand, der sich durch Zuckungen, grofse Erschöpfung, Ohnmachten etc. kund giebt. Hufeland rühmt ihn besonders nach vorausgeschicktem Brechmittel, und sahe danach einen Nesselausschlag enstehen.

Bei der Eclampsie und den Zuckungen der Kinder ist er

eins der wichtigsten Mittel. Wendt sagt von ihm: Rein auf das sensible Leben einwirkend, ohne die positive Thätigkeit des Gefäfssystems auffallend und gewaltsam zu steigern, mufs der Bisam in Krampfkrankheiten überall die wichtigsten Dienste leisten, wo die Sensibilität vorherrschend ergriffen ist. Zu starker Andrang nach dem Kopfe und heftiges Fieber sind die zwei zu beachtenden Gegenanzeigen. Wo diese beiden Contraindicationen nicht statt finden, kann der Moschus bei allen weitgediehenen Krämpfen selbst den zartesten Kindern gegeben werden, wenn auch die ursächlichen Momenten unausgemittelt geblieben sind.

Dosis und Darreichungsform. Bei der Verordnung des Moschus sind zunächst die beiden Rücksichten zu nehmen das man ihn 1) nicht zu spät, eine Methode, die das Mittel bei den meisten Kranken in Miscredit gebracht, und 2) in nicht zu kleinen Gaben anwende. Bei ganz kleinen Kindern in den ersten Monaten kann man $\frac{1}{4}$-$\frac{1}{2}$ Gr. $\frac{1}{2}$-2 stündlich, bei etwas älteren aber nach den Umständen 1-3 Gr. und mehr in derselben Zeit reichen. Nervöse Fieber, Einsinken von Exanthemen, Croup, Asthma Millari machen gröfsere Gaben und zweckmässige Verbindungen unerläfslich (s. oben). Bezüglich der Darreichungsform, giebt man den Moschus in Pulver, mit Zucker wohl abgerieben in charta cerata, (die beste Form, die auch zu rascher Bereitung sich eignet, obwohl nach Tourtual der Moschus in flüssiger Form schneller und kräftiger wirken soll, als in Pulver), Schüttelmixturen, Lecksäften. Im pecuniären Interesse der Kranken macht Phöbus noch darauf aufmerksam, keine zu grofse Quantitäten (besonders wo das *ut aliquid fecisse videamur* nur zu seinem Gebrauch auffordert und der Tod nahe ist) auf einmal zu verordnen, auch wo möglich lieber eine runde Quantität ℈j. z. B. als etwas weniges darüber oder darunter zu verschreiben, weil sich der Apotheker die fehlende Anzahl von Granen mitbezahlen läfst.

434.

℞ *Moschi optim.* gr. iij.
Opii pur. gr. $\frac{1}{2}$.
Gumm. arabic ℈j.
Sacchar. alb. ʒij.
terend. m. f. Pulv. divid. in vi. part. aequal.
S. 2stündlich 1 Pulver. (Beim Keuchhusten ohne Fieber.)
Gölis.

435.

℞ *Moschi optim.* gr. viij.
Calomelan. gr. viij.-xvj.
Sacchar. alb. ʒij.
M. terend. f. Pulv. divid. in viij. part. aequal.
S. 2stündlich 1 Pulver.

436.

℞ *Moschi optim.* gr. ix.
Sulphur. stibiat. aurant.
Zinc. oxydat. alb. āā. gr. iij.
Sacchar. alb. ʒβ.
M. f. Pulv. divid. in part. aequal. No. vi.
S. 2stündlich 1 Pulver. (Gegen Keuchhusten).
Hinze.

437.

℞ *Moschi orient.* gr. vj.
Sacchar. alb. ʒiij.
Misc. terend. invicem, adde
Aq. flor. Tiliae ℥iij.
Mucil. G. Mimos. ʒij.
MDS. 2stündlich 1 Efslöffel voll. (Für ein Kind von 2-3 Jahren.)

Wendt.

438.

℞ *Moschi optim.* gr. vj.
Ammon. carbonic. gr. iv.
Sacchar. alb. ʒiij.
Misc. terendo et adde
Aq. flor. Chamomill. ℥iß.
MDS. Stündlich 1 vollen Theelöffel. (Bei Krämpfen eines Säuglings.)

Wendt.

439.

℞ *Moschi optim.* gr. iij.-iv.
tere exactiss. cum.
Aq. Foenicul. ʒvj.
adde
Liq. C. C. succin. ℈j.
Syr. Papav. Rhoeados. ℥j.
MDS. Stündlich 1 Theelöffel. (Für ein Kind von 6 Monaten auf ungefähr 12 Gaben berechnet.)

Vogt

440.

℞ *Moschi optim.* gr. v.
Gumm. Mimos. ʒij.
tere c. *Aq. Foenicul.* ℥j.
Syr. Althaeae ℥iij.
MDS. Stündlich umgeschüttelt 1 Kinderlöffel. (Für ganz kleine Kinder.)

441.

℞ *Moschi* gr. vj.
Mucil. Gumm. arabic.
Syr. rub. Idaei āā ℥ß.
MDS. 1-2stündlich 1 Theelöffel.

Richter.

442.

℞ *Liq. C. C. succ.* gutt. xxx.
Moschi gr. iij.
Tinct. Opii crocat. gutt. x.
Syr. Althaeae ℥iß.
MDS. 2stündlich 1 Thee- bis Kinderlöffel. (Für Kinder von 2-4-6 Jahren. Bei nervösen Exanthemen.)

Richter.

443.

℞ *Rad. Valerian.*
— *Serpent.* āā ʒij.
Inf. *Aq. fervid.* s. q. per ½ hor.
Colatur ℥iv. refriger. adde
Moschi genuin. gr. viij.
Liq. Ammon. pyro-oleos. ℈ij.
Tinct. Ambrae ʒij.
Syr. flor. aurant. ℥ß.
MDS. ½stündlich 2 volle Theelöffel. (Bei Asthma Millari.)

Wendt.

Natrum muriaticum. Sal culinare. Küchensalz.

Das Küchensalz wird zum innerlichen Gebrauch bei Kindern wohl nicht benutzt; die Krankheit, Hämoptysis, gegen die es bei Erwachsenen empfohlen worden, kömmt im kindlichen Alter, in welchem die Brustorgane weniger gefährdet sind und mehr der Kopf bedroht ist, zu selten vor, als dafs sich daraus eine Indication für den inneren Gebrauch des Küchensalzes herleiten liefse. Rivin schlägt zwar vor, gegen Ascariden alle

Morgen nüchtern einen Efslöffel Salz verschlucken zu lassen, allein diese Methode möchte leicht störender, als die Würmer selbst wirken.

Aeufserlich ist die Anwendung des Küchensalzes ausgedehnter. Man benutzt es

1) zu Clystiren, um sie reizender, eindringlicher zu machen. Man setzt zu diesem Zwecke einen guten Thee- bis ½ Efslöffel zu dem gewöhnlichen Hausclystir von Chamillen und Oel. Devees empfiehlt in der Cholera der Kinder, um die grofse Irritabilität des Magens zu beseitigen, Clystire aus ℥iij. Wasser mit 3 Theelöffeln Kochsalz, die er 100 Mal ohne irgend ein anderes Mittel mit dem gröfsten Nutzen angewendet:

2) zu Waschungen; man soll mit einer Auflösung des Kochsalzes die ödematösen Kopfgeschwülste der Neugebornen waschen und reiben;

3) zu trockenen Umschlägen. Ein englischer Arzt empfiehlt folgendes Verfahren als äufserst hülfreich beim Croup. Man soll Salz glühend machen, es in einen wollenen Strumpf schütten, dieses um den Hals des Kindes legen, und so wie das Salz kalt geworden, einen neuen Strumpf anwenden. Dabei werde das Kind recht sorgfältig bedeckt, und schon nach kurzer Zeit wird es in einen starken Schweifs gerathen und gerettet sein. Das Mittel wirkt zugleich am *locus affectus* als Exutorium oder Rubefaciens, indem aufser der starken Hitze, die Haut auch noch durch kleine Salztheilchen, die durch den Strumpf dringen, stark gereizt und entzündet wird. Da das Mittel überall zur Hand ist, so wäre es wohl, besonders wo andere Hülfsmittel nicht gleich zur Stelle sind, beim Croup zu versuchen;

4) zu Bädern, besonders bei Scropheln. Salzbäder sind hier von grofser Wichtigkeit, sie geben durch ihre reizende und materielle Wirkung den Lymphgefäfsen und Drüsen den gehörigen Grad von Tonus wieder, und vermögen der verdickten Lymphe eine bessere und normalere Beschaffenheit zu verleihen. Man nimmt Küchen- oder Seesalz 1-4 ℔. zu einem Bade;

5) zu Salben; s. *Fel tauri*.

Natrum sulphuricum depuratum crystallisatum. Sal mirabile Glauberi. Schwefelsaures Natrum.

Das Glaubensalz ist als Abführmittel bei Kindern nicht recht an seinem Platze. Es vermehrt die Stuhlausleerungen leicht über die Gebühr, bringt oft starke, wässrige, entkräftende Diarrhöe hervor, ohne doch den Darmcanal funditus zu reinigen und die schadhaften Stoffe recht auszuleeren. Aufserdem gilt von ihm noch besonders die oben bei *Kali tartaricum* erwähnte Bemerkung Formey's. Es pafst daher im Allgemeinen mehr für plethorische, kräftige Individualitäten, und kann bei diesen in Entzündungen aller Art, nur nicht der Organe, in denen es zunächst seine Wirkung ausspricht, als ableitendes, laxirendes Mittel in Anwendung kommen.

Dosis und Darreichungsform. Man giebt das Glaubersalz etwa zu ℥j. auf ℥iv.-℥vj. Kinder- und Efslöffelweise, meistens in Verbindung mit anderen abführenden Mitteln, *Infus. Senn. comp.*, *Manna* und dergl. *Succus Citri* oder *Syr. Citri* dient als bestes Corrigens. Zu berücksichtigen ist noch, dafs man, um den oben erwähnten wässrigen, leicht erschöpfenden Durchfällen vorzubeugen, das Mittel aussetzen mufs, wenn sich Stuhl zeigt, weil dann gewöhnlich bald ein zweiter nachfolgt. Am anderen Tage kann man dann auf eben diese Weise seinen Gebrauch fortsetzen.

444.

℞ *Sal. mirabil. Glaub.* ℥j.
Aq. Chamomill. ℥v.
Syr. Mannat. ℥ij.
MDS. Kindern von 1-2 Jahren 2stündlich 1 Kinderlöffel, von 2-4 Jahren ½ Efslöffel, von 4-8 Jahren 3-2 stündlich 1 Efslöffel.

445.

℞ *Infus. Senn. comp.* ℥iij.
Sal mirabil. Glaub. ʒvj.
Syr succ. Citr. ℥j.
MDS. Wie vorher.

446.

℞ *Mann. elect.* ℥ij.
Sal mirabil. Glaub. ℥j.
solve in
Aq. destillat. ℥vji.
MDS. Kinder- und Efslöffelweise.

Olea aetherea. Aetherische Oele.

Die ätherischen Oele sind das wirksame Princip aller flüchtigen aromatischen Mittel, in ihnen also stellt sich diese Wirkung am reinsten dar, und in so fern gehören sie zu den wirksamsten belebenden Mitteln. Sie erregen alle, neben der Sensibilität, auch die Irritabilität stark auf, erhitzen, beschleunigen den Puls, vertragen sich daher natürlich nicht mit Reizung, Gefäfserethismus, Wallungen, Congestionen. Aus dieser Darstellung ergiebt sich nun leicht, welche Vorsicht ihre Anwendung in den Krankheiten des kindlichen Organismus, die meistens in jenen Zuständen ihren Grund finden, erheischen mufs. Nur in Fallen also, wo hohe Grade von Lebensschwäche ein Erlöschen der thierischen Oeconomie drohen, wo es auf einen kräftigen, rasch wirkenden Anstofs für die verschiedenen Lebensfactoren ankömmt, wo heftige Krämpfe zu beseitigen sind, nur da werden sie an ihrem Platze sein, und oft noch Hülfe bringen können. Allein auch hier sei man mit der Gabe vorsichtig, und bemühe sich, sie dem Grade der Lebensschwäche anzupassen, damit man nicht durch überreizung die noch vorhandene Kraft ganz aufreibe, und so das herbeiführe, was man zu bekämpfen sucht. Man gebe daher nicht zu grofse Gaben, setze sie nicht zu lange fort, verbinde zugleich Mittel damit, die der Materie denjenigen Ersatz leisten, der eigentlich zur Hebung der gesunkenen Lebenskräfte unbedingt nöthig wird, und betrachte so jene flüchtigen Oele nur als Zeit gewinnende, die Wirksamkeit anderer Mittel vorbereitende Arzneien.

Dosis und Darreichungsform. Innerlich: Man giebt die ätherischen Oele zu $\frac{1}{4}$-$\frac{1}{2}$-1 Tropfen je nach dem Alter und den Umständen in Pulver (als Oelzucker gewöhnlich 1 Tropfen auf ℈j. Zucker; wo der Geschmack brennend scharf ist, kann man dieses Verhältnifs ändern) mit anderen Mitteln, Absorbentien, *Magnesia carbonica* (s. dort), Antispasmodicis, Moschus etc. in Verbindung; in flüssigen Formen, jedoch nicht hier, wie bei Erwachsenen, in geistigen Flüssigkeiten aufgelöst, was wohl zu reizend wäre, sondern lieber in Lecksäften emulsionsartig subigirt.

Aeufserlich: Passender erscheint die äufserliche Anwendung der ätherischen Oele bei Kindern als Zusatz zu Waschungen, Einreibungen, Bädern und dergl. Die äufsere Haut nimmt an den meisten Affectionen der Respirations- und Digestionsorgane Antheil, und oft werden bei dieser Applicationsart die ätherischen, flüchtigen Mittel sich wirksamer erweisen, als bei ihrer inneren Anwendung. Aufserdem hat man noch den grofsen, hier gewifs sehr zu berücksichtigenden Vortheil, dafs die so leicht nachtheilig werdende Einwirkung auf die Irritabilität und die daraus resultirende Erhitzung vermieden wird.

Oleum Absynthii aethereum. **Aetherisches Wermuthöl.** Aeufserlich zu Einreibungen, Clystiren (s. *Fel. tauri*).

Oleum Anisi. **Anisöl.** Dient namentlich zur Vertilgung des Ungeziefers beim Kopfgrinde. In der ersten oder Entzündungsperiode der Krankheit ist vor Allem Reinigung des Kopfes vom Schmutz durch fleifsiges Kämmen, Waschen und Abkürzung der Haare, und vom Ungeziefer durch Anwendung die Schmerzen und den entzündlichen Zustand nicht vermehrender Mittel angezeigt. Hierzu dient eine Mischung aus ℈β. *Ol. Anisi* und ℥β. *Ol. amygd.*, womit man die Haare durchkämmen und nachher mit warmem, aber sehr schwachem Seifenwasser abwaschen läfst.

Oleum amygdalarum. **Mandelöl.** Das Mandelöl besitzt die Eigenschaften der fetten Oele im Allgemeinen; wie diese wirkt es erschlaffend und geschmeidigend auf die unmittelbar berührte Fläche sowohl, als auf die ihr zunächst gelegenen Theile. Dabei zeichnet es sich vorzugsweise durch seinen sehr angenehmen Geschmack und seine etwas dickliche Consistenz aus. Was **Hufeland** von den Oelen in Bezug auf die Krankheiten des kindlichen Alters sagt, gilt ganz besonders von dem *Oleum amygdalarum.*

1) Es giebt nichts, was jede Art von Reiz so abstumpft, als Oel.

2) Bei krampfhaften Zuständen, bei daher rührenden Zuschnürungen und Einsperrungen ist sein Werth entschieden.

3) Die Olea sind treffliche Anthelminthica, indem sie nicht allein Würmer abtreiben, sondern auch ihren Reiz und die daraus hervorgehenden Zufälle am schnellsten heben.

Aus dem Gesagten ergeben sich die Indicationen für die Anwendung des *Ol. amygdalarum* wie der übrigen fetten Oele. Entzündliche Affection der Respirationswerkzeuge und des Darmcanals, entzündliche und sensible Reizungen anderer innerer Gebilde, krampfige Affection derselben, Strangurie etc., scharfe, die Gedärme angreifende Secretionen, Wurmreiz, werden im Allgemeinen zu ihrem Gebrauche auffordern. Die Emulsionsform wird hier wenigstens das Vehikel für andere nöthige, wirksame Arzneien bilden.

Dosis und Darreichungsform. Innerlich: Selten wird man das *Ol. amygd.* pur reichen, am häufigsten mit Eigelb oder *Gummi arabicum* subigirt als Pseudoemulsion, etwa ℥β.-j. auf ℥iij.-iv. Wasser, in Verbindung mit anderen krampfstillenden Mitteln, (*Extractum Hyoscyami, Aq. Lauro-Cerasi*); abführenden (Manna, Salzen); antiphlogistischen (*Nitrum*); anthelminthischen, (*Semina Cinae*), etc.

Aeuferlich pafst das Mandelöl wie auch andere wohlfeilere Oele, z. B. *Ol. olivarum*, besonders zu Einreibungen für die zarte Haut der Kinder, weil die Einreibung länger fortgesetzt werden kann, ohne die Haut zu entzünden und wund zu machen. Man bedient sich seiner bei Excoriationen und Schrunden der Oberhaut, bei *Induratio Mammae*, trockener *Crusta lactea* etc.

447.

Ol. amyggdal. dulc. ʒiij.
Gumm. arabic. ʒj.
Aq. Cerasor. nigr. ℥j.
Syr. opiat. ʒij.
MDS. Stündlich 1 Theelöffel.

448.

℞ *Ol. amygdal. dulc.* ℥j.
Gumm. arabic. q. s. ut f. c. *Aq. flor. Tiliae* ℥ij.
Aq. Chamomill. ℥j.
l. a. Emuls., cui adde
Syr. Mannat. ℥β.
MDS. Stündlich 1 Kinderlöffel. (Für einen Säugling.)

449.

℞ *Ol. amygdal. dulc. rec. express.* ℥β.
Mell. q. s. ad subaction.
Syr. Mannat. ℥β.

MDS. Zu 1-2 Theelöffeln gut umgeschüttelt zu geben. (Als Abführung für kleine Kinder.)
Kämpf.

450.

℞ *Aq. flor. Tiliae* ℥ij.
— *Cerasor. nigr.*
Ol. amygdal. dulc. āā ℥j.
Kali carbonic. ℈j.
Vitell. Ov. ʒiij.
Mucil. Mimos. ʒj.
MS. Alle ½-1 Stunde 1 Theelöffel. (Gegen Reifsen im Leibe der Kinder.)
Rosenstein. L. W. Sachs.

451.

℞ *Ol. amygdal. dulc.*
Vitell. Ov. āā ʒij.
Syr. Althaeae ℥iß.
MS. Theelöffelweise. (Saft bei Halsaffection.)

452.

℞ *Ol. amygdal. dulc.* ℥ij.
Syr. Violar.
— *flor. aurant.* āā ℥j.
Sacchar. cand. ʒiß.
MDS. Theelöffelweise. (Beim Reizhusten.)
Sydenham. L. W. Sachs.

453.

℞ *Ol. amygdal dulc.* ℥ß.
Gumm. arabic. q. s. ut f. c. *Aq. Foenicul.* ℥iij. Emuls., cui adde
Mann. elect. ℥j.
Syr. emulsiv. ℥ß.
MDS. Stündlich 1 Kinderlöffel.

454.

℞ *Ol. amygdal. dulc.* ℥ß.
Aq. flor. Tiliae ℥iij.
Mucil. Gumm. Mimos. q. s. ut f. Emuls., cui adde
Mann. ʒvj.
Tartar. natron.
Nitr. pur. āā ʒj.
Syr. emulsiv. ℥ß.
MDS. 2stündlich 1 Kinderlöffel. (Für ein Kind von zwei Jahren; bei entzündlichem Fieber.) Hufeland.

455.

℞ *Semin. Cinae* ʒij.
Fol. Senn. ʒß.
Inf. *Aq. fervid.* q. s. Colatur. ℥iij., adde
Ol. amygdal. dulc. ℥ß.
Mucil. Gumm. arabic. q. s. ut f. Emuls., cui adde
Nitr. pur. ʒj.
Syr. emulsiv. ℥j.
MDS. 2stündlich 1 Efslöffel. (Für ein Kind von 5-6 Jahren; beim Wurmfieber.)
Hufeland.

456.

℞ *Ol. amygdal. dulc.*
Ol. Hyoscyam. āā ℥j.
MDS. Aufzustreichen. (Bei *Induratio Mammae* Neugeborener, wenn starke Schmerzen vorhanden sind.)

Oleum Cajeputi. Cajeputöl. Wichmann empfahl das *Oleum Cajeputi* zum inneren Gebrauche als Surrogat des Moschus bei Asthma Millari, allein es steht diesem an Wirksamkeit bei weitem nach, und pafst auch eigentlich wegen seiner sehr erhitzenden, aufregenden Wirkung nicht recht für das kindliche Alter. Aus gleichem Grunde möchte auch seine innere Anwendung gegen Würmer, wogegen es Rudolphi empfohlen, zu vermeiden sein.

Aeufserlich soll es zu einem Tropfen auf Leinwand getröpfelt und in die Herzgrube gelegt, bei Krämpfen der Kinder gute Dienste leisten. (Acrel.) Auch seine anthelmintische Kraft läfst sich auf diesem Wege und ohne die oben erwähnten Nachtheile benutzen; man kann es zu diesem Zwecke in die Nabelgegend einreiben, oder auf Baumwolle getröpfelt, auf den Leib appliciren.

457.

℞ *Ol. Cajeput.* gutt. vj.
Sacchar. alb. q. s.
Aq. Foenicul. ℥ij.
Tinct. Castorei ℈j.
Syr. cort. aur. ℥ß.
MDS. 2stündlich 1 Theelöffel.
(Bei Asthma Millari.)

458.

℞ *Ol. Nucist.* ℥ß.
— *Hyoscyam. coct.* ʒvj.
leni calore liquat. admisce
Ol. animal. aether.
— *Cajeput.* āā ʒß.
M. f. liniment. d. in olla alb.
S. In den Leib einzureiben.
Vogt.

Oleum Camphoratum. Kampherhaltiges Oel. Kann bei Kindern zweckmäfsig statt des Linimentum volatile Camphoratum als Einreibung benutzt werden. Das letztere reizt die Haut zu sehr und kann wegen des penetranten Geruchs leicht nachtheilig werden.

Oleum Carvi. Kümmelöl. Innerlich bei hohen Graden von Schluchsen Magenkrämpfen, Coliken etc. zu $\frac{1}{2}$-1 Tropfen als Zusatz zu absorbirenden, krampfstillenden Pulvern, oder auch in Chamillenthee.

Aeufserlich: Als Zusatz zu antispasmodischen, carminativen Einreibungen auf Magen und Unterleib.

459.

℞ *Magnes. carbonic.* ʒj.
Rad. Rhei.
Rad. Irid. florent. āā ℈j.
Ol. Carvi gutt. iij.
M. f. Pulv.
S. 3-4 Mal täglich eine Messerspitze. (Für Säuglinge beim Krampf.)

460.

℞ *Ol. Carvi.*
— *Menth. Piper.* āā ℈ij.
Ol. Olivar. ℥j.
Laud. liquid. Sydenh. ℈j.-ʒß.
MDS. In den Magen einzureiben. Henke.

Oleum Chamomillae simplex. Chamillenöl. Wird in kleinen Gaben von $\frac{1}{24}$ - $\frac{1}{12}$ Tropfen von Löbenstein-Löbel bei kleinen Kindern gegen Keuchhusten im 2ten Stadium empfohlen.

461.	
℞ *Ol. Chamomill.* gutt. j.-ij.	*Aq. flor. aurant.* ℥ij.
Gumm. arabic. q. s.	*Syr. flor. aur.* ℥β.
	MDS. 2stündlich 1 Theelöffel.

Oleum Crotonis. Crotonöl. Innerlich kann das Crotonöl in den hartnäckigsten Fällen von Stuhlverstopfung auch wohl bei Kindern versucht werden. Man verbindet zu diesem Zwecke 1 Tropfen davon mit ʒij. Zucker, arabischem Gummi und Zimmttinctur āā ʒβ. und ʒx. destillirten Wassers, und giebt davon ½-1 Theelöffel alle 3-4 Stunden, bis Oeffnung erfolgt (Journ. de Pharm. Fevr. 1835). — Aeufserlich dient es zu hautreizenden, ableitenden Einreibungen ʒv. beim Keuchhusten. Eine andere sehr wichtige, epispastische Anwendung findet das *Ol. croton.* mit der 3-5fachen Menge *Ol. papav.* etc. verdünnt, zu 12-18 Tropfen 2-3 Mal des Tages eingerieben, in der Heiserkeit, die nach Masern und Croup nicht selten zurückbleibt. Die vermeintliche purgirende Wirkung der Einreibung in den Unterleib hat sich in mehrfachen Versuchen nicht bestätigt. Danach entstehende Pusteln und erysipelatöse Entzündung verbieten den ferneren Gebrauch.

Oleum Lini. Leinöl. Wird vorzugsweise gern als Zusatz zu Clystiren benutzt, etwa 1-2 Efslöffel Oel mit 1 Theelöffel Salz oder ein Paar Theelöffeln Honig auf 2 Tassen Wasser, Chamillenthee etc., s. den Artikel Clystir.

Oleum Morrhuae s. Jecoris s. Jecinoris Aselli. Berger Leberthran. Der Berger Leberthran (von Gadus Morrhua und Molva) ward zuerst von Schenk und Osberghaus gegen Rhachitis, scrophulöse Knochenleiden, Coxarthrocace empfohlen, und zahlreiche Erfahrungen späterer Aerzte bestätigen den Nutzen des Mittels gegen die genannten Affectionen. Gumpert (Hufeland's Journal 1828) und Günther (Jahrbücher der medizinischen Gesellschaft zu Würzburg von Friedrich 1828) machten mit grofsem Erfolge Gebrauch von dem Leberthran. Ein 4jähriger Knabe, der schon ganz abgezehrt war, hectischen Fieber und stark eiternde, übelriechende Geschwüre im Nacken und an den Extremitäten hatte, nahm täglich 2 Theelöffel davon und wurde in 3 Monaten dadurch völlig hergestellt. Heinekes sagt, er habe in der letzten Zeit kein anderes Mittel nöthig gehabt; er fand es vorzüglich bei schlechter Ernährung und Abmageruug sehr heilsam, doch, setzt er hinzu, müsse der Gebrauch anhaltend und die Diät sorgfältig sein. Knod von Helmenstreit (Hufeland's Journal 1832) fand es bei Coxalgie noch hülfreich, wo Fontanell und Glüheisen in Stich gelassen hatten; er gab einem 2jährigen Kinde 2 Mal täglich ½ Efslöffel davon. Eben so günstig sprechen sich Heyfelder und Schmidt (Rust's Magazin Bd. 35.) darüber aus. Schmidt behandelte 21 rhachitische Kinder damit und behauptet, das Mittel wirke auflösend, befördere gelind den Stuhlgang, beseitige Anschoppungen der Milz und Leber und löse die Stockungen der Lymphgefäfse; dabei soll es den schwachen Magen verbessern und den Appetit mehren. Er gab es rein. Brefeld (der Stockfischleberthran in naturhistorisch-chemisch-pharmaceutischer Hinsicht. 1835) schildert den Leberthran als ein Mittel, das in den meisten Formen der Scrophulosis sich wirksam erwiesen habe, bei scrophulösen Hautaffectionen aber ohne Erfolg gegeben sei, während er äufserlich mit anderen geeigneten inneren Mitteln grofsen Nutzen schaffen soll. Nach Beobachtungen Mehrerer soll der weifse Leberthran keine andere Wirkung besitzen, als das gewöhnliche Mandel- oder Olivenöl. Der braune Leberthran soll hingegen seine Wirkung nur seinem Gehalte an Creosot verdanken, welchen man in neuerer Zeit auch gegen die Scropheln empfohlen hat. Die neusten Analysen indefs haben vielmehr Jod, an thierisches Fett gebunden, nachgewiesen.

Dosis und Darreichungsform. Man giebt den Leberthran Kindern bis zu 3 Jahren in den ersten 8-14 Tagen 3 Mal täglich zu einem, dann steigend bis zu 2 Theelöffeln, entweder rein oder mit Zucker, Syrup oder in Mixtur. Bei Kindern reicher Eltern bedient sich Tourtual (Practische Beiträge zur Therapie der Kinderkrankheiten. Münster 1837) der unten (463.) angegebenen Formel. Gewöhnlich zeigt sich die heilsame Wirkung dieses Mittels erst nach mehreren Monaten eines anhaltenden Gebrauchs; in einzelnen Fällen jedoch zeigte sich der Erfolg schon nach 7-14 Tagen. Die Frühlings- und Sommermonate eignen sich am besten zu dieser Kur; ein stärkendes Bad, 2-3 Mal wöchentlich, wird schicklich mit derselben verbunden. — Aeufserlich wird der Leberthran von Kopp beim Milchschorfe empfohlen. Er läfst Morgens und Abends den Ausschlag mit einem Kcffeelöffel voll *Ol. jecoris* einsalben, und nach dem Losweichen der Borke damit, zur Verhinderung der Wiedererzeugug des Grindes, fortfahren. Dieses Einreiben wirkte vortrefflich, aber es ist grofse Vorsicht darin nöthig, den Ausschlag nicht zu schnell zu unterdrücken (Denkwürd. in der ärztl. Praxis. 1836. Bd. III. S. 397). Eine andere, sehr wichtige, äufsere Anwendung in Verbindung mit dem inneren Gebrauche und sorgfältigem Regimen (kräftiger, aber leicht verdaulicher und gleichmäfsiger Diät, Genufs der freien Luft etc.) findet der Leberthran in mancherlei weitgediehenen Localformen der Scropheln, zumal bei ulceratirenden, namentlich harten oder schon aufgebrochenen Drüsenknoten am Halse und anderen Stellen, ganz besonders auch bei Paidarthrocace und *Caries scro-*

phulosa. Es liegen aus eigener Beobachtung zahlreiche Fälle erstaunenswerther Wirksamkeit vor, welche der äufsere Gebrauch des Mittels als Einreibung und Verbandmittel, mit und ohne Unterstützung des inneren Gebrauchs, über alles Erwarten zur Heilung brachte.

462.
℞ *Ol. Jecinor. Asell.* ℥j.
Liq. Kali carbonic. ʒiij.
Ol. Calam. aromat. gutt. iij.
Syr. Cort. aurant. ℥j.
MDS. Morgens und Abends 1-2 Theelöffel voll.

463.
℞ *Ol. Jecinor. Asell.* ʒij.
Vitell. Ov.
Syr. Menth.
— *flor. aurant.* āā ℥ij.
MS. 3 Mal täglich einen Kinderlöffel voll.

Oleum Nucistae. *Oleum Nucis moschatae.*

Muscatöl. Beliebte Einreibung auf Magen und Unterleib bei Dyspepsie, Durchfällen, Krämpfen etc. der Kinder. Man kann dazu zweckmäfsig den *Balsamus Nucistae* der *Ph. Borussica* verordnen, der andere magistrale Formeln entbehrlich macht. Verbindungen mit *Ol. Cajeputi*, *Mixtura oleos. balsamica*, s. dort.

464.
℞ *Ol. Nucist.* ʒiß.
— *Hyoscyam. coct.* ℥j.
leni calor. liquat. admisce
Ol. Rorismarin. ʒj.
S. Theelöffelweise zum Einreiben in den Unterleib.
Vogt.

Oleum Olivarum. Baumöl.

Für den innerlichen Gebrauch wird man wohl meistens dem angenehmeren *Oleum Amygdalarum* den Vorzug geben; äufserlich aber macht ein reines Olivenöl jedes andere fette Oel entbehrlich. Man benutzt es

1) zu Einreibungen, um Spannung der Haut, Krampf derselben zu heben; es bringt reichliche Ausdünstung ohne profusen Schweifs hervor. Dähne empfahl Einreibungen von Oel als Vorbauungs- und Heilmittel des Scharlachfiebers; es wird hier theils prophylactisch als Schutz gegen die atmosphärischen Einflüsse, theils therapeutisch durch Erregung eines starken Schweisses nützlich. Wendt räth bei habitueller Obstruction kleiner Kinder, die er durch öftere Wiederholung abführender Mittel nicht bekämpft wissen will, zu angemessener Diät und Einreibungen von erwärmtem Olivenöl in den Unterleib, 2-3 Mal täglich;

2) zu Clystiren; es ist der gewöhnlichste Zusatz zu ausleerenden Clystiren und pafst besonders dann, wenn sich vieler harter Unrath angehäuft, hat oder die Gedärme sich in einem

gereizten Zustande befinden. In Wurmfiebern, bei durch Würmer erzeugten Krämpfen, Coliken, wirken Clystire mit vielem Oele sehr heilsam; sie vermindern hier die Reizung und das Ansaugen der Würmer, befördern auch die Wirkung anderer gereichten Anthelmintica. Man nimmt 1-2 Efslöffel oder mehr Oel zu einem Clystir.

3) Das Oel leistet in chronischen Hautausschlägen durch seine erweichende Kraft, Minderung der grofsen Empfindlichkeit der Haut, Abhalten der äufseren Einflüsse oft grofsen Nutzen. Erregen sie heftiges Brennen, oder wünscht man trockene Grindborken zu erweichen, so pafst es vorzugsweise.

Oleum Ricini. **Ricinusöl. Castoröl.** Das Ricinusöl laxirt gelinde, ohne Schmerzen und Unbequemlichkeiten im Darmcanale zu erregen, und wird daher in Fällen, wo es nur auf Entleerung des Darmcanals ankömmt, und mit dieser keine weitere Nebenwirkung verbunden werden soll, am passendsten in Anwendung kommen, wie es denn überhaupt sowohl direct Behufs der Entleerung des Darmcanals, namentlich der dicken Därme, als auch der Ableitung auf denselben von edleren Organen, zumal bei Verdacht auf entzündliche Reizung der Darmschleimhaut, als das promptesté und zuverlässigste Eccoproticum anzusehen ist. Zugleich besitzt es einhüllende, schmerzlindernde Kräfte, und wird daher bei gereiztem Zustande der Darmschleimhaut, bei allen schmerzhaften Unterleibskrankheiten der Kinder, bei Reifsen und Krämpfen von Säure, Coliken vom Zahnen, um das Kindspech auszuleeren, überhaupt bei allen Uebeln derselben, die aus scharfen Unreinigkeiten im Darmcanale entspringen, mit Nutzen in Gebrauch gezogen. Bei Wurmcuren ist es das gebräuchlichste Abführmittel.

Dosis und Darreichungsform. Innerlich: Am besten giebt man das Ricinusöl wohl pur, Neugeborenen zu 10-20 Tropfen bis einem halben Theelöffel ein oder ein Paar Mal hintereinander, gröfseren Kindern thee- und efslöffelweise 2-3 stündlich. Den ekelhaften Geschmack wird man am besten und einfachsten corrigiren, wenn man es bei gröfseren Kindern, (bei kleineren, die sich der äufseren Eindrücke noch nicht bewufst sind, fällt diese Rücksicht wohl weg) in etwas Mandelmilch (auch wohl Fleischbrühe) nehmen läfst. Mit gleichen bis doppelten Theilen Rhabarbersyrup soll es gleichfalls besonders gut zu nehmen sein und zugleich am besten seine Wirkung äufsern.

Aeufserlich empfiehlt Fischer (die Scropheln. Prag 1832) eine Einreibung von *Ol. Ricini* mit *Tinct. Colocynthidis* in den Unterleib bei scrophulösen Kindern mit angeschwollenen meseraischen Drüsen.

465.
℞ *Ol. Ricin.* ℥β.
Syr. Cichorei ʒβ.
Vitell. Ov. j.
Tinct. Rhei aquos. ʒij.
MDS. Stündlich 1-2 Theelöffel. (Für kleine Kinder.)
Jahn.

466.
℞ *Ol. Ricin.* ʒiij.-ʒvj.
Gumm. Mimos. q. s.
Aq. Foenicul. ℥ij.
Syr. Mannat. ℥j.
M. f. l. a. mixtura.
S. Kinderlöffelweise bis zur Wirkung. (Als Abführung für Kinder.)
Berends.

467.
℞ *Ol. Ricin.* ℥j.
Tinct. Colocynthid. ℥β.
MDS. So viel als die hohle Hand zu fassen vermag, lauwarm des Tages 4 Mal in den Unterleib einzureiben.
Fischer.

Oleum Rorismarini s. Anthos. **Rosmarinöl.** Mende empfiehlt beim Scheintod der Neugeborenen, dieselben sammt der Nabelschnur in ein warmes Bad von 28-29 Grad Reaumür zu legen, in das man 6 Tropfen *Ol. Rorismarini* getröpfelt hat.

Oleum Terebinthinae. **Terpenthinöl.** Wird von Gibbons gegen *Tinea capitis* empfohlen; er läfst den Kopf kahl scheeren, jeden Tag früh mit Seifenwasser abwaschen, abtrocknen und dann 5-10 Minuten lang die folgende Mischung einreiben. Auch pafst bei der krampfhaften Harnverhaltung der Kinder eine Einreibung von ʒij. Terpenthinöl mit Eigelb und *Aq. Menth. pip.* ℥ij. in die Scham- und Inguinalgegend.

468.
℞ *Ol. Terebinth.* ℥j.
Ol. Olivar. ʒij.
MDS. Zum Einreiben.

Oleum Tanaceti. **Rainfarrnöl.** Aeufserlich als Zusatz zu anthelmintischen Einreibungen, etwa ℈j.-ʒβ. auf ℥j.-ij. Fett, s. *Fel tauri.*

469.
℞ *Extr. nuc. jugland.*
Fell. tauri āā ℈iv.
Adipis suill. ℥j.
leni calore mixtis et refriger.
adde
Ol. Tanacet. gr. xv.
M. f. Ungt.
S. In den Unterleib einzureiben.
Dörffurt.

Opium s. Meconium et Opii praeparata. **Opium, Mohnsaft.** Die Frage über die Zulässigkeit der inneren Anwendung des Opiums bei Kindern und die genaue Bestimmung der Fälle, in denen dieses Mittel indicirt ist, gehört unstreitig mit zu den wichtigsten Gegenständen der Heilmittellehre für Krankheiten des kindlichen Alters. Während viele sehr erfahrene Praktiker sich geradezu gegen jeden Gebrauch des Opiums bei ganz jungen Kindern erklären, und keinen Zustand als Indication für dessen Anwendung auch in der kleinsten Gabe gelten lassen wollen, sieht man wieder andere, nicht weniger mit den Krankheiten des kindlichen Organismus vertraute Aerzte (ich erinnere nur an Gölis), die es bei den verschiedenartigsten Leiden und in jedem Alter dreist und ohne Gefahr zu fürchten in Gebrauch ziehen. Wenn nun diese letzteren Erfahrungen auch die Anwendung des Opiums in geeigneten Fällen und unter Beobachtung der höchsten Vorsicht rechtfertigen, und es überdies auch sehr zu bedauern wäre, ein so kräftiges Mittel, wie es unstreitig das Opium ist, im Heilapparate für Kinder ganz zu entbehren, so müssen doch andererseits die Erfahrungen der Gegner des Opiums uns zur gröfsten Behutsamkeit beim Gebrauch dieses heroischen Mittels auffordern, und uns veranlassen, nur in den dringendsten Fällen zu dieser so kräftigen, aber nur zu gefährlichen Waffe bei Bekämpfung der Krankheit zu greifen, ja uns derselben bei ganz jungen, zarten Kindern und bei gerade vor sich gehenden Evolutionsprocessen durchaus zu enthalten. Ich erwähne hier nur, unter vielen, des von Wendt angeführten Falles, wo der Gebrauch einer Mixtur von ℥iij., in der 7 Tropfen *Tinct. Opii crocata* enthalten waren, einem 7wöchentlichen Kinde den Tod durch Betäubung zugezogen hat, eine Erfahrung, die wahrlich nicht geeignet ist, zum Gebrauche des Opiums in einem so frühen Alter einzuladen. Wird auch nicht in allen Fällen bei unvorsichtiger und zu dreister Anwendung des Opiums der Ausgang ein tödtlicher sein, so kann doch durch dasselbe das noch so schwache Sensorium der Kinder leicht auf eine unheilbare Weise verletzt werden. Die pharmacodynamische Eigenthümlichkeit des Opiums mufs hier als bekannt vorausgesetzt werden; es stehe hier nur die Bemerkung, dafs, nach dem Ausspruche aller Erfahrenen, die Krankheiten, die zu seinem Gebrauche auffordern, den Character der Asthenie, und zwar der nervösen Asthenie, gemeinsam haben müssen. Schon dieser Umstand allein reicht hin, die Anwendung des Opiums in der Kinderwelt sehr zu beschränken, da, wie Wendt so treffend bemerkt, es immer sehr gewagt ist, bei Kindern eine asthenische Diathesis wittern zu wollen. Kinder tragen ein reges Leben in sich und haben daher bei schnell eintretenden, mit bedeutenden Erscheinungen einhergehenden Krankheitsformen die Vermuthung einer entzündlichen Diathesis für sich. — Man hat das Opium in folgenden Krankheitsformen des kindlichen Alters empfohlen:

1) Bei nervösen Exanthemen, besonders den Pocken, wenn

diese im Stadium der Eiterung flach und niedrig in der Haut liegen, sich nicht heben wollen, grau, mifsfarbig, blau werden, oder sich mit mifsfarbiger Lymphe füllen, in Brand übergehen, und Unheil bringende Zufälle aus aus dem gesunkenen Zustande des Gefäfssystems und der kranken Haut entspringen. Hier ist die thätige Anwendung der flüchtigen Reizmittel, und vor Allem des Opiums, dringend indicirt, und die berühmtesten Aerzte der älteren und neueren Zeit sind seine eifrigen Empfehler und Lobredner.

2) Bei Durchfällen. Nach Hufeland ist das Opium nicht zu entbehren bei langwierigen, schwächenden Durchfällen, die nichts als wässerige, schleimige, farb- und geruchlose Stoffe ausleeren, und gewöhnlich Folge einer schlechten, unordentlichen Diät, des plötzlichen Entwöhnens in den ersten Monaten, oder auch eines anhaltenden Zahnreizes sind. Ein solcher Durchfall beraubt am Ende die Kinder aller Ruhe, Wärme, Kräfte und Säfte und die Gedärme alles natürlichen Schleimes, versetzt den Darmcanal zuletzt in den höchsten Grad kränklicher Reizbarkeit, und kann durch Auszehrung oder auch durch Convulsionen und Brand tödtlich werden. Hufeland erwähnt eines Falles, wo dieser beständige Abgang bei einem vierteljährigen Kinde schon 4 Wochen fortgedauert hatte, und die besten besänftigenden, entwickelnden, anhaltenden und tonischen Mittel umsonst gebraucht worden waren, bis man zuletzt Opium, sowohl äusserlich auf den Leib, in Verbindung aromatischer Umschläge und in Clystiren, als auch innerlich täglich 3-4 Tropfen Laudanum mit Salepschleim anwendete, wodurch denn bald Hülfe erfolgte, und das Kind sich völlig erholte. Zu bemerken ist noch, dafs in diesem Falle Kinder weit mehr vom Opium ohne Schaden vertragen, als aufserdem. Bei bedeutendem, die Kräfte schnell zerstörendem Durchfall, wie er oft im bösartigen Scharlach beobachtet wird, empfiehlt Wendt gleichfalls den vorsichtigen Gebrauch des Opiums, aber auch nur dann, wenn die Kinder schon über die 2 ersten Jahre hinaus sind.

3) Bei der Ruhr. Kein Mittel mindert den Stuhlzwang und Schmerz im Mastdarme palliativ schneller, als ein Clystir von einem *Infus. Lini* mit einigen Tropfen Laudanum (Tourtual). Zuweilen ist in diesem Falle der *Sphincter ani* so krampfhaft verschlossen, dafs die Anwendung des Clystirs schwierig wird. Ein erweichendes Dampfbad, warme, ölige Einreibungen um den After und eine geübte Hand erleichtern alsdann sehr diese Operation

4) Bei Wechselfiebern. Hufeland giebt hier das Opium in Fällen, wo das Wechselfieber sehr hartnäckig, die Ursache mehr nervigt ist, oder das Fieber, nach gehobener Ursache, noch als Nervenkrankheit fortdauert. In solchen Fällen, wo China und Salmiac nicht helfen, gelang ihm bei 3-5jährigen

15

Kindern oft noch die Cur durch mäfsige Gaben Doversches Pulver, 8 Gr. kurz vor dem Anfalle gereicht.

5) Beim Keuchhusten. Hier ist besonders Henke sein eifriger Lobredner. Das Opium leistete ihm in dieser, oft allen Mitteln widerstehenden Krankheit die herrlichsten Dienste, und soll selbst bei den zartesten Kindern keine nachtheilige Folgen hervorbringen. Dazu gehört aber, dafs man den Mohnsaft in öfter wiederholten, aber sehr kleinen, dem Alter und der individuellen Erregbarkeit (deren genaue Bestimmung und Würdigung aber oft so schwer ist!) angemessenen Gaben darreiche, und den Gebrauch desselben vermindere, wenn die Heftigkeit des Hustens überwunden ist, wo dann die tonischen Mittel angezeigt seien. Allein bedenkt man, das nach allen Erfahrungen kein Mittel im Stande ist, den Verlauf dieser Krankheitsform bedeutend abzukürzen, dafs der Ausspruch Sydenham's, Werlhoff's und Hufeland's, der Keuchhusten lasse sich unter 4 Wochen nicht heilen, noch immer seine volle Gültigkeit hat, und dafs die Kunst ihre Aufgabe nach Möglichkeit gelöst hat, wenn es ihr gelingt, schnell oder langsam tödtende Folgekrankheiten zu verhüten, so möchte es gerathen sein, der blossen, so sehr problematischen Abkürzung wegen, das Opium im Keuchhusten, namentlich bei sehr zarten Kindern, nicht anzuwenden, oder doch wenigstens seinen Gebrauch nur auf die Fälle zu beschränken, wo dringende, sich für die Anwendung des Opiums eignende Zufälle zum Versuch der Heilung oder Abkürzung auffordern. Es möchten dahin die Fälle gehören, wo der Husten einen so hohen Grad von Heftigkeit erreicht hat, dafs es dringend nöthig wird, wenn auch nur auf einige Zeit den Reiz zu stillen und dem Kinde eine ruhige Nacht und etwas Erholung zu verschaffen

6) Bei Krämpfen. Diese im kindlichen Alter so häufigen, die verschiedenartigsten Krankheitsformen begleitenden Zufälle sind es gerade, die nur in sehr seltenen Fällen und unter scharf bezeichneten Umständen im Mohnsaft ein Heilmittel anerkennen, und nie sollte man demselben eine allgemeine beruhigende, krampfstillende Wirkung bei Kindern beimessen Der hochverdiente Wendt hat daher gewifs Recht, wenn er mit eindringlichem Worte dem beginnenden Arzte einprägt, in solchen Fällen alle Opiumpräparate vom Diacodionsyrup an bis zur *Requies magna Nicolai* bei Kindern zu vermeiden.

Die regelwidrige und willkührlose, durch Verstimmung des Nerven- oder Gefäfssystems herbeigeführte Contraction der Muskeln, die man Krampf nennt, kann auf zweierlei Weise entstehen: 1) durch Druck auf die Hirnsubstanz von überfüllten Gefäfsen oder selbst von ausgetretenen Flüssigkeiten und 2) durch unmittelbare Erschöpfung der Centralorgane des Nervensystems, wodurch den peripherischen Gebilden ein unverhältnifsmäfsiges Uebergewicht ertheilt wird. Berücksichtigt man nun, dafs gerade das erste Entstehungsmoment für Krämpfe, die Ueberfüllung des Gehirns mit Blut und der daraus resultirende Druck, bei Kindern das häufigere ist, dafs hier, wo die Formation des Kopfes eine so bedeutende spielt, und ein so starker Andrang der Säfte nach demselben sich kundgiebt, bei allen bedeutenden Krampfformen jene Ursache mit grofser Wahrscheinlichkeit supponirt werden mufs, so wird man auch leicht die grofse Gefahr erkennen, die aus der Anwendung der sogenannten Antispasmodica, besonders aber des Opiums, das die Congestion nach dem Kopfe so bedeutend steigert, Verstopfung macht etc., in dergleichen Fällen nothwendig resultiren mufs. Dazu kömmt noch, dafs, aufser den eben berührten Causalmomenten, noch so häufig Krämpfe bei Kindern consensuell und ganz besonders aus Störungen im Magen und Darmcanal, Indigestionen etc. entstehen, Fälle, für welche das Opium auch natürlich nicht pafst, und für die ein Abführmittel, ein Brechmittel, ein Clystir oft das beste Antispasmodicum wird.

Es wird daher der Gebrauch des Opiums als eines Antispasmodicums nur auf die gewifs seltenen Fälle zu beschränken sein, wo bei gröfseren Kindern der Krampf lediglich aus einem blofsen *Erethismus nervorum*, aus einer unmittelbaren Erschöpfung der Centralorgane des Nervensystems resultirt, wo lang dauernde Schmerzen, grofse Unruhe eine auch nur momentane Milderung und Beruhigung der Zufälle wünschenswerth machen, und endlich, wo das so tief gesunkene Leben des Nerven- und Gefäfssystems, das oft von Krämpfen begleitet wird, bei den oben angegebenen bösartigen Formen von Exanthemen, hartnäckigen Wechselfiebern etc. seine Anwendung erfordert.

7) Bei Cholera der Kindern, anhaltendem, heftigem Erbrebrechen etc. Krankheitsformen, denen sehr oft entzündliche Zustände im Magen und Darmcanale zum Grunde liegen, wonach man also zunächst zu forschen haben wird, ehe man zum Opium greift, das bei stürmischen Zufällen allerdings dann zu versuchen ist.

8) Bei der Magenerweichung kleiner Kinder hat es Cruveilhier innerlich und in Clystiren (s. *Extract. Opii*) empfohlen; es scheint aber hier nichts Besonderes zu leisten.

Dosis und Darreichungsform. Innerlich: Wo man das Opium bei kleinen Kindern (Wendt, Jahn und Andere wollen es in den ersten 2 Jahren gar nicht gegeben wissen) anwenden zu müssen glaubt, da beginne man mit sehr kleinen Gaben. Meistens bedient man sich der Opiumtincturen, *Tinctura Opii simplex* und *Tinctura Opii crocata* (s. *Laudanum liquidum Sydenhami*), von denen beide in einer Drachme 6 Gr. Opium enthalten. (*Tinct. Opii s.* ʒj. = 92 Tropfen, *Tinct. Opii crocat.* ʒj. = 75 Tropfen). Man gebe Kindern unter 1 Jahre $\frac{1}{4}$ Tropfen pro dos. und etwa 2-3 Tropfen auf den Tag, Kindern von 2-6 Jahren 1-3 gutt. 2stündlich, bei hoher

Gefahr auch wohl in kürzeren Zwischenräumen. (Henke.) Zur genauen Bestimmung der Gabe möchte es am zweckmäfsigsten sein, die Tinctur mit Zucker vermischt als Pulver zu geben; s. unten. Will man sie flüssigen Formen zusetzen, so berechne man doch ja, wie viel Thee- und Kinderlöffel die Gesammtquantität, die man verschrieben, ausmache, um so jedem möglichen Irrthum zu entgehen. Ein Saft von ℥j. Wasser und ʒvj. Syrup wird ungefähr 12 Theelöffel geben, wonach man also den Zusatz von Opium zu bestimmen hat. Bezüglich der übrigen Präparate des Opiums ist hier zunächst des officinellen *Pulvis Doveri* zu erwähnen. Es besteht dieses Pulver bekanntlich aus gleichen Theilen Opium und *Rad. Ipecacuanhae* mit 16 Theilen *Kali sulphuricum* (18 Gr. = 1 Gr. Opium). Zweckmäfsiger aber dürfte es sein, diese Mischung, da wo sie angezeigt ist, magistral zu verordnen, um so die Gabe und die einzelnen Ingredienzien der jedesmaligen Individualität des Falles anzupassen. Von der *Massa pilularum de Cynoglosso* (keine Pillenmasse, sondern ein Pulver, von dem 7 Gr. ungefähr 1 Gr. Opium enthalten) kann man älteren Kindern zu 1 G. pro dos. geben. (Tourtual.)

Aeufserlich kann das Opium mit gröfserer Sicherheit in Anwendung gebracht werden, da hier seine erhitzenden, obstruirenden Wirkungen weniger zu fürchten sind. Man bedient sich seiner zu Einreibungen (s. *Ol. Nucistae*, *Ol. Carvi*), zu Pflastern (auf die Fufssohlen gelegt: Hufeland, s. unten); zu Clystiren etwa 1-4 Tropfen Laudanum für Kinder von 1-3 Jahren (vorsichtig, da eine starke Gabe hier eben so heftig nnd oft noch heftiger wirkt, als wäre sie dem Magen einverleibt worden); zu Augenwassern (gewöhnlich im Anfange mit 3 Theilen Wasser verdünnt, später auch wohl pur, einige Tropfen in's Auge gebracht, bei allen Entzündungen mit dem Character der Schwäche, grofser Empfindlichkeit, Lichtscheu, und excessiver Secretion der Meibomschen Drüsen).

470.

℞ *Decoct. Althaeae* ℥ij.
Tinct. cort. aur. gutt. vj.
Laud. liquid. Sydenh. gutt. ij.
Syr. flor. aur. ʒij.
MDS. Stündlich 1 Theelöffel. (Bei Cholera der Kinder.)

Gölis

471.

℞ *Decoct. Althaeae* ℥iv.
Laud. liquid. Sydenh gutt. ij.
Oxymell. Squill. ʒij.
MDS. Theelöffelweise. (Beim einfachen Husten.)

Gölis.

472.

℞ *Decoct. Salep.* ℥ij.
Laud. liquid. Sydenh. gutt. ij.
MDS. 1-2stündlich 1 Theelöffel. (Bei Diarrhöe eines 1-2jährigen Kindes.)

Gölis.

473.

℞ *Sacchar. alb* ℈viij.
Tinct. thebaic. s. gutt. ij.-iv.

M. f. Pulv. divid. in part. aequal. No. viij.
S. 1-2stündlich 1 Pulver. (Für Kinder unter 1 Jahre bis zu 2 Jahren.)

474.

℞ *Aq. Foenicul.* ℥j.
Tinct. Opii s. gutt. vj.-viij.
Syr. Cinnam. ʒvj.
MDS. Stündlich 1 Theelöffel voll. (Für Kinder von 1-3 Jahren.) Henke.

475.

℞ *Aq. Foenicul.* ℥j.
Tinct. Opii s. gutt. xv.-xx.
Liq. anodyn. Hoffmann. ʒβ.
Syr. cort aurant. ʒvj.
MDS. In 2 Tagen zu verbrauchen. (Für Kinder von 4-10 Jahren.) Henke.

476.

℞ *Aq. Meliss.* ℥iij
— *Chamomill.*
Syr. flor. aur. āā ℥j.
Tinct. Opii crocat. ℈β.
MDS. 2stündlich 1 Efslöffel. (Für ein Kind von 8 Jahren.) Wendt.

477.

℞ *Aq. Meliss.* ℥iij.
Tinct. Opii crocat. gutt. viij.-xij.
Mucil. G. Mimos.
Syr. cort. aur. āā ℥β.
MDS. 2stündlich 1 Efslöffel. (Bei nervösem Scharlach mit Diarrhöe.) Wendt.

478.

℞ *Ungt. nervin.* ℥β.
Camphor. ʒβ.
Laud liquid. Sydenh. ℈j.
MDS. Zum Einreiben. (Bei Cholera der Kinder.) Gölis.

479.

℞ *Emplast. de Galban. croc.*
Camphor.
Opii pur. āā ℈β.
MDS. Auf die Fufssohlen zu legen. Hufeland.

Ova gallinacea. **Hühnereier.** Man gebraucht von ihnen das Eigelb, *Vitellum Ovi.* Jörg empfiehlt als Surrogat der Milch bei Kindern, die ohne Mutter- und Ammenbrust aufgezogen werden, ein Eidotter mit 1 ℔. lauwarmen Wassers zu quirlen, und dieses mit feinem, gestofsenen Zucker versüfst den Kindern zu geben. Hufeland rühmt seinen *Potus antatrophicus Ph. Paup.* als ein höchst nützliches Mittel bei *Atrophia mesenterica infantum.* Man mischt nach Verschiedenheit des Alters ½ oder ganzes Eidotter mit einer gewöhnlichen Weinflasche voll Wasser (2 ℔.), schüttelt es so lange, bis es eine milchige Flüssigkeit wird, setzt dann eine Messerspitze voll Salz hinzu und läfst dieses das Kind als gewöhnliches Getränk gebrauchen. Es ist indefs wohl zu bemerken, dafs Eier für Kinder keineswegs so leicht verdaulich sind, als man gemeinhin glaubt.

Oxymel Squillae. **Meerzwiebelsauerhonig.** Das *Oxymel Squillae* wird, für sich allein gegeben, als Emeticum nur für ganz kleine Kinder benutzt. Als kräftig incidirender Zusatz und Unterstützungsmittel dient es da, wo man die Expectoration befördern, die Diurese bethätigen, anthelmintisch etc. wirken will; auch ist es der gewöhnlichste Zusatz zu Brechmitteln. Ueberhaupt scheint für kleinere Kinder diese Darreichungsform der Squilla am passendsten. Mit *Vinum Antimonii* zu gleichen Theilen empfahl es Wildberg als Prophylacticum gegen Masern (?), man giebt Kindern von 1 Jahre Morgens und Abends 10 Tropfen, und mit jedem Jahre 5 Tropfen mehr von dieser Mischung.

Dosis und Darreichungsform. Wo man die brechenerregende Wirkung haben will, da giebt man das *Oxymel Squillae* bei Neugeborenen alle 20 Minuten zu 1 Theelöffel, bei etwas älteren Kindern alle 10 Minuten zu 1 Thee-Desertlöffel; zweckmäfsig setzt man auch wohl noch etwas *Vinum antimonii* hinzu; s. dieses. Als Zusatz wird es etwa zu ʒij.-℥β. zu Mixturen von ℥ij.-iv. gesetzt; s. die Verbindung mit *Manna*, *Liq. Ammon. acetici*, *Rad. Senegae* etc.

Oxymel simplex. Sauerhonig. (1 Theil Essig und 2 Theile *Mel despumatum*). Wird als Zusatz zu kühlenden und abführenden Mixturen, drachmen- und unzenweise benutzt, giebt auch mit Wasser, Haferschleim etc. vermischt (etwa ein Paar Unzen auf 1 Quart Wasser) ein angemessenes Getränk bei entzündlichen Fiebern, Exanthemen, pafst jedoch nicht bei Neigung zum Durchfall, oder wo Calomel gereicht wird.

Aeufserlich als Zusatz zu Mund- und Gurgelwassern, Pinselsäften, Clystiren (1-3 Efslöffel zu einem Clystir. Zweckmäfsiger läfst man wohl zu diesem Zwecke die Mischung im Hause bereiten, wo man dann mit der Quantität der Bestandtheile variiren kann, mehr Essig z. B. nimmt etc.

Petroleum. Oleum Petrae. Steinöl. Das Steinöl wird als Einreibung auf den Unterleib gegen Würmer und die dadurch erregten Zufälle benutzt. Rosenstein bediente sich seiner als Einreibung mit gequetschtem Knoblauch, wenn die Würmer heftige Schmerzen verursachten und durchbohren wollten. Zweckmäfsig kann man damit noch ein ätherisches, anthelmintische Kräfte besitzendes Oel verbinden; man reibe jedoch nicht zu viel und zu stark ein, da das Petroleum zu stark reizt, leicht Entzündung, selbst Blasen erregt.

480.
℞ *Ungt. Althaeae* ℥ij.
Ol. Petrae ʒij.
Ol. Absynth. aether. ʒβ.
MDS. In die Nabelgegend einzureiben. (Bei Würmern.)
Dornblüth.

481.

℞ *Petrolei* ℥ij.
Ungt. Digital.
Sap. Venet. ãã ℥iij.
Camphor. ℥j.
Ammon. carb. pyro-oleos. ℥β.
MDS. Zum Einreiben. (Bei scrophulösen Verhärtungen.)
Knothe.

Phosphorus. Phosphor. Nur in höchst seltenen Fällen möchte sich wohl in den Krankheiten des kindlichen Alters eine Indication zum Gebrauche dieses so heftigen, unter allen flüchtipen Mitteln am meisten reizenden Mittels auffinden lassen. Zu versuchen wäre es da noch, wo alles verloren zu sein scheint, wo das Bewufstsein erloschen, der Kranke in der tiefsten Betäubung todtenähnlich sich befindet, wo die Pulse kaum fühlbar, das Athemholen röchelnd, die Extremitäten kalt sind, mit einem Worte, bei den höchsten Graden typhöser Fieber, Exanthemen etc. (Wendt). Wendt rühmt hier vorzüglich seine Verbindung mit *Ol. animale aethereum*, bemerkt aber, dafs dieses Mittel eben so wenig als Opium ganz kleinen Kindern gereicht werden dürfe.

Dosis und Darreichungsform. Innerlich: Die Gabe erfordert natürlich die gröfste Versicht; man beginne mit $\frac{1}{30}$-$\frac{1}{20}$ Gr. und steige nur behutsam. Nie gebe man den Phosphor in festen oder festweichen Arzneiformen, sondern immer nur aufgelöst in Aether, ätherischen oder fetten Oelen, die Einzelgaben in einem schleimigen Vehikel.

Aeufserlich dient eine Auflösung des Phosphors in Aether, ätherischen und fetten Oelen als Einreibung bei Lähmungen, Contracturen etc. Löbenstein-Löbel empfiehlt eine solche Einreibung namentlich gegen den Keuchhusten. Er heilte in 3 Fällen veraltete Keuchhusten, gegen welche die kräftigsten inneren und äufseren Mittel nichts gefruchtet, durch Einreibung der unten näher angegebenen Mischung auf Brust, Magen und Rückgrath; am 3ten bis 4ten Tage zeigte sich an den eingeriebenen Stellen ein petechienähnlicher Ausschlag.

482.

℞ *Ol. animal. aether.* ℥j.
Phosphor. gr. ij.
Misc. solvend. d. in vitro epist. vitreo munit.
S. Stündlich 2-3 Tropfen mit etwas Wasser zu geben.
Wendt.

483.

℞ *Phosphor.* gr. iij.
Camphor. gr. xij.
Ol. Carv. aether. ℥iij.
MDS 3 Mal täglich einzureiben.
Löbenstein.

Plumbum aceticum depuratum. Saccharum Saturni. Gereinigter Bleizucker. Das essigsaure Blei besitzt die eigenthümliche Eigenschaft des Bleies in hohem Grade, und ist unter allen das kräftigste Präparat. Es paſst als stark zusammenziehendes, die Reizbarkeit der Faser beschwichtigendes, die lebendige Thätigkeit beschränkendes Mittel, und ist da, wo sich eine überwiegende Expansion und Auflockerung, die sich durch Verflüssigung, reichliche Absonderung etc. ausspricht, kundgiebt, indicirt. Namentlich ist es gegen profuse Schleimflüsse, *Phthisis pituitosa*, empfohlen worden; wo daher in dem 3ten Stadium des Keuchhustens die Absonderung des Schleimes zu häufig ist, und den Anstrich einer *Phthisis pituitosa* gewinnt, da kann es gröſseren Kindern in der angemessenen Gabe wohl mit Nutzen gereicht werden. Hamilton empfiehlt seinen inneren und äuſseren Gebrauch als besonders heilsam bei der fressenden Halsentzündung der Kinder, und Mitchell wandte es mit Erfolg in der Cholera an; er gab 10-20monatlichen Kindern $\frac{1}{8}$-$\frac{1}{4}$ Gr. mit $\frac{1}{2}$-1 Gr. Zucker. Jahn legt dem essigsauren Blei als antiphlogistischem Mittel bei exsudativen Entzündungen groſsen Werth bei, und neuerlich ist es von Steinbeck (Mediz. Zeit. v. Verein f. Heilk. in Pr. 1837. No. 21) in dem letzten Stadium der Gastro-malacie mit überraschend günstiger Wirkung gegeben worden.

Dosis und Darreichungsform. Innerlich: Man giebt den Bleizucker zu $\frac{1}{8}$-$\frac{1}{4}$-$\frac{1}{2}$ Gr., ein Paar Mal täglich, in Pulver oder Auflösung; der sonst gebräuchliche Zusatz von Opium paſst nur für gröſsere Kinder.

Aeuſserlich bedient man sich des essigsauren Bleies zu Fomenten (wofür man *Acet. Saturn.* oder *Aq. plumbica* geben kann); zu Cataplasmen mit Semmelkrume; zu Mund- und Gurgelwassern (nicht recht anwendbar bei Kindern, da sie leicht etwas davon verschlucken könnten); zu Augenwassern (etwa 1 Gr. auf ℥j. Wasser bei Augenentzündung der Neugeborenen; Carus, Devees). Vorsichtig sei man jedoch bei seiner äuſseren Application auf entzündete oder wohl gar ihrer Oberhaut beraubte Stellen. Es wird diese Vorsicht um so mehr gerechtigt, als neuere Beobactungen lehren (s. Stokes Vorlesungen, übers. von Behrend), daſs gerade die äuſsere Anwendung es ist, in welcher das essigsaure Blei, durch den Einfluſs der atmosphärischen Luft, seine giftigen Wirkungen am meisten ausspricht, während der innere Gebrauch längere Zeit ohne Schaden fortgesetzt werden kann. Man wende es daher nie anhaltend und auf keine zu groſse Fläche an.

484.

℞ *Plumb. acet. depur.* gr. ij.
solve in
Aq. destillat. ℥iij.
Syr. amygdal. ℥j.
MDS. 3 Mal täglich 1 Eſslöffel. (Im 3ten Stadium des Keuchhustens.)

Wendt.

485.

℞ *Plumb. acetic. depur.* gr. viij.

solve in
Aq. rosar. ℥viij.
MDS. 3 stündlich 1 Efslöffel.
Hamilton.

486.

℞ *Sacchar. Saturn.* ℈j.
Aq. destillat. ℥viij.
MDS. Zum Gurgeln.

487.

℞ *Plumb. acetic.* gr. viij.
Aq. destillat. ℔. ij.
MDS. Mit Semmelkrume zum Umschlag bei Intertrigo mit bedeutender Entzündung.
Wendt.

488.

℞ *Plumb. acet. depur.* gr. iv.
Aq. destillat. ℥iv.
Mucil. Gumm. Mimos. ℥β.
MDS. Augenwasser. (Bei Blennorrhöa oculi Neonatorum.)
Wendt.

Pulpa Cassiae. **Cassienmufs.** Ein kühlendes, gelind abführendes Mittel; zur Erzielung der letztgenannten Wirkung kann es jedoch nur als Zusatz zu anderen abführenden Arzneien gebraucht werden, da es, allein gegeben, nur unsicher auf den Stuhl wirkt. Es pafst bei gastrischen Fiebern, bei Anginen mit gastrischem Character, wo grofse Hitze, Aufregung des Gefafssystems etc. die Anwendung von Brechmitteln nicht gleich gestattet, bei Stomacace etc. Man verbindet es in diesen Fällen zweckmäfsig mit dem *Acidum tartaricum* in kleinen Gaben.

489.

℞ *Pulp. Cassiae* ℥j.
Acid. tartaric. ℈j.-ʒβ.
Aq. flor. Tiliae ℥iij.
Syr. Mannat. ℥j.
MDS. 2 stündlich 1 Efslöffel. (Für ein Kind von 2-3 Jahren.)
Wendt.

Pulpa Tamarindorum. **Tamarindenmufs.** Die *Pulpa Tamarindorum* ist, wie die Tamarinden in Substanz, ein kühlendes, abführendes, antiseptisches Mittel; sie befördert die Ausleerung schadhafter, galliger Stoffe auf sanftere Weise und unter einer weniger schwächenden Nebenwirkung, als die Salze. Man wird das Mittel mit Vortheil geben, wo man bei bedeutendem Gefäfserethismus, selbst entzündlichen Zuständen, sanft die Darmausleerung befördern will, in gastrischen, gastrisch-nervösen Fiebern, galligen Ruhren und Durchfällen etc. Nur verlasse man sich nicht zu sehr auf die abführende Wirkung der *Pulpa Tamarindorum;* allein, ohne Zusatz von anderen laxirenden Mitteln gegeben, bedarf es oft mehrerer Unzen, ehe auch nur eine Stuhlentleerung erfolgt; es wird daher in den meisten Fällen nöthig werden, Salze, Manna und dergl. als Adjuvantia mit ihr zu verbinden.

Dosis und Darreichungsform. Man giebt die *Pulpa Tamarindorum* als Getränk in Fiebern (℥β. *Pulpa* und ʒij.

Pasta Althaeae löfst man in ℔. ij. heifsen Wasser auf, und giebt die erkaltete Colatur zum Getränk); als Latwerge; Schütteltrank; auch wohl als Abkochung (die sich eigentlich mehr für die Tamarinden in Substanz eignet, doch aber die Wirkung nicht allein nicht zu beeinträchtigen, sondern sogar ihre laxirende Eigenschaft zu erhöhen scheint, wie sich Verfasser, welcher der Darreichungsart Wendt's (s. d. Formel) gefolgt ist, häufig überzeugt hat.)

490.

℞ *Pulp. Tamarind.* ℥ij.
Coq. in s. *Aq. fervid.* q. per ½ hor. Colatur. ℥vj., adde
Syr. Mannat. ℥j.
MDS. Stündlich 1-2 Efslöffel. (Für ein Kind von 4-6 Jahren.) Wendt.

491.

℞ *Pulp. Tamarind.* ℥j.
Coq. in s. q. *Aq.* per ¼ hor. in Colatur. ℥iv., solve
Sal. amar. ʒj.-ij.
Syr. Mannat. ℥j.
MDS. 2stündlich 1 Efslöffel. (Für ein Kind von 2-3 Jahren.

492.

℞ *Pulp. Tamarind.* ℥j.
Tart. depurat.
— *natronat.* āā ʒiij.
Sem. Foenicul. ℈j.
Syr. Mannat. q. s. ut f. electuar.
DS. 2stündlich 1 Theelöffel.

Radix Althaeae. Altheewurzel.

Die Altheewurzel enthält reinen Schleim und Stärkemehl, wirkt gelind nährend, die Reizbarkeit mindernd, involvirend etc. und wird daher gern bei Reizungen der Mundhöhle, der Respirationsorgane, des Darmcanals, theils für sich allein, theils als Vehikel für andere Arzneien benutzt. Auch hier, wie bei dem arabischen Gummi, müssen wir an den sehr ausgedehnten (und gewifs erfolgreichen) Gebrauch, den französische und engliche Aerzte von den schleimigen, einhüllenden Mitteln, und namentlich von der Altheewurzel, in der Kinderpraxis machen, erinnern; Aphthen, Erbrechen, Diarrhöe etc. werden oft allein durch den inneren und äufseren Gebrauch von dergleichen demulcirenden Arzneien beseitigt. So giebt Baron bei allen Krämpfen der Kleinen nichts Anderes als ein *Decoct. Rad. Althaeae*, verordnet dabei ein warmes Bad, Einwickeln in warmen Flanell und hin und wieder ein erweichendes Clystir (Pieper, die Kinderpraxis im Findelhause zu Paris. Göttingen, 1831).

Dosis und Darreichungsform. Innerlich: Man giebt die Altheewurzel im Decoct (die Infusion ist unpassend, da die wirksamen Bestandtheile, Schleim und Stärkemehl, nur durch Kochen gehörig gelöst werden können) zum Getränk etwa ʒj.-ij. mit 1 ℔. Wasser auf ¾ ℔. eingekocht, mit Syrup, Honig, Zucker versüfst). Als Arznei etwa ʒj. mit ℥vj. auf ℥iv. eingekocht, mit einem Syrup, efslöffelweise.

Aeufserlich: Abgekocht für sich allein oder als Vehikel anderer Arzneien zu Fomentationen, Einspritzungen, Gurgelwassern, Clystiren (etwa ℥ij. mit einigen Tassen Milch abgekocht).

Radix Angelicae. Angelicwurzel. Die Angelica ist ein kräftiges, flüchtiges Reizmittel, das besonders auf das vegetative Leben wirkt und die Function der absondernden Organen, vorzugsweise der Haut, bethätigt. Sie wird in Fiebern, acuten Exanthemen etc. benutzt, wenn die sehr gesunkenen Kräfte eine Erregung der Nervengeflechte des Unterleibes und der peripherischen Organen nöthig machen, und man gern eine Crise durch die Haut herbeiführen will. Man verbindet sie in solchen Fällen nach den Umständen mit anderen schwächeren oder stärkeren Diaphoreticis (*Liquor Ammon. acetic.*, *Camphora*, Aether und dergl.).

Dosis und Darreichungsform. Man giebt die Angelica zu ʒij.-iij. auf ℥vj. Colatur im Aufgufs (schön roth), und läfst davon 2stündlich kinder- bis efslöffelweise nehmen.

493.

℞ *Rad. Angelic.* ʒiij.
Inf. *Aq. fervid.* q. s. et diger. per ¼ hor. Colatur. ℥vj., adde
Liq. Ammon. acetic. ℥β.
Camphor. gr. vj.
Syr. cort. aurant. ℥j.
MDS. Stündlich 1 Kinderlöffel.

Henke.

494.

℞ *Rad Angelic.* ʒij.
Rad. Arnic. ʒβ.
Inf. *Aq. fervid.* q. s. diger. per ¼ hor. Colatur. ℥v. refriger., adde
Moschi optim. gr. iv.
Camphor. gr. ij.
Gumm. Mimos. ʒj.
Elaeos. Foenicul. ʒiij.
MDS. Stündlich 1 Kinderlöffel. (Bei nervösen und fauligen Exanthemen.)

Casper.

Radix Arnicae. Wohlverleihwurzel. Was von der therapeutischen Benutzung der *Flores Arnicae* (s. diese) bemerkt worden, gilt im Allgemeinen auch von der Wurzel, und es ist hier nur auf den Unterschied aufmerksam zu machen, der zwischen beiden stattfindet. Beide werden in asthenischen Krankheiten, wo die Abscheidung in der äufseren Haut, in den Nieren und Schleimhäuten, und die innere Resorption der Venen und Lymphgefäfse in den übrigen Organen gesteigert werden soll, mit Nutzen in Anwendung kommen, wenn in dem späteren Zeiträume, nachdem die eigentliche entzündliche Reaction vorüber ist, ein atonischer, lähmungsartiger Zustand der verletzten Gebilde mit schwacher Resorptionsthätigkeit vorhanden ist; wie z. B. nach *Hydrocephalus acutus*. Die Wurzel, von der hier die Rede ist, unterscheidet sich nur dadurch von den Blumen, dafs sie von mehr fixer, tonischer Beschaffenheit ist, und daher bei Leiden der Schleimhäute der Brust und des Unterleibes, bei Neigung zu colliquativen Durchfällen etc. den Vorzug verdient.

D o s i s und D a r r e i c h u n g s f o r m. Wie für die *Flores Arnicae* die Infusionsform, so pafst für die Radix die des Decocts, etwa ʒβ.-j. auf ℥iij -iv. Colatur, den Tag über verbraucht. Man fange mit kleinen Gaben an, da das Mittel nicht immer gut vertragen wird und oft manche üble Zufälle erregt. Passende Verbindungen sind die mit Colombo, Aether, Opium und dergl.

495.

℞ *Rad. Arnicae* ʒβ.
— *Colombo* ℈ij.
Coq. c. *Aq.* q. s. per ¼ hor. Colatur. ℥iv., adde
Laud. liquid. Sydenh. gutt. ij.
Syr. Menth. ℥β.
MDS. 2stündlich 1 Kinderlöffel. (Für ein Kind von 2 Jahren. Bei chronischer Diarrhöe nach Schleimfieber.)

G ö l i s.

496.

℞ *Rad. Arnicae* ʒβ.
Coq. c. *Aq. fervid* q. s. per ¼ hor. Colatur. ℥iij. refriger, adde
Spirit. nitr. dulc. gutt. vj.
Syr. Foenicul. ʒvj.
MDS. 2stündlich 1 Kinderlöffel. (Für Kinder von 1-2 Jahren.)

G ö l i s.

497.

℞ *Rad. Arnicae* ʒj.
Coq. c. *Aq. fervid.* q. s. per ¼ hor. Colatur. ℥iv. refriger, adde
Aether Vitriol. gutt. x.
Syr. Menth. ʒvj.
MDS. Stündlich 1 Efslöffel. (Für ein gröfseres Kind.)

G ö l i s.

Radix Artemisiae. **Beifufswurzel.** Der Beifufs (von B u r d a c h gegen Epilepsie empfohlen) ist in neuerer Zeit von Dr. B i e r m a n n (H u f e l a n d's Journ Bd. 78) gegen *Eclampsia infantum* in der Periode der Dentition mit Nutzen angewendet worden. Er gab ihn Kindern von 1 Jahre, auch zarteren Säuglingen, in steigenden Gaben, indem er mit ½ Gr. anfing, nach einer Stunde 1 Gr. und nach wieder einer Stunde 2 Gr. gab; dieses war gewöhnlich die letzte Dosis. Bei Kindern von 2 Jahren und darüber bedarf es dieser Steigerung nicht mehr; hier soll man stündlich 1-2 Gr. geben, nie aber die Gabe von 2 Gr. überschreiten. Auch dem Dr. W u t z e r (H e k k e r's Annalen 17. Bd.) zeigte sich die *Radix Artemisiae* in der genannten Krankheit von Nutzen.

Radix Belladonnae. **Tollkirschenwurzel.** Schon oben (s. *Herba Belladonnae*) ist bemerkt worden, dafs man der Belladonnawurzel den Vorzug vor dem Kraut gebe, weil sie weniger scharf sei. (Dieses behauptet Gölis, Vogt aber sagt, die Wurzel habe mehr Schärfe, das Kraut aber mehr narcotische Bestandtheile; nach ihm ist die Wurzel auf jeden Fall kräftiger als die Blätter). Wie das *Extractum Belladonnae* hat man auch die Belladonnawurzel als Prophylacticum gegen Scharlach, und als Heilmittel gegen Keuchhusten, Scropheln und daraus hervorgehende Drüsenverhärtungen, Scirrhen und carcinomatöse Entartungen benutzt. Ueber die Wirksamkeit der Belladonna als Schutzmittel gegen Scharlach und über die Zulässigkeit ihrer Anwendung, so wie über die näheren Indicationen für ihren Gebrauch, s. das bei *Extr.* und *Herba Belladonnae* Gesagte. Grofse Vorsicht ist immer beim Gebrauche der Belladonna zu empfehlen und Jahn's Vorschrift, den Aufgufs (s. unten) beim Keuchhusten so lange zu geben, bis Schwindel, Flimmern vor den Augen etc. entsteht, ist durchaus nicht zu billigen, und mufs als ein gefährlicher Rath bezeichnet werden. Es ist überhaupt gar nicht rathsam, den Keuchhusten, zumal bei sehr vollsaftigen, starken Kindern, mit diesem Mittel gewaltsam zu unterdrücken, und Gölis erinnert mit Recht, dafs die grofsen Gaben der Belladonna oft den ersten Grund zur hitzigen Gehirnwassersucht abgäben. Unter den unten näher angegebenen Formeln finden sich mehrere, die theils wegen der ganz unpassenden Darreichungsform, theils wegen der viel zu starken Gabe verwerflich erscheinen. Noch ist zu erwähnen, dafs Hufeland die Belladonna besonders bei durch Scrophelreiz hervorgerufenen convulsivischen Zufällen rühmt; er giebt sie Kindern in einer durch Digestion mit Weinessig entstandenen Bereitung, wozu noch etwas Honig hinzugesetzt wird; dieses *Oxymel Belladonnae* verbindet er mit *Tinctura Rhei vinosa* (s. unten).

Dosis und Darreichungsform. Man giebt die *Radix Belladonnae* zu $\frac{1}{10}$-$\frac{1}{8}$-$\frac{1}{4}$-$\frac{1}{2}$ Gr. (Lenhossek (in den Abhandlungen östreichischer Aerzte) giebt Kindern unter einem Jahre nur $\frac{1}{4}$ Gr. in 24 Stunden, älteren 1 Gr. in 6-8 Dosen vertheilt in eben dieser Zeit) in Pulver; in Aufgufs (etwa ℈β. auf ℥ij-iv. Wasser, 2 Mal täglich einen Kinder bis Efslöffel). Die Vorschrift Schäfer's, der die Belladonna kochen läfst und enorme Dosen giebt (s. unten), ist nicht nachzuahmen. Beliebte Verbindungen sind die mit *Flores Sulphuris*, *Ipecacuanha*, *Kermes minerale*, *Sulphur auratum Antimonii* etc.

498.

℞ *Rad. Belladonn.* gr. ij.
Sacchar. lact.
Sulphur. depurat. āā ʒβ.
Rad. Ipecacuanh. gr. ij.
M. f. Pulv. divid. in viij.
part. aequal.
S. 4 Mal täglich 1 Pulver mit Zuckerwasser. (Beim Keuchhusten 3-4jähriger Kinder.)
Kopp.

499.

℞ *Rad. Belladonn.* gr. v.
Flor. sulphur. ʒj.
Tart. depurat. ℈v.
Elaeos. Foenicul. ʒij.
M. f. Pulv. divid. in x. part aequal.
S. 4stündlich 1 Pulver (Für 1 Kind von 10 Jahren beim Keuchhusten.) Vogt.

500.

℞ *Rad. Belladonn.* gr. j.
Opii pur. gr. ½.
Sacchar. alb ℈iv.
M. f. Pulv. divid. in viij. part. aequal.
S. 2 Mal täglich 1 Pulver (Beim Keuchhusten.)
Gölis.

501.

℞ *Rad. Belladonn.* gr. iv.
Pulv. Dover. gr. x.
Flor. sulphuris. ℈iv.
Sachar. alb. ʒij.
M. f. Pulv. divid. in xx. part. aequal.
S. 3stündlich 1 Pulver. (Für 1-2 jährige Kinder. Beim Keuchhusten. Nebenbei soll man noch von einer Mischung aus 12 gutt. Blausäure, ℥j Kamillenwasser u. ℥ij. Liquiritiensyrup theelöffelweise geben. Wohl zu dreiste Gaben.)
Kahleise (Hufel. Journ. Bd. 68.

502.

℞ *Pulv. rad. Bellad.* gr. iij.
— — *Ipecacuanh.* gr. xij.
Sulphur. depurat. ℈v.
Ammon. muriat. ʒß.
Pulv. rad. Liquirit.
Sacchar. alb. āā ʒiiß.
Ol Anisi.
— *Succini* āā gutt. ij.
M. f. Pulv.
S. 2 stündlich eine Messerspitze. (!) Beim Keuchhusten. (Eine unpassende Darreichungsform.
Dornblüth.

503.

℞ *Rad. Belladonn.* ℈ß.-j.
Inf. *Aq. fervid.* q. s. Colatur. ℥iv., adde
Syr. Althaeae ℥ß.
MDS. Eſslöffelweis.
Jahn.

504.

℞ *Rad. Seneg.* ʒj.
— *Althaeae* ʒiij.
— *Belladonn.* ʒß.
Coq. c. *Aq. font.* q. s. in Colatur. ℥iv., adde
Aq. lauro-ceras. ʒij.-℥ß. (?)
Pulv. rad. Bellad. ʒß. (?)
Syr. Rhei ℥j.
MDS. 2 stündlich 1 Eſslöffel. Für Kinder von 5-8 Jahren. Beim Keuchhusten. (Enorme Gaben!!)
Schäffer.

505.

℞ *Oxymell. Belladonn.*
Tinct. Rhei vinos. āā ℥j.
MDS. 2 Mal täglich 60 Tropfen. (Für ein 2jähriges Kind.)
Hufeland.

Rădix Calami aromatici. **Kalmuswurzel.** Dieses flüchtig tonische Mittel wirkt vorzugsweise wohlthätig auf die ersten Wege, und wird namentich bei schwacher Verdauung gute Dienste leisten. Es pafst mit anderen gewürzhaften, bitteren Mitteln verbunden in Scropheln, Rhachitis, Atrophie, Hautwassersucht nach Scharlach (hier in Verbindung mit warmen Bädern), bei Durchfällen aus Atonie des Darmcanals etc.

Dosis und Darreichungsform. Innerlich: Man giebt die Kalmuswurzel gewönlich im Aufgufs, für ganz kleine Kinder ʒβ.-j., für gröfsere ʒij.-iij., auf ℥vj. Colatur, 2stündlich 1 Kinder- bis Efslöffel, in Verbindung mit anderen tonischen, flüchtigen Mitteln (China, Aether und dergl.) Richter räth bei chronischen Krankheiten der Kinder mit kleinen Gaben (ʒj.-ij. im wässrigen Aufgusse, mit etwas Zimmtwaser, versüfstem Salzgeiste in 1-2 Tage zu verbrauchen) anzufangen, nach 8-14 Tagen aber die Gabe zu vermehren, den Aufgufs mit Wein bereiten zu lassen, und ein bitteres Extract hinzuzusetzen. Nach Tourtual (l. c.) giebt es, wenn in der späteren Entwickelungsperiode abermals Sypmtome der Scrophulosis, als Husten, Schnupfen, Blenorrhoe der Genitalien, Anschwellung der Halsdrüsen etc. auftreten, zur Belebung und Stärkung des Körpers kein besseres Mittel, als den unten (℞ 507) angegebenen Kräuterwein.

Aeufserlich den Aufgufs als Waschung (Horn liefs mit bestem Erfolge bei scropuhulösen, rhachitischen, atrophischen Kindern, Unterleib, Brust, Rückgrath mit einigen Unzen eines spirituösen Aufgusses des Kalmus waschen); zu Bädern ℥ij.-iv. auf ein Bad.

506.

℞ *Rad. Calam. aromat.* ʒβ.
Inf. in s q. *Aq. fervid.* per ½ hor. in Colatur. ℥iij., solve
Pulv. Gumm. Mimos. ʒj.
Sacchar. alb. ʒij.
MDS. Stündlich 1 Kinderlöffel. (Beim Durchfall eines Säuglings.)

Wendt.

507.

℞ *Cort Chin.* ℥β.-ʒvj.
Coq. c. s. q. *Aq.* per ¼ hor. sub. finem coct. infunde per ¼ hor.
Rad. Calam. ʒj.-iβ.
Colatur. ℥vj. refriger., adde
Aq. Cinnamom. vinos.
Syr. cort. aurant. āā ℥β.
MDS. 2stündlich 1 Efslöffel.

508.

℞ *Rad. Calam. aromat.* ʒij.
— *Caryphyllat.* ℥β.
Inf. *Aq. fervid.* q. s. per ½ hor.
Colatur. ℥vj. refriger., adde
Essent. cort. aur. ʒj.
Tinct Rhei vinos. ʒij.
Syr. cort. aur. ℥j.
MDS. 2stündlich 1 Kinder- bis Efslöffel voll.

Henke.

209.

℞ *Rad. Calam. aromatic.*
Cort. Aurontios.
Herb. trifol. fibrin. aa ʒii.
C. M. S. Mit einem halben Maafs Wein 24 Stunden lang zu digeriren, und davon täglich 3 Mal nach dem Alter des Kindes 1 Efslöffel bis zu einem kleinen Spitzglase voll gereicht.

Radix Colombo. **Colombowurzel.** Die Wirkungen der Colombo sind hauptsächlich gegen die Schleimhaut der Unterleibsorganen, so wie gegen die Leber gerichtet. Sie verbessert die Secretionen in den genannten Organen, und vermag da, wo Atonie der Gedärme sich in einem überwiegenden, und in seiner Mischung verdorbenen, Absonderungsprozefs ausspricht, gute Dienste zu leisten. Sie pafst daher bei Ruhren, chronischen Durchfällen etc., verträgt sich jedoch nicht mit entzündlichen und gastrischen Zuständen, die vorher zu beseitigen sind.

Dosis und Darreichungsform. Nicht passend für Kinder ist die Pulverform, zweckmäfsiger der Aufgufs oder die Abkochung (der Aufgufs ist bitter, nicht schleimig, das Decoct mehr schleimig als bitter) zu ʒβ.-ij. auf ℥iij.-iv. Colatur, 2stündlich 1 Kinder- bis Efslöffel, in Verbindung mit anderen passenden Mitteln, Arnica, kleinen Gaben Opium und dergl. Zweckmäfsig ist auch die Darreichungsform im Extract., s. dieses.

510.

℞ *Rad. Colombo* ʒβ.
— *Salep* ℈β.
Coq. c. *Aq font.* per ¼ hor.
Colatur. ℥iij., adde
Syr. Chamomill. ℥β.
MDS. Stündlich 1 Kinderlöffel. (Für ein 2jähriges Kind. Beim Durchfall.)
Gölis.

511.

℞ *Decoct. Salep* (ex gr. viij.) ℥ij.
Laud. liquid. Sydenh. gutt. ii.
Pulv. rad. Colombo gr. viij.-x.
Syr. Chamomill ℥β.
MDS. Umgeschüttelt stündlich 1 Kinderlöffel.
Gölis.

Radix Helenii s. Enulae. **Alantwurzel.** Die Alantwurzel spricht ihre Heilkräfte vorzüglich im gesammten vegetativen Leben, in den Schleimhäuten, dem Lymph- und Drüsensystem aus, belebt und stärkt sehr kräftig die Metamorphose in diesen Organen, und pafst daher als ein die Thätigkeit in der Ernährung, und die Dichtigkeit der Faser vermehrendes Mittel in allen den Fällen, wo es auf Vermehrung der Kraft und des Tonus in dem Gesammtorganismus ankömmt. Besonders hülfreich zeigt sie sich bei Verschleimung der Lungen, des Magens und Darmcanals, bei Hautkrankheiten, besonders acuten Exanthemen; wenn sich die Krankheit nicht gehörig durch die Absonderungsorgane entscheiden will, hydropische Affectionen zu fürchten oder schon eingetreten sind etc. In diesem letzteren Falle wird man sie zweckmäfsig mit diuretischen Mitteln verbinden.

Dosis und Darreichungsform. Man giebt die Alantwurzel im Aufgufs, etwa ʒj.-ij. auf ℥iv.-vj. (zur Darstellung der fixen, scharfen Bestandtheile pafst die Abkochung besser) 2-3 stündlich 1 Kinder- bis Efslöffel voll.

112.

℞ *Rad. Helenii* ℥ij.
— *Seneg.* ℈ij.
Inf. l. a. *Aq. commun. fervid.* ℥vj., in Colatur. solve
Sal Ammoniac. dep ʒj.
Syr. Capit. Papav. ℥β.
MDS. 2stündlich 1 Efslöffel.
Richter.

513.

℞ *Rad. Helenii* ʒj.
Inf. *Aq. fervid.* per ½ hor. Colatur. ℥iv., adde
Kali carbonic.
Acet. Squill. saturat. ℥β.
Syr. flor. aurant. ℥β.
MDS. 2stündiich 1 Efslöffel. (Bei Hydrops nach Scharlach.)
Wendt.

514.

℞ *Rad. Helenii* ℥iij.
Coq. c. *Aq. font.* s. q. ad mucil. Cola et adde
Adip. suill. q. s. ut f. Unguentum.
MDS. Zum Einreiben. (Gegen Krätze bei kleinen Kindern.)
Hufeland.

Radix Jalapae. **Jalapenwurzel.** Die Jalape ist unter den harzigen, drastischen Purgirmitteln das am meisten gebräuchliche in der Kinderpraxis. Sie führt sicher ab, wirkt kräftig auf das lymphatische System des Darmcanals, so wie überhaupt auf das gesammte, vegetative Leben, und pafst daher in allen Fällen, wo man bei torpiden Zuständen des Darmcanals, bei Ueberfüllung mit Schleim, namentlich Wurmschleim, bei hydropischen Affectionen etc. eines kräftigen Reizes bedarf, um die Contenta des Darms zu entleeren. Zugleich wirkt sie anthelmintisch, und ist daher ein gewöhnlicher Zusatz zu wurmtreibenden Arzneien. Zu 1-3 Gr. mit ½-1 Gr. Nux moschata oder Fenchelsamen verbunden, und 2-3 Mal täglich gegeben, empfiehlt sie Rauch bei Durchfällen von Erschlaffung des Darmcanals mit Auftreibuug des Unterleibes.

Dosis und Dareichungsform. Man giebt die Jalape Kindern unter 1 Jahre zu 2-4-6 Gr. (Hufeland gab sie Kindern von 2-3 Monaten schon zu 4-6 Gr.), älteren von 2-3 Jahren zu 6-10, und noch älteren zu 15 Gr. in Pulver, mit *Magnesia carbonica*, gewöhnlich auch mit ½-3 Gr. Calomel verbunden (das gebräuchlichste Abführmittel für Kinder, s. Calomel).

Elaeosacchar. Citri corrigirt am besten ihren Geschmack. Als Zusatz zum Calomel in Entzündungen, wenn grofser Torpor des Darmcanals vorhanden ist, wird sie zu 3-5 Gr. gebraucht; Gölis giebt hier der *Jalapa tosta* den Vorzug, weil diese nicht so leicht Erbrechen und Colikschmerzen erregen soll. Die anderen Verbindungen ergeben sich aus dem jedesmaligen Heilzwecke (s. *Sem. Cinae*).

515.

℞ *Pulv. rad. Jalap.* gr. xxiv.
Calomelan. gr. iv.
Sacchar. alb. ℥ij.
M. f. Pulv. divid. in xij part. aequal.
S. 2 Mal täglich 1 Pulver. (Für ein Kind von 6 Monaten. Bei Obstruction.)

Wendt.

516.

℞ *Pulv. rad. Jalap.* ℈ij.-℥j.
Calomelan. ℈j.-ij.
Extr. Hyoscyam. gr. ij.
Elaeos. Citri ℥ij.
M. f. Pulv. divid. in x. part. aequal.
S. Früh und Abends 1 Pulver. (Für Kinder von 3-6 Jahren. Bei Ascariden.)

Wendt.

517.

℞ *Calomelan.* gr. iij.
Pulv. rad. Jalap. gr. xv.
Elaeos. Citri ℈j.
M. f. Pulv.
DD. Auf einmal zu nehmen. (Für Kinder von 6-8 Jahren.

Henke.

Radix Ipecacuanhae. **Brechwurzel.** Die Ipecacuanha macht in ihrer vollen Dosis unter allen Acrien am sichersten Erbrechen, ohne schädliche Nebenwirkung und ohne Durchfall; sie wird deshalb auch noch bei ziemlich grofser Empfindlichkeit der Nerven ertragen, und pafst daher für zarte, reizbare, kindliche Individualitäten besonders gut. In refracta dosi gehört sie zu denjenigen Mitteln, welche auf die sensible Thätigkeit einen beruhigenden, die krankhaftrn Oscillationen des aufgeregten Nervensystems beschränkenden Effect haben, ohne die irritable Thätigkeit zu steigern; sie kann daher bei Nervenleiden mit phlogistischer Diathesis in Anwendung kommen. Durch diese krampfstillende Wirkung bedingt, ist wohl ihre diaphoreitische Kraft, wenn ein Krampf in dem Hautorgan die Thätigkeit desselben verhindert, die Haut trocken und kühl ist, Exantheme sich nicht recht heben wollen etc. Sie vermag ferner Fehler der Ab- und Aussonderung der Darmschleimhaut zu verbessern, und wirkt daher bei gastrischen Beschwerden als Folge dieser gestörten Secretionen besonders günstig. Ihre Benutzung ergiebt sich aus dem Gesagten. Bei gastrischen Zuständen durch krankhafte Thätigkeit der Reproductionseingeweide veranlafst; bei Catarrhalfiebern mit Reizung der Lungen- und Bronchialschleimhaut; bei Durchfällen (hier besonders hülfreich); beim epidemischen Brechdurchfalle, um die Thätigkeit der Leber zu verbessern und die des Darmcanals zu erregen, in Verbindung mit Calomel (Coudie); bei krampfhaften Krankheitsfsrmen, besonders wenn sie die Verzweigungen des Lungenschlundnerven und das Hautorgan betreffen; Keuchhusten, Exanthemen mit kühler, trockener Haut etc. wird die Ipecacuanha immer mit Nutzen in Anwendung kommen. Schlesinger (Hufeland's

Journal 1814) empfiehlt den Aufgufs der Ipecacuanha beim Scharlach als besonders hülfreich, und glaubt diese günstige Wirkung durch die genaue Sympathie zwischen Haut, Magen und Darmcanal, auf welche die Ipecacuanha so entschieden wirkt, erklären zu können.

Dosis und Darreichungsform. Ueber die Darreichungsform der Ipecacuanha als Brechmittel siehe diesen Artikel. Zur Erziehung der oben näher angegebenen Heilzwecke giebt man die Ipecacuanha in kleinen Gaben je nach dem Alter zu $\frac{1}{12}$-$\frac{1}{8}$-$\frac{1}{4}$ Gr. 3 Mal täglich, auch 2-3stündlich in Pulver (mit *Lapid. Cancror.*, *Magnesia carbonica*, auch wohl anderen *antispasmodicis*, *Extract Hyoscyani*, *Flor. Zinci*, mit narcotischen Mitteln, Digitalis, Opium (als Pulvis Doveri) Belladonna, s. diese, bei Brustleiden mit *Sulphur aur. Antimonii* etc.); im Aufgufs etwa ℈β.-℈i. auf ℥vj., Kinder- und Efslöffelweise. Auch in sehr kleinen Gaben macht die Ipecacuanha oft Erbrechen, ist daher in Fällen, wo der Reiz dazu schon grofs ist, und das Erbrechen unerwünscht wäre (was aber wohl in den oben angegebenen Krankheitsformen sehr selten sein möchte), zu vermeiden.

518.

℞ *Pulv. rad. Ipecacuanh.* gr. ij.-iij.
Lapid. Cancr. ppt. ʒβ.
Sacchar. alb. ʒiv.
M. f. Pulv. divid. in xij. part. aequal.
S. 3stündlich 1 Pulver.
Wendt.

519.

℞ *Pulv. rad. Ipecacuanh.* gr. i.
Sacchar alb. ℈ij.
Tinct. opii s. gutt. iij.
M. f. Pulv. divid. in part aequal. No. vj.
S. Alle 2-3 Stunden 1 Pulver.
(Bei Dysenterie.)
Verson.

520.

℞ *Pulv. rad. Ipecacuanh.* gr. i.
Calomelan. gr. ij.
Sacchar. alb. ℈ij.
Tinct. opii. s. gutt. iij.
M. f. Pulv. divid. in part. vj. aequal.
S. Wie oben.
(Bei Dysenterie, wo man eine leichtere Ausführung der Mucositäten bei heftigem Tenesmus gleichzeitig bezwecken will.)
Verson.

521.

℞ *Rad. Ipecacuanh.* ℈β.-℈i.
Inf. in s. q. *Aq. fervid.* per ½ hor. Colatur. ℥vj. refriger., adde
Spirit. nitrico-aether. ℈j.-ʒj.
Succ. inspiss. Juniper. ℥j.
MDS. 2stündlich 1 Efslöffel.
(Bei Wassersucht nach Scharlach.)

Radix Iridis florentinae. Veilchenwurzel. Die Veilchenwurzel, jetzt ziemlich obsolet, wirkt getrocknet als ein gelindes Reizmittel für die Unterleibsnerven, so wie namentlich für die Lungen. Man gab sie früher häufig bei Asthma, Husten, Verschleimungen der Brust, um den Auswurf zu befördern, mit Süfsholzwurzel, Anis, Fenchel, Myrrhen-Zucker; bei Verschleimungen des Darmcanals mit Aronswurzel, Salmiac, bitteren Mitteln. Sie macht einen Bestandtheil der meisten Kinderpulver aus, s. *Magnesia carbonica.*

Dosis und Darreichungsform. Innerlich: Man giebt die Veilchenwurzel Kindern zu 5-10 Gr. in Pulver, selten für sich allein, meist nur in den oben angedeuteten Verbindungen.

Aeufserlich: Man giebt den Kindern eine getrocknete Veilchenwurzel, um darauf zu beifsen, wenn sie zahnen. Da sich die Wurzel im Munde etwas erweicht, und durch ihren sanften Reiz die Speichelabsonderung ein wenig vermehrt, so mag dieses ganz zweckmäfsig sein. (Richter.)

Radix Levistici s. Ligustici. **Liebstöckelwurzel.** Die *Rad. Levistici* pafst als gewürzhaftes, ätherisches Mittel, das die Thätigkeit der uropoetischen Organen verstärkt, bei Wassersucht mit allgemeiner Schwäche. Hufeland namentlich empfiehlt sie gegen letztere in neuerer Zeit, und läfst sie in den späteren Zeiträumen des *Hydrocephalus acutus* anwenden.

Dosis und Darreichungsform. Man giebt sie im Aufgufs zu ʒij.-℥β. auf ℥vj. Colatur, efslöffelweise.

522.
℞ *Rad. Levistici* ʒij.-℥β.
Inf. *Aq. fervid.* s. q. per ½ hor.
Colatur. ℥vj. refriger., adde
Spirit. nitr. aether. ℈j.-ʒj.
Syr. flor. aurant. ℥β.
MDS. 2stündlich 1 Efslöffel.
(Für ein Kind von 3-6 Jahren.)

Radix Paeoniae. **Pfingstrosenwurzel.** Hufeland empfiehlt die Päonia als ein Mittel, das ein flüchtiges, auf die Nerven wirkendes Princip mit einem beträchtlichen Schleimantheil verbunden, enthält, und rühmt ihre gute Wirkung in den Krampfformen des kindlichen Alters. Auch Jahn (medicinisches Conversationsblatt, 2. Jahrgang 1831.) ist ihr Lobredner, und meint, man könne schon aus dem betäubenden, schweren Geruch der frischen Pflanze abnehmen, dafs die Päonienwurzel nicht unkräftig sei; das Trockenen scheint ihm auch hier, wie bei vielen anderen Vegetabilien, die Wirkung auf den Organismus zu verhindern. Wendt räth, ihr nicht allein zu vertrauen, sie aber doch bei öfter wiederkehrenden Krämpfen nicht unversucht zu lassen, da es nicht zu läugnen sei, dafs die Vorliebe der älteren Aerzte in einer glücklichen Erfahrung mit diesem Mittel begründet war.

Dosis und Darreichungsform. Innerlich: Man giebt die Päonia zu 10-15 Gr., 3-4stündlich in Pulver, (gewöhnlich in Verbindung mit anderen *antispasmodicis, Flor. Zinc.* und dergl.); im Aufgufs und in leichter Abkochung (Jahn räth zu starken Aufgüssen) zu ʒij.-℥β. auf ℥iv.-vj. Colatur, 2stündlich einen Efslöffel.

Aeufserlich zu Clystiren (etwa ʒij.-℥β. mit hinreichendem Wasser gekocht zu einem Clystir: Jahn).

523.

℞ *Zinc. oxydat. alb.* gr. vj.
Lapid. Cancror. ppt.
Pulv. rad. Paeon.
Sacchar. alb. āā ʒj.

M. f. Pulv. divid. in xij. part. aequal.
S. 2stündlich 1 Pulver. (Bei Krämpfen eines Säuglings.)
Wendt.

Radix Rhei s. Rhabarbari. Rhabarberwurzel.

Dir Rhabarberwurzel wird dadurch besonders zu einem schätzbaren Heilmittel für die Krankheiten des kindlichen Alters, dafs sie zugleich mit ihrer Wirkung für Beschleunigung und Verbesserung der Secretion im Magen und Darmcanal, auch die Eigenschaft einer resolvirenden Bitterkeit, Magenstärkung, Hebung der Atonie des Magens, und Steigerung der assimilativen Function desselben verbindet. Als blofses Laxirmittel angewendet, läfst sie keine weitere Verderbnifs der Verdauung, keine Neigung zur Laxität und Schwäche zurück, und bekömmt daher am besten, wo Störungen der Secretion im Unterleibe in Verbindung mit Schwäche und Atonie obwalten, Krankheitszustände, die sich so häufig in den Digestionsorganen der Kinder vorfinden. Wie aber jede anhaltende Anwendung von Laxirmitteln in chronischen Krankheiten nachtheilig wird, weil sie, anstatt die Ursache des Leidens zu heben, nur eine Erscheinung desselben bekämpft, so wird auch der fortdauernde Gebrauch des Rhabarber in der vollen, laxirenden, Gabe in den chronischen Krankheitsformen des kindlichen Alters (Atrophie, Auschwellung und Induration der meisten Gebilde des Unterleibes, Scropheln etc.), trotz seines Vorzuges vor anderen Abführmitteln, dennoch zu beschränken sein; da hingegen ein Zusatz von kleinen Gaben Rheum zu den übrigen angezeigten mischungsverändernden Mitteln, wodurch ihre schwächende Wirkung corrigirt und für die Digestionsorganen weniger nachtheilig gemacht, auch eine tägliche Leibesöffnung erzielt wird, gewifs den gröfsten Nutzen gewährt. Man hat den Rhabarber in den mannichfachsten Verbindungen gegeben, und man darf wohl behaupten, dafs in chronischen Leiden der Kinder, bei denen immer die vegetative Seite des Lebens theils primair ergriffen ist, theils secundair in den Kreis des Erkrankens gezogen wird, in den meitsen Fällen ein Zusatz von Rheum gewifs passend und nützlich sein wird.

Dosis und Darreichungsform. Als volle laxirende Gabe des Rhabarber kann wohl die Dosis von 3-6 Gr. für Kinder von 2 Monaten bis 1 Jahr (wo man jedoch der *Tinct Rhei aquosa* den Vorzug giebt), und von 6-15 Gr. für Kinder von 1-8 Jahren angesehen werden. Als auflösendes, roborirendes Mittel reicht man es kleinen Kindern von 1-2 Jahren zu 2-3 Gr. ein Paarmal täglich, gröfseren zu 4-5 Gr. eben so oft, in Pulver oder pulveraufnehmenden Formen, 'gern mit Absorbentien, Alterantien etc. verbunden; (s. *Magnesia carbonica*, *Aethiops antimonialis. Resin*, *Guajaci*, *Sulphur aurat. antimonii*), *Elaeosacchar. Foenicul.*, *macidis* corrigiren den Geschmack am besten; in Aufgufs (den jedoch die Tincturen entbehrlich machen) etwa ʒj.-ij. auf ℥vj. Colatur.

524.

℞ *Calomelan.* gr. iij.
Pulv. rad. Rhei.
Elaeos. Foenicul, āā ℈i.
M. f. Pulv.
DS. Laxirpulver. (Säuglingen $\frac{1}{3}$ Pulver mit Wasser angerührt, Morgens nüchtern; Kindern von 2-4 Jahren $\frac{2}{3}$ und älteren anfangs die Hälfte und nach 2 Stunden die andere.) Fischer.

525.

℞ *Pulv. rad. Rhei* gr. iij.
Cremor. tart. gr. vj.
Elaeos. Macid. ℈β.
M. f. Pulv. dent. tal. dos. No. VI.
S. 3 Mal täglich 1 Pulver. Gölis.

526.

℞ *Rad. Rhei* gr. v.-xv.
Magnes. carbonic. gr. v.
Elaeos. Foenicul. ℈β.
M. f. Pulv.
S. Des Morgens auf einmal zu nehmen. (Zur Abführung für Kinder von 1-8 Jahren.) Berends.

527.

℞ *Magnes. carbonic.* ʒij.
Rad. Rhei ʒβ.
— *Valerian.* gr. viij.
Elaeos. Foenicul ʒj.
M. f. Pulv.
S. Täglich 2-3 Mal eine Messerspitze voll. *Pulvis puerorum Hufelandi.* (Gegen Blähungen, Coliken, Durchfall, Verstopfung der Kinder im ersten Jahre. Bei Atrophia mesenterialis täglich 1 Gr. Aethiops mineral. hinzuzusetzen.)

528.

℞ *Magnes. carbonic.* ʒj.
Rad. Rhei ℈β.
Sapon. Medic. ℈j.
M. f. Pulv.
DS. Wie das vorige. (Bei Säure, Verstopfung etc. kleiner Kinder.)

529.

℞ *Aq. Foenicul.* ℥ij.
Kali acetic. ℈j.-ʒj.
Pulv. rad. Rhei ℈β.-j.
Syr. Althaeae ℥β.
MDS. Stündlich umgeschüttelt 1 Kinder- bis Efslöffel voll. Gölis.

530.

℞ *Rad. Rhei* ʒiβ.
Lign. Quass. ras. ʒij.
Aq. commun. fervid. ℥v.
Diger. in vase clauso, loc. tep. saepe agitando per hor. Colatur, adde

Aether. sulphuric. ℈β.
Tinct. aromatic. ʒj.
Syr. Cinnamom. ℥β.
MDS. Täglich 3 Mal 1 Efslöffel voll.

Radix Rubiae tinctorum. **Färberröthe.** Die Färberröthe verdankt zunächst ihre Anwendung dem Umstande, dafs ihr Pigment bei längerem Gebrauche alle Theile des Körpers, vorzugsweise aber die Knochen roth färbt Gestützt auf diese Erscheinung, glaubte man eine spezielle Beziehung des Mittels zu den Knochen annehmen zu dürfen, und wandte es daher bei Leiden derselben (Osteomalacie, Rhachitis, Caries) an. Eine directe Einwirkung der Färberröthe aber auf die krankhaft ergriffenen Organen stellte sich bei ihrer Anwendung bis jetzt nirgends heraus, und wo sie einigen Nutzen geleistet, da möchte wohl die geregelte Diät und die Verbindung, in denen man das an sich schon bitter-extractivstoffige und in so fern roborirende Mittel, gegeben hat, das meiste beigetragen haben. Gölis, Henke, und in neuerer Zeit Rau und Guersent, haben von der Anwendung der Färberröthe nichts gesehen, was sich nicht weit besser durch andere kräftigere, bittere Mittel erreichen liefse; Feiler. Plenck und Wendt hingegen erklären sich für sie, und rathen zu ihrem Gebrauch.

Dosis und Darreichungsform. Innerlich: Man giebt die Färberröthe zu ℈β.-ʒβ. in Pulver oder Abkochung (etwa ʒij.-℥β. auf ℥iv.-vj. Colatur), in beiden Formen gern mit etwas Gewürzhaftem verbunden.

Aeufserlich: zu Bädern, ℥j. mit ℥iij.-iv. *Spec. aromaticae* zu einem Bade.

531.

℞ *Pulv. rad. rub. tinct.* ℥β.
— *aromatic.* ʒij.
Sacchar. alb. ʒvj.
MDS. 4 Mal täglich 1 Theelöffel mit etwas Fenchelthee. (Bei Rhachitis.)

Wendt.

532.

℞ *Cass Cinnamom.* gr. iij.
Rad. rub. tinct.
Sacchar alb. āā ℈j.
M. f. Pulv. dent. dal. dos. No. VI.
S. 3-4 Mal täglich ½ Pulver. (Für ein Kind von 2 Jahren.

533.

℞ *Rad. rub. tinct.* ℥β.
Coq. in s. q. *Aq.* per ¼ hor. Colatur. ℥vj. refriger., adde
Tinct. aromat. ʒj.-ij.
Syr. cort. aurant. ℥β.
MDS. 2stündlich 1 Efslöffel.

534.

℞ *Rad. rub. tinct.* ℥β.
Sal. tartar. ʒβ.
Coq. c. *Aq. font.* ℥x. Colatur., adde
Extr. mart. pomat. gr. xx.
Syr. cort. aur. ℥j.
MDS. 2stündlich 1 Efslöffel.

Plenck.

535.

℞ *Rad. rub. tinct.* ʒij.
Coq. c. *Aq. commun.* ℥vj. sub finem coct. addendo

Flaved. cort. aurant.
Sem. Foenicul. āā ʒj.
ad reman. Colatur. ℥iij.
Syr. simpl. ℥j.
MDS. 2stündlich 1 Kinderlöffel. (Für ein 2jähriges Kind.)

536.

℞ *Rad. rub. tinct.* ʒij.
Coq. c. *Aq. font.* q. s. Colatur. ℥v. refriger., adde
Aq. Cinnamom. c. Vin. ℥j.
Syr. Absynthii ʒvj.
MDS. 2stündlich 1 Efslöffel.

Feiler.

Radix Salep. **Salepwurzel.** Die Salepwurzel ist, vermöge ihrer schleimigen, gelind nährenden Bestandttheile, ein eben so brauchbares diätetisches als therapeutisches Mittel. Sie gehört zu den schleimigen, einwickelnden Stoffen, die nicht allein die reizenden Ursachen mildern und involviren, sondern auch die Empfindlichkeit der gegenwirkenden Organen und Nerven mindern. Wird durch Krankheit, Mangel frischer Nahrung und anhaltenden Gebrauch ausleerender Mittel der natürliche Schleim consumirt, so werden die ihrer schützenden Decke beraubten Organen empfindlicher, und die Reizung des ganzen Nervensystems gröfser. Es pafst die Salepwurzel daher bei Reizhusten und Catarrhen, bei langwierigen Durchfällen, Atrophien, besonders bei Kindern, die eine schlechte oder gar keine Mutterbrust bekommen. Indessen ist doch nicht zu übersehen, dafs der Salepschleim, als ein zu concentrirtes Nahrungsmittel oft von Kindern, die ohne Mutterbrust auferzogen werden, nicht gut vertragen wird, und es daher besser ist, ihn wenigstens in den ersten Lebensmonaten nicht zu reichen. Das Pulver mufs immer gut ausgequollen und der Schleim nicht zu dick sein.

Dosis und Darreichungsform. Innerlich: Unzweckmäfsig ist die Darreichungsform in Pulver; der Salep quillt zu stark auf, und belästigt dadurch leicht den Magen. In Abkochung, als schleimiges Vehikel für andere Arzneien; s. *Manna*, *Extr. Hyoscyami*, *Tinct. Rhei aquosa.* Die Salepwurzel besitzt eine aufserordentlich starke Schleimbildende Kraft, und es reicht ℈j. schon hin, um ℥vj. schleimig zu machen. (*Mucilago Salep* officinell ʒj. auf ℥xij.) Als diätetisches Mittel kann man ihn mit Milch, Fleischbrühe und dergleichen reichen; man rührt einen kleinen Theelöffel Saleppulver mit 1 Efslöffel kalten Wassers zu einem Breie an, und vermischt diesen unter stetem Umrühren mit 1 Tasse kockender Milch oder Fleisbrühe, wozu man noch etwas Zimmt setzen kann.

Aeufserlich zu Clystiren, etwa 1 Theelöffel voll erst mit kaltem, dann mit kochendem Wasser angerührt; die Gesammtquantität wird des Heilzweckes halber nur ℥iß.-iij. betragen dürfen. Auch kann man noch ½ Eigelb hinzusetzen, mufs aber natürlich das Clystir im Hause bereiten lassen.

Radix Scillae s. Squillae. **Meerzwiebel.** Die Meerzwiebel erhöht die seröse Resorption, treibt den Urin stark, und kann daher in allen Krankheiten der Vegetation mit Vortheil benutzt werden, wo es auf Verflüssigung, Auflösung eines zähen Schleimes, Vermehrung der Urinabsonderung ankömmt. Es werden jedoch die Digestions- und Assimilationsorgane leicht von ihr nachtheilig afficirt; auch bekömmt sie nicht bei empfindlichen Individuen, Neigung zur Entzündung, schwacher Verdauung etc. Vorzugsweise ist sie in hydropischen Affectionen der Kinder, namentlich nach Scharlach, als Heilmitttel empfohlen worden; es ist indessen doch dabei zu berücksichtigen, dafs, so kräftig sie auch bei Erwachsenen sich in Wassersuchten erweist, sie doch eigentlich der kindlichen Individualitat nicht recht angemessen ist. Wenigstens achte man, wenn man sie in Gebrauch zieht, doch ja darauf, dafs dem Hydrops kein entzündliches Leiden zum Grunde liege (was bei Ansammlung des Wassers in der Brusthöhle nach Scharlach meistentheils der Fall, weshalb sie auch hier nie gut kömmt), so wie es auch räthlich erscheint, sie bei sehr empfindlichen Kindern, mit schwachen Digestionsorganen, zu vermeiden, und sich neben dem Gebrauch anderer passenden Mittel auf ihre äufsere Anwendung zu beschränken (Benedict: Geschichte des Scharlachfiebers), oder ihre für die Kinderpraxis mehr passenden Präparate, *Acetum* und *Oxymel Squillae*, im Gebrauch zu ziehen.

Dosis und Darreichungsform. Innerlich: Man giebt die Squilla zu $\frac{1}{8}$-$\frac{1}{4}$-$\frac{1}{2}$ Gr. alle 2-3 Stunden mit Zucker, Krebsaugen, *Tartarus depuratus*, *Digitalis* etc. in Pulver. Einige Aerzte geben sie nur des Abends einmal, aber dann in einer gröfseren Dosis, 2-4 Gr. Dieses Verfahren pafst besonders für sehr hartnäckige Fälle, da, wie man bemerkt haben will, die Squilla oft erst dann, wenn sie einige Ausleerungen nach oben und unten hervorgebracht, was nach jenen gröfseren Dosen meistens der Fall sein wird, als recht kräftiges Diureticum wirkt. Berndt (Bemerkungen über das Scharlachfieber, Greifswald 1827) rühmt besonders die Verbindung der Squilla mit dem *Tartarus boraxatus*, und auch bei Meifsner bestätigte sich dieser Nutzen. Man giebt die Squilla ferner auch im Aufgufs, etwa ℈β. auf ℥vj. Wasser, Kinder- und Efslöffelweise.

Aeufserlich als Salbe von Hufeland als wirksames zertheilendes Mittel bei Drüsen, Wassergeschwülsten, Verhärtungen empfohlen; als Liniment z. B. ℈j.-ʒβ. mit Speichel früh und Abends in die Nierengegend eingerieben: bei Wassersucht als Diureticum.

537.

℞ *Rad. Squill.*
Fol. Digital. āā gr. iij.
Ol. Juniper. gutt. vj.
Tartar. boraxat.
Rad. Liquirit. āā ʒj.

Cort. Cinnamom. gr. vj.
M. divid. in xij. part. aequal.
S. 3-4 Mal täglich ein Pulver.
Pulv. diureticus Ph. Paup., wo man statt des zerfliefsenden *Tart. boraxatus* wohl den *Tart. depuratus* substituiren könnte.

538.

℞ *Calomelan.*
Sulphur. aurat. Antim.
Pulv. rad. Scillae āā gr. ij.-iv.
Sacchar. alb. gr. xij.
M. f. Pulv. divid in part. aequal. No. vj.
S. 2-3 stündlich 1 Pulver. (Bei Brustwassersucht.)

Verson.

539.

℞ *Rad. Squill.* ℥iij.
Coq. c. lixiv. caust. q. s. ad mucilaginem. cola et adde
Adip. suillae q. s. ut f. Ungt.
S. *Unguentum Squillae. Ph. Paup.*

Radix Senegae. Senegawurzel. Die Senega wirkt kräftig auf das gesammte lymphatische Gefäfssystem, befördert dadurch die Resorption; die Absonderung der Haut und der Nieren. Vorzugsweise aber ist es die Schleimhaut der Respirationsorgane, in der sie ihre Wirkung ausspricht, und sie vermag hier gröfsere Thätigkeit anzuregen, eine zu zähe Absonderung zu verflüssigen, und überhaupt den Auswurf zu befördern. Dabei erregt sie das Gefäfssystem nur wenig, und wird durch das Vorhandensein von Fieber, wenn dasselbe nur nicht ächt entzündlicher Art ist, keinesweges contraindicirt. Die Krankheiten des kindlichen Alters, in denen die Senega als Heilmittel benutzt wird, sind folgende:

1) Croup. Die beiden Archer waren es zuerst, welche die Senega in der genannten Krankheit empfahlen. Sie gaben die Senega gleichzeitig mit Calomel, und sahen darauf Husten, Brechreiz und nach 2 Stunden schon Auswurf von klebrigem Schleim und Pseudomembran erfolgen. Sie bedienten sich eines starken Decocts ℥β. mit ℥viij. auf ℥iv. eingekocht, ½stündlich einen Thee- bis Efslöffel, nach dem Alter; wurde aber das Decoct nicht mit grofser Sorgfalt bereitet, so gaben sie dem Pulver den Vorzug, das sie zu 4-5 Gr. pro dos. reichten. Auch anderen Aerzten bestätigte sich der Nutzen der Senega bei der in Rede stehenden Krankheit, und es verdient daher das Mittel grofse Beachtung. Bezüglich der Zeit ihrer Anwendung möchte zu bemerken sein, dafs da, wo starkes Fieber ist und überhaupt active Entzündung obwaltet, sie allerdings nicht pafst, und erst dem inflammatorischen Zustande begegnet werden mufs; wo man es aber mit scrophulösen, bleichen, welken Körpern zu thun hat, wo die Augen trübe und matt sind, die Haut kühl und trokken ist, der Puls keine Härte hat, sich oft verändert, der Urin nicht roth, sondern wässerig ist, da mufs sie als erstes und gröfstes Mittel angewendet werden (Sachse). Stieglitz

(Hallesche allgemeine Literaturzeitung. 1810) sagt: „Die Aerzte haben in dem späteren Zeitraume des Croups immer nur das Extravasat im Auge, beziehen alles nur auf das mechanische Hindernifs des Athems. Leider können wir da, wo es mit der Krankheit zu weit gediehen, wo eine zu grofse Ueberfüllung mit Pseudomembran vorhanden ist, nur wenig thun, dieses Hindernifs wegzuräumen. Allein aus der Kenntnifs anderer Fieber mit leidenden Bronchien geht hervor, dafs der entzündliche Zustand jeder Art und jedes Grades hier sehr leicht und schnell sich in Schwäche, die an Lähmung gränzt, umsetzt. Der Croup hat dieses mit der Bronchitis gemein, wozu er gehört. Hierauf hat die Unterbrechung der gegenseitigen Einwirkung der atmosphärischen Luft und der nach den Lungen gelangenden Blutmasse wohl vorzüglich Einflufs. — Es mufs daher ein Zeitraum in der Behandlung des Croups sein, in dem es thöricht und höchst schädlich sein wird, noch an Herunterbringung der Entzündnng zu denken, Ader zu lassen und Quecksilber zu geben; das entzündliche Stadium ist vorüber. Nicht nur die Natur ist in ihrer Thätigkeit zu unterstützen, sondern auch die eingetretene Schwäche, die drohende Lähmung zu berücksichtigen. Hier kann Moschus, Senega, Campher nützen." — Die von Jadelot unter dem Namen *Potio anticroupalis* angegebene Mischung (s. 544.) kann als zweckmäfsig empfohlen werden.

2) Die Senega pafst ferner in den späteren Stadien der Pneumonie, der *Febris meseraica*, wenn der Zustand des Fiebers gemindert, die entzündliche Diathesis gebrochen ist, und die vermehrte Schleimsecretion als das Resultat der aus dem Entzündungszustande hervorgegangenen Metamorphose zum Heilobjecte wird. Auch im Keuchhusten wird sie zur Beschränkung der übermäfsigen Secretion und zur Verhütung, dafs die Absonderung nicht habituell werde, mit Nutzen in Anwendung kommen; Wendt lobt hier besonders die Verbindung mit *Vinum stibiatum.*

Dosis und Darreichungsform. Man giebt die Senega nicht leicht in Pulver, da sie in dieser Form sehr widerlich ist, leicht Erbrechen macht (der Croup macht hier eine Ausnahme, da in dieser Krankheit jene Erscheinungen nicht zu fürchten, ja sogar wünschenswerth sind); zu 2-4 Gr. 1-2stündlich, gewöhnlich in Verbindung mit Calomel und Moschus. Gewöhnlicher ist die Form des Decocts, ʒβ.-ij. auf ℥iv.-vj. (im Croup passen die stärkeren Gaben) mit *Ammonium muriaticum, Vinum stibiatum, Sulphur aurat. Antimonii* und dergl.

540.

℞ *Rad. Senegae.*
Calomelan. āā gr. ij.
Sacchar. alb. ℈β.
M. f. Pulv. dent. tal. dos. No. vj.
S. Stündlich 1 Pulver mit *Syr. Senegae* zu nehmen. (Beim Croup.) Sachse.

541.

℞ *Rad. Seneg.* ʒβ.-j.

Coq. c. *Aq. fervid.* ℥vj. ad Colatur. ℥iv., adde
Vin. stibiat ℈ij.-ʒj.
Syr. Althaeae ℥j.
MDS. 2stündlich 1 Efslöffel.
Wendt.

542.

℞ *Rad. Seneg.* ʒβ.
Inf. in s. *Aq. fervid.* per ¼ hor. Colatur. ℥iv., adde
Sal. Ammoniac dep. ʒβ.
Syr. Althaeae ℥j.
MDS. 2stündlich 1 Efslöffel. (Für ein kleines Kind.)
Wendt.

543.

℞ *Rad. Seneg.*
Rad. Liquirit. āā ʒij.
Coq. *Aq. fervid.* ℥viij. ad remanent. ℥iv. Colatur., adde
Sal. Ammoniac. ʒj.
Syr. flor. Rhoead. ℥j.
MDS. Stündlich 1 Kinderlöffel. (Beim Croup für ein 2½jähriges Kind.)
Sachse.

544.

℞ *Rad. Senegae* ʒij.
Coq. c. q. s. *Aq.* ad Colatur. ℥iv., adde
Tart. stibiat. gr. iβ.
Oxymell. scill. ʒiij.
Syr. Ipecacuanh. ℥iβ.
MS. Alle 10 Minuten einen Theelöffel voll.
Jadelot.

Radix Serpentariae Virginianae. **Virginische Schlangenwurzel.** Die Serpentaria regt die Gefäfsthätigkeit auf, erhitzt, befördert die Hautthätigkeit, steht in dieser Beziehung dem Campher nahe und pafst in allen den Fällen, wo es um eine sichere und schnelle Steigerung der gesammten Lebensthätigkeit zu thun ist, und wo eine sich kundgebende Neigung zur Zersetzung und Fäulnifs zu bekämpfen ist. Vorzugsweise wird sie daher bei Exanthemen gerühmt, wo brandige Entartung zu befürchten steht, wo die Kräfte sehr gesunken sind, und es darauf ankömmt, durch flüchtige, ätherische Mittel die irritable Thätigkeit in dem Gesammtleben aller Systeme zu steigern, damit auf diese Weise die Natur mit Kraft sich erheben und den sie bedrohenden Zerstörungen entgegenstellen könne. In solchen Fällen giebt man die Serpentaria alternatim mit Campher, verbindet sie auch wohl im Decocto-Infusum mit China, oder setzt ihr *Extractum Chinae* zu.

Dosis und Darreichungsform. Man giebt die Serpentaria im Aufgufs, ʒiβ.-iij. auf ℥iv.-vj. Colatur 2-3stündlich einen Efslöffel. Verbindungen s. oben.

545.

℞ *Rad. Serpentar.* ʒiβ.-iij.
Inf. in s. q. *Aq.* per ½ hor. Colatur ℥iv. refriger., adde
Spirit. sulphurico-aether. ℈ij.
Syr. flor. aurant. ℥j.
MDS. 2stündlich 1 Efslöffel.

546.

℞ *Cort. Chin. fusc.* ℥β.
Coq. c. *Aq. commun.* ℥xij. sub finem coct. infunde

Rad. Serpentar. ʒij.
ad Colatur. ℥vj., cui adde
Syr. cort. aurant. ℥j.
MDS. Stündlich 1 Efslöffel.

547.

℞ *Rad. Serpentar.* ʒij.
Inf. *Aq. fervid.* q. s. per ½ hor.
in Colatur. ℥iv., solve
Extr. Chin. frigid. parat. ʒj.-iß.
Syr. flor. aurant. ℥j.
MDS. 2stündlich 1 Efslöffel.

Radix Valerianae minoris. Baldrianwurzel.

Die Valeriana wird unter den flüchtigen Mitteln am häufigsten benutzt; sie ist ein sanftes, aber wirksames Erregungsmittel für das Nervensystem, erhitzt nicht besonders, hält auch keine Ausleerungen zurück, und scheint selbst manche Ab- und Aussonderungen, wie z. B. die der Haut, zu befördern. Sie wird selbst von den empfindlichsten Individuen ertragen, und bekömmt auch Kindern gut. Besonders zu berücksichtigen ist bei diesen noch die feindliche Wirkung, die der Baldrian auf die Würmer ausübt, und wodurch er bei durch dieselbe erregten Störungen, Krämpfen etc. ein sehr brauchbares Anthelminticum wird. Man hat den Baldrian benutzt: in Fiebern, wenn sie sich zum *Status nervosus* hinneigen, bei acuten Exanthemen, wenn sie sich mit gelinder Nervenschwäche verbinden, oder ein krampfhafter Zustand des Hautorgans einen völligen Ausbruch des Exanthems verzögert. Hier, wo noch höhere Grade des Nervenleidens nicht eingetreten, wo die Krankheit noch gleichsam in der Mitte zwischen Sthenie und Asthenie steht, ist der Baldrian ein treffliches Mittel und wird, besonders mit gelind diaphoretischen Mitteln verbunden, *Liquor Ammonii acetici*, *succinici* etc., mit grossem Nutzen gegeben. Richter hält ihn in solchen Fällen für unentbehrlich, und will ihn selbst in der frühesten Periode, namentlich der Dentition, gereicht wissen.

Man hat den Baldrian ferner benutzt bei Krämpfen, in denen Richter gleichfalls sehr viel von ihm erwartet. Wendt ist der Ansicht, dafs die krampfwidrigen Wirkungen des Baldrians bei spastischen Krankheiten der Erwachsenen entschiedener als in denen der Kinder hervorträten. Es liegt dieses theils in dem Umstande, dafs im kindlichen Alter die Krämpfe aus den tiefen Störungen der Vegetation, worauf der Baldrian nicht einwirkt, ihren Ursprung nehmen, theils ist auch der höchst widrige Geschmack dieses Mittels von der Art, dafs kleine Kinder dasselbe, sobald sie sich nur der äufseren Eindrücke bewufst werden, nur mit grofsem Widerwillen nehmen. Am meisten wird der Baldrian in den Krämpfen leisten, die durch Würmer erregt werden, so wie er überhaupt ein gutes Anthelminticum ist, das nicht allein die Würmer abtreibt, sondern auch vermöge seiner gelind stärkenden, den Tonus hebenden Eigenschaft eine Wiedererzeugung derselben zu verhüten vermag, ein Vorzug, den nicht alle sogenannten Wurmmittel mit ihm theilen.

Dosis und Darreichungsform. Innerlich: Man giebt den Baldrian zu 5-10-15 Gr. und mehr, einige Mal täglich in Pulver, Latwerge (in diesen beiden Formen jedoch nur zur Vertreibung von Würmern, in Verbindung mit anderen passenden Mitteln, s. *Semen Santonici*); am häufigsten im Aufgufs (pafst besonders für acute Krankheiten) zu ʒij.-℥ß. auf ℥vj. Colatur, mit diaphoretischen, flüchtigen, krampfstillenden, anthelmintischen Mitteln in Verbindung.

Aeufserlich zu Clystiren, besonders anthelmintischen etwa ʒij. mit der hinreichenden Menge Wassers infundirt, in Verbindung mit *Sem. Santonici* (s. dort), *Asa foetida* (s. dort), und dergl.

548.

℞ *Pulv. rad. Valerian.* ℈j.
Calomelan. gr. iij.
Sacchar. alb. ʒj.
M. f. Pulv. divid. in iv.-vj. part. aequal.
S. 3 Mal täglich 1 Pulver. (Gegen Würmer.) Gölis.

549.

℞ *Pulv. rad. Valerian.* ℥ß.
— — *Jalapae* ʒij.
M. f. Pulv. divid. in viij. part. aequal.
S. Morgens nüchtern 1 Pulver. Störck.

550.

℞ *Rad. Valerian.*
Magnes. carbonic. āā ʒj.
Rad. Irid. florent. ʒiß.
— *Liquirit.* ʒij.
Sem. Anisi ʒß.
Croci gr. viij.
M. f. Pulv.
DS. Täglich 2-3 Mal und öfter 1-2 Messerspitzen voll. (Bei Säure, Blähungen etc.) Hufeland.

551.

℞ *Pulv. rad. Jalap.*
Limatur. mart. āā ʒj.
Pulv. rad. Valerian. ʒiij.
Roob. Dauc. q. s. ut f. Electuar.
S. Theelöffelweise.

552.

℞ *Rad. Valerian.* ℥ß.
Inf. s. q. *Aq. fervid.* per ½ hor. Colatur. ℥vj. refrig., adde
Aether. sulphuric. ʒß.
Liq. Ammon. acetic. ℥ß.
Syr. Chamomill. ℥j.
MDS. 2stündlich 1 Efslöffel. (Bei leicht nervösen Exanthemen.)

553.

℞ *Rad. Valerian.* ʒij.
Inf. *Aq. fervid.* q. s. per. ½ hor. Colatur. ℥iv., adde
Liq. Ammon. succ. ʒj.
Syr. flor. aur. ℥ß.
MDS. 2stündlich 1 Efslöffel. (Bei nervösen Pocken, alternatim mit Moschus.)

554.

℞ *Rad. Valerian.* ʒiij.
Inf. *Aq. fervid.* q. s. per ½ hor. Colatur. ℥iv. refriger., adde
Liq. Ammon. pyro-oleos. ℈ij.
Moschi genuini gr. viij.
Tinct. Ambrae ʒij.
Syr. flor. aurant. ℥ß.
MDS. ½stündlich 2 volle Theelöffel (1 Kinderlöffel) umgeschüttelt. (Für Kinder von 2-4 Jahren. Bei Asthma Millari.) Wendt.

Resina Guajaci nativa. Guajacharz. Das Guajac afficirt in seinen Wirkungen vorzüglich die Vegetationsorgane, namentlich aber die äufsere Haut, das lymphatische und Drüsensystem. Es vermehrt die Ab- und Aussönderungen der Haut, der Nieren und des Darmcanals, bewirkt im Allgemeinen Verflüssigung, und pafst daher besonders bei chronischen Krankheiten der vegetativen Gebilde von gehinderter Ab- und Aussonderung, welche schon die Stufe der Dyscrasie erreicht oder überhaupt schon abnorme Producte gebildet haben (Vogt). Zugleich beschleunigt es die Circulation, erhitzt, und wirkt auch bei anhaltendem Gebrauche leicht nachtheilig auf die Digestionsorgane. Reizlose, aufgedunsene, phlegmatische Individuen vertragen es am besten; durch Vollblütigkeit, Fieber, *Plethora abdominalis* wird es contraindicirt. Unter den Krankheiten des kindlichen Alters sind es namentlich die Scropheln und die in ihrem Gefolge erscheinenden Hautausschläge, Augenentzündungen etc., gegen die man es in Gebrauch gezogen. Es pafst in der genannten Krankheit besonders, wenn die Reizlosigkeit und Atonie einen hohen Grad erreicht, die Secretionen sehr träge erscheinen, lymphatische, schleimige Stockungen, zäher Schleim aufzulösen sind etc.; man giebt es hier vorzugsweise gern in Verbindung mit Schwefelantimon, *Aethiops antimonialis* und *mineralis*. Bei seinem Gebrauche achte man besonders auf die Stuhlausleerungen; wo es schon in kleinen Gaben Bauchgrimmen, sehr flüssige Stühle bewirkt, da erscheint es nicht gerathen, seinen Gebrauch fortzusetzen. Als günstiges Zeichen hingegen kann es betrachtet werden, wenn täglich einige breiige Stühle ohne weitere Unbequemlichkeit erfolgen.

Dosis und Darreichungsform. Man giebt die *Resina Guajaci* zu 5-10 Gr. 2-3 Mal täglich in Pulver, in Verbindung mit *Aethiops antimonialis* und *mineralis* (s. dort), *Pulvis Plummeri*, *Limatura martis*, *Rheum* etc.

555.

℞ *Resin. Guajac.* gr. v.
Aethiop. antimonial gr. iij.
Pulv. herb. Digital. gr. ¼.
Sacchar. alb. ℈β.
M. f. Pulv. dent. tal. dos.
No. xij.
S. Für ein Kind von 7 Jahren täglich 3 Mal, für ein Kind von 4 Jahren täglich 2 Mal 1 Pulver.

Hufeland.

556.

℞ *Pulv. ostracodermat.* (s. *Conch. ppt.*) ℥β.
Pulv. resin. Guajac.
Limatur. mart. āā ʒβ.
Sacchar. alb. ʒiij.
M. f. Pulv.
S. 2 Mal täglich eine Messerspitze (= 10 Gr.)

Gölis.

557.

℞ *Calomelan.*
Sulphur. aurat. antim. āā gr. j.
Resin. Guajac. nativ. gr. x.
Extr. Conii macul. gr. ij.
Rad. Liquirit. ℈β.

M. f. Pulv. dent. tal. dos. No. xij.
S. 2 Mal täglich 1 Pulver.
(Für ein Kind von 8-10 Jahren.) Vogt.

Sapo medicatus s. natronatus. Medizinische Seife. Die Wirkungen der Seifen sind im Allgemeinen die der Kalien, nur ist die Seife viel milder als jene, und man hat daher von ihr kein chemisches Eingreifen auf die inneren Magenhäute zu fürchten. Dagegen aber ist sie viel unverdaulicher, verdirbt leicht die Digestion, und wirkt überhaupt bei längerem Gebrauche feindlich auf das Ernährungsgeschäft und das gesammte vegetative Leben ein. In der Kinderpraxis wird die Seife hauptsächlich als säurebrechendes Mittel benutzt, hat aber hier vor anderen Mitteln dieser Art nichts voraus. Nur da, wo die Säure von einer unvollkommenen, fehlerhaften Gallenabsonderung abhängt, wie dieses häufig bei habituellen Coliken, Durchfällen und Magensäure der Kinder der Fall ist, kann sie wegen ihrer gleichzeitig auflösenden, die Gallenabsonderung verbessernden Eigenschaft zuweilen gute Dienste leisten. So empfiehlt Kamper bei Kindern, die ohne Mutterbrust auferzogen werden, beständig an Säure und den daraus resultirenden Krankheitserscheinungen leiden, etwas Seife mit dem Kinderbrei zu vermischen; und auch Hufeland empfiehlt selbst bei gröſseren Kindern, früh und Abends 6-10 Gr. Sapo als säuretilgendes, eröffnendes, schleimauflösendes Mittel der Suppe beizumischen. Die Benutzung der Seifen bei Vergiftung durch scharfe Säuren ist hier bloſs zu erwähnen.

Dosis und Darreichungsform. Man giebt die medizinische Seife zu 5-10 Gr., nicht gern in Pulver, häufiger als Lecksaft, Latwerge, in Verbindung mit *Magnes. carbonica*, *Rheum* (s. dort, etc.).

558.

℞ *Sapon. medic.* ℈β.
Magnes. carconic.
Sem. Foenicul. āā ʒij.
M. f. Pulv.
S. 4-5 Mal täglich eine Bohne groſs zu nehmen. (Bei Säure.) Jahn.

558.

℞ *Sapon. med.* ℈j.
Lapid. Cancror. ʒβ.
Gumm. Mimos. ʒj.
Aq. Foenicul. ℥iij.
Sacchar. alb. ʒij.
MDS. Umgeschüttelt 2stündlich ½-1 Theelöffel.

560.

℞ *Sapon. medic.* ʒj.
Ol. amygdal. ℥j.
Syr. Althaeae ℥iβ.
MDS. 3 Mal täglich 1-2 Theelöffel. (Bei Säure und Krämpfen.) G. A. Richter.

561.

℞ *Syr. Rhei* ℥j.
Sapon. medic. ℈j.
MDS. Theelöffelweise.

Semen Cannabis. **Hanfsamen.** Ein schleimiges Mittel, das bei Heiserkeit, Catarrhen, Husten, Harnbeschwerden, Krämpfen und Entzündungen des Darmcanals, zum Einhüllen scharfer Mittel etc. mit Nutzen angewendet werden kann. Man giebt es besonders in Emulsion, und diese verdient selbst vor einer Mandelemulsion den Vorzug, weil sie schleimiger ist, und nicht so leicht Verstopfung macht. Jahn (medizinisches Conversationsblatt 1831) will den Hanfsamen auch als narcotisches Mittel bei Kindern mit Vortheil benutzt haben. Er sagt: „dafs der Hanfsamen narcotische Kräfte besitze, lehrt der Umstand, dafs die Orientalen die Hanfblätter, und Molwitz das weinige Extract derselben als Surrogat des Mohnsaftes empfehlen, dafs meine Landsleute die sogenannten Schreikinder beruhigen, indem sie ihnen Hanf unter den Kopf legen, dann die Homöopathie. Aber seine narcotischen Kräfte sind ganz gelinde. Wie einerseits an das Bilsenkraut dadurch, dafs seine Kraft an Oel gebunden ist, so schliefst er sich andererseits an das Lycopodium an, dafs er unter die Albuminosa gehört, und dafs seine Kraft vorzugsweise dem uropoetischen Systeme zugewandt ist. Ich habe ihn fast in allen Formen von Krämpfen zarter Kinder gegeben, besonders auch in Clystiren, und selten hat mich meine Wahl gereut."

Dosis und Darreichungsform. Man giebt den Hanfsamen in Emulsion, etwa ℥β. auf ℥vj., efslöffelweise, bei gröfseren Kindern auch wohl zu ½ Tassen.

562.

℞ *Sem. Cannab. sativ.* ℥β.
terend. sensim misc. c.
Aq. commun. ℥vj. ut f.
Emuls., in qua solve
Gumm. Mimos. ʒj.
Sacchar. alb. ʒβ.
Colatur.
DS. Stündlich 1 Efslöffel.

563.

℞ *Sem. Cannab.*
Amygd. dulc. excort. āā ʒβ.
terend. sensim misc. c.
Aq. commun. ℥vj. ut f.
Emuls., in Colatur., solve
Past. Althaeae ʒij.
MDS. Stündlich 1 Efslöffel.

Semen Cinae s. Santonici. **Zittwersamen.** Der Zittwersamen wird ausschliefslich wegen seiner anthelmintischen Wirkungen benutzt; er ist unter allen Wurmmitteln das gebräuchlichste und auch sicherste Mittel, um bei Kindern Ascariden abzutreiben, und kann längere Zeit ohne Nachtheil gereicht werden. Zuweilen jedoch leistet er auch die gewünschte Wirkung nicht, und man erreicht dann mit anderen, dem Anscheine nach weniger wirksamen Mitteln seinen Zweck. Richter (Arzneimittellehre) bemerkt mit Recht, dafs die Unbekanntschaft mit den Bedingungen, unter welchen überhaupt Würmer abgehen, eben es ist, welche die Aerzte veranlafst hat, so mannigfache

Methoden zur Bekämpfung des Uebels aufzustellen, und wir glauben, dafs auch bezüglich der Wurmerzeugung im kindlichen Organismus, die zum Grunde liegenden Bedingungen, wenn auch gekannt, doch häufig nicht genug berücksichtigt werden. Nie ist bei dieser Krankheit zu übersehen, dafs die Erzeugung und das Vorhandensein einer grofsen Menge von Würmern stets eine schon gesunkene Thätigkeit des Darmcanals und geschwächte oder krankhaft umgeänderte Reproduction voraussetze, dafs also da, wo diese Anhäufung von Würmern vorgeht, vorher allgemeiner Krankheitszustand vorhanden war, der die Entstehung von krankhaften Erscheinungen, vermöge der vorhandenen Schwäche und gröfseren Reizbarkeit, begünstigt. Immer bleibt es daher Pflicht des Arztes, sich mit der blofsen Entfernung der Würmer nicht zu begnügen, sondern auch den ihnen zum Grunde liegenden Ursachen entgegen zu arbeiten, und durch Belebung und Stärkung der Digestion und gesammten Reproduction des Kindes einer Wiedererzeugung derselben vorzubeugen. Den Vorzug verdienen daher jene Wurmmittel, die gleichzeitig beiden Zwecken entsprechen, und in sofern ist der Zittwersamen, der durchdringend reizend auf die Unterleibsnervengeflechte und zugleich nach Art der Bitterkeiten tonisch wirkt, ein schätzbares Anthelminticum. Auch pafst er, besonders bei schwächlichen Kindern, im Wurmfieber und kann hier, als ein für die alienirte Thätigkeit der Unterleibsnerven und ihrer Ganglien beruhigendes Mittel, in Anwendung kommen. Noch stehe hier die für alle Wurmmittel geltende Bemerkung, dafs man 1) die einzelnen Gaben reichlicher verordnen müsse, weil in der Regel vorausgesetzt werden kann, dafs durch den anhaltenden Wurmreiz und durch den Wurmschleim die Empfindlichkeit der inneren Fläche des Darmcanals etwas abgestumpft wird, und 2) dafs die besonders von R o s e n s t e i n geltend gemachte Regel, wurmtreibende Mittel nur bei abnehmendem Monde zu geben, nicht unberücksichtigt bleiben dürfe, da sie, wenn auch durch die Theorie nicht gehörig erklärt, doch durch die Erfahrung genehmigt wird.

D o s i s und D a r r e i c h u n g s f o r m. I n n e r l i c h: Am wirksamsten ist der Zittwersamen in Substanz (z. B. früh Morgens nüchtern auf Butterbrod), zu ℈β.-ʒβ., und zwar gröblich zerstofsen, in welcher Form er nach B r e m s e r auch vielleicht mechanisch wirkt. Eine gute Form ist auch, ihn mit Honig, Pflaumenmufs, Möhrensaft zur Latwerge zu machen, und auf Butterbrod zu geben. Berühmt sind die Latwergen von S t ö r k, B r e m s e r, R o s e n s t e i n; s. die Formeln. Man giebt den Zittwersamen ferner in A u f g u f s (und zwar eignet sich diese Form vorzugsweise für acute Zustände, Wurmfieber, Krämpfe etc.), etwa ℥β.-j. auf ℥iv.-vj. für ein 4-8jähriges Kind, mit anderen flüchtigen Mitteln, Valeriana, Aether und dergl. in Verbindung. Für sehr eigensinnige, jede Arznei verweigernde Kinder pafst auch die von Fleisch vorgeschlagene Zuckerwerkform (s. unten).

Aeufserlich als Clystir, etwa ℥β. mit der hinreichenden Menge Wassers infundirt, in Verbindung mit *Valeriana*, *Asa foetida* etc.

564.

℞ *Pulv. rad. Valerian.*
Sem. Cinae āā ℈j.
Calomelan. gr. ij.
Sacchar. alb. ℈ij.
M. f. Pulv. divid. in iv. part. aequal.
S. 2 Mal täglich 1 Pulver.
Gölis.

565.

℞ *Sem. Cinae* ʒij.
Rad. Jalapae.
Sacchar. alb. āā ʒj.
M. f. Pulv. divid. in vj. part. aequal.
S. 3stündlich 1 Pulver.
Schubarth.

566.

℞ *Pulv. Sem. Cinae* gr. xv.
— *rad. Rhei* gr. xij.
Aloes lucid. gr. vj.
Calomelan. gr. iij.
Rad. Ipecacuanh. gr. j.
M. f. Pulv. divid. in iij. part. aequal.
S. Früh 1 Pulver. Pafst nur für gröfsere Kinder, und findet auch da wegen des üblen Geschmackes grofse Schwierigkeiten.

567.

℞ *Sem. Cinae* ʒij.
Pulv. rad. Jalapae ʒβ.
— — *Valerian.* ʒj.
Oxymell. Squill. q. s. ut f. Electuar.
S. Alle 2-3 Stunden einen guten Theelöffel voll.
Störk.

568.

℞ *Sem. Cinae* ℥β.
Pulv. rad. Valerian. ʒij.
— — *Jalap.* ʒβ.
Tart. vitriolat. ʒiβ.
Oxymell. Squill. q. s. ut f. Electuar.
S. 2-3 Mal täglich 1 Theelöffel.
Bremser.

569.

℞ *Pulv. rad. Valerian.* ʒiβ.
— — *Jalap.* ʒj.
Sem. Cinae ℥β.
Tart. tartarisat. ʒij.
Oxymell. Squill. ʒvj.
Syr. commun. q. s. ut f. Electuar.
S. 4 Mal täglich 1 Theelöffel voll. *Electuarium anthelminticum. Ph. Paup.*
Hufeland.

570.

℞ *Pulv. Sem Cinae* ʒv.
— *rad. Jalap.* ʒj.
Chocolat. pulv. ʒiij.
Mucil. Gumm. Mimos. q. s. ut f. Trochisci No. 30.
S. Täglich 4 Mal 2-3 Stück zu geben. Für ein Kind von 10 Jahren.)
Vogt.

571.

℞ *Sem. Cinae.*
Chocolat. pulv. āā ʒij.
Sacchar. alb. ℥β.
Mucil. Gumm. Tragac. q. s. ut f. Trochisci No. 30.
S. 3stündlich 4-6 Stück. (Für Kinder von 4-6 Jahren.)
Fleisch.

572.

℞ *Sem. Cinae.*
Rad. Valerian. āā ʒij.

Inf. et diger. c. *Aq. fervid.*
Colatur. ℥iv. refrig., adde
Extr. nuc Jugland.
Liq. anodyn. Hoffmann.
Tinct. cort. aurant. āā ʒj.
Syr. cort. aurant. ℥β.
MDS. 2stündlich 1 Kinder- bis Efslöffel.

Henke.

573.

℞ *Sem. Cinae.*
Rad. Valerian. āā ℥β.
Inf. et diger. c. *Aq. fervid.*
Colatur. ℥viij., adde
Asae foetid. in Vitell. Ov. solut. ʒj.
MDS. Zu 2 Clystiren.

Semen Lycopodii. Bärlappsamen. Der Bärlappsamen wurde zuerst von Javandt und Hufeland gegen schweres, schmerzahaftes Harnen und Blasenkrämpfe zahnender Kinder empfohlen, und ist von ihnen mit ausgezeichnetem Nutzen gebraucht worden. Auch anderen Aerzten bestätigte sich dieser Nutzen. So erhielt ein an einer heftigen Dysurie äufserst gefährlich krankes Kind fast augenblicklich durch die Anwendung des Lycopodiums Hülfe (Tode's Journ. Bd. 5.), und Busser (Hufeland's Journal Bd. 36.) heilte damit eine sich zum schweren Zahnen gesellende Strangurie. Nach Jahn (medicinisches Conversationsblatt 1831) wirkt der Bärlappsamen auch noch als Nervinum und beruhigendes Mittel, und soll bei Coliken, wo diese als Neurosen auftreten, und bei spastischen Formen im anapnoischen Apparat sich sehr hülfreich erweisen. Jahn sagt darüber: „Das Lycopodium ist dafür bekannt, dafs es gegen krampfhafte Beschwerden, die im Harnsysteme haften, gute Dienste leistet. Der alte Wedel ist meines Wissens der Erste, der die genannte Eigenschaft wahrnahm, in neuerer Zeit kam sie durch Javandt, Hufeland und andere berühmte Männer wieder in Anregung. Ich selbst habe das Lycopodium nicht allein bei Kindern, sondern auch bei Erwachsenen in den angedeuteten Formen vielfaltig mit Nutzen angewandt. Aber nicht allein auf die in den uropoetischen Apparat eingehenden Nerven, sondern auch auf andere Provinzen des sensitiven Systems wirkt der Bärlappsamen herabstimmend, wenn gleich seine Kraft schwach und dann nur, wenn krankhafte Reizung vorliegt, und auf seinen Gebrauch nachläfst, augenfällig ist. Mir ist dieses, seitdem ich das Mittel gegen hysterische Zufälle, gegen Asthma und Keuchhusten nicht ohne Nutzen gab, Thatsache. Besonders aber scheint mir der kindliche Organismus mit seinem zarten, so überaus beweglichen und empfindlichen Nervensystem für die Anwendung der Substanz geeignet. Ich habe sie sehr oft bei Kindern gegeben, am häufigsten bei Colik der Kinder, einer Krankheitsform, die im Anfange ihres Bestehens leicht zu beseitigen ist, bei Vernachlässigung aber häufig zu den traurigsten Zufällen führt. Die Krankheit kommt, wie jede Neurose, in Stöfsen nach freien Zeiten. Das Kind scheint gesund, plötzlich aber schreit es winselnd, verschmäht die Brust, zieht die Füfse an den Bauch, wird blafs und kalt, leert grasgrünen, mit Schleim vermischten, oft den After wund machenden Koth aus, worauf dann wieder Ruhe kömmt. Wie oft habe ich diesen Zustand durch eine Auflösung von arabischem Gummi, der ich Bärlappsamen zusetzte, gehoben, nachdem schon Krebsaugen, Austerschalen, Kreide, Rhabarbersaft, Mannasyrup, und wie das alberne Zeug mehr heifst, „um Säure zu tilgen, um Kindspech, Schleim, scharfe Galle auszuführen", fruchtlos gegeben waren, und nachdem Chamillenthee, durch Mund After *lege artis* eingepumpt, die Krankheit verschlimmert und der Eclampsie nahe gebracht hatte. — Eben so häufig, als die erwähnte spastische Form, kommt in der Kinderwelt eine andere vor. Ihr Sitz ist der anapnoische Apparat. Die Kinder keichen, röcheln, husten in Paroxysmen, brechen auch wohl, alle Fiebererscheinungen fehlen, die kleinen Kranken sind blafs und kalt. Auch in dieser Form, die gewöhnlich mit Mitteln, die reizend auf die Brust und ihre Nerven wirken, somit Oel in's Feuer giefsen, mit Meerzwiebelhonig, Senegasyrup, Ammoniacsyrup, mit Goldschwefel, *Liquor Ammonii succinici*, *anisati* und dergleichen behandelt oder mifshandelt und, wenn geheilt, nur durch höchst mifsliche Ueberreizung geheilt wird, auch in dieser Form, sage ich, habe ich Bärlapppulver mit vielem Erfolge gegeben, wenn es gleich in ernsteren Fällen zu schwach und durch kräftigere Mittel zu ersetzen sein dürfte.

Dosis und Darreichungsform. Innerlich: Man giebt das Lycopodium nach dem Alter zu ℈j.-ʒj. in 24 Stunden, in Latwerge, Schüttelmixturen und Linctus (mit Gummi Mimosae, Eidotter, Syrup. Althaeae oder einer Emulsion).

Aeufserlich bedient man sich des Lycopodiums als Streupulver beim Wundwerden, dem Intertrigo junger Kinder, wo es eins der wirksamsten und unschuldigsten Mittel ist. Selbst wenn die Stellen schon geschwürig geworden, schafft es oft noch in Salbenform, zumal mit gleichen Theilen Zinkblumen (s. diesen Artikel), Hülfe.

574.

℞ *Sem. Lycopod.*
Gumm. Mimos. āā ℥j.
Syr. amygd. q. s. ut f. Electuar.
S. 2stündlich 1 Theelöffel.

Henschel.

575.

℞ *Sem. Lycopod.* ʒij.
Syr. Althaeae ℥iß.
Aq. Foenicul. ℥ij.
MDS. Umgeschüttelt 2stündlich 2 Theelöffel.

Hufeland.

576.

℞ *Axung. porc. rec.* ℥ß.
Flor. Zinc.
Sem. Lycopod. āā ʒj.
Misce exact.
S. Salbe.

Rosenstein.

Semen Phellandrii aquatici. **Wasserfenchelsamen.** Der Wasserfenchel gehört zu den balsamisch scharfen Mitteln, wird aber noch durch ein ihm inwohnendes, fein anodynisches, selbst narcotisches Princip wirksam. Er wirkt erregend auf die ersten Wege, befördert die Verdauung, treibt Blähungen, scheint aber vorzugsweise in einer besonderen Beziehung zu den Respirationsorganen zu stehen. Man hat ihn als specifisch gegen die Lungensucht empfohlen, und wenn er auch, dem Wesen der Krankheit nach, bei der schon weit vorgeschrittenen Phthisis keine Hülfe mehr bringen kann, so vermag er doch den Auswurf zu mindern und zu verbessern, das Fieber und die Engbrüstigkeit zu mäfsigen, und so das Leben zu fristen. Jahn (*loc citat.*) will ihn seiner sanften Wirkung wegen besonders in Kinderkrankheiten angewendet wissen; er sagt darüber: „Herz und Hufeland brachten auf einige Zeit den Samen des Wasserfenchels in Ansehen Jetzt ist er schon wieder aus der Mode, aber mit Unrecht, wie ich glaube. Wohl ist es ein unsinniges Beginnen, wenn man Lungensucht mit ihm zu heilen sich anschickt. Er kann in dieser Krankheit nur als Nebenmittel, als unterstützendes Mittel dienen. Seine Kraft ist, wie auch Sauvages und die Tübinger Schule lehrt, offenbar gelind narcotisch, und zwar besonders auf die Brustnerven ausgedehnt, und er kommt mit Digitalis (Pfaff) und Crocus, vielleicht auch mit Lactuca, nicht aber, wie Vogt will, mit Alant, Pimpinella, Pyrethrum etc. in eine Reihe zu stehen. In der Lungensucht wirkt er, wie die genannten Mittel und wie Blausäure und Dulcamara, dadurch wohlthätig, dafs er die Reizung in den anapnoischen Nerven abstumpft. Aber seine Kraft ist schwach, und deshalb verdient er auch mit Recht ein Kindermittel zu heifsen und mehr, als geschieht, in der Kinderpraxis angewendet zu werden. Ich habe ihn oft mit Nutzen nicht allein in spastischen Brustbeschwerden, sondern auch bei anderen Nervenreizungen der Kinder gegeben, und werde fortan noch öfter zu ihm greifen. Hat er mir doch selbst im Keuchhusten Erspriefsliches geleistet.

Dosis und Darreichungsform. Man giebt den Wasserfenchel zu 5-10 Gr. täglich 3-4 Mal in Pulver, und wo diese Form nicht vertragen wird, im Aufgufs, etwa ʒij. auf ℥vj., 2-3stündlich einen Efslöffel. Passende Verbindungen sind die mit *Lichen Islandicus*, *Herb. Digitalis* etc.

577.

℞ *Lichen Islandic.* ʒij.
Aq. commun. fervid. ℥vj.
Stent. in digest. usq. ad refriger. tum aquam ut inutilem abjice et cum *Aq. comm.* ℥xij. Coq. ad remanent. Colatur ℥vj. sub finem coct. addendo
Sem. Phellandrii ʒij.
in Colatur. solve
Succi Glycirrhiz. dep. ʒij.
MDS. Alle 2 Stunden 1 Efslöffel.

578.
℞ *Herb. Digital.* ℈β.
Sem. Phellandrii ʒij.
Inf. *Aq. commun fervid.* q. s. Colatur. ℥iv., adde
Spirit. nitr. aether.
Syr. Althaeae ℥β.
MDS. 2stündlich 1 Efslöffel voll.

Semen Sinapis. **Schwarzer Senfsamen.** Innerlich benutzt man therapeutisch den Senf nur selten bei Kindern. Thilow (allgemeine mediz. Annalen, 1817), der den Sitz des Keuchhustens in den linken Magenmund setzt, empfiehlt ʒj. Senfsamen mit ℥j *Oxymel Squillae* gemischt, nach dem Alter alle Stunden zu 1.2 Theelöffel voll, als specifisch in der genannten Krankheit. Weit häufiger dient der Senf äufserlich als Hautreiz. Durch seine reizende, rothmachende Wirkung wird an der berührten Hautstelle die gesammte Vitalität bedeutend gesteigert, und diese Reizung pflanzt sich bei der in der Kinderwelt namentlich so innigen antagonistischen und consensuellen Verbindung, in der die Haut mit dem Totalorganismus und seinen verschiedenen einzelnen Theilen steht, sehr bald auf das Allgemeine fort. Es erregt diese Reizung der Haut durch Mitleidenschaft bald die ganze Haut oder den gesammten Organismus, bald nahe gelegene Organe, und steigert deren Vitalität, bald wirkt sie antagonistisch, und leitet durch Gegenreiz von anderen Theilen des Körpers ac. Demnach bedient man sich der Senfteige

1) zur Hebung vitaler Schwäche, welche im Hautorgan ih· Sitz hat, und wo wegen eben dieser Schwäche Exantheme, Blattern, Scharlach, Masern, Friesel sich nicht gehörig ausbilden können oder gar deshalb zurücktreten; bei zurückgetretenen Rheumatismen, Rosen, zurückgetretenen chronischen Hautausschlägen etc. Hier hat die Applicationsstelle nichts bestimmtes, und man legt sie hintereinander auf verschiedene Stellen der Haut; war aber die zurückgetretene Affection vorzugsweise eine örtliche, so applicirt man das Rubefaciens auf die vorher leidende Stelle.

2) Wo eine sympathische Reizung eines Theiles hervorgebracht werden soll, z. B. bei Lähmungen solcher Organe, zu denen man nicht unmittelbar gelangen kann. In allen diesen Fällen legt man die Rubefacientia unmittelbar auf die leidenden Theile.

3) Wo antagonistisch von anderen Theilen abgeleitet werden soll, z. B. bei Entzündungen, Congestionen, bei catarrhalischen, rheumatischen Affectionen, bei Diarrhoe, Schmerzen, Krämpfen, Gastrodynie, Brustkrämpfen, Coliken etc. Sie wirken in diesen Fällen durchgehends besänftigend und gehören zu den schätzbarsten Palliativmitteln. Hufeland sagt von ihnen: „Ich habe sie schon oft bei den stärksten Zuckungen,

Fieberhitze, engem Athem, bei völliger Betäubung und Phantasiren der Kinder, an die Waden gelegt, binnen einer halben Stunde die Dienste der besten kühlenden und krampfstillenden Mittel thun sehen, der Kopf ward freier, der Athem ruhiger, die Zuckungen ließen nach, und die brennendste Hitze ging in eine sanfte, allgemeine Ausdünstung über. — Sehr gern lasse ich sie in solchen Fällen eine ¼ oder ½ Stunde vor der Anwendung des Brechmittels auflegen, um dadurch schon vorher die Congestionen nach den oberen Theilen abzuleiten, und allen etwanigen Nachtheil, den das Erbrechen in einem solchen Zustand erregen könnte, zu verhüten — der nämliche Grund, warum man auch Clystire vorher zu geben pflegt; nur hat dieses oft die unangenehme Folge, daſs das Brechmittel, statt nach oben zu wirken, nach unten durchschslägt." Die Zeit der Anwendung wird in diesen Fällen nach dem Stande der allgemeinen Empfänglichkeit bestimmt, indem man beachten muſs, daſs die Aufregung sich über den Ort der Anwendung hinaus erstrecken und das Uebel alsdann verschlimmern kann. Also nur wenn einzelne Theile sehr hervorstechend leiden, andere dagegen von der Aufregung unberührt geblieben sind, darf man den Sinapismus anwenden; Blutentziehung und krampfstillende Mittel müssen oft erst vorausgeschickt werden. Der Ort der Anwendung muſs, wo möglich, im Antagonismus mit dem leideneen Theile srehen; indessen gilt dies schon von der Haut im Allgemeinen. So legt man die Rubefacientia bei Delirien, heftigen Kopfschmerzen, überhaupt gereiztem Gehirnorgan, unter die Fuſssohlen, und sind diese zu empfindlich, an die Waden; bei inneren Entzündungen auf die den leidenden Theil zunächst umgebende äuſsere Haut, bei anhaltendem Erbrechen auf die Magengegend, bei Krampfasthma auf die Brust etc. Was nun die Form der Anwendung betrifft, so bedient man sich des Senfes:

1) Als Sinapismus. (Officinell: gepulverter Senf 1, Roggenmehl ½ mit Essig zu einem Teige gemacht.) Man vermischt den Senf mit Sauerteig oder vermengt ihn mit Weizen- oder Leinsamenmehl; man kann durch den Zusatz von mehr oder weniger Senf den Reiz verstärken oder mindern, je nachdem eine rasche und kräftige, oder eine minder gewaltsame Wirkung beabsichtigt wird. Bei ganz kleinen Kindern von 1-2 Monaten ist schon Sauerteig mit etwas Essig hinreichend. Das Anfeuchten des Senfes geschieht meistens mit Essig, doch scheint der gemeine Essig die Schärfe des Mittels eher zu vermindern als zu erhöhen, und die Bereitung mit lauwarmem Wasser vorzüglicher zu sein. Man trägt den Teig auf Leder, Papier oder Leinwand auf; die Gröſse richtet sich nach der beabsichtigten Wirkung, sie ist von der eines Thalers bis zu der einer Hand anwendbar. Die Zeit des Liegenbleibens richtet sich nach der individuellen Empfindlichkeit; in der Regel ist für Kinder ¼ Stunde bis 20 Minuten hinreichend. Man sehe fleiſsig nach, um den

Senfteig, sobald die Haut roth wird, abzunehmen und den Reiz nicht zu stark werden lassen; wo eine zu heftige Wirkung bei sehr sensiblen Kindern zu fürchten ist, kann man auch ein Stück Flor unterlegen. Nach abgenommenem Cataplasma läfst man die Stelle entweder unbedeckt, oder legt, wenn der Schmerz sehr lebhaft ist, ein mit Milchrahm, ungesalzener Butter u. dergl. bestrichenes Leinwandläppchen darüber.

2) Zu Bähungen. Einwickelungen von infundirtem Senf gehören zu den kräftigsten Mitteln, um bei Krankheitszuständen mit hohem Schwächegrade, beim Einsinken und Verschwinden von Exanthemen etc. durch das Hervorrufen einer erhöhten Hautthätigkeit, in dem schon fast erstrorbenen Organismus noch eine neue, kräftige Reaction zu erwecken. Man schüttet zu diesem Zwecke ℥iv.-vj. gestofsenen schwarzen Senf in einen grofsen Topf mit kochendem Wasser, läfst ihn $\frac{1}{4}$ Stunde lang digeriren, taucht dann wollene Decken darin, und hüllt die Kinder damit ein.

3) Als Zusatz zu Umschlägen, um dieselben reizender zu machen. So empfiehlt Rosenstein beim Croup ℥iij. *Flor. Malvae* zum Brei zu kochen, und am Ende des Kochens ʒij. gestofsenen Senf hinzuzusetzen, und dieses als Umschlag um den Hals zu legen.

4) Zu Fufsbädern; man brüht 2 Loth gestofsenen Senf mit kochendem Wasser an, und schüttet das Ganze, nicht blofs die Colatur, in das Fufsbad. Wo die Fufsbäder Schwierigkeiten finden, da kann man die Füfse mit einem starken Senfaufgufs tüchtig reiben, oder wollene Decken darin tauchen, und diese um die Füfse schlagen lassen.

Serum Lactis dulce. **Süfse Molken.** Es ist dieses die Flüssigkeit, die man nach Abscheiden des Käsestoffes und Fettes aus der Milch erhält, und in der besonders der Zuckerstoff der Milch enthalten ist. Die Molken wirken weit schwächer nährend als die Milch selbst, aber nicht im mindesten reizend auf das Gefäfs- und Nervensystem. Therapeutisch benutzt man sie nur selten bei Kindern, wohl aber sind sie ein vorzügliches Mittel bei der künstlichen Ernährung der Kinder ohne Mutterbrust, zumal in den ersten Tagen nach der Geburt. Da sie gelinde auf den Stuhlgang wirken, so ersetzen sie hier besonders die Wirkung des Colostrums. Indessen darf man sie nicht zu lange fortsetzen, weil sie für ältere Kinder nicht hinreichend nährend sind. Ganz besondere Empfehlung verdient zu diesem Zwecke die von Hufeland empfohlene Bereitung der süfsen Molken. Man läfst Kalbsmagen ein paar Stunden in Essig weichen, bläfst ihn auf und trocknet ihn, auf welche Art man ihn lange conserviren kann. Davon ist etwa ein fingerslanger Streifen hinreichend, ein ganzes Mafs Milch zum Gerinnen zu bringen, und zwar auf folgende Weise: Man weicht dasselbe ein Paar Stunden in einer Tasse Wasser ein, schüttet es sodann nebst dem Wasser in ein Maafs gut abgerahmter, ungekochter Milch, und setzt dieselbe in warme Asche oder auf den Ofen, dafs sie nur langsam erwärmt, aber nicht kocht. Kaum hat sie so eine Viertel- oder halbe Stunde gestanden, so erzeugt sich oben eine käsige Haut, die man durchschneidet, und so sondert sich allmählig die hellste Molke ab, die man leicht nach und nach (denn je länger man sie in der Wärme stehen läfst, desto mehr erzeugt sie sich) von dem Käse abgiefsen kann. Diese Molken zeichnen sich dadurch aus, dafs sie 1) die reinsten und hellsten sind; 2) dafs sie ohne Kochung der Milch bereitet sind, und also deren flüchtige und zur leichteren Verdauung derselben viel beitragende Theile enthalten; 3) dafs sie gar keine Spur von Säure haben und weit wirksamer sind, als jene blofs durch Einkochen bewirkte Zubereitung dieses Namens.

Will man die süfsen Molken in der Apotheke bereiten lassen, so gebe man die Quantität der anzuwendenden Milch und nicht die der zu gewinnenden Molken an; man rechnet dann auf den Verlust von ungefähr $\frac{1}{4}$ dieser Quantität. Man verordne also: *Serum lactis dulce e lactis Vaccini* ℔ j.-ij. *paratum.* oder *Lactis Vaccini* ℔ i.-ij. f. l. a. *Serum lactis dulce.* (Phöbus).

Spiritus aetherei. **Verdünnte Naphthen.** Was über den inneren Gebrauch der Aetherarten (s. *Aetheres*), gesagt worden, gilt auch von den *Spiritus aetherei.* Auch sie erfordern als erhitzende, die Gefäfsthätigkeit stark aufregende Mittel grofse Vorsicht, die um so gröfser sein mufs, je jünger und zarter das Kind ist. Leicht wird, wenn man die meist nur scheinbare Schwäche der Kinder durch dergleichen ätherische Mittel bekämpfen will, die bereits exaltirte Thätigkeit des reproductiven Systems zum höchsten Nachtheil des kranken Kindes vermehrt; der kindliche Organismus besitzt ein Uebermafs von reproductiver und vegetativer Thätigkeit, und erträgt deshalb nur höchst selten dergleichen Reize. Es ist ein wesentlicher und auffallender Unterschied zwischen der scheinbaren Schwäche der Kinder und der wirklichen Kraftlosigkeit im hohen Alter; in beiden Lebensperioden glaubt man Schwäche wahrzunehmen, aber nur das hohe Alter bedarf der Erregung und der excitirenden Mittel, weil das Reproductionssystem abgenutzt ist, und die Vegetation aufhört. Man gebe deshalb diese Mittel bei Kindern nur in Zuständen, denen wirkliches Gesunkensein der Kräfte zum Grunde liegt, betrachte sie aber auch hier nur als vorbereitende Mittel, und gehe bald zu anderen über, die der Materie einen wirklichen Ersatz zu leisten vermögen, was von jenen flüchtigen, nur vorübergehend wirkenden Arzneien nicht zu erwarten steht. Wo man eines flüchtigen Zusatzes zu anderen Mitteln zu bedürfen glaubt, da greife man die Dosis nicht zu stark, weil, aufser den angegebenen Nachtheilen, der penetrante Geruch und Geschmack solcher Zusätze den Kindern sehr zuwider ist, und ihnen leicht das Einnehmen der Arznei verleidet, eine Rücksicht, die in vielen empfohlnen Heilformen sehr oft vernachlässigt ist.

Spiritus camphoratus. **Kampfergeist.** Man wendet den Kampfergeist äufserlich als Waschmittel und Foment bei Uebeln an, die mit vitaler Schwäche zusammenhängen; gegen chronischen Rheumatismus, Oedem, Lähmung, Ecchymosis etc. Bei Erypelas neonatorum empfehlen englische Aerzte, Underwood, Gartshore und andere, das Waschen der entzündeten Stellen mit Kampfergeist, und den innerlichen Gebrauch der China in grofsen Dosen. Lodemann will durch dieses Verfahren 5 Kinder gerettet haben, Heim meint jeeoch, dafs dasselbe mehr schaden als nützen würde, und spricht sich gegen jede Einreibung aromatischer Linimente, ätherischer Mittel und dergl., in der genannten Krankheit aus. Gölis empfiehlt bei Brüchen kleiner Kinder das Auflegen von 4 fach zusammengelegten, in Kampferspiritus getauchten Compressen.

Spiritus Cochlearide. **Löffelkrautspiritus.** Man benutzt den Löffelkrautspiritus wegen seiner scharfen und gelind aromatischen Bestandttheile vorzugsweise zum Gurgeln, Ausspülen des Mundes, zu Pinselsäften bei Aphthen und Auflockerung des Zahnfleisches etc.

579.

℞ *Spirit. Cochleariae* ℥iiß.
Succ. Citri.
Mucil. Sem. Cydonior.
Syr. moror. āā ℥ß.
MDS. Zum Pinseln. (Bei brandigen Aphthen.)

Starke.

Spiritus Mindereri; s. *Liquor Ammonii acetici.*

Spiritus muriatico-aethereus. Spiritus Salis dulcis. **Salzäthergeist.** Der Salzäther wird vorzugsweise gern benutzt bei wassersüchtigen Beschwerden, krampfhaften Blutungen, Entzündungen mit Neigung zur Coliquation etc. Er macht einen Hauptbestandtheil des Werlhoff'schen Mittels gegen den Keuchhusten aus, das man mit Nutzen bei Neigung zur Entzündung, bei trockenem, krampfigem Husten, und überhaupt, wo die Krankheit die Mitte zwischen Sthenie und Asthenie hält, geben soll.

Dosis und Darreichungsform. Innerlich: Man giebt den Salzäthergeist zu 3-6 Tropfen, einigemal täglich, als Zusatz zu Mixturen, Aufgüssen, Abkochungen etc. ℈j. = 90 Tropfen.

Aeufserlich benutzt man ihn als Pinselsaft bei Bräune, Aphthen, mit Neigung zur Gangränescenz.

580.

℞ *Spirit. muriatico-aether.* ʒj.
Syr. Corallor. ℥viij.
MDS. 2stündlich 1-2 Theelöffel. (Beim Keuchusten.)
Werlhoff.

581.

℞ *Spirit. mur. aether.* ℈β.
Aq. Petroselin.
Syr. Rhei āā ℥j.
MDS. Stündlich 1 Theelöffel.
(Als harntreibendes Mitel bei kleinen Kindern.
Wendt.

582.

℞ *Spirit. mur. aether.*
Extr. Chin. frigid. parat. āā ℈j.
Aq. Rutae. ℥j.
Mell. rosat. ℥β.
MDS. Pinselsaft; umgeschüttelt. (Gegen brandige Bräune.)
Wendt.

Spiritus sulphurico-aethereus. Schwefeläthergeist. Hoffmannstropfen. Der Schwefeläthergeist hat ganz die Wirkungen des Schwefeläthers, und ist nur als das schwächere Mittel zu betrachten. Er wird auch in denselben Fällen und auf ganz ähnliche Weise benutzt, (s. *Aether sulphuricus*) und bildet nur das gewöhnlichere Mittel in allen den Fällen, wo nichts auf die stärkere Wirkung des reinen Aethers ankömmt.

Dosis und Darreichungsform. Man giebt ihn zu 3-6 Tropfen, nur auf Zucker oder mit Thee und dergl. verdünnt: auch als Zusatz zu anderen Arzneien. ℈j. = 120 Tropfen.

Spiritus Vini. Weingeist. Die Benutzung des Weingeistes ist bei Kindern ausschliefslich eine äufserliche. Zur Erhöhung der Sensibilität, zur Belebung der Hautthätigkeit und Vermehrung des Säfteumtriebes wird der Weingeist (gewöhnlich als *Spiritus Frumenti*, Kornbrantwein) häufig als Foment, Waschung, oder Einreibung angewendet. Von grofser Wirkung sind bei Kindern, besonders wo Bäder Schwierigkeiten finden, die allgemeinen Bähungen, indem man den ganzen Körper in mit warmen Brantwein getränkte wollene Decken einhüllt. Nicht blofs bei Krämpfen, sondern auch bei allen Krankheitszuständen mit hohem Schwächegrade, besonders aber, wo das Hervorrufen einer erhöhten Hautthätigkeit angezeigt ist, zeigt sich dieses Mittel sehr wirksam. So gelingt es oft bei typhösen Pokken, wo das Einsinken der Blattern durch Moschus und Opium nicht gehemmt werden kann, und die Kinder ohne Bewufstsein, mit kaum fühlbarem Pulse, röchelnd, in den letzten Zügen zu liegen scheinen, durch wiederholte Bähungen mit heifsem Brantwein die Pocken wieder hervorzurufen und die Kinder zu retten. — Erkältung mufs dabei auf alle Weise vermieden werden, und die Decken und Tücher sind zu wechseln, sobald sie nur kühl zu werden anfangen. Burns empfiehlt bei Kopfblutgeschwulzt der Neugebornen das Auflegen von mit Weingeist befeuchteten Charpiebäuschchen, wodurch die Zertheilung bald zu Stande kommen soll, und Weitsch (Hufeland's Journal) räth bei beginnenden Verkrümmungen des Rückgrathes, Morgens und Abends den ganzen Rücken mit starkem Weingeist zu waschen. Zu Bädern benutzt man meistens die Schlempe, d. h. den Rückstand in den Brantweinblasen; auch kann man Bäder mit Weingeist versetzen (z. B. bei *Asphyxia neonatorum*), mufs aber bei Kindern das Einathmen des verdampfenden Gases beachten. Grofse Aufmerksamkeit verdienen noch bei hydropischen Affectionen, atonischer Anasarca nach Scharlach etc., die weingeistigen Dampfbäder, wo der ganz entblöste Kranke in einer trokkenen und gut bedeckten Wanne die Dämpfe, welche aus brennendem Weingeist aufsteigen, empfängt. Die Wirkung dieser Dämpfe ist sehr grofs. Die trockene, pergamentartige Haut des Kranken wird oft nach dem ersten Bade schon weich und feucht, und in wenigen Tagen ist die Genesung unverkennbar. Es mufs jedoch dabei die nöthige Vorsicht zur Verhütung eines jeden, durch den brennenden Weingeist möglichen Uebelstandes nicht aufser Acht gelassen werden, auch darf man die Dämpfe nicht zu lange fortsetzen, weil sie leicht einen zu grofsen Andrang nach dem Kopfe veranlassen und dadurch nachtheilig werden können.

Stibii s. Antimonii praeparata pharmaceutica.

Spiefsglanzzubereitungen. Wie das Quecksilber, so gehört auch das Antimonium zu den wichtigsten Heilmitteln für die Krankheiten des kindlichen Alters. Beide sind metallische, auflösende, verflüssigende Mittel; beide sind der Vegetation entschieden zugewandt, und vermögen in ihr den Verflüssigungsprocefs zu bethätigen, den bildenden hingegen zurückzudrängen und zu beschränken; beide müssen daher in Kinderkrankheiten, wo gerade die vegetative Sphäre des Organismus den gewöhnlichen Heerd des Leidens abgiebt, wo der plastische Procefs so überwiegend ist und so leicht zu abnormen Producten sich steigert, grofse Heilkräfte entwickeln. Es ist aber der Unterschied, der zwischen diesen beiden Metallen sich kund giebt, wohl zu beachten. Das Spiefsglanz spricht seine verflüssigende Wirkung mehr in der Aufsenseite des Organismus, in der Oberfläche, in den niedrigsten Organisationsstufen, in der äufseren Haut etc. aus, ergreift dagegen viel weniger die in der Organisationsstufe schon höher stehenden Lymphgefäfse, am wenigsten aber die fibrösen Häute und die diesen verwandten Bildungen. Die äufsere Haut und der innere Schleimüberzug werden also die eigentliche Sphäre für die Antimonialwirkung sein, und immer wird bei Abnormitäten der Schleimhäute und der äufseren Oberhaut dem Spiefglamz der Vorrang vor dem Mercur gebühren. Es wird ferner das Antimonium, wegen der geringeren Intensität seiner Wirkung, und weil es weniger mächtig die Bildung aus dem Flüssigen in das Feste in der inneren Metamorphose der Organen beschränkt, da besonders passen, wo eine langsamere Umwandlung, eine allmählige, schwache Umänderung in den Gebilden bewirkt werden soll, wo die chronischen Krankheiten der Vegetation noch nicht tief gewurzelt sind, oder die schon zu lockere Cohäsion und der bereits zu sehr gesunkene plastische Procefs gänzlich zu zerfallen drohen würde, wenn man eine hinlänglich kräftige, mercurielle Reaction erzeugen wollte. Nur im Darmcanal wird der assimilative Procefs viel eher und stärker vom Antimon angegriffen als vom Mercur; leicht stört es hier, bei etwas längerem Gebrauche, die Musceltätigkeit, veranlafst starken Belag der Zunge, Mangel an Appetit und unangenehme Empfindungen in den Präcordien, stört hierdurch mittelbar die Nutrition, und kann so Abmagerung, Cachexie etc. bewirken. Auf das Nervensystem des Unterleibes übt das Spiefsglanz einen beträchtlichen Einflufs aus; es ergreift vorzugsweise die oberen Ganglien und die Magennerven nebst dem Lungenschlundnerven, bringt dafelbst unangenehme Gefühle, Ekel und endlich Erbrechen hervor.

Das Spiefglanz findet schwer den Eingang in die Organisation; als Oxyd übt es seinen Einflufs am schwächsten, mehr in Schwefelverbindung, am kräftigsten und schnellsten mit vegetabilischen Säuren in Verbindung, wo es besonders stark die Organen der niedern Assimilation angreift, Ekel und Erbrechen macht; mit Chlor wirkt es ätzend.

Es wird am vortheihaftesten sein, unter den vielen Spiefsglanzpräparaten diejenigen auszuwählen, welche die Kräfte der übrigen in sich vereinigen, dieselbe an Wirksamkeit und Sicherheit übertreffen, und die in den meisten Fällen ausreichen. wo der Arzt in Kinderkrankheiten das Antimon anwenden will. Es gehören dahin

1) das schwarze Spiefsglanz, *Stibium sulphuratum nigrum. Antimonium crudum;*
2) der Brechweinstein, *Tartarus stibiatus*, und seine Auflösung in spanischem Weiu, der Brechwein, *Vinum stibiatum;*

3) der Goldschwefel, *Sulphur auratum Antimonii;*

4) der Mineralkermes, *Sulphur stibiatum rubrum.* Die Verbindung mit Schwefel und Quecksilber, s. unter *Aethiops antimonialis.*

1) *Stibium sulphuratum nigrum laevigatum s. Antimonium crudum.* Schwarzes Schwefelspiefsglanz. Das Schwefelspiefsglanz hat vermöge seiner Verbindung mit Schwefel eine entschiedene Richtung zu den Membranen, namentlich zur äufseren Haut. Es ist unter den Antimonialpräparaten das passendste, wenn man langsam die Secretionen, besonders der äufseren Haut, befördern, und in die niedrigeren Gebilde der Vegetation verbessernd eingreifen will. Zugleich hat es den Vorzug, dafs es bei richtiger Gabe und Verbindung mit geeigneten Mittel nnicht leicht die Verdauung angreift, und auch da gegeben werden kann, wo die Reizbarkeit des Magens so grofs ist, dafs die anderen Präparate gleich Ekel, Erbrechen oder Laxiren erregen. Män gebraucht es vorzugsweise:

a) Bei chronischen Hautausschlägen der Kinder, Flechten, Krätze, Kopfgrind, Milchschorf etc. Durch seine qualitative Beziehung zum Hautorgan wird das Schwefelspiefsglanz bei leichteren impetiginösen Formen aller Art zu einem schätzbaren Heilmittel, wird aber auch bei tiefer wurzelnden Uebeln mit Nutzen angewendet werden, wenn man weniger eine schnelle Cur, sondern mehr eine langsame Verbesserung der Hautmetamorphose beabsichtigt. Sind durch Unterdrückung lang dauernder, specifischer Hautaffectionen innere Gebilde erkrankt, so pafst dss *Antimonium crudum* gleichfalls, um jenes frühere Leiden zurückzurufen, und so die wichtigeren inneren Krankheitszustände zu beseitigen.

b) Bei Scropheln. Schon aus der oben angedeuteten Wirkungsweise des Antimon's geht hervor, dafs bei Scropheln das Spiefsglanz nie ein so kräftiges Heilmittel abgeben kann, als wir im Mercur besitzen. Das Spiefsglanz spricht seine Wirkungen mehr in den niedrigeren Organisationsstufen aus, ist mehr der äufseren Haut verwandt, vermag aber in den höher stehenden Lymphdrüsen, dem eigentlichen Heerde der Scrophulosis, eine nur geringe Wirskamkeit su entwickeln. Es wird sich daher sein Gebrauch bei Scropheln auf die Fälle beschränken, wo dieselben sich mehr als Hautstörungen aussprechen, und noch nicht tiefgehende, sondern nur oberflächliche abnorme Productionen gebildet haben, oder wo es nicht gerathen erscheint, durch kräftiges mercurielles Eingreifen die schon gesunkene Vitalität noch mehr herabzusetzen, sondern wo eine mehr langsame Verbesserung der Mischung wünschenswerth wird.

Dosis und Darreichungsform. Man giebt das *Antimonium crudum*, Kindern von 3-5 Jahren zu 5 Gr., von 5-8

5-8 Jahren zu 10 Gr., und älteren zu 15 Gr., 2-3 Mal täglich in Pulver und Morsellen (officinell *Morsuli antim. Kunkelii*, s. diese). Man thut gut, das Mittel immer mit etwas Aromatischem zu versetzen, weil es so leichter verdaulich wird; auch ist ein Zusatz von einem erdigen Mittel, z. B. Magnesia, zweckmäfsig, damit nicht die etwa im Magen befindliche oder durch Speisen erzeugte Säure es auflöse, und dadurch ein Erbrechen erregendes Antimonialsalz bilde.

583.

℞ *Antimon. crud. subtiliss. pulv.* gr. v.-x.-xv.
Magnes. alb. gr. v.
Sacchar. alb. ℈β.
Cort Cinnamom. gr. ij.
M. f. Pulv. dent. tal. dos. No. xij.
S. 3 Mal täglich 1 Pulver.

584.

℞ *Antimon. crud. subtiliss. pulv.*
Lapid. Cancror. ppt. āā ʒj.
Pulv. rad. Jalap. ʒβ.
Sacchar. alb. ʒiβ.
M. f. Pulv. divid. in xij. part. aequal.
S. 3 Mal täglich 1 Pulver. (Gegen Nachkrankheiten der Masern, langwierige Augenliderentzündung etc. Wendt.

585.

℞ *Antimon. crud. subtiliss. pulv.*
Natr. carbonic. āā ʒβ.
Pulv. herb Violae tricol.
Sacchar. alb. āā ʒiij.
M. f. Pulv.
S. Täglich 3 Mal 1 Theelöffel. (Gegen Hautausschläge kleiner Kinder.)
v. Kranichfeld.

586.

℞ *Antim. crud.* ʒij.
Elaeos. flavedin. Citri ℥β.
Cort. Cinnomom. gr. xv.
f. c. *Mucil. Gumm. Tragacanth.* Trochisci No. 24.
S. 2-3 Mal täglich 1 Plätzchen.
Fleisch.

2) *Tartarus stibiatus.* Brechweinstein und seine Auflösung in Malagawein. (Gr. ij. auf ℥j.) *Vinum stibiatum.* Der Brechweinstein eignet sich wegen seiner grofsen Löslichkeit, seiner schnellen und kräftigen Wirkung, unter den Antimonialmitteln am besten zum Gebrauche bei acuten Krankheiten. Seine Wirkung trifft zunächst den Darmcanal, besonders den oberen Theil desselben, er vermehrt, in kleinen Gaben gereicht, die Absonderungen in der Darmschleimhaut, in der Leber, dem Pancreas, den Nieren und der Haut, befördert die Resorption und erhöht die Thätigkeit des Lymph- und Drüsensystems. In gröfseren Gaben äufsert der Brechweinstein seine Wirkung kräftig und schleunig zunächst auf Magen und Gedärme, und zwar wird dabei ein lebhafter Eindruck auf das Nervensystem des Unterleibes sehr merklich. Gefühl von Schwäche, langsamer Puls, kühle Haut begleiten den Ekel, dann das Erbrechen und Laxiren, welches bald eintritt Was nun zunächst seine Anwendung in Krankheiten des kindlichen Alters betrifft, so wird er hier dadurch schon zu einem schätzbaren

Heilmittel, dafs er 1) weder auf den Geruch noch Geschmack wirkt, 2) nicht erhitzt und keine Congestionen macht, und 3) schon in kleinen Gaben wirksam ist. Man benutzt ihn

1) zur Erregung des Erbrechens. Der Brechweinstein zeichnet sich vor anderen Mitteln dieser Art durch gröfsere Sicherheit der Wirksamkeit aus, und ist zugleich das kräftigste Mittel, in den zähen Schleim-einzuschneiden und ihn loszuarbeiten. Man giebt ihm demnach den Vorzug vor anderen Brechmitteln, wo man eine Erhitzung zu meiden hat, wo ein stärkeres und schnelleres Erbrechen nothwendig ist, wo zähe, tief sitzende, hartnäckige Schleimanhäufungen zugegen sind, wo von einer vielleicht eintretenden Diarrhöe keine bedenklichen Folgen zu besorgen stehen, sondern man im Gegentheile auf Unterhaltung der Leibesöffnung bedacht zu sein Ursache hat, und endlich, wo man von der Verstärkung der Transpiration und Harnausleerung sich gute Wirkung verspricht. Nur mufs man mit der gröfsten Sorgfalt darauf sehen, dafs der Brechweinstein vollkommen im Wasser aufgelöst wird, weil das geringste unaufgelöste Partikelchen sich in dem zarten Kindesmagen anlegen, und als Gift wirken kann (Hufeland). Das Weitere s. in dem Artikel Brechmittel.

2) In refracta dosi bei acuten Exanthemen, einfachen rheumatischen, entzündlichen, gastrischen Fiebern, Entzündungen, mit Ausnahme derjenigen des Unterleibes, besonders aber bei Entzündungen der Respirationsorgane. Es versteht sich von selbst, dafs bei hoch gesteigerter entzündlichen Diathesis die angemessene örtliche oder allgemeine Blutentleerung vorausgehen mufs, weil diese immer das erste, entscheidende Mittel bleibt. Allein bei schwachen Kindern, wo bei einer Brustentzündung etc. oft die Indication zum Blutlassen sehr zweifelhaft bleibt, oder wo eine biliöse und pituitöse Complication obwaltet, wird man gleich von vorn herein eine Solution des Brechweinsteins mit grofsem Nutzen anwenden können. In allen diesen Fällen vervollkommnet und regulirt der *Tartarus stibiatus* in kleinen Dosen sanft die Crisen durch die Haut, Lungen, Nieren und Darmcanal, befördert alle Secretionen, am meisten aber löst er den peripherischen Hautkrampf, und erhält die Haut weich und sanft transpirirend, weshalb er besonders bei acuten Exanthemen sich als sehr nützlich bewährt. Von seiner brechenerregenden Wirkung hat man in solchen Fällen nicht viel zu fürchten, da nur die ersten Gaben nach oben zu wirken pflegen (eine meistens wünschenswerthe Erscheinung), bei längerem Gebrauche sich aber dann gewöhnlich die eben erwähnten Wirkungen manifestiren. Die neuerlich auch in der Kinderpraxis nach Peschier insbesondere von der Pariser Schule aus beliebt gewordene Anwendung des *Tart. stib.* in voller Dosis (gr. j.-℥j.) bei entzündlichen Brnstaffectionen, namentlich *Bronchitis et Pneumonia infantum*, ist nach unserer eigenen Beobahtung, selbst praemissa

sanguinis detractione, welche sie wohl nie ersetzen kann, höchst mifslich und zweideutig. Wenigstens bei jüngeren Kindern, unter 6 üahren, wird sie nur mit der äufsersten Vorsicht zu empfehlen sein. Es schweben uns aus der jüngsten Zeit mehrere Fälle vor, wo die, allem Anscheine nach *Fracta phlogosi*, in voller Reconvalescenz befindlichen kleinen Patienten von urplötzlicher, höchst acut verlaufenden Ergiefsung (*Hydrocephalus* und *Hydrothorax acutissimus*) binnen wenigen Stunden hingerafft wurden.

Der Spiefsglanzwein, *Vinum stibiatum*, wirkt milder und weniger eingreifend, als die wässerige Auflösung, er ist daher bei zarten, empfindlichen Kindern vorzugsweise zu empfehlen. Dazu kömmt, dafs er von Geschmack angenehm ist, und daher den Kleinen leichter beigebracht werden kann. Am zweckmäfsigsten wird er daher gegen chronische Krankheiten der Gefäfsenden und Lymphgefäfse, Scropheln etc. angewendet, wo man keiner so raschen Wirkung bedarf, sondern mit einer kleinen Dosis anfangen kann, die man allmählig so lange verstärkt, bis ein gelinder Grad von Uebelkeit es anzeigt, dafs man nicht weiter gehen dürfe. In acuten Krankheiten oder in Fällen, wo man Erbrechen erregen will, wo also durch eine bestimmte Gabe ein schneller Erfolg hervorgebracht werden soll, ist der Brechwein bisweilen ein zu unbestimmtes Mittel, und pafst nur bei kleineren Kindern. Gern setzt man ihn in kleinen Dosen anderen wirksamen Mitteln zu, wenn ein Fieber anhaltend wird, oder Ausschläge zurückgegangen sind, der Brustschleim sehr zähe ist, und die Haut nicht feucht werden will, überhaupt, wo die Krankheit nicht blos durch die ersten Wege entschieden werden kann, sondern Crisen durch die Haut und den Urin nöthig werden. Hufeland ist der Meinung, alle Fiebermixturen etwas zu antimonialisiren, und hat noch einmal so viel Zutrauen zu einer solchen Mischung, die er dadurch gleichsam mehr animalisirt glaubt.

Dosis und Darreichungsform. Innerlich: Ueber Form und Gabe des *Tartarus stibiatus* als Emeticum, s. den Artikel Brechmittel. In refracta dos., zur Erzielung der oben angegebenen Wirkungen giebt man den Brechweinstein Säuglingen etwa zu gr. ½ auf ℥β. Wasser und ℥j. Syrup, 2stündlich 1 Theelöffel, Kindern von 1-4 Jahren ¾-1 Gr. auf dieselbe Quantität eben so oft, von 4-9 Jahren 1½ und älteren 2 Gr. in derselben Art (s. Dr. Ellisen, Hufeland's Journ. Bd. 56.), immer in wässeriger Auflösung. Als Zusatz zu Mixturen gebraucht man bei Kindern gern den *Vinum stibiatum*. Verbindung mit *Extr. Cicutae*, s. dort.

587.
℞ *Tart. stibiat.* gr. ½.-ij.
Aq. destillat. ℥β.
Syr. Violar. ℥j.
MDS. 2stündlich 1 Theelöffel.

588.
℞ *Tart. stibiat.* gr. ½.

Aq. destillat. ℥j.	MDS. Stündlich 1 Theelöffel.
Extr. Hyoscyam. gr. ij.	(Für ein Kind von 1½ Jahren.)
Syr. Althaeae ℥β.	

Den *Vinum stibiatum* giebt man kleinen Kindern als Brechmittel pur oder mit *Oxymel Squillae* vermischt, s. Brechmittel. Als Reiz- und Auflösungsmittel giebt man ihn 2jährigen Kindern zu 4. 6jährigen zu 6 und 10jährigen zu 10 Tropfen, einige Mal täglich. Als Zusatz zu anderen Mitteln dient er zu ʒβ.-ij. auf ℥iv.-vj. (s. *Ammonium mur.*, *Tart. tartarisatus*, *Oxymel Squillae*, *Rad. Senegae* etc.)

Die äufserliche Anwendung des Brechweinsteins ist in der Kinderpraxis von hoher Wichtigkeit. Wird der Brechweinstein in Salbenform angewendet, so dafs er länger auf der Haut haftet, und seine Assimilation nur langsam geschieht, so erscheint jedes Mal am 2ten oder 3ten Tage ein Ausschlag, unter der Form einzelner, wenig entzündeten, den ausbrechenden Wasserpocken ähnlichen Bläschen an der Stelle, wo die Salbe eingerieben wurde. Das fortdauernde Einreiben vermehrt und vergrössert sie, sie füllen sich mit Eiter, und ihr Umfang wird mehr entzündet, so dafs sie den Kuhpocken einigermafsen ähnlich werden, die jedoch einen gröfseren entzündeten Hof haben. Fährt man auch nach der eingetretenen Eiterung der Pusteln noch fort, Brechweinsteinsalbe zu appliciren, so bilden sich kleine, sich ausbreitende, in der Mitte mit braunen Krusten belegte, mit etwas aufgeworfenen Rändern versehene, flache Geschwürchen, die ziemlich heftige Schmerzen verursachen. Diese Geschwürchen hinterlassen Narben, welche völlig den Pockennarben gleichen. Eine noch nicht ganz erklärte Eigenthümlichkeit dieser Salbe ist es, dafs sie auch an entfernten Stellen, meistens an den Geschlechtstheilen, einen ähnlichen pustulösen Ausschlag hervorruft. Henke glaubt den Grund dieser Erscheinung in einem gewissen Verhältnifs des Keuchhustens (wo die Salbe am häufigsten angewandt war) zu den Geschlechtstheilen zu finden und behauptet, was auch Wendt bestätigt dafs auch die gröfste Vorsicht bei der Einreibung den Ausbruch dieser Blattern an den Geschlechtstheilen nicht zu verhüten vermag. Heim hingegen läugnet das Constante dieses Phänomens; er sah mehrere Kinder, die, ungeachtet der Anwendung dieser Salbe, keinen Ausschlag an den Genitalien bekamen. Seiner Ansicht nach entsteht dieser Ausschlag daher, dafs die Kinder die mit der Salbe beschmierten Finger an die Geschlechtstheile bringen, und so auch hier jene Pustulation erzeugen.

Man hat sich des *Tartarus stibiatus* äufserlich bedient:

a) beim Keuchhusten in Form der Autenrieth'schen Salbe. Autenrieth ist der Meinung, dafs der Keuchhusten nur durch pathische Ausstofsung des ihm zum Grunde liegenden Stoffes geheilt werden könne, und sucht dieses durch Erregung einer künstlichen Metastase zu bewirken. Zu diesem Zwecke läfst er von einer Salbe, die aus zwei und einem halben Theilen Brechweinstein und 8 Theilen Fett besteht, in der Gröfse einer Haselnufs 3 Mal täglich in die Magengegend oder Herzgrube einreiben, begnügt sich aber nicht mit der blofsen Entstehung von Pusteln, sondern dringt darauf, die Salbe so lange fortzusetzen, bis jene oben näher beschriebenen Geschwürchen sich zeigen. Bei einer solchen Behandlung, von der er keine Abweichung gestattet, soll sich nun in 8-10-12 Tagen der Krampfhusten ohne alle weiteren, in die Sinne fallenden Erscheinungen, und ohne dafs noch ein anderes Mittel erforderlich wäre, verlieren. Die Erfahrungen anderer Aerzte über den Nutzen dieser als unfehlbar gepriesenen Methode, haben keine übereinstimmenden Ergebnisse geliefert. Einige fanden sie sehr wirksam, anderen leistete sie dagegen nichts, oder trug doch nur gering zur Milderung des Uebels bei. Die Anwendung der Salbe ist mit vielen Schmerzen verbunden, was besonders dann stattfindet, wenn man, wie Autenrieth als unumgänglich nöthig verlangt, auch noch nach dem Erscheinen von Pusteln die Einreibung fortsetzt. Diese Fortsetzung des Mittels erfordert grofse Umsicht, weil viele Erfahrungen lehren, dafs durch die zu oft angewendete und zu lange fortgesetzte Brechweinsteinsalbe, an verschiedenen Körperstellen, besonders am Kopfe, tiefe, um sich fressende, das Cranium gefährdende Geschwüre entstanden. Heim (vermischte medicinische Schriften, herausgegeben von Paetsch, 1836) sagt, dafs das Lästige dieser Methode, der Schmerz, den sie den armen Kindern macht, in keinem Verhältnifs zu dem Erfolge steht, und dafs er sich deshalb in späteren Zeiten ihrer gar nicht mehr bediente. Immer wird es daher gerathen sein, bei sehr sensiblen, zarten Kindern dieses Mittel lieber nicht anzuwenden. Eben so sind die sehr entstellenden Narben zu berücksichtigen, wenn man an sichtbaren oder zarten Körpertheilen die Salbe anwendet. Das oben angegebene Verhältnifs des Brechweinsteins zum Fett hält Autenrieth für wesentlich, andere Aerzte haben jedoch gleichen Erfolg gesehen, wenn sie auch weniger *Tart. stibiatus* (ʒj.-ʒiβ. auf ℥j. *Ungt. rosat.*) nahmen; die preufsische Pharmacopoe nimmt im *Ungt. tartar. stibiati* 1 Theil Brechweinstein auf 4 Theile Fett. Ueber die Kopp'sche Salbe, welche bei gleicher Wirkung viel weniger Unannehmlichkeit mit sich führt, s. *Hydrargyr. ammoniato-muriaticum.*

b) Man benutzt ferner die lebhafte, in die Vegetation tief eingreifende Erregung, welche Einreibungen des Brechweinsteins an der betreffenden Stelle hervorbringen, als ein treffliches Mittel, krankhafte Reproduction an anderen Stellen zu beschränken, abzuändern oder aufzuheben. Es gehören dahin chronische, innere Entzündungen vegetativer Organe, innere Wasseransammlungen, die Scropheln mit ihren Erscheinungen, *Tinea capitis* scrophulöse Augenentzündung und dergl. Beim *Hydrocephalus acutus* wird namentlich von Münchmeyer (Holscher's Hannov. Annalen, Bd. 2. Heft 1.) neuerlichst die Ableitung durch das *Ungt. tartari stibiati* als vorzugsweise heilsam empfohlen. Allgemein bekannt ist der grofse Nutzen, welchen bei scrophulösen Formen, Ausschlägen, Augenentzündungen etc. Ableitungen nach der Haut durch Gegenreize gewähren; allein es ist keinesweges gleichgültig, durch welche Mittel diese Ableitungen bewirkt werden. Für die genannten Formen pafst ganz besonders die äufserliche Anwendung des *Tartarus stibiatus*, weil bei seinem Gebrauche die Rückwirkung auf tiefere Gebilde, welche mit der Haut in näherer Verbindung stehen, ungleich beträchtlicher ist, und durch Anregung des Verflüssigungsprocesses die äufsere Ablagerung dyscrasischer Krankheitsproducte viel mehr begünstigt wird, als dieses andere Hautreize, z. B. Vesicatorien, zu thun vermögen. Jüngken empfiehlt daher als das zweckmäfsigste Mittel zur Erregung des nöthigen Gegenreizes bei scrophulösen Augenentzündungen, die Anwendung des *Tartarus stibiatus*. Man wendet ihn gewöhnlich in Salbenform an und läfst, damit die Salbe schnell wirkt, 2 Theile Fett mit einem Theile *Tartarus stibiatus* vermischen. Von dieser Salbe wird Morgens und Abends, so viel als eine Bohne beträgt, hinter den Ohren oder in den Nacken eingerieben, bis Schorfbildung erfolgt; soll die Wirkung, die sich bei Kindern schon nach 2 Tagen zu äufsern pflegt, nur oberflächlich sein, so hört man mit der Einreibung auf; will man aber einen kräftigeren Gegenreiz erregen, so setzt man die Einreibung fort, bis Brandschorfe, den Schorfen der Blattern ähnlich, gebildet sind. Nach unserer Beobachtung verdient zumal bei den hartnäckigen, nur zu oft Jahre lang durch unaufhörliche Recidive sich hinschleppenden, scrophulösen Augenentzündungen (*Conjunctivitis scrophulosa*) mit der alle kindliche Heiterkeit verkümmernden, trotz aller anderen gepriesenen Specifica (*Conium*, *Rhus toxicodendr.* etc. nicht ausgenommen), unbesiegbaren Lichtscheu, die längere Zeit hindurch, mit kurzen Intervallen, unausgesetzte Application des *Ungt. tart. stib. Autenr.* auf den Vorderkopf, bis zur dauernden Schorfbildung, (nach sorgfältig abgeschornem Kopfhaar) im Umfange eines Vier-, höchstens Achtgroschenstücks, vor den meisten anderen Mitteln unbedingt durch seine nachhaltige, gute Wirkung den Vorzug. Natürlich mufs dieselbe durch zweckmäfsiges Verhalten (ohne Absperrung von Licht und Luft), sorgfältige Diät, und angemessene innere Medication (*Ol. jec. asell.*, späterhin *Tonica*, zumal *Ferrum*) unterstützt werden.

Auch als Pflaster wendet man den *Tartarus stibiatus* an, und es verdient diese Form in allen den Fällen den Vorzug, wo man die Wirkung des Mittels auf eine begränzte Stelle beschränken will; denn bei der Salbe kann man nie verhindern, dafs sie in die Umgebung fliefst, und auf diese ebenfalls wirkt.

Man mischt zu diesem Zwecke den *Tartarus stibiatus* zu gleichen Theilen mit *Emplastrum citrinum*, und streicht dieses einen Messerrücken dick auf Leder; den Rand läfst man, des besseren Anklebens wegen, mit *Emplastrum diachylon compositum* bestreichen. Die Wirkung pflegt sich bei Kindern am 5-6ten Tage einstellen; der Ort der Application ist je nach der leidenden Stelle verschieden.

3) *Sulphur stibiatum aurantiacum, s. Sulphur Antimonii auratum.* Goldschwefel. Der Goldschwefel ist ein kräftiges Antimonialpräparat, das schneller und tiefer in die Vegetation eingreift, als dieses das Schwefelantimonium und der Brechweinstein zu thun vermögen. Dadurch, und dafs er auch in Gebilden, die auf einer höheren Organisationsstufe stehen, seine Wirksamkeit ausspricht, kömmt er dem Mercur schon näher, und wird deshalb auch gewöhnlich mit ihm verbunden. Ausgezeichnet ist seine Wirkung auf die Schleimhäute, namentlich der Lungen, wo er als kräftiges Expectorans wirkt; doch wählt man ihn auch sehr häufig, um auf die niedere Vegetation, anf die Thätigkeit der Haut hinzuwirken, und um das Nerven- und Gefäfssystem in eine, dem Heilplane entsprechende Reaction zu versetzen. In grofsen Gaben erregt er Erbrechen, das jedoch durch allmähliges Steigen mit den einzelnen Gaben vermieden werden kann, oder sich wenigstens dann nicht wiederholt. Man gebraucht den Goldschwefel bei Kindern

a) gegen Entzündungen vorwiegend vegetativer Organe, namentlich gegen Entzündung der Lungenschleimhaut und ihrer nächsten Umgebung, Laryngitis, Bronchitis, Tracheitis. Ist die erste Heftigkeit der Entzündung durch die geeigneten Mittel (Blutentziehung, Calomel etc.) gebrochen, wird die Reizung der Schleimhäute vornehmlich noch durch die krankhaft secernirten Stoffe unterhalten, ist viel Schleim in den Bronchien angehäuft, der Husten mehr rasselnd als rauh und trocken, und handelt es sich um eine Vervollständigung der critischen Absonderung in den krankhaft ergriffenen Membranen, so tritt die Indication für den Goldschwefel ein, den man hier zweckmäfsig noch mit kleinen Gaben Calomel verbindet. Beim Croup ist der Goldschwefel ein Hauptmittel, um das aufgelockerte Concrement zu entfernen; kein anderes Mittel macht, nächst dem Kermes minerale, so wohlthätiges Schleimwürgen und befreit die Kehle so schnell, als dieses. Man giebt ihn hier stündlich, ja $\frac{1}{2}$stündlich mit Senega- oder Liquiritiensaft, oder man interponirt, wenn der passende Zeitpunkt gekommen, dem Calomel 2-3stündlich $\frac{1}{3}$-$\frac{1}{2}$ Gr. Goldschwefel.

b) Bei mannigfaltigen chronischen Krankheiten des Lymph- und Drüsensystems, so wie der niederen vegetativen Gebilde überhaupt, namentlich bei Hautscropheln und deren verschiedenen Formen, bei Atrophie und Drüsenanschwellungen, Verhärtungen etc. Gern verbindet man ihn in diesen Fällen mit Calomel, eine Mischung, die sich unter dem Namen des Plummerschen Pulvers in den verschiedenen Formen der Scrophulosis grofsen Ruf erworben, und die deshalb schon schätzbar ist, weil in ihr, wie die Erfahrung gelehrt, das Quecksilber weit länger gebraucht werden kann, ohne die ihm eigenthümlichen nachtheiligen Folgen zu entwickeln. S. *Hydrargyrum muriaticum mite.*

Dosis und Darreichungsform. Man giebt den Goldschwefel in acuten Krankheiten kleineren Kindern zu $\frac{1}{4}$-$\frac{1}{3}$, grösseren zu $\frac{1}{3}$-$\frac{1}{2}$ (im Croup zur Erregung des Erbrechens wohl noch mehr) alle $\frac{1}{2}$-2 Stunden; in chronischen Krankheiten kleineren Kindern zu $\frac{1}{3}$ Gr., gröfseren $\frac{1}{2}$-1 Gr., 2-3 Mal täglich, in Pulver, Schüttelmixturen, namentlich Lecksäften (umgeschüttelt). Gebräuchliche Verbindungen sind die mit *Calomel*, *Extractum Hyoscyami*, *Extr. Conii*, *Resin. Guajac.*, *Rad. Senegae*, *Liq. Amm. anisat.* (s. diese).

589.

℞ *Sulphur. aurat. antim.* gr. ij.
Liq. Ammon. anisat. gutt. xxiv.
Extr. Hyoscyam. gr. iij.
Aq. Foenicul. ℥β.
Syr. Liquirit. ℥iβ.
MDS. Umgeschüttelt 2stündlich 1 Theelöffel. (Auf ungefähr 12 Gaben für ein Kind von 1 Jahr, bei asthenischem Brustfieber.)

Vogt.

590.

℞ *Syr. Seneg.*
Oxymell. Squill.
Aq. Anisi āā ℥j.
Sulphur. aurat. antim. gr. iv.
MDS. Umgeschüttelt stündlich 2 Theelöffel. (Für ein Kind von 3-4 Jahren. (Beim Croup.)

591.

℞ *Calomelan.*
Sulphur. stibiat. aur. āā gr. iv.
Sacchar. alb. ʒij.
M. f. Pulv. divid. in xij. part. aequal.
S. 3 Mal täglich 1 Pulver. (Für Kinder von 1-2 Jahren. Bei Scropheln, Milchschorf etc.)

Wendt.

4) *Sulphur stibiatum rubrum. Kermes minerale.* Mineralkermes. Der Mineralkermes wirkt stärker auf den Darmcanal als der Goldschwefel, macht daher leichter Erbrechen und Durchfall, und mufs folglich auch in kleineren Gaben gereicht werden, wo er dann dasselbe leistet als jener. Man giebt ihm den Vorzug bei reizlosen Individualitäten, bei Ansammlung von vielem zähen Schleim, und wo überhaupt ein stärkerer Eingriff des Antimons nöthig wird. Albers, Royer Collard und Hufeland geben im Croup den Kermes mit Campher gemischt. Nach Sachse ist die von Royer Collard angegebene Dosis von 2 Gr. in 15-20 Stunden aber zu klein, die Kranken ertragen hier ungemein viel, ehe es zum leichten

Erbrechen kommt. Sachse fand die von Albers angegebene Mischung (s unten), besonders wirksam.

Dosis und Darreichungsform. Man giebt den *Kermes minerale* 2-3jährigen Kindern $\frac{1}{8}$-$\frac{1}{4}$ Gr., älteren $\frac{1}{3}$-$\frac{1}{2}$, 1-2stündlich (die gröfseren Gaben und kürzeren Zwischenräume im Croup) in Pulver und Lecksäften.

592.
℞ *Sulphur. stibiat. rubr.* gr. iij.
Camphor. trit. gr. iv.
Mucil. Gumm. Mimos. ℥β.
Syr. Althaeae ℥j.
MDS. Umgeschüttelt alle 2 Stunden 2 Theelöffel. (Gegen Croup; bei stärkeren Graden des Uebels wird die Gabe des Kermes verdoppelt.)
Albers. Sachse.

Stipites Dulcamarae. Bittersüfsstengel. Die Dulcamara ist ein scharf narcotisches Mittel, das in den gesammten Vegetationsprocefs kräftig eingreift, die Function der Lymphgefäfse, Drüsen, Membranen bethätigt, ohne dabei die Assimilation zu stören, oder sonstige üble Nebenwirkungen mit sich zu führen. Sie ist ein sehr schätzbares Mittel bei langdauerndem Husten, inveterirten Catarrhen etc. der Kinder, namentlich wenn etwanige scrophulöse Lungentuberkeln sich zu erweichen anfangen, der Auswurf copiös und von übler Beschaffenheit wird, und Alles den Anschein einer *Phthisis incipiens* annimmt. Hier nimmt sie den Reiz weg, erleichtert und verbessert die Lungenausdünstung und Secretion, und wirkt zugleich sanft stärkend. Hufeland hat oft den Anfang scrophulöser Lungenschwindsucht und auch der schleimigen dadurch gehoben, und fand im letzteren Falle namentlich die Verbindung mit *Lichen Islandicus* sehr nützlich. Im Keuchhusten zeigt sie sich gleichfalls hülfreich, doch giebt man hier gewöhnlich dem Extract den Vorzug. S. dieses.

Dosis und Darreichungsform. Man giebt den Kindern gewöhnlich die *Stipites Dulcamarae* in Form eines Thees, und läfst davon in 24 Stunden ʒj. mit *Spec. pectorales* vermischt verbrauchen.

593.
℞ *Spec. pectoral.* ℥β.
Stip. Dulcamar. ʒj.
c. m. f. sp.
DS. Zum Thee.

Sulphur depuratum. Flores Sulphuris. Schwefelblumen. Der reine Schwefel wirkt erregend auf das Gefäfssystem, beschleunigt den Blutumlauf, vermehrt die Hitze und befördert dadurch Blutungen, besonders die aus den Gefäfsen des Mastdarms. Er wirkt entschieden bethätigend auf die ab-

und aussondernden Membranen, vermehrt gelinde, langsam und anhaltend die Absonderungen auf der inneren Auskleidung der Lungen und Bronchien, und befördert durch Steigerung der Gefäfsthätigkeit in der äufseren Haut die Ausdünstung. In grofsen Gaben vermehrt er die Absonderung der Darmschleimhaut und macht Purgiren. Er pafst daher mehr bei trägem Gefäfssystem, Atonie der Faser, zähen Schleimabsonderungen, wie sie in vorgerückterem Alter vorkommen, weniger bei vorherrschender Arteriellität, grofser Empfindlichkeit des Gefäfssystems, am wenigsten aber bei activen Congestionen. Es leuchtet aus dem Gesagten ein, dafs sich sein Gebrauch für das zartere kindliche Alter gerade nicht besonders eignet. Dazu kommt noch, dafs er leicht die Verdauung angreift, einen widrigen Eindruck auf die Nerven macht, und den Darmcanal durch Anfüllung mit hepatischem Gas oft auf eine lästige Weise ausdehnt. Man benutzt ihn:

1) Bei entzündlichen Krankheiten der Kinder. Kopp ist hier sein vorzüglicher Lobredner; er empfiehlt ihn bei Catarrhalfiebern, veraltetem Husten, Heiserkeit, verstopfter Nase, entzündlichen Brustzufällen, jedoch nur dann, wenn der erste Sturm durch Blutegel, Calomel, Salmiac gemäfsigt worden. Besonders hülfreich soll sich der Schwefel dann erweisen, wenn der Auswurf schwer sich löst, mehr schaumig und serös ist, und wenn das entzündliche Brustleiden von irgend einer specifischen Metastase, z. B. von vorhergegangenen acuten Ausschlägen, unterdrückten chronischen Exanthemen etc. erzeugt wurde. Namentlich lobt man ihn gegen Nachkrankheiten der Masern, die so leicht Störungen in den Brustorganen zurücklassen. Bei entzündlichen Zuständen, die sich zur *Tabes meseraica* aus Scropheldyscrasie gesellen, soll sich der Schwefel mit Calomel sehr wirksam erweisen. — Beim Croup, wenn bereits Ausschwitzung eingetreten, soll nach Bischoff (die häutige Bräune und die Gehirnentzündung, Wien 1837) der Schwefel in Pulverform in Gaben von $\frac{1}{2}$-1 Gr., als ein vortreffliches Mittel zur Lösung der häutigen Massen, zur Beförderung der Hautausdünstung und zur Beschränkung der nachtheiligen Folgen des Quecksilbers dienen; er besitzt nur gelind reizende Kräfte, und ist in dieser Beziehung dem Goldschwefel bei weitem vorzuziehen.

2) Beim Keuchhusten. Horst empfahl hierbei zuerst die Schwefelblumen als ein Specificum, allein für sich gereicht. Schneider, Kopp, Randhan, Ricken loben sie in der späteren Periode des Uebels, wo keine Congestionen, keine bedeutende Fiebererscheinung, keine Neigung zu phlegmonös entzündlichen Zufällen etc. mehr obwalten, besonders in Verbindung mit Belladonna, Ipecacuanha etc. Nach Muhrbeck nützt der Schwefel nur dann, wenn er vor Eintritt des convulsivischen Stadiums gereicht wird; Heyfelder dagegen will nie eine günstige Wirkung von ihm gesehen haben.

3) Bei chronischen Exanthemen, Krätze, *Crusta lactea* und *serpiginosa*, oberflächlichen Flechten etc. Bei der Krätze, wenn sie schon längere Zeit bestanden, giebt man den Schwefel innerlich zu 3-5 Gr. 2-3 Mal im Tage, und verbindet damit den äufserlichen Gebrauch desselben (s. unten), so wie der Bäder, mit der nöthigen Umsicht, dafs das Exanthem nicht zu rasch unterdrückt und metastatische Krankheitszustände erzeugt werden. Wo die heftige, bei der sogenannten englischen Behandlungsweise der Krätze stattfindende Reaction des ganzen Organismus keine Contraindication bildet, verdient diese Methode wegen der einfachen, schnellen und gründlichen Heilung des Uebels Berücksichtigung. Sie empfiehlt sich namentlich dann, wenn die Mutter oder Amme gleichzeitig mit ihrem Kinde der Behandlung unterworfen werden müssen. Der ganze Körper wird mit der englischen (in Berücksichtigung des kindlichen Organismus etwas modificirten) Salbe — ℞ *Flor. Sulphur.* ℥ß., *Pulv. rad. Hellebor. alb.* ʒß., *Nitr. dep.* gr. vj., *Ol. Olivar.* ℥j., *Sapon. comm.* ʒß. — eingerieben, und mit einem grofsen Flanelle bis zum Kinne bedeckt. Das Kind mufs so neben der Mutter 24-30 Stunden hindurch gelassen, auch dessen Reinigung mit Aufmerksamkeit unter der Bettdecke vorgenommen werden, damit die Luft nicht eindringe. Nach dieser Zeit wird es im Bade mit Seife gewaschen, und mit ganz reiner Bett- und Leibwäsche versehen. Die Seifenbäder müssen noch durch einige Tage wiederholt werden; eine innere wenigstens antipsorische Behandlung ist nicht nöthig (Verson). — In sehr veralteten und bis zur Cachexie gesteigerten Fällen reicht jedoch der Schwefel nicht mehr hin, und es wird seine Heilkraft dann von anderen Mitteln, namentlich vom Mercur, übertroffen.

4) Endlich hat Tourtual noch den Schwefel als *Prophylacticum* gegen Masern empfohlen; er giebt ihn zu diesem Zwecke in der unten angegebenen Mischung. Heyfelder will weder von diesem, noch von dem von Wildberg empfohlenen Schutzmittel (s. *Oxymel Squillae*) jemals irgend einen Erfolg gesehen haben.

Dosis und Darreichungsform. Innerlich: Man giebt den Schwefel Säuglingen zu $\frac{1}{2}$-1 Gr. mehrmals täglich (etwa zu 5 Gr. in 24 Stunden), 2-4jährigen Kindern 5 Gr. 2 Mal täglich, und älteren höchstens 15 Gr. in 24 Stunden, in Pulver (mit Milch oder einem Syrup) und Schüttelmixturen. Die gebräuchlichsten Verbindungen (besonders im Keuchhusten) sind die mit Belladonna (s. dort), *Rad. Ipecacuanhae*, Moschus und dergl. Von dem Schwefel und Senna enthaltenden ***Pulvis liquiritiae compos.*** (Curella'sches Brustpulver, ʒj. enthält $6\frac{2}{3}$ Gr. Senna und $4\frac{4}{9}$ Gr. Schwefel) kann man kleineren Kindern ein Paar Mal täglich einen gestrichenen Theelöffel (ungefähr $\frac{1}{2}$ Drachme) geben.

Aeufserlich bedient man sich der Schwefelblumen in Form der Salben bei Flechten, Krätze etc. statt anderer officinellen Compositionen, z. B. der mit Fett bereiteten Schwefelsalbe, der Jasser'schen Salbe etc., welche für das zarte und empfindliche äufsere Hautgebilde des Kindes zu stark reizen (s. 599.). — Gegen die bei scrophulösen Augenentzündungen an den Augenlidrändern hervorbrechenden krätzartigen Ausschläge empfiehlt v. Gräfe eine Mischung von Schwefelblumen (ʒij.), Campher (ʒj.) und Rosenwasser (℥vij.).

594.

℞ *Flor. Sulphur.* gr. viij. bis xviij.
Sacchar. lact. ℈j.
Rad. Irid. florent. gr. iij.
M. f. Pulv. divid. in x. part. aequal.
S. 2stündlich ein Pulver mit Milch. (Beim Keuchhusten und sonstigen Brustleiden für ein Kind von 3 Wochen bis 1 Jahr. Man kann, wo die Auflösung des Brustschleimes sehr nöthig, zur Gesammtmenge ½-1½ Gr. Ipecacuanha oder bei krampfhafter Affection 1-2 Gr. Moschus hinzusetzen.)

Kopp.

595.

℞ *Flor. Sulphur.* gr. x.-xx.
Mucil Gumm. arabic. ʒvij.
Sacchar. alb. ℥β.
Aq. rosar. ʒj.
MDS. Umgeschüttelt stündlich 1 Theelöffel (Für Kinder im ersten Jahre)

Kopp.

596.

℞ *Flor. Sulphur.* ℥β.
Sacchar. alb. ℥j.
M. f. Pulv.
S. 2-3 Mal täglich 2 Messerspitzen voll bis ½ Theelöffel nach dem Alter des Kindes. (Gegen Masern.)

Tourtual.

597.

℞ *Flor. Sulphur.* gr. iv.-x.
Sacchar. alb. ℈β.
M. f. Pulv. dent. tal. dos. No. x.
S. 3 Mal täglich 1 Pulver. (Beim Keuchhusten.)

Horst.

598.

℞ *Flor. Sulphur.* ʒβ.-j.
Calomelan. gr. viij.-xvj.
Sacchar. alb. ℈iv.
M. f. Pulv. divid. in viij. part. aequal.
S. 2 Mal täglich 1 Pulver. (Bei *Tabes meseraica* mit Entzündung.)

599.

℞ *Flor. Sulphur.*
Sapon. comm. āā ℥β.
Aq. fervid. q. s. ut f. Ungt.
S. Man reibt davon täglich eine kleine Quantität um die stark juckenden Stellen ein, und legt das Kind einen Tag um den andern in ein lauwarmes Seifen- oder Schwefelbad (ʒj.-ij. Schwefelleber auf 1 Bad).

Sulphur praecipitatum. Lac sulphuris. **Schwefelmilch.** Dieses Präparat, das sich übrigens ganz wie die Schwefelblumen verhält, wirkt viel stärker auf die Absonderungen der inneren Darmoberfläche, und mufs deshalb in kleinen Gaben gereicht werden. Man benutzt es besonders gegen Exantheme, Crusta lactea etc. gern in Verbindundung mit der *Herb. Jaceae* (s. diese.)

600.

℞ *Sulphur. praecipit.* ʒß.
Magnes. carbonic. ℈j.
Sem. Foenicul. ℈ß.
Sacchar. lact. ʒiß.

M. f. Pulv.
DS. 4 Mal täglich eine Messerspitze. (Bei Crusta lactea.)

Haase.

Syrupi. **Zuckersäfte.** Die Syrupen spielen bei der Darreichung der Arzneien in der Kinderpraxis eine wichtige Rolle. Das Kind, den Zweck und Nutzen des gereichten Medicaments nicht fassend, sieht darin nur etwas ihm gewaltsam aufgezwungenes, und weist es um so entschiedener zurück, je mehr das Mittel dem Geruch- oder Geschmacksinne widersteht. Es ist daher von Wichtigkeit, dafs der Arzt vorzugsweise solche Arzneien wählt, die keinen hervorstechenden Geruch oder Geschmack haben, oder wo dieses nicht möglich ist, sie so wohlschmeckend als möglich einrichtet. Hierzu eignen sich nun die Syrupen am meisten, da die Kinder in der Regel die feineren Nuançen des Geschmackes nicht kennen, und nur das für wohlschmeckend halten, was süfs ist; auf diese Weise lassen sich ihnen, selbst dem Erwachsenen sehr widrige, Arzneien, z. B. *Syrupus Rhei*, *Senegae* etc., leicht beibringen, weil sie sich durch den süfsen Vorgeschmack zum Einnehmen bewegen lassen. Man sei deshalb nicht zu sparsam mit dem Zusetzen des Syrupes, wo dieses, unbeschadet der in die Mischung eingehenden wirksamen Heilmittel geschehen kann, oder wähle, was bei kleineren Kindern schon wegen der geringeren Partialgabe räthlich ist, die Form des Lecksaftes. Die officinellen Syrupen haben für sich die Consistenz eines etwas dicken Lecksaftes, weshalb sie auch gewöhnlich als Constituentien desselben benutzt werden. Es können jedoch auch noch Flüssigkeiten ihnen hinzugesetzt werden, und zwar den dünneren Syrupen etwa die Hälfte auf 1 Theil, den dickeren bis zu gleichen Theilen. Da die Syrupen specifisch schwerer sind als Wasser und in einer Menge in den Lecksaft eingehen, welche die wässrigen Flüssigkeiten in ihrer specifischen Schwere bedeutender verändert, als dieses bei den Mittelmixturen geschieht, so mufs man bei der Bestimmung der Partialdosen des Lecksaftes in Ansehung der Constituentien hierauf Rücksicht nehmen, und im Durc hschnit den gewöhnlichen Theelöffel voll, wenn Syrup und Wasser die Constituentien bilden, zu 4 Scrupel rechnen. Es wird demnach ein Saft aus ʒiv. Wasser und ℥iß. Syrup 12 Theelöffel, ein Saft aus ℥iß. Wasser und ʒvj. Syrup ungefähr 15 Theelöffel enthalten. Noch dienen die Syrupen als Vehikel solcher Pulver, die ihrer Unauflöslichkeit und Schwere wegen sich beim Anrühren mit Wasser leicht an den Boden des Gefäfses ansetzen, wie z. B. Calomel; man wählt hier des Heilzweckes wegen oft mehr differente Syrupe, z. B. beim Croup den *Syrupus Senegae, Ammoniaci etc.* (s. *Hydrargyrum muriaticum mite*).

Syrupus Capitum Papaveris. Syrupus Diacodion. Mohnsyrup. Der jetzt ziemlich obsolete Syrup wird als beruhigendes, krampfstillendes Mittel bei kleinen Kindern, denen man kein Opium zu geben wagt, gerühmt; man setzt ihn entweder Mixturen zu, oder giebt ihn auch pur. Tourtual empfiehlt ihn bei Neugebornen oder 1-2 Monat alten Kindern in allen den Fällen, in denen Opium indicirt ist, und giebt ihn entweder unvermischt zu einem Theelöffel voll Abends, oder mit gleichen Theilen Fenchelwasser 3 Mal täglich in derselben Quantität. Richter warnt, ihn für ein unschuldiges, indifferentes Mittel zu halten; er wirke oft sehr betäubend.

Syrupus Croci. Safransyrup. Man giebt ihn Kindern als beruhigendes, so wie als anhaltendes Mittel, theelöffelweise. Auch als passender Zusatz zu anderen Mixturen dient er, und giebt ihnen eine schöne Farbe.

Syrupus Mannae. Mannasyrup. Wird am häufigsten als Zusatz und Corrigens zu anderen abführenden Mixturen benutzt. Ihn Neugebornen und Säuglingen noch als Abführmittel theelöffelweise pur zu geben, ist nach der von der neuen Pharmacopoe angegebenen Bereitung, nicht mehr recht passend; er ist zu diesem Zwecke zu schwach, und müfste, zur Erzielung der gewünschten Wirkung, in weit gröfseren Dosen gereicht werden, wo er dann leicht durch Bildung von Säure die Digestionsorgane belästigen könnte. Man wählt jetzt lieber den *Syrupus Rhei*, oder den *Syr. Sennae*, oder noch zweckmäfsiger das Pulv. *magnes. c. rheo Ph. Bor.*, oder eines der vielen anderen ähnlichen officinellen Kinderpulver, z. B. von Hufeland, Ribke, Siebold u. A., 2 Mal täglich eine kleine Messerspitze-½ Theelöffel in etwas Thee.

601.
℞ *Syr. Mannat.* ℥j.
Tinct. Rhei aquos. ʒiij.
MDS. Theelöffelweise. (Abführsaft für Neugeborne.

Syrupus Rhei. **Rhabarbersyrup.** Nur als Abführmittel für kleine Kinder, den jüngsten theelöffelweise, etwas älteren zu 2 Theelöffeln, nach Bedürfnifs wiederholt. Es sei hier erlaubt, etwas über die Anwendung des Rhabarbersyrups und anderer ähnlichen Säfte bei Neugebornen, die von manchen für unentbehrlich, von anderen wieder als höchst schädlich verschrieen wird, zu bemerken. Der Zweck dieser Säfte ist die Ausleerung des Kindpechs (Meconium's); geschieht diese nicht durch die Selbstthätigkeit der Natur, so ist es allerdings zweckmäfsig, sie durch geringe Nachhülfe der Kunst zu bewirken, namentlich wenn das Kind durch Geschrei und Zufammenkrümmen zu erkennen giebt, dafs es an Leibschmerzen leide. So wahr es auch ist, das Hebammen und Würterinnen nicht selten Mifsbrauch mit diesen sogenannten Kindersäftchen getrieben, und dadurch Schaden angerichtet, so ist es doch andererseits zu weit getriebene Aengstlichkeit, ihren Gebrauch ganz zu untersagen und ihre Anwendung für unbedingt nachtheilig zu erklären. Henke, Jahn, Schäffer und andere, halten daher den Gebrauch eines gelind abführenden Saftes nicht nur für unschädlich, sondern in manchen Fällen für nützlich und nothwendig. Besonders angezeigt sind dergleichen Säfte bei den Kindern von Erstgebärenden, bei denen meistens der spätere Eintritt der Milch bei der Mutter einstweilen eine künstliche Nahrung nöthig macht, und auch bei anderen, wenn die Selbstthätigkeit der Natur keine Ausleerung bewirkt, und Blähungen, Verstopfung, Leibschmerzen, Erbrechen entstehen. Man verbindet hier zweckmäfsig den *Syr. Rhei* zur Hälfte oder zu gleichen Theilen mit Fenchelwasser, und unterstützt seine Wirkung durch gleichzeitige Anwendung von Clystiren, die am einfachsten aus Zuckerwasser bereitet werden.

Syrupus Sennae. **Sennasyrup.** Neugebornen und Säuglingen Theelöffelweise als Abführmittel, statt des Syrupus Mannae der älteren Pharmacopoe, der doch noch etwas stärker war.

Syrupus Spinae cervinae. Syrupus domesticus. **Haussyrup.** Der *Syrupus Rhamni cathartici* war zur Zeit Sydenhams, der ihn zuerst hervorgezogen hat, ein Hausmittel, woher der alte Name *Syrupus domesticus.* In neuerer

Zeit ist er besonders durch Casper der unverdienten Vergessenheit entrissen und dem Arzneischatz wieder einverleibt worden. Derselbe sagt von ihm: „Es giebt kein Mittel im ganzen Heilaparate, das so entschieden wässrige Stühle erregt, keins das so auffallend Blähungen treibt, wie der *Syrupus domesticus.* Dazu kommt, dafs er gar kein Bauchgrimmen macht, und in dieser Beziehung der Senna vorzuziehen ist, dafs er nicht im geringsten erhitzt, wie Aloe, Rheum und dergl., dafs er endlich nicht widerlich zu nehmen ist, wie Ricinusöl. Eins nur stellt sich beim häufigen Gebrauch dieses Syrups als ein Nachtheil heraus, den er freilich mit den meisten übrigen Purgirmitteln theilt, dafs nämlich die Dosen nicht scharf bestimmbar sind. Gewöhnlich reichen bei Kindern ʒij.-iij. auf ℥iij.-iv. Constituens vollkommen aus, um jene copiösen, wässrigen Stühle und reichlichsten Abgang von Flatus zn erzielen. Man fange jedoch bei der ersten Anwendung mit schwächeren Quantitäten an, weil eine zu grofse Dosis leicht 15-20 Stühle in 24 Stunden zu Wege bringt. Besonders empfehlenswerth ist dieser angenehm braunröthlich aussehende, bitterlich süfs gewürzhaft schmeckende Saft in der Kinderpraxis, da er für sich thee- oder desertlöffelweise sehr gut zu nehmen ist. Ein Theelöffel voll bei Kindern von 1-2 Jahren bewirkt in wenigen Stunden eine oder mehrere wässrige Ausleerungen.“ (Casper Wochenschrift für die gesammte Heilkunde. Jahrgang 1833.)

Tartarus boraxatus. **Boraxweinstein.** Der ***Tartarus boraxatus*** wirkt vorzugsweise auf die Urinsecretion, und wird daher in der Wassersucht als diuretisches Mittel benutzt. Namentlich wird er als kühlendes Salz in solchen Wassersuchten passen, die, wie dieses so häufig nach acuten Exanthemen, besonders Scharlach, geschieht, unter einer entzündlichen Form auftreten, und wo neben der Indication, die Resorption und anderweitige Excretion der ausgetretenen Flüssigkeit zu bewirken, noch die Heilanzeige vorhanden ist, die Intensität der krankhaften Thätigkeit im Gefäfssysteme herabzustimmen. Freilich wird er aber hier nur immer Nebenmittel sein, und Blutentziehung, so wie Calomel, werden stets den ersten Rang bei Bekämpfung dieses so gefährlichen Leidens einnehmen.

Dosis und Darreichungsform. Man giebt den Boraxweinstein in Auflösung, etwa ℥β. auf ℥iij.-iv. Wasser, Kindern von 2-5 Jahren einen Kinderlöffel, jüngeren einen Theelöffel voll, 1-2stündlich. Um noch kräftiger auf die Resorption und Urinsecretion zu wirken, verbindet man ihn, je nach dem Zustande, mit einem *Infusum Herb. Digitalis*, mit *Oxymel Squillae, Spiritus nitrico-aethereus* etc. Bei hoch gesteigerter entzündlichen Diathesis setzt man auch wohl noch etwas Nitrum hinzu.

602.

℞ *Tart. boraxat.* ℥β.
Kal. nitric. depur. ʒβ.
Aq. flor. Sambuc. ℥iv.
Syr. Senegae ℥iβ.
MDS. Gröfseren Kindern 2stündlich 1 Kinderlöffel, kleineren 1 Kaffeelöffel voll.

Fischer.

603.

℞ *Tart. boraxat.* ℥β.
Extr. Cardui bened. ʒij.
Aq. Menth. crisp. ℥iv.
Oxymell. Squill. ʒvj.
Syr. Senegae ʒvj.
Spirit. nitr. aether. ʒj.
MDS. Wie das vorige.

Fischer.

604.

℞ *Herb. Digital. purp.* ℈β.
Rad. Senegae ʒij.
Inf. *Aq. fervid.* q. s. diger. per ½ hor. Colatur ℥iv., adde
Tart. boraxat. ʒiij.
Syr. Althaeae ℥ij.
MDS. 2 stündlich ½ Efslöffel. (Für ein Kind von 8 Jahren.)

Tartarus depuratus. Cremor Tartari. **Gereinigter Weinstein.** Der Weinstein ist ein kühlendes Mittel, das bei Wallungen, Congestionen, sthenischen Blutflüssen und vielen anderen Formen, mit einer überwiegenden Gefäfsthätigkeit ohne eigentliche Entzündung, so wie auch bei gelind sthenischen, rheumatischen, exanthemischen und anderen Fiebern benutzt wird. Für das kindliche Alter indessen pafst der Weinstein als ein crudes, die Verdauung leicht belästigendes Mittel eigentlich gar nicht, und man wird wohl thun, da, wo die oben angedeuteten Formen kühlende Mittel nothwendig machen, statt seiner lieber die mit *Succus Citri* und *Acetum Vini* bereiteten Saturationen oder auch das *Kali aceticum*, als ein dem kindlichen Organismus viel homogeneres Mittel anzuwenden.

Dosis und Darreichungsform. Man giebt den Weinstein zu 5-10 Gr. einigemal täglich in Pulver oder Schüttelmixturen. Verbindung mit Rheum, s. dort.

605.

℞ *Aq. Foenicul.* ℥ij.
Cremor. tartar. ℈β.
Oxymell. Squill. ʒij.
MDS. Kinderlöffelweise. (Bei Infarctus intestinorum.)

Gölis.

606.

℞ *Tart. depurat.* ℈ij.
Vin. stibiat.
Acet. Squill. āā ʒβ.
Aq. Petroselin. ℥iβ.
Syr. Senegae ʒvj.
MDS. 2stündlich 1 Theelöffel. (Bei Wassersucht nach Scharlach für ein Kind von 1 Jahre.)

Vogt.

Tincturae. **Tincturen.** Die Tincturen eignen sich eigentlich mehr für Erwachsene als für Kinder; ihre Extrahentien, Weingeist, starke Weine, Aether und dergl., verleihen ihnen eine erhitzende, aufregende Wirkung, die bei dem so sehr beweglichen Gefäfssystem der Kinder leicht Störungen herbeiführen kann. Sie haben indessen den Vorzug vor anderen Darreichungsformen, dafs sie meistens wohlschmeckend sind, schon in kleiner Gabe ihre, wenn auch nur flüchtige Wirkung äufsern, und dafs sie sogar oft mit gröfserem Vortheil bei Kindern als bei Erwachsenen gegeben werden können, da man bei diesen letzteren selten ein Mittel in voller Gabe in der Tincturform reichen kann, weil sonst der Weingeist in der Wirkung zu sehr prädominiren würde, bei Kindern aber der eigentlich wirksame Bestandtheil, das Extrahendum, oft schon in der kleineren Dosis eine Wirkung zu äufsern vermag. Dafs die Tincturen nur in Krankheitsformen passen, die den Charakter der Schwäche an sich tragen, dafs sie als krampfstillende Mittel nur dann gebraucht werden können, wenn den spastischen Erscheinungen keine entzündliche Diathesis zum Grunde liegt, leuchtet von selbst ein. Die Gabe der Tincturen mufs nicht zu stark gegriffen werden; von den meisten (versteht sich mit Ausnahme der stark wirkenden, *Tinct. Cantharidum*, *Opii* etc.) giebt man kleineren Kindern in den ersten Lebensjahren 5 - 10 Tropfen 2 - 3 Mal, älteren 10 - 15 - 20, 3 - 4 Mal täglich, gern, um den oft penetranten Geschmack zu mildern, in etwas Wasser. Will man sie anderen Mixturen zusetzen (d. h. in Fällen, wo man keine sehr rasche Wirkung beabsichtigt, weil sonst natürlich das Verhältnifs nichts bestimmtes hat), so kann man im Allgemeinen auf ℥ij. - iij. Flüssigkeit ℈j. - ʒß. hinzufügen und davon kleinen Kindern 1 Theelöffel, gröfseren einen Kinderlöffel 2-3stündlich geben. Zu Pulvern kann man die Tincturen nur in der kleinsten Gabe setzen (s. Opium). Die meisten Tincturen haben 80 - 90 Tropfen auf die Drachme.

Tinctura Asae foetidae. **Asandtinctur.** Als krampfstillendes Mittel bei atonischen Krämpfen, Brustkrämpfen etc. der Neugebornen zu 5 - 10 Tropfen 2stündlich in Form eines Säftchens.

607.
℞ *Tinct. Asae foetid.* ℈ij.
Syr. flor. Rhoead. ℥j.
MDS. 1 - 2stündlich 1 Theelöffel.

Tinctura Cantharidum; s. *Cantharides.*

Tinctura Castorei. **Bibergeiltinctur.** In Verbindung mit *Liquor Ammon. anisat.* als krampfstillendes, carminatives Mittel bei Blähungsbeschwerden kleiner Kinder zu 6 Tropfen etwa 2-3 stündlich.

608.

℞ *Tinct. Castorei* gutt. xx.
Liq. Ammon. anisat. gutt. xx.-xxx.
Syr. cort. aurant. ʒij.
Aq. Foenicul. ʒvj.
MDS. 2-3 stündlich 1 Theelöffel.

Tinctura Chinae composita. Eine Composition von stärkenden und excitirenden Mitteln, in denen die tonischstärkende Eigenschaft vorwaltet, zu 10-20 Tropfen mehremals täglich in Wein oder Wasser. Eben so die *Tinct. Chinae simplex.*

Tinctura corticum aurantiorum. Pomeranzenschalentinctur. Diese Tinctur ersetzt bei Kindern, wenn man eines belebenden, erwärmenden, die Digestion stärkenden Zusatzes zu anderen Mitteln bedarf, zweckmäfsig die anderen, in der Wirkung zwar gleichen, meistens aber zu erhitzenden und zu intensiv bitter schmeckenden Tincturen, als: *Tinct. amara, aromatica, carminativa* etc. Man giebt sie zu 10-20 Tropfen einigemal täglich.

Tinctura Croci. Safrantinctur. Wird von Fischer und Himly (Hufeland's Journal) als flüchtig durchdringendes Reizmittel bei Pneumonie ganz kleiner Kinder, die immer adynamisch und krampfhaft sein soll (?), in Verbindung mit starken Zugmitteln, gerühmt. Man mischt ʒß.-j. mit ℥j. Saft und giebt davon 1-2stündlich 1 Theelöffel.

Tinctura Ferri pomata. Aepfelsaure Eisentinctur. Pafst bei Schwäche, Verschleimung des Darmcanals mit Magensäure, Blähungen, Durchfall, Schleimflüssen aus den Geschlechtstheilen, Würmern etc. zu 5-10-15 Tropfen 3 Mal täglich. In der Clinik für kranke Kinder in Berlin, die sich der Leitung des erfahrenen Barez erfreut, wird die Formel 610 mit besonderem Erfolge gegen Rhachitis angewendet.

609.

℞ *Tinct. ferri pomat.*
— *aromatic.* āā ℥iß.
MDS. Zu 10-15-30 Tropfen 3 Mal täglich.

Tourtual.

610.

℞ *Tinct. ferri pomat.* ʒi.
Tinct. Rhei vinos. ʒii.
MS. 2 Mal täglich 15-30 Tropfen.

Tinctura Jodi; s. *Jod.*

Tinctura Opii crocata et simplex; s. *Opium.*

Tinctura Pimpinellae. Gern als Zusatz zu Mund und Gurgelwassern, bei nicht heftiger Entzündung.

611.
℞ *Herb. Salviae*
Flor. Sambuc. aa ℥β.
Inf. *Aq. fervid.* q. s. Colatur. ℥vj., adde
Tinct. Pimpinell. ʒij.
Acet. Vin. ℥iβ.
Mell. ros. ℥j.
MDS. Zum Ausgurgeln bei Bräune.

Tinctura Rhei aquosa. Wässrige Rhabarbertinctur. Die wässrige Rhabarbertinctur ist das bei Kindern am häufigsten benutzte Rhabarberpräparat. Wie Rheum selbst, gebraucht man sie theils in Fällen, wo die Darmausleerungen zu befördern sind, theils in solchen Krankheitsformen, wo man es mit gestörter Vegetation, Atonie, dadurch unterdrückten, alinirten Secretionen, schwachem Assimilationsvermögen, vorzugsweise im oberen Theile des Darmcanals, zu thun hat. Man benutzt sie demnach:

1) Als Abführmittel. Die Rhabarbertinctur führt ab, ohne den Darmcanal zu schwächen, wie die Mittelsalze, und ohne so stark zu erhitzen, wie die harzigen Abführmittel. Sind mit der Obstruction noch Säure im Magen und Darmcanal, Verschleimung, Blähungsbeschwerden, Zustände, aus denen sich bei Kindern oft schmerzhafte und krampfhafte Erscheinungen entwikkeln, verbunden, so ist die *Tinctura Rhei* vorzugsweise indicirt und zeigt sich besonders in Verbindung mit absorbirenden und leicht aromatischen Mitteln wirksam. Es ist jedoch zu bemerken, dafs sich die Darreichung der Rhabarbertinctur als Abführmittel nur auf Neugeborene und jüngere Kinder beschränkt; gröfseren müsten schon zu starke Gaben davon gereicht werden, und bei diesen bedient man sich der Tinctur mehr als eines Mittels, das in Verbindung mit anderen passenden Substanzen, durch Stärkung der Digestionsorgane auch den Stuhlgang mehr regelt und mäfsig unterhält.

2) Bei Durchfallen. Unmittelbar stopfende Eigenschaften besitzt der Rhabarber und auch dieses Präparat nicht. Wenn aber vermehrte Absonderungen, und namentlich reichliche Stuhlausleerungen durch gesunkene Vegetation der ab- und aussondernden Organen bedingt werden, dann kann sie wohl durch eine Erhebung derselben kräftig anhaltend wirken. Auch wird sie

besonders da passen, wo schadhafte Stoffe vorhanden sind und die Diarrhoe unterhalten; sie macht diese Stoffe zum Ausführen geschickt, und wird so eigentlich durch ihre ausleerende Kraft zu einem stopfenden, die Diarrhoe beseitigenden Mittel. Allein so häufig auch bei Durchfällen der Kinder zur *Tinctura Rhei* gegriffen wird, so ist doch nicht zu übersehen, dafs es Durchfälle giebt, die ihrer eigentlichen Natur nach sich gar nicht für dieses Mittel eignen. Nicht selten nämlich liegt dem Durchfall ein entzündlicher Zustand im Darmcanale zum Grunde; das Kind fiebert, der Unterleib ist heifs, das Gesicht eingefallen, die Extremitäten kühl, die Ausleerungen sind copiös etc. Hier ist die Rhabarbertinctur ein problematisches Mittel, dem man nicht mehr trauen darf; Cataplasmen auf den Leib, im Nothfalle selbst Blutegel, eine einhüllende Emulsion, und kleine Gaben Calomel, werden hier allen Indicationen entsprechen, und zeitig angewendet, sich gewifs als hülfreich erweisen.

Dosis und Darreichungsform. Man giebt die *Tinct. Rhei aquosa* zu ℈j.-ʒß. 2-3 stündlich, selten pur, meistens in Mixturen mit absorbirenden, abführenden, gelind aromatischen Mitteln in Verbindung; s. *Kali carbonicum* (Saturation), Manna etc.

612.

℞ *Tinct. Rhei aquos.* ʒvj.
Magnes. carbonic. ʒß.
Syr. cort. aurant.
MDS. 2-3stündlich 1 Theelöffel. (Gegen Erbrechen von Säure.)
Buchholz.

613.

℞ *Aq. Foenicul.* ℥ij.
Magnes. carbonic. ℈ß.
Tinct. Rhei aquos. ʒj.
Syr. Diacod. ℥ß.
MDS. Stündlich 1 Theelöffel. (Gegen Icterus neonatorum.)
Gölis.

614.

℞ *Tinct. Rhei aquos.*
Txr. Mannat. āā ℥ß.
Lapid. Cancr. ℈ij.
Aq. Foenicul. ℥j.
MDS. 2stündlich 1 Theelöffel. (Gegen Icterus neonatorum.)
Wendt.

615.

℞ *Decoct. Salep. tenuior.* ℥iij.
Tinct. Rhei aquos. ʒij.
Aq. Cinnamom. simpl. ℥ß.
Sacchar. alb. ʒij.
MDS. 2stündlich 2 Theelöffel. (Gegen Diarrhoe der Säuglinge.
Wendt.

616.

℞ *Tinct. Rhei aquos.* ʒiß.
Liq. Ammon. pyr. oleos. ℈ij.
Aq. Cinnamom. ℥iß.
Syr. Althaeae ʒvj.
MDS. Alle 1½ Stunden 1 Theelöffel. (Gegen chronischen Durchfall, für ein Kind von 1 Jahre.)
Vogt.

617.

℞ *Aq. Menth. crisp.* ℥iij.
Tinct. Rhei aquos.
Liq. Kali acetic. āā ℥j.
Sacchar. alb. ℥ß.
MDS. 2 Mal täglich 1 Efslöf-

fel. (In der Reconvalescenz bei Trägheit des Stuhlganges etc.) Wendt.

618.

℞ *Tinct. Rhei aquos.* ℥iβ.
Liq. Kali acetic. ℥β.
MS. Früh und Abends 80 Tropfen. (Bei Verstopfung der Unterleibseingeweide.)
Tode.

619.

℞ *Extr. cort. peruvian*
Aq. Cinnamom. vinos āā ℥j.
Tinct. Rhei aquos. ℥vj.
DS. Früh und Abends 70 Tropfen in Thee.
Tode.

620.

℞ *Mann. elect.* ℥β.
solve in
Aq. Foenicul. ℥iβ.
cola et adde
Tinct. Rhei aquos. ℥β.
MDS. Stündlich 1 Eſslöffel. (Abführmittel für ein Kind von 2 Jahren.)

Tinctura Rhei vinosa. Weinige Rhabarbertinctur. Ein vortreffliches magenstärkendes Mittel, das bei Mangel an Eſslust, Blähungsbeschwerden, Verschleimungen der ersten Wege, in der Reconvalescenz nach Fiebern etc., mit Nutzen gegeben wird. Hufeland fand sie bei scrophulösen Kindern sehr hülfreich, namentlich wenn sich die Atonie und Erschlaffung vorzugsweise im Darmcanale ausspricht.

Dosis und Darreichungsform. Man giebt sie kleineren Kindern zu 1 Theelöffel voll einige Mal täglich, pur oder in Mixturen.

621.

℞ *Tinct. Rhei vinos.* ℥j.
Elixir. aur. compos. ℥β.
Aq. Menth. Piper. ℥iβ.
Aq. destillat. ℥j.
MDS. 3 Mal täglich 1 Kinderlöffel.

622.

℞ *Extr. taraxac.* ℥β.
Aq. Foenicul. ℥iij.
Liq. Kali carb. ʒj.
Tinct. Rhei vin. ℥ij.
(Bei Atonie des Nahrungscanals, namentlich zur Eröffnung der Cur der Rhachitis, um den Eisenmitteln den Weg zu bahnen, ein Lieblingsmittel von Barez.

Unguenta. Salben. Die Anwendung der Salben geschieht bei Kindern auf dieselbe Art und zu denselben Heilzwekken, wie bei Erwachsenen. Es ist daher nur zu bemerken, daſs, in Rücksicht auf die groſse Zartheit und Vulnerabilität der kindlichen Haut, es oft zweckmäſsig ist, sich nicht der officinellen Salben zu bedienen, weil das darin enthaltene Fett oft alt und zu reizend für das Hautorgan ist, sondern sie lieber frisch bereiten zu lassen, oder als Excipiens weniger reizende Dinge, z. B. *Ol. Cacao* etc., zu wählen. Auch beachte man, daſs bei Kindern nicht zu groſse Flächen auf einmal der Einreibung unterworfen werden dürfen, weil dadurch leicht Geschwulst, um sich greifendes Erythem, und andere üble Zufälle entstehen könnten. In therapeutischer Beziehung vergesse man nicht, dafs sich bei der feinen, empfindlichen und stark absorbirenden Haut der Kinder, eine sehr kräftige Wirkung von der äufserlichen Anwendung der Arzneisubstanzen erwarten läfst; man versuche daher, wo es immer nur angeht, durch den Weg des Hautgefühls und der Hauteinsaugung auf den kindlichen Organismus zu wirken, und gebe besonders dieser Anwendungsform bei den Mitteln den Vorzug, deren innerer Gebrauch nicht ohne Gefahr erscheint, wie z. B. Opium.

Unguentum Hydrargyri album. Unguentum mercuriale album Werlhoffi; s. *Hydrargyr. ammoniato-muriaticum.*

Unguentum Hydrargyri cinereum. Unguentum neapolitanum. **Graue Quecksilbersalbe.** Die äufsere Anwendung des Quecksilbers, als graue Queeksilbersalbe, hat bei Kindern nie, wie dieses bei Erwachsenen oft der Fall ist, den Zweck, eine allgemeine Wirkung zu erzeugen, oder dadurch die Mercurialwirkung in ihrer gröfsten Intensität im Organismus hervorzurufen. Hat diese Methode schon bei Erwachsenen den Nachtheil, dafs man bei ihrer Anwendung die Menge des von der Haut wirklich aufgenommenen Mercurs nie genau wissen, noch weniger aber den Grad der Wirkung, welchen die einverleibte Menge des Mercurs erzeugen wird, im Voraus bestimmen kann; so würde sich bei Kindern, wo man die Gaben eines so differenten Mittels genau der Individualität und der Intensität der Krankheit anpassen mufs, diese Inconvenienz noch weit mehr fühlbar machen, ganz abgesehen davon, dafs die Haut des Kindes solche, über weite Körperflächen sich verbreitende Einreibungen gar nicht vertragen würde. Es dient daher dieses Mercurialpräparat bei Kindern lediglich nur zur Vollbringung einer örtlichen Wirkung auf die beschränkte Hautstelle und auf diejenigen Theile, welche ihr zunächst liegen. Dahin nun gehört seine Anwendung als kräftiges Antiphlogisticum bei örtlicher Entzündung äufserlich erreichbarer Gebilde, und zur Unterstützung der Cur tiefer gelegener Entzündungen; dahin gehört ferner seine Benutzung zur Zertheilung der Verstopfungen in Lymphgefäfsen und Drüsen, der Verhärtungen, Ablagerungen und Ergiefsungen. Man bedient sich demnach der Salbe:

1) Bei inneren Entzündungen, namentlich solchen, in denen der plastische Procefs vorwiegt, oder bei denen wässerige Exsudation in inneren Höhlen, oder in dem Parenchyma von Or-

ganen, oder auch eine andere Ablagerung sich zu bilden strebt. Es gehören dahin die Entzündungen der Hirnhäute und des Gehirns, die dem Wasserkopfe vorangehen; die Luftröhrenentzündung, und der Croup; die Entzündung des Bauchfelles, der Leber etc. Es leuchtet ein, dafs in den genannten Formen diese äufsere Anwendung des Mercurs immer nur Neben- und Unterstützungsmittel sein kann, da sich durch sie (in dieser beschränkten Anwendung) nie eine Mercurialwirkung, wie sie hier nothwendig wird, erzielen läfst, auch die Wirkung viel zu langsam erfolgt, um ihr vertrauen zu können. Man reibt in diesen Fällen die Salbe dem leidenden Theile so nahe als möglich ein; bei Encephalitis und Croup in den Hals und Nacken, bei Peritonitis und Leberentzündung auf den Bauch etc. Die Dosis der jedesmaligen Einreibung läfst sich nicht genau bestimmen; im Allgemeinen kann man annehmen, dafs zur Erzielung einer heilkräftigen Wirkung in 24 Stunden 1 Quentchen verbraucht werden mufs, weshalb man gut thut, die Salbe in dieser Portion dispensiren, und sie nun in dem gegebenen Zeitraume in beliebigen Intervallen und Quantitäten einreiben zu lassen. Fürchtet man eine zu starke Wirkung, so kann man sie mit gleichen Theilen Altheesalbe, will man einen flüchtigen Zusatz, mit *Linimentum volatile* āā verbinden. Zu bemerken ist noch, dafs man die Einreibung der Quecksilbersalbe nicht da mache, wo Blutegel gesessen; leicht bildet sich danach weit um sich greifende Entzündung der Haut.

2) Bei *Syphilis neonatorum* kann man, zur Unterstützung der innerlich gereichten Mercurialpräparate, Einreibung der Quecksilbersalbe in die innere Flächen der Gliedmafsen längs dem Laufe der lymphatischen Gefäfse anstellen; doch hüte man sich, die gewöhnliche, mit Schweinefett bereitete Salbe anzuwenden, da die Haut der Neugeborenen ähnliche Einreibungen nicht verträgt. Eine passende Bereitung zu diesem Zwecke, s. unter *Hydrargyrum purum*.

3) Als zertheilendes, auflösendes Mittel bei krankhaften Ergüssen, z. B. bei Gliedwassersucht, Kopfblutgeschwulst (Suttinger: ℥vj. reichten zur Heilung hin); chronischem Wasserkopf (Gölis: auf den Kopf mit *Ungt. Juniperi* āā); bei Indurationen (Wendt: bei *Induratio Mammae* der Neugeborenen, in die Umgebung eingerieben), zumal der Drüsen; bei Scropheln am Halse, Parotitis, Mesenterialanschwellungen, die noch zertheilt werden können, und deren Aufsaugung befördert werden soll; bei Entzündungen im Zellgewebe, in den Bändern, Knochen und sehnigen Gebilden etc. etc. Man reibt in diesen Fällen die Salbe in den genannten Verbindungen, eine Erbse oder Bohne grofs täglich 2-3 Mal in den leidenden Theil ein.

623.

℞ *Ungt. hydrarg. ciner.*
Ungt. Juniper. āā ℥ij.
MDS. In den Unterleib bei

Infarctus intestinorum, auch auf den Kopf bei *Hydrocephalus chronicus.*

Gölis.

624.

℞ *Ungt. Althaeae* ℥β.
— *hydrarg. ciner.* ʒij.-℥β.
MDS. Einer Erbse grofs täglich 2 Mal in den Unterleib einzureiben.

Wendt.

625.

℞ *Ungt. Althaeae* ʒiij.
Ungt. hydrarg. ciner. ʒj.
MDS. Täglich 2 Mal die Umgebung der Geschwulst sanft zu bestreichen. (Bei Induratio Mammae neonatorum.)

Wendt.

626.

℞ *Ungt. hydrarg. ciner.*
Liniment. vol. Camphor.
āā ʒiv.
MDS. 2stündlich 2 Theelöffel voll einzureiben. (Beim Croup.)

Hecker.

Unguentum Hydrargyri rubrum; s. *Hydrargyrum praecipitatum rubrum.*

Unguentum Kali Hydrojodici; s. *Jod.*

Unguentum Rorismarini compositum. Unguentum nervinum. Eine kräftig stärkende Salbe, die man in allen Fällen, wo dergleichen Einreibungen angezeigt sind, statt anderer Compositionen mit Nutzen anwenden wird. Um sie noch flüchtiger, durchdringender zu machen, setzt man ihr wohl noch den 4ten Theil *Mixtura oleoso-balsamica* zu. Die Verbindung mit *Balsamum Copaivae* beim Hydrops, s. dort.

627.

℞ *Unguent. nervin.* ℥j.
Mixtur. oleoso-bals. ʒij.
MD. In vasc. Zum Einreiben.

Wendt.

Vinum. **Wein.** Dafs der Wein im kindlichen Alter nur eine beschränkte Anwendung findet, ist bekannt. Kinder tragen ein reges Leben in sich und bedürfen deshalb solcher künstlichen Anregungsmittel nicht; es ist daher gerathen, sich desselben bei übrigens gesunden Kindern ganz und gar zu enthalten. In Krankheiten mit hohen Schwächegraden kann man sich zwar des Weines zweckmäfsig bedienen, immer aber erfordert seine Anwendung Vorsicht, damit nicht das Maafs der Erregung überschritten, und das Sensorium dadurch krankhaft afficirt werde. Bei der *Asphyxia neonatorum* flöfst man, ist die Schwäche des Kindes sehr grofs, demselben 10-15 Tropfen Weines ein; in der Reconvalescenz nach schweren Krankheiten kann man, wenn keine Aufregung zu fürchten und bei etwas älteren Kindern, denselben Mittags ein kleines Schnapsgläschen voll guten Weines reichen. Bei nervösen, bösartigen Fiebern und Exanthemen pafst ein Getränk aus 9 Theilen Gersten-, Reis- oder Haferabsud mit einem Theile eines erquickenden, guten, säuerlichen Weines, wozu Johannisberger oder Hochheimer empfohlen werden kann (Wendt). Wir haben ganz besonders bei der mehr torpiden Form der pastösen Scropheln, und vorzüglich bei Rhachitis (natürlich mit Ausschlufs jedes fieberhaften Zustandes), vom anhaltenden, sparsamen Gebrauch alten, süssen Ungarweins (Eber's Kindelwein) zu 15-30 Tropfen 2 Mal täglich, Anfangs in Zuckerwasser, späterhin pur, den besten Erfolg gesehen.

Aeufserlich bedient man sich des Weines als eines reizenden Zusatzes zu Einreibungen, Umschlägen, Bädern. In der *Asphyxia neonatorum* mischt man dem Bade etwa den 8ten Theil Wein (oder Branntwein) hinzu, und taucht das Kind 5-6 Mal in diese Mischung (s. Bäder). Bei Kopfgeschwulst der Neugeborenen macht man Umschläge von warmem Wein; doch tadelt Meifsner diese Anwendung, weil das Kind leicht dadurch betäubt wird.

Vinum ferruginosum s. martiatum. **Eisenwein, Stahlwein.** Der Eisenwein wird durch mehrtägige Digestion einer Unze *Tinctura martis* und einer Unze *Cassia Cinnamomea* in einem Pfunde Rheinwein bereitet. Er ist ein Mittel von ausgezeichneter Wirksamkeit in allen Krankheiten mit Schwäche, welche den Gebrauch des Eisens fordern; als Antiscrophulosum pafst er seiner Milde wegen vorzugsweise für den Anfang der Stahlcur, und bildet hier einen sehr angemessenen Uebergang von den Antimonialmitteln zur Anwendung des Eisens in Substanz. Man giebt ihn zu 15-20 Tropfen einige Mal täglich, und verbindet ihn bei Scropheln gern noch mit *Vinum stibiatum.*

628.
℞ *Vin. martis.* ℥β.
— *Antimon.* ʒj.
MDS. 4 Mal täglich 20-25 Tropfen in spanischem Weine zu geben.
Tourtual.

Vinum stibiatum; s. *Stibium.*

Viscum album s. quernum. **Mistel. Eichenmistel.** Die Eichenmistel hat sich in früheren Zeiten einen grofsen Ruf gegen Krämpfe, und namentlich gegen die Epilepsie, erworben. In neuerer Zeit hat man nur selten von ihr Gebrauch gemacht. Jahn (medicinisches Conversationsblatt. Jahrgang II. 1831) zählt auch sie zu den von ihm sogenannten Kinder-Narcoticis, und sucht sie der Vergessenheit zu entreifsen. Er sagt: „Ich glaube, dafs die Eichenmistel gegen Krämpfe der Erwachsenen zu schwach, dagegen bei Kinderkrämpfen ein schätzbares Mittel sei, wie denn auch Voigtel den Ausspruch Gren's tadelt, der die Pflanze nutzlos nennt. Ich habe sie oft gegeben, auch in der Form des Absudes, und gute Wirkungen gesehen. Sie scheint mir den Platz zwischen dem schwächeren Hanfsamen und der stärkeren Päonie einzunehmen und besonders dann zu passen, wenn es nicht auf augenblickliche Beschwichtigung spastischer Zufälle ankommt. Dafs bei der Würdigung ihrer Heilkräfte auch ihr reicher Gehalt an Schleim und Gallert in Anschlag zu nehmen ist, ist an sich klar."

Dosis und Darreichungsform. Man giebt die Eichenmistel zu 10-15 Gr. alle 2-3 Stunden in Pulver, Abkochung (etwa ʒij. mit ℥vj. auf ℥iv.), Latwerge (mit Valeriana verbunden; doch pafst weder die Receptform, noch die Verbindung bei ganz kleinen Kindern). Sie findet sich in dem officinellen *Pulvis antispasmodicus infantum Ph. P.* (*C. C. ras. Rad. Valerian., Visc. alb.* āā), das bei Säure, Durchfällen, Erbrechen, Nervenreizungen, Zahnkrämpfen, etwa zu ℈β. pro dos. für ein 1jähriges Kind, gegeben wird.

Zincum oxydatum. Flores Zinci. Zinkblumen.

Die Zinkblumen nehmen unter den krampfstillenden Mitteln für das kindliche Alter einen ehrenvollen Platz ein. Sie gehören zu den *Nervinis frigidis*, wirken äufserst sanft und milde, und verbinden mit ihrer krampfstillenden, das Nervensystem beruhigenden Eigenschaft zugleich Herabstimmung der Gefäfsthätigkeit und Beschränkung der üppig hervortretenden Ernährung. Sie passen daher besonders bei denjenigen Krampfformen (und diese sind im kindlichen Alter die häufigsten), welche mit alienirten Secretionen, z. B. mit Magensäure, oder mit der Entwikkelung der Zähne, der Pubertät, überhaupt mit einem vegetativen Leiden, im Causalzusammenhange stehen, und nicht auf eigentliche Schwäche des Nervensystems, sondern mehr auf Verstimmung und Reizung desselben beruhen. Dazu kommt, dafs die Zinkblumen weder Geruch noch Geschmack haben, und daher den Kindern sehr leicht beizubringen sind. Man bedient sich ihrer:

1) Gegen allgemeine Zuckungen, besonders wenn sie von Säure im Magen, vom Zahndurchbruch, von der Entwickelung der Pubertät, von unterdrückten, in ihrer Bildung gestörten, acuten und chronischen Hautausschlägen, von Würmern herrühren. Insbesondere verdient in allen diesen Fällen, namentlich aber

bei Wurmkrankheiten, die Verbindung der Zinkblumen mit dem Calomel hervorgehoben zu werden. Manchem Kinde ist durchaus kein anderes Anthelminthicum beizubringen, dieses hat weder Geruch noch Geschmack, kann daher füglich unter die gewöhnlichen Getränke, Haferschleim, Chocolade etc., gemischt werden, ohne dafs die kleinen Kranken es bemerken.

2) Gegen Epilepsie und Veitstanz, durch Wurmreiz veranlafst. Tourtual rühmt in den genannten Fällen besonders die Verbindung mit der *Radix Artemisiae vulgaris*, die er sowohl bei Säuglingen, als älteren Kindern ausnehmend wirksam gefunden. Ueberhaupt schien es ihm, als wenn die Wirkung wurmtreibender Mittel durch Zusatz der Beifufswurzel sehr erhöht würde.

3) Beim Keuchhusten mit Zuckungun und consensuellem Leiden des Magens.

4) Bei symptomatischen Krämpfen hat man sie als Linderungsmittel angewendet, z. B. Odier bei Krämpfen von Gehirnwassersucht herrührend, Hufeland bei Convulsionen von zögerndem und unterdrücktem Blatternausbruch, mit Opium in Verbindung etc.

Dosis und Darreichungsform. Innerlich: Man giebt die *Flores Zinci* ganz kleinen Kindern zu ¼ Gr. (in grösseren Gaben machen sie leicht Erbrechen), Kindern von 1-3 Jahren zu ½-1 Gr. und älteren wohl auch zu 2-3 Gr., alle 2-3 Stunden in Pulver mit Zucker, auch wohl in Trochisci. Passende Verbindungen sind die mit Calomel, *Extractum Hyoscyami*, *Moschus*, *Rad. Artemisiae*, *Paeoniae* etc.

Aeufserlich bedient man sich des Zinkoxyds zu Streupulvern und Salben als eines austrocknenden, gelind zusammenziehenden Mittels bei anomalen Secretionen, bei wunden, geschwürigen Stellen, wenn sie sehr nässen, oder auch entzündet und schmerzhaft sind, z. B. bei Milchschorf, Intertrigo etc. Wenn auch das Zinkoxyd nicht in der Art austrocknet und zusammenzieht, wie Bleipräparate, so ist doch eine gewisse Vorsicht bei seiner äufserlichen Anwendung auf wunde, secernirende Stellen gerechtfertigt, weil es diese Secretionen leicht unterdrücken und gefährliche Metastasen herbeiführen kann.

629.

℞ *Flor. Zinc.* gr. vj.
Lapid Cancr. ppt. ʒβ.
Sacchar. alb. ʒiβ.
M. f. Pulv. divid. in xij part. aequal.
S. Alle 2 Stunden 1 Pulver.

630.

℞ *Flor. Zinc.* gr. xij.
Pulv. rad. Paeoniae.
Lapid. Cancr. ppt.
Sacchar. alb. āā ʒj.
M. f. Pulv. divid. in xij. part. aequal.
S. 3stündlich 1 Pulver.

Wendt.

631.

℞ *Flor. Zinc.* gr. ½.
Calomelan. gr. j.
Sacchar. alb. ℈β.

M. f. Pulv. dent. tal. dos. No. vj.
S. 2stündlich 1 Pulver.

632.

℞ *Moschi.*
Flor. Zinc. āā gr. ij.
Sacchar. alb. ℈ß.
M. f. Pulv. dent. tal. dos. No. vj. in chart. cerata.
S. 2stündlich 1 Pulver. (Bei *Asthma Millari.* Für ein Kind von 2 Jahren.)

633.

℞ *Flor. Zinc.* gr. j.
Laud. liquid. Sydenh. gr. j.
Sacchar. alb. ℈j.
M. f. Pulv. dent. tal. dos. No. ij.
S. 3stündlich ½-1 Pulver. (Für 2-6jährige Kinder bei nervösen Blattern mit Krämpfen.)
Hufeland.

634.

℞ *Flor. Zinc.* ℈j.
Pulv. rad. Valerian. ℈viij.
Sacchar. alb. ℥j.
Mucil. Gumm. Tragacanth. q. s. ut f. Trochisci No. 40.
S. 3 Mal täglich 2. (Für ein Kind von 4 Jahren.)
Aus Phöbus Receptirkunst.

635.

℞ *Flor. Zinc.* ℈ß.
Sem. Lycopodii ℥ß.
M. f. Pulv.
S. Streupulver. (Die Menge des Zinkkalkes hat hier nichts Bestimmtes; je mehr man zusetzt, um so schneller trocknen die wunden Stellen, aber um so leichter anch Suppression.)
Vogt.

636.

℞ *Butyr. rec. non salit.* ℥j.
Flor. Zinc. ʒß.
Opii subtiliss. pulv. gr. vj.
M. f. Ungt.
S. Bei dem Milchgrinde auf die leidenden Stellen zu streichen.
Henke.

637.

℞ *Flor. Zinc.*
Sem. Lycopod. āā gr. xv.
Ungt. rosat. ℥ß.
M. f. Ungt.
(Bei Schwärungen, Wundsein etc.) Hufeland.

Zincum hydrocyanicum. Blausaurer Zink.

Pagenpecher rühmt den blausauren Zink als ein fast specifisches Mittel gegen das Thymus-Asthma. Er giebt ihn zu ½-1 Gr. 2-3 Mal täglich durch 4-6 Tage. — Gegen Veitstanz fand Abele das *Zincum hydrocyan.* sehr wirksam; er gab es täglich zu 3 Gr., und liefs Einreibungen in das Hinterhaupt und in den Nacken mit *Ungt. tart. stib* machen. (Mittheilungen des Würtemb. ärztl. Vereins 1834). Eben so wandte Hertenrath (Hufeland's Journal 1823), Müller (Rust's Magaz. 20. Bd.) und Venns (Clarion's path. therap. Manual. Aus dem Franz. übersetzt von Venns 1834) es mit Erfolg an. Camerer rühmt den blausauren Zink sehr nadrücklich im Keuchhusten.

***Zincum sulphuricum. Vitriolum Zinci.* Zinkvitriol.** Der Zinkvitriol wirkt viel kräftiger als das Oxyd, ist mehr adstringirend und erregt zugleich leichter Erbrechen. Nur in veralteten, hartnäckigen und tief eingewurzelten Krampfformen, wo das Zinkoxyd nicht mehr ausreicht, geht man bei mehr erwachsenen, Kindern gern zum Zinkvitriol über, da er energischer, tiefer eingreifend und zugleich resorbirend auf das Nervensystem wirkt. Als Brechmittel benutzt man ihn nur in Fällen, wo bei grofsem Torpor die gewöhnlichen Emetica nicht mehr hinreichen, namentlich bei Vergiftungen mit narcotischen Stoffen.

Dosis und Darreichungsform. Innerlich: Man giebt den Zinkvitriol älteren Kindern zu $\frac{1}{8}$-$\frac{1}{2}$ Gr. 2-4 Mal täglich in Pulver und Auflösung. Als Brechmittel löfst man 2 Gr. in ℥j. Wasser auf, und giebt davon alle 10 Minuten einen Thee- bis Kinderlöffel.

Aeufserlich wendet man den Zinkvitriol als Mund- und Gurgelwasser und als Pinselsaft an, bei der Angina, Aphthen, Stomacace, Wasserkrebs, mit Schleimen, Rosen- oder Salbeiwasser, Honig, Myrrhentinctur; als Augenfoment und Einträpflung in den späteren Stadien der *Ophthalmia neonatorum*, bei Auflockerung der Bindehaut, Trübung der Cornea etc.

638.

℞ *Zinc. sulphur.* ʒj.
Aq Salviae ℥ij.
Mell. rosat. ℥j.
MDS. Pieselsaft. (Bei Geschwüren durch brandige Bräune im Scharlach.)
Wendt.

639.

℞ *Zinc. sulphur.* ℈j.
Mucil. Gumm. Mimos.
Syr. Moror. āā ℥j.
MDS. Pinselsaft. (Bei Stomacace.)

640.

℞ *Zinc. sulphur.* gr. v.
solve in
Decoct. Salviae ℥iv.
DS. Zum Auswaschen des Mundes bei Aphthen
Henke.

641.

℞ *Zinc. sulphur.* ℈j.
Extr. Saturn. ʒβ.
Spirit. Camphor. ʒij.
Aq. destillat. ℥x.
MDS. Des Tages 5-6 Mal die Augen zu waschen. (Bei *Ophthalmia neonatorum.*)
J. A. Schmidt.

642.

℞ *Zinc. sulphur.* gr. j.
solve in
Aq. destillat. ℥j.
DS. Zum Waschen der Augen. (Ebendaselbst.)
Saunders.

643.

℞ *Zinc. sulphur.* gr. j.-iv.
solve in
Aq. Opii ʒiβ.-iij.
DS. Des Tages 1-3 Mal 1 Tropfen auf den Augapfel zu bringen. (Bei Trübungen der Cornea in Folge der *Taraxis neonatorum.*)
v. Ammon.

Register

der im Werke angeführten Krankheiten mit specieller Angabe der von den Autoren dagegen empfohlenen Heilmittel. — Aufser der Seitenzahl sind zur leichteren Auffindung der Mittel häufig die Rubrikzahlen beigefügt. Eben so ist in besonderen Fällen auf Receptformeln hingewiesen, besonders wenn erst bei der Formel und nicht schon im Texte die Krankheit angegeben ist.

Apoplexia nervosa. Aether sulphuricus 62.

Angina. Emetica 17. — Aeufserlich: Alumen 63. *Aq. oxymuriatic.* 77. *Cupr. sulphur.* (bei ulceröser *A.*) 117. *Herb. Salviae* 156. *Nitr.* 186. *Spirit. muriat. aether.* 268. *Tinct. Pimpinell.* 291. ℞ 611. *Zinc. sulphuric.* 301.

— *Faucium. Aq. oxymuriat.* 76.

— *gangraenosa. China* 108. 3) et 127. — Aeufserlich: *Acid. muriatic.* 58. *Aq. Calc.* 74. *Spirit. mur. aether.* 268. ℞ 582. *Zinc. sulphuric.* 301. ℞ 638.

— *membranacea. Emetica* 16. *Ammon. carbonic. pyrooleos.* 67. *Ammon. mur. dep.* 68. *Camphora* 91. *Cupr. sulphuric.* 116. *Hyoscyam.* 135. Calomel 162. *Hydrarg. oxydulat. nigr.* 169. *Sal. tartar.* 180. *et* 182. ℞ 343. *Nitr.* 185. *Kali sulphurat.* 187. *Elix. pectoral.* 196. Moschus 209. Senega 250. *Sulph. antim. aur.* 278. b). *Kermes minerale* 279. *Sulph. depur.* 281. 1). — Aeufserlich: Blutentziehung 6. Kalte Uebergiefsung 42. Essigclystir 53. Essigfomentation 54. Essigdämpfe 54. Alaun 64. *Ammon. carbonic.* 66. *Argent. nitric.* 78. *Camphora* 93. Canthaidentinctur 97. Vesicatorien 119. b). *Mercur. praecip. alb.* 160. ℞ 293. et 294. Calomelsalbe 168. ℞ 306. Jod 178. *Unguent. Hydrargyr. ciner.* 295.

— *parotidea.* — Aeufserlich: *Kali hydrojod. cum Mercurio* 178.

— *tonsillaris. Aq. oxymuriat.* 76.

Aphthae. Emetica 17. Borax 88. Campher (bei bösartigen *A.*) 92. *China c. lign. Campech.* (bei dergl.) 136. *Sal. amar.* 203. *Magnes. ust.* 204. ℞ 417. *Mel rosat.* 206. *Rad. Alth.* 234. Aeufserlich: *Acid. muriat.* 58. *Acid. sulphur.* 60. Alaun 63. *Aq. Calc.* 74. *Aq. oxymur.* 77. Borax 89. *Spirit. Cochleariae* 267. *Spirit. mur. aether.* 268. *Zinc. sulphur.* 301.

Asphyxia Neonatorum. Emetica 16. *Aether sulphuric.* 62. *Vinum* 296. — Aeufserlich: Blutentziehung 2. Bäder (laue mit Wein, Branntwein und Aether) 25. Besprengung mit *Aq. frigida* 41. *Aether. sulphur.* 63. *Ol. Rorismar.* 223. Weingeistbäder 269.

Anasarca. s. *Hydrops.*

Ascarides. *Mercurius vivus* 159. *Jalape* 242. ℞ 516. *Semen Cinae* 257. — Aeufserlich: Clystir mit *Aq. amygdalar.* 72.; mit *Aq. Calc.* 74.; mit *As. foetid.* 82.; mit *Baryt. muriat.* 87. ℞ 104.; mit *Tanacet* 140.; mit *Helmintochorton* 151. ℞ 273.; mit *Mercurius vivus* 159.; mit *Sublimat* 161. ℞ 298.; mit *Sem. Cin.* 257.

Asthma. *Extr. Lactucae virosae* 135. *Lapid. Cancror.* 192. *Liquor ammon. anisat.* 196. 2). *Iris florentina* 244.

— *Millari.* *G. As. foetid.* 80. *Lapid. Cancror.* 193. ℞. 380. Moschus 210. *Valeriana* 254. *Flor. Zinci* 300. ℞ 632. Aeufserlich: Clystir aus *As. foetid.* 80. Cantharidentinctur 98. ℞ 133. *Vesicator* 120. 2). *Liquor Ammon. caustic.* 199. ℞ 401. *Ol. Cajeput.* 217.

— *thymicum.* *Zincum hydrocyanicum* 300.

Atrophia meseraica. *Agaricus* 63. *Aq. amygdal. amar. c. vin. stibiat.* 72. *Aur. muriat.* 83. Eichelkaffee 149. Calomel 165. 5). *Aethiops miner.* 170. ℞ 315. Milch 191. *Potus antatrophicus* Hufel. 229. *Calam. arom.* 239. *Pulv. pueror.* Hufel. 246. ℞ 527. *Salep* 248. *Sulph. ant. aur.* 278. b). *Sulph. dep.* 281. 1). — Aeufserlich: Blutegel 4. Malzbäder 32. *Fel tauri* 139. Milchbäder 192. Calmus 239.

Bronchitis. *Ammon mur.* 68. *Sulph. antim. aur.* 278. a). — Aeufserlich: Blutentziehung 2.

Caephalaematoma Neonatorum. — Aeufserlich: *Acet. Squillae* 56. *Lapis infernalis* 79. Kochsalzwaschung 213. *Spirit. Vin.* 269. *Unguent. Hydrarg. ciner.* 295. 3). Weinumschläge 297.

Cancer oris. — Aeufserlich: *Cupr. sulphuric.* 117.

Cardialgia. *Aq. Foenicul.* 75. *Oleum Carvi* 218.

Carditis Infantum. *Acid. hydrocyanic.* 57. et 72.

Caries. *Radix Rub. tinctor.* 247. — Aeufserlich: *Ol. jecor. Asell.* 220.

Catarrhus. *Carbo ligneus* 99. *Dulcamara* 130. *Hyoscyamus* 133. *Spirit. Minder.* 194. *Liquor Ammon. anisat.* 196. 1). *Manna* 205. ℞ 418. et 420. *Ol. Amygdal.* 217. ℞ 452. *Iris florent.* 244. *Salep* 248. *Semen Cannab.* 257. *Sulph. dep.* 281. 1). — Aeufserlich: Sinapismen 263.

— *suffocativus.* *Emetica* 16. *Aether sulphur.* 62. *Liquor Ammon. anisat.* 197. ℞ 394.

Cholera Infantum. Opium 227. *Plumb. acetic.* 232. *Ipecacuanh.* 242. — Aeufserlich: Laue Bäder 29. Clystire aus Amylum 71.; aus Kochsalz 213.

Chorea St. Viti. *Conchae praeparatae* 106. *Cuprum sulphur.* 116. *Flor. Zinc.* 299. 2). *Zinc. hydrocyan.* 300. — Aeufserlich: Kalte Begiefsung 43. *Vesicator* 120. 2). Bäder aus *Kali sulphurat.* 188.

Colica. *Aether sulphuric.* 62. *Chinin. sulphuric.* 103. Chamillen 145. *G. Mimos.* 150. *Liquor. ammon. anisat.* 196. *Magnes. carbonic.* 202. *Ol. Carvi* 218. *Ol. Ricini* 222.

Pulv. pueror. Hufel. 246. ℞ 527. *Semen Lycopod.* 260. *Syrup. Rhei* 286. — Aeufserlich: Clystire 22. Sinapismen 263.
Comedones. — Aeufserlich: Honig (nach Heim) 206.
Convulsiones. s. *Spasmi.*
Coxalgia. Ol. jecor. Asell. 219.
Coxarthrocace. Ol. jecor. Asell. 219.
Crusta lactea. Aq. Calc. 74. *Herb. Jaceae* 157. *Aethiops mineral.* 170. ℞ 316. *Antimon. crud.* 271. a). *Sulph. ant. aur.* 279. ℞ 591 *Flor. Sulphur.* 282. 3). *Lac. Sulph.* 284. — Aeufserlich: *Calcaria sulphurata* 91. *Mercur. praecip. alb.* 160. ℞ 296. *Sublimat* 160. *Kal. sulphurat.* 188. *Ol. jecor. Asell.* 220. *Flor. Zinc.* 299. et 300. ℞ 636.
— *serpeginosa. Flor. Sulphur.* 282. 3).
Cyanosis. Aq. amygdal. amar. 72. *Aq. oxymuriat.* 76. 4).
Dentitio difficilis. Acid. muriat. 58. *Aq. amygd. amar.* 72. *Aq. oxymuriat.* 76. *Calom.* 164. 2). *Pulv. antispasmodic.* Hufel. 192. *Liquor ammon. caustic.* 198. — Aeusserlich: Blutentziehung 3. 4). Kalte Waschung des Zahnfleisches 41. Honig 206.
Diarrhoea. Emetica 17. *Aq. oxymuriatic.* 76. *Bismuth. nitric.* 88. Campher (*refracta dosi*) 93. *Carbo ligneus cum Ipecacuanh.* 99. *Conch. praepar.* 106. ℞ 155. *Extract. Cort. aurant.* 122. *Cascarilla* 126. ℞ 192. *Columbo* 130. et 240. *Lign. Campechens* 136. *Nux vomica* 137. *Limatur. Mart.* 142. *G. Mimos.* 150. Calomel 165. 5). *Pulv. antispasmod.* Hufel. 192. et 298. *Magnes. carbon.* 202. Opium (in ganz speciellem Falle nach Hufel.) 225. *Rad. Alth.* 234. *Rad. Arnic.* 236. ℞ 495. *Calam. aromat.* 239. *Jalapp.* (in besonderem Falle) 241. *Ipecacuanh.* 242. *Pulv. puer.* Hufel. 246. ℞ 527. *Salep.* 248. *Tinct. ferr. pomat.* 290. — Aeufserlich: Blutegel (in gewissen Fällen) 4. Einhüllende Clystire 24. Laue Bäder 29. h). *Balsam. Nucist.* 85. *Ol. Nucist.* 221. Sinapismen 263. *Tinct. Rhei* 291. 2).
Dispepsia. Emetica 14. *Conch. praepar.* 106. *Calam. aromat.* 238. — Aeufserlich: Amylumclystire 71. *Ol. nucist.* 221.
Dysenteria. Aq. oxymuriat. 76. Opium 137. *Pulp. Tamarind.* 233. *Columbo* 240. *Ipecacuanh.* 243. ℞ 519. et 520. — Aeufserlich: Einhüllende Clystire 24. Clystire aus Amylum 71. *Bals. Nucist.* 85. Opium 225.
Dysuria. G. Mimos. 149. *Sem. Cannab.* 257. *Sem. Lycopod.* 260.
Ecclampsia. Hyoscyam. 133. Moschus 210. *Artemisia* 236.
Encephalitis. Calomel 162. — Aeufserlich: Blutentziehung 2. Clystire 22. Laue Bäder 28. Eis und eiskaltes Wasser 38. *Unguent. Hydrarg. ciner.* 295.
Enuresis nocturna. — Aeufserlich: Stahlbäder 32. *Vesicator* 121.
Erysipelas neonatorum. Campher 92. *Chinin sulphuric.* 103. *China* 108. 2). — Aeufserlich: Scarification 11. Sinapismen 263. *Spirit. camphorat.* 267.

Exanthemata acuta. *Acid. muriat.* 57. *Acid. sulphuric.* 60. *Aq. oxymuriat.* 76. *China* (bei typhösen) 112. ℞ 161. *Spirit. Minder.* 194. *Liquor Ammon. succinic.* 199. Moschus 209. *Angelic.* 235. *Rad. Enulae* 240. *Ipecacuanh.* 242. *Serpentaria* 252. *Valeriana* 253. *Tartar. stibiat.* (*refracta dosi*) 273. 2). — Aeufserlich: Laue Bäder 24. Kalte Waschung 40. Priefsnitz'sche Methode 49. Sinapismen 263. (s. auch *Morbilli*, *Scarlatina* et *Variolae*).

Exanthemata chronica. *Cuprum ammoniacale* (*Liquor Koechlini*) 114. *Morsuli antimoniales Kunkelii* 208. *Antimonium crudum* 271. a). *Sulphur. dep.* 283. 3). — Aeusserlich: Laue Bäder 28. Salzbäder 30. Alkalische Bäder 31. *Acet. saturnin.* 54. *Baryta muriat.* 87.

Febris. *Emetica* (in bestimmtem Falle) 14. et 15.

— *catarrhalis.* *Ammon. mur. dep.* 68. *Tartar. tartarisat.* 190. ℞ 375. *Spirit. Minder.* 194. *Ipecacuanh.* 242. *Sulph. dep.* 281. 1).

— *gastrica.* *Pulpa Cassiae* 233. *Pulp. Tamarindor.* 233. *Tartar. stibiat.* (*refracta dosi*) 273. 2).

— *inflammatoria.* — Aeufserlich: Blutentziehung 2. 2).

— *intermittens.* *Acet. squillitic.* 56. *Ammon. mur. dep.* 68. *Chinin. sulphuric.* 102. *Conchae praeparatae* 106. Opium (nach Hufeland) 225. — Aeufserlich: *Chinin. sulphuric.* (endermatisch) 102. Chinabäder 111.

— *lenta.* s. *Phthisis.*

— *nervosa.* Campher 92. *Arnica* 144. Moschus 209. *Valeriana* 253.

— *petechialis.* — Aeufserlich: Kalte Waschung 40.

— *putrida.* *Acid. muriatic.* 57. *Acid. sulphuric.* 60. Wein 297. — Aeufserlich: aromatische Bäder 31. Kalte Waschung 40.

— *rheumatica.* *Spirit. Minder.* 194. *Tartar. stibiat.* (*refracta dosi*) 273. 2).

— *typhodes.* Phosphor 231. Wein 297.

Flatulentia. *Aether. sulphuric.* 62. *Aq. Foenicul.* 75. *Fumaria*, *Quassia*, *Trifol. fibrin.* 132. *Limatura ferri* 142. *Pulv. pueror.* Hufel. 246. ℞ 527. *Tinctur. Castorei* 290. *Tinct. ferr. pomat.* 290. — Aeufserlich: Clystire 24. 4). *Ol. Carv.* 218.

Fungus articulorum. — Aeufserlich: *Aurum muriaticum* 84.

Gastromalacia. *Acidum pyro-lignosum* 59. Opium 137. et 227. *Ferrum muriat.* 141. ℞ 234. *Sacchar. Saturni* 232. — Aeufserlich: Opiumclystir 227.

Haemorrhagia. *Cremor Tartari* 288. — Aeufserlich: Alumen 64.

Helminthiasis. Eis und eiskaltes Wasser 38. *Aq. amygdal. amar.* 72. Campher 93. *Ol. Amygdalar.* 216. *Ol. Cajeput.* 217. *Valeriana* 253. *Semen Cinae* 257. *Tinct. Ferri pomat.*

290. *Flor. Zinc.* 298. 1). — Aeufserlich: Clystir aus Knoblauch 90. Clystir mit Campher 93.; mit *Fel Tauri* 139.; mit *Tanacet.* 146.; mit Milch 191. *Ol. Cajeput.* (zum Einreiben) 218. *Ol. Tanacet.* (desgl.) 223. (s. auch *Ascarides, Lumbrici, Taenia.*

Hepatitis. Calomel 162. — Aeufserlich: *Unguent. hydrarg. ciner.* 295.

Hernia. — Aeufserlich: Salmiac mit Wein 69. *Spirit. camphorat.* 267.

Herpes. Antimon. crud. 271. a). *Flor. Sulphur.* 282. 3). — Aeufserlich: *Sulph. dep.* 283.

Hydrocele. — Aeufserlich: Alaun mit *Spirit. Vitriol.* 64. Salmiac mit *Acet. squillitic.* 69.

Hydrocephalus acutus. Digitalis 153. *Sublimat.* 160. Calomel 162. Jod 177. *Kali acetic.* 179. ℞ 336. *Nitrum* 185. Moschus 209. *Arnica* 235. *Levisticum* 244. — Aeusserlich: Blutentziehung 2. Umschläge von Eis und kaltem Wasser 38. Aromatische Umschläge 39. *Unguent. tart. stibiat.* 39. et 277. Kalte Begiefsung 42. Kalte Essigclystire 53. *Aether. sulphur.* 63. Vesicatorien 97. *Cortex Mezerei* 112.

— *chronicus.* Jod 177. *Kali acetic.* 179. ℞ 335. — Aeusserlich: Kalte Uebergiefsung 42. *Herb. Majoranae* mit Calomel (als *Pulv. sternutator.*) 156. ℞ 285. *Unguent. Hydrarg. ciner.* 295. 3).

Hydrops. Acet. squillitic. 56. *China* 109. 4). *Digitalis* 154. *Herb. Fumariae* 155. *Levisticum* 244. *Spirit. muriat. aether.* 267. *Tartar. boraxat.* 287. — Aeufserlich: *Bals. Copaiv.* 85. *Squilla* 269.

— *post Scarlatinam. Digitalis* 153. et 155. ℞ 281. *Kali acetic.* 178. et 182. Milchcur 192. *Pulvis diuretic.* Hufel. 249. ℞ 537. *Squilla* 249. *Tartar. dep.* 288. ℞ 606.

— *Articulorum.* — Aeufserlich: *G. Ammoniac.* 65. *Unguent. Hydrarg. ciner.* 295 3).

— *Pectoris. Extr. Lactuc. viros.* 135. — Aeufserlich: Sublimatsalbe 161. Weingeistiges Dampfbad 269.

Hydrothorax. s. *Hydrops Pectoris.*

Icterus Neonatorum. Tinct. Rhei aquos. 291. ℞ 613. et 614.

Induratio Mammae Neonatorum. — Aeufserlich: *Ol. Amygdal.* 217. ℞ 456. *Unguent. Hydrarg. ciner.* 295. 3).

— *Telae cellulosae. Aq. oxymur.* 76. 4). *Sublimat.* 160. Calomel 165. 3). — Aeufserlich: *Ungt. Hydr. ciner.* 295. 3).

Infarcta abdominalia. Aq. amygdal. amar. 72. *Kal. acetic.* 178. *Tinct. Rhei aquosa* 293. ℞ 618. — Aeufserlich: *Unguent. Hydrarg. ciner.* 295. ℞ 623.

Intertrigo. Calomel 165. 3). — Aeufserlich: *Salvia* 156. *Sacch. Saturn.* 233. ℞ 487. *Sem Lycopod.* 261. *Flor. Zinc.* 299.

Intoxicatio. Emetica 14. 1). *Liquor Ammon. caustic.* (gegen Vergift. mit Blaus.) 198. *Zinc. sulphuric.* 301.

Ischuria. Liquor Ammon. carbonic. pyro-oleos. 198. ℞ 400.

Sem. Cannab. 257. *Spirit. muriat. aether.* 268. ℞ 581. — Aeufserlich: *Ol. Terebinth.* 223.
Laryngitis. *Sulph. antim. aur.* 278. a).
Leucorrhoea. *Chinin. sulphur.* 103. *Limat. Mart.* 142. *Tinct. Ferr. pomat.* 290.
Lumbrici. *Extr. nucum Jugland.* 134. *Helminthocorton* 151.
Macula Corneae.—Aeufserlich: *Baryt. mur.* 87. Borax 89.
Metastasis contagiosa.—Aeufserlich: Alkalische Bäder 31. Dergl. aromatische 31.
Morbilli. *Spirit. Mindereri.* 195. ℞ 385. *Oxymel squillit.* (Prophylacticum nach Wildberg) 230. *Sulphur. dep.* 281. 1). *Sulph. dep.* (als Prophylacticum) 282. 4) et 283. ℞ 596.
Morbus coeruleus. s. *Cyanosis.*
Naevus maternus. — Aeufserlich: *Lapis infernalis* 79.
Noma. — Aeufserlich: *Acid. muriat.* 58. *Acid. pyro-lignosum* 60. *Zinc. sulphuric.* 301.
Obstructio Alvi. *Ol. Croton.* 219. *Jalape* 242. ℞ 515. *Manna* 286 ℞ 601. *Syrup. Rhei* 286. *Syrup. domesticus* 286. *Tinct. Rhei* 291. — Aeufserlich: *Ol. Olivar.* 221.
Oedema. — Aeufserlich: *Spirit. camphorat.* 267.
Ophthalmia Neonatorum. — Aeufserlich: *Acet. Saturni* 55. Alaun 64. *Aq. Foenicul.* 75. *Argent. nitric.* 78. Chamillenwasser 145. *Mercur. praecipit. alb.* 160. ℞ 297. *Mercur. ruber.* 168. *Plumb. acetic.* 232. *Zinc. sulphuric.* 301.
— *srophulosa.* *Mercur. solubil. Hahnem.* 169. ℞ 310. *Aethiop. antimonial.* 171. ℞. 321. — Aeufserlich: *Sublimat.* 161. Calomel 167. *Mercur. ruber.* 168. *Unguent. Tart. stibiat.* 277.
Osteomalacia. *Rad. Rub. Tinctor.* 247.
Otorrhoea. — Aeufserlich: *Aq. Calcis* 74.
Paedarthrocace. *Praeparata martialia* 140. 1). — Aeusserlich: *Ol. Jecor. Asell.* 220.
Paralysis. — Aeufserlich: Aromatische Bäder 31. *Vesicator* 120. 2). Sinapismen 263. 2). *Spirit. camphorat.* 267.
Parotitis. *Emetica* 17. et 178. — Aeufserlich: *Unguent.* aus Jod und Mercur 178. *Unguent. Hydrarg. ciner.* 295. 3).
Peritonitis. — Aeufserlich: Blutentziehung 2. *Visicator.* 120. c). *Unguent. Hydrarg. ciner.* 295.
Photobia scrophulosa. — Aeufserlich: Borax 89.
Phthisis. *Salvia* (gegen colliquative Schweifse) 156. *Phellandrium* 262. *Dulcamara* 280.
— *pituitosa.* *Extract. Myrrhae* 136. *Sacchar. Saturni* 232.
— *tuberculosa.* *Aq. Calcis* 74. *Aur. muriat.* 83.
Pneumonia. *G. Ammoniacum* 64. Calomel 162. *Nitrum* 186. ℞ 357. Moschus 210. *Senega* 251. *Tartar. stibiat.* (*refracta dosi*) 273. 2); nach Peschier (*plena dosi*) *ibidem.* *Tintura Croci* 290. — Aeufserlich: Blutentziehung 2. et 6. *Vesicator.* 120. c).
Prolapsus Ani. *Nux vomica* 137.

Psorophthalmia. *Morsuli antimoniales Kunkelii* 208. — Aeufserlich: *Flor. Sulphur.* mit Campher 283.
Pyorrhoea. — Aeufserlich: Alkalische Bäder 31.
Pyrosis. Borax 88. *Conchae praeparatae* 106. *Extract. cort. aurant.* 122. *Extract. Fumariae* 132. *Extr. Quassiae, Gentianae, Trifolii fibrini* 132. *Limatura Martis* 142. *Kali carbonicum* 180. *Pulv. antispasmodic.* Hufel. 192. et 298. *Magnes. carbonic.* 202. Rheum 246. ℞ 528. *Sapo medicatus* 256. *Tinct. Ferri pomat.* 290.
Raucedo. *Semen Cannabis* 257. *Sulph. dep.* 281. 1). — Aeufserlich: *Ol. Croton.* 219.
Rhachitis. Eisensalmiac 70. *Conch. praeparat.* 106. *Pulv. antihectico-scrophulosus* 142. ℞ 238. Eichelkaffee 149. *Ol. Jecor. Aselli* 219. Calmus 239. *Rad. Rub. Tinctor.* 247. *Tinctur. Ferr. pomat.* 290. ℞ 610. *Tinct. Rhei vinosa* 293. ℞ 621. Wein 297. — Aeufserlich: Laue Bäder 28. f). Aromatische Bäder 31. Bäder mit Malz 32.; mit Eisen 32. *Mixtura oleos. balsam.* 207. ℞ 430. Calmus 239.
Rheumatismus. — Aeufserlich: Sinapismen 263. *Spirit. camphorat.* 267.
Scabies. *Flores Sulphuris* 282. 3). — Aeufserlich: *Calcar. chlorinic.* 105. *Unguent. Anglic.* 282. 3). *Sulph. dep.* 283.
Scarlatina. *Acid. muriat.* 57. *Aether. phosphoric.* 62. *Ammon. carbonic.* 66. *Aq. oxymuriatic.* 76. Campher 90. 2). *China* (bei typhöser *Scarl.*) 108. 3). *Belladonn.* (als Prophylacticum) 122. *Digitalis* 154. *Nitrum* (bei *Angina scarlatinosa*) 185. *Sal. amarum* 203. Opium (nach Wendt in speciellem Falle) 225. et 229. ℞ 477. *Ipecacuanha* 243. (s. auch *Hydrops post Scarlatinam*). — Aeufserlich: Clystire 24. Laue Bäder 28. Salzbäder 30. Kalte Waschung 40. Kalte Begiefsung 42. Priefsnitz'sche Methode 49. Essigwaschung (als Prophylacticum) 54. *Spirit. Mindereri* (bei *Angina scarlatin.*) 195. ℞ 387. et 388. *Ol. Olivar.* (als Prophylacticum) 221. Sinapismen 263.
Scorbutus. — Aeufserlich: *Acidum muriaticum* 58.
Scrophulosis. *Emetica* 18. *Ammon. mur. dep.* 68. *Flor. sal. ammoniac. martiat.* 70. *Aq. amygd. amar.* 72. *Aq. Calc.* (bei scrophulösem Knochenleiden) 73. *Aurum muriat.* 83. *Bacc. Lauri* (*Pulv. antihectico-scrophulosus*) 84. et 85. ℞ 96. *Baryta muriatica* 85. *Calcaria muriatica* 90. *Carbo animalis* 98. *Chinin. sulphur.* 103. *Calcaria chlorinica* 104. *China* 108. 4). *Cuprum sulphuricum* (*Liquor Koechlini*) 114. *Belladonna* 125. et 237. *Cicuta* 128. et 152. *Mellago Graminis* 132. *Praeparata martialia* 140. 1). Eichelkaffee 149. *Digitalis* 152. et 153. ℞ 280. Calomel 166. 6) et 7). *Aethiops mineralis et antimonialis* 169. Jod 172. *Kali carbonicum* (das Mittel von Peyriche) 181. ℞ 342. *Kali causticum* 184. *Lign. Sassafras* 193. *Morsuli antimonial. Kunkelii* 208. *Ol. Jecor. Asell.* 219. Calmus 239. *Guajac.*

255. *Antimon. crud.* 271. a). *Vin. stibiat.* 274. *Sulph. ant aurat.* 278. b). *Pulvis Plummeri* 278. b). *Tinctur. Rhei vinosa* 293. Wein 297. Stahlwein 297. — Aeufserlich: Laue Bäder 28. f). Salzbäder 30. et 213. Alkalische Bäder 31. Aromatische Bäder 31. Bäder mit Malz 31.; mit Stahl 32. Priefsnitz'sche Methode 50. *Aurum muriat.* (bei scrophulösen Geschwülsten) 84. *Carbo ligneus* mit Rheum 99. *Calcar. clorinic.* 104. *Cupr. sulphuric.* (bei scrophulösen Geschwüren) 117. *Vesicator.* 120. 3). *Fel Tauri* 139. Jod 172. *Sal. Tartari* 181. *Kali caustic.* 184. *Mixtura oleoso-balsamica* 207. ℞ 430. *Ol. Jecor. Aselli* 219. *Ol. Ricini* 222. *Petroleum* (bei scrophulöser Induration) 231. ℞ 481. Calmus 239. *Unguent. Tartari stibiati* 276. *Unguent. Hydrarg ciner.* 293. 3) (s auch *Ophthalmia scrophulosa*).

Singultus. Ol. Carvi 218. – Aeufserlich: *Liquor Ammon. anisat.* 197. ℞ 398.

Spasmi. Emetica 17. *Aether sulphuricus* 62. *Ammon. carbonic. pyro-oleos.* 67. et 198. *As. foetid.* 81. et 289. *Pulvis Ostrecodermatis* 106. *Conch. praeparat. cum Flor. Zinc.* 106. *Crocus* 113. Chamillen 145. *Digitalis* 154. Calomel 164. *Sal tartar.* 181. *Pulv. antispasmod.* Hufel. 193. et 298. *Liquor Ammon. succinic.* 199. *Liquor Kali carbon.* 200. *Pulv. antiepilepticus Marchionis* 202. ℞ 408. Moschus 210. *Ol. Riccini* 222. *Rad. Alth.* 234. *Paeonia* 244. *Valeriana* 253. *Sem. Cannab.* 257. *Syrup. Papav.* 285. *Tinct. Castor.* 290. *Viscum quernum* 298. *Flor. Zinc.* 298. 1) et 299. 4). — Aeufserlich: Blutentziehung 3. Clystire 24. 4). Laue Bäder 29. Alkalische Bäder 31. Priefsnitz sche Methode 49. Clystir aus *As. foetid.* 81. *Liquor Ammon. caustic.* 199. ℞ 401 *Mixtura oleoso-balsam.* 206. *Ol. Cajeput.* 218. *Ol. Carvi* 218. *Ol. Nucist.* 221. Sinapismen 263.

Spina ventosa. Praeparata martialia 140. 1). *Aq. Calc.* mit Calmus und *As. foetid.* 73.

Status pituitosus. Ammon. mur. dep. 68.

Stomacace. Emetica 18. *Aq. oxymuriat.* 76. Campher 94. ℞ 125. *Mixtura sulphurico acida* 207. ℞ 432. — Aeusserlich: Alaun 63. *Aq. oxymur.* 77. Chlorkalk 104. *Zinc. sulphuric.* 301.

Stranguria. G. Mimosae 149. *Ol. amygdalar.* 216. *Sem. Cannab.* 257. *Sem. Lycopod* 260.

Struma. Spongia usta (in- et externe) 100.

Syphylis. Aq. oxymuriat. (bei *Syph. Neonatorum*) 76. 4). *Mercur. vivus* 159. Calomel 165. *Mercur. Hahnem.* 168. — Aeufserlich: *Sublimat.* 161. *Unguent. Hydrarg. ciner.* 295. 2).

Tabes mesenterica. s. *Atrophia.*

Taenia. Extract. Filicis aether. 131. *Vitriol. Martis* 143.

Tinea. Baryt. muriat. 61. *Pulv. Plummeri* 61. *Graphit.*

149. *Antim. crud.* 271. a). — Aeufserlich: *Acid. muriat.* 58. *Aerugo* 61. Laue Bäder 61. *G. Ammoniac.* 65. *Aq. Calc.* 74. *Aq. oxymur.* 77. *Calcar. usta* 91. *Carbo ligneus* 100. Chlorkalk 105. *China* 111. *Nicotiana* 147. ℞ 258. *Graphit.* 149. *Cicuta* 152. *Sublimat.* 161. *Mercur. ruber.* 168. *Kali sulphurat.* 188. *Ol. Anisi* 215. *Ol. Terebinth.* 223. *Rad. Helenii* 241. ℞ 514. *Unguent. Tart. stibiat.* 276.

Tracheitis. *Sulph. ant. aur.* 278. a).

Trismus. — Aeufserlich: Clystir mit *Asa foetida* 81.

Tumores articulorum. — Aeufserlich: *Gum. Ammoniacum* 65.

Tussis convulsiva. Blausäure 57. *Acid. mur.* 57. *Gum. Ammoniac.* 64. *Aq. amygd. amar.* 72. *Lapis infernal.* 80. *G. As. foetid.* 81. Campher 92. Canthariden 95. *Chinin. sulphur.* 103. *China* 110. 5). et 127. ℞ 197. *Belladonna* 124. et 152. ℞ 274. *Cicuta* 129. *Dulcamara* 131. et 280. *Lactuc. viros.* 135. *Myrrha* 136. *Pulsatilla* 138. *Nicotiana* 147. ℞ 257. *Digitalis* 154. *Kali sulphurat.* 187. Moschus 210. *Ol. Chamomill. aether.* 218. Opium 226. *Sacch. Saturn.* 232. *Ipecacuanh.* 242. *Senega* 251. *Phellandrium* 262. *Sinapis* 263. Werlhoff'sches Mittel 268. ℞ 580. *Sulph. dep.* 281. 2). *Flor. Zinci* 299. 3). *Zinc. hydrocyanic.* 300. — Aeufserlich: Blutentziehung 3. *Aq. lauro-cerasi* (in Dämpfen zum Einathmen) 75. *Vesicator.* 120. 2). *Belladonn.* 125. et 237. *Sublimat.* 161. *Morphium acetic.* (endermatisch) 207. *Ol. Croton.* 219. Phosphor 231. *Unguent. Tartar. stibiat.* 275.

Variolae. Campher (bei brandigen) 91. 2). *China* (bei typhösen) 108. 3) et 127. Opium 224. *Valeriana* 254. ℞ 553. *Flor. Zinc.* 300. ℞ 633. — Aeufserlich: Clystire 24. Kalte Waschung 40. *Acid. muriat.* 57. *Argent. nicric.* 79. Campher (zur Verhütung der Pusteln) 93. Sinapismen 263. *Spiritus Frumenti* (zum Bähen) 269.

Visconia. *Kali aceticum* 178.

Vomitus. *Pulv. antispasmod.* Hufel. 192. *Rad. Alth.* 234. *Tinctur. Rhei* 291. ℞ 612. — Aeufserlich: Laue Bäder 29.

Einige Berichtigungen.

Seite 49 Zeile 9 v. u. lies: Priefsnitz statt Priegnitz.
- 196 - 25 v. o. - Daniae st. Dianae.
- 208 - 16 v. o. - Psorophthalmie st. Psorophtalmie.

Berlin, gedruckt bei A. W. Hayn.

MIX
Papier | Fördert gute Waldnutzung
FSC® C083411

Zeitfracht Medien GmbH
Ferdinand-Jühlke-Straße 7
99095 Erfurt, Deutschland
produktsicherheit@kolibri360.de